CB003026

Manual Prático de
Dermatologia Geriátrica

Manual Prático de
Dermatologia Geriátrica

Cyro Festa Neto
Marcello Menta Simonsen Nico

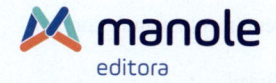

Editora: Juliana Waku
Editora de arte: Anna Yue
Projeto gráfico: Departamento Editorial da Editora Manole
Editoração eletrônica e ilustrações: Formato Editoração
Capa: Ricardo Yoshiaki Nitta Rodrigues
Imagem da capa: Freepik
Material fotográfico: Arquivo iconográfico do Departamento de Dermatologia da Faculdade de Medicina da Universidade de São Paulo (FMUSP)

CIP-BRASIL. CATALOGAÇÃO NA PUBLICAÇÃO
SINDICATO NACIONAL DOS EDITORES DE LIVROS, RJ

F458m

    Festa Neto, Cyro
        Manual prático de dermatologia geriátrica / Cyro Festa Neto, Marcello Menta Simonsen Nico. - 1. ed. - Barueri [SP] : Manole, 2025.
        23 cm.

        ISBN 978-85-204-6729-9

        1. Dermatologia - Idosos. 2. Pele - Doenças. 3. Pele - Envelhecimento - Prevenção. 4. Idosos - Cuidado e tratamento. I. Nico, Marcello Menta Simonsen. II. Título.

	CDD: 616.5
25-98459.0	CDU: 616.5

Carla Rosa Martins Gonçalves - Bibliotecária - CRB-7/4782

1ª edição – 2025

Editora Manole Ltda.
Alameda Rio Negro, 967 – cj 717
Alphaville – Barueri/SP
CEP 06454-000
Fone: (11) 4196-6000
www.manole.com.br | https://atendimento.manole.com.br/

Impresso no Brasil | *Printed in Brazil*

Autores

Cyro Festa Neto
Professor Sênior do Departamento de Dermatologia da Faculdade de Medicina da Universidade de São Paulo.

Marcello Menta Simonsen Nico
Professor Associado do Departamento de Dermatologia da Faculdade de Medicina da Universidade de São Paulo.

Colaboradores

Dra. Marcella Soares Pincelli: responsável por todo material dos exames histopatológicos.

Dra. Tatiana Mina Yendo: nos capítulos "Escabiose", "Micoses superficiais: candidíase cutânea", "Micoses superficiais: dermatofitoses", "Infecções bacterianas", "Infecções virais: herpes-zóster", "Farmacodermias" e "Carcinoma sebáceo".

Dra. Larissa Relva Endlick: nos capítulos "Notalgia parestésica", "Meralgia parestésica" e "Prurido braquiorradial".

Dra. Paula Gerlero: nos capítulos "Psicodermatoses" e "Doenças ulcerosas".

Departamento de Dermatologia da Faculdade de Medicina da Universidade de São Paulo: forneceu o material fotográfico clínico e histopatológico desta edição.

Arquivo do Laboratório de Imunopatologia Cutânea do Hospital das Clínicas da Faculdade de Medicina da Universidade de São Paulo: forneceu imagens de imunofluorescência direta.

Sumário

Alterações da pele do idoso ocasionadas por fatores extrínsecos ou externos

PARTE 2 – NEOPLASIAS CUTÂNEAS (BENIGNAS, PRÉ-MALIGNAS E MALIGNAS)

PARTE 3 – DERMATOSES INFLAMATÓRIAS

Prefácio

É com grande satisfação que apresentamos este *Manual Prático de Dermatologia Geriátrica*, uma obra meticulosamente elaborada para orientar profissionais de saúde no cuidado dermatológico de pacientes idosos. A geriatria dermatológica, por sua natureza complexa e desafiadora, exige uma abordagem especializada e holística, considerando as nuances do envelhecimento da pele e as condições dermatológicas prevalentes nessa população.

Este guia foi concebido para preencher uma lacuna na literatura, oferecendo a estudantes, clínicos, geriatras e dermatologistas uma fonte abrangente e acessível que aborda desde os fundamentos da dermatologia geriátrica até as estratégias práticas de diagnóstico e tratamento. Os capítulos foram elaborados trazendo uma combinação única de conhecimentos clínicos e evidências científicas.

Os leitores encontrarão neste guia uma ampla variedade de tópicos, incluindo alterações fisiológicas relacionadas à idade, dermatoses específicas do idoso, abordagens terapêuticas atualizadas e considerações éticas no cuidado dermatológico geriátrico.

Destacamos a importância da abordagem interdisciplinar na dermatologia geriátrica, enfatizando a colaboração entre dermatologistas, geriatras, enfermeiros e outros profissionais de saúde. Este guia visa promover uma compreensão aprofundada das questões dermatológicas em idosos, capacitando os profissionais a oferecerem cuidados eficazes e compassivos.

Esperamos que este *Manual Prático de Dermatologia Geriátrica* se torne uma ferramenta indispensável para todos aqueles envolvidos no cuidado da população idosa, contribuindo para aprimorar a qualidade de vida dos nossos pacientes geriátricos.

Cyro Festa Neto

Prefácio

O convite feito pelo Prof. Cyro para ajudá-lo na confecção de uma nova obra sobre dermatologia geriátrica mostrou-se irrecusável por vários motivos. Primeiro, poder aprender junto a um experiente professor que conduz já há vários anos um ambulatório dessa área da Dermatologia na Faculdade de Saúde Pública da Universidade de São Paulo (USP). Depois, ainda mais importante, continuar trabalhando com o Cyro mesmo após a sua aposentadoria como Professor Titular de Dermatologia da Faculdade de Medicina da USP. Após tantos anos convivendo diariamente com ele no Hospital das Clínicas, e conduzindo juntos, e também com o Prof. Evandro Rivitti, a checagem dos casos com os residentes das quartas-feiras à tarde, ocasiões memoráveis que ininterruptamente se repetem semanalmente há tantos anos (e que, afortunadamente, seguem acontecendo), a oportunidade de continuar discutindo dermatologia com o Cyro mostrou-se ímpar.

Este livro é, em sua essência, forma e conteúdo, puro Cyro. Minha participação no texto resumiu-se a escrever alguns poucos capítulos e a fazer uma revisão final. Meu "dedo" aqui está principalmente na colaboração com muitas das ilustrações clínicas; selecionei algumas das melhores imagens da minha coleção de casos clínicos fotografados, para melhor exemplificar o assunto abordado. Muitos colegas vêm há muito tempo sugerindo que eu fizesse um atlas com as fotos clínicas que venho obtendo ao longo dos anos, ideia que, na verdade, nunca me animou; muitas delas vêm sendo incluídas nas últimas edições do clássico livro de Sampaio e Rivitti, do qual muito me orgulho em participar. Este novo livro me dá a oportunidade de apresentar algumas novas belas imagens de dermatoses em idosos. Eu sou apaixonado por fotografia dermatológica de qualidade.

Muito obrigado ao Cyro pelo convite e, acima de tudo, pela amizade de tantos anos. Agradeço também às queridas colegas amigas que colaboraram com textos e imagens: Larissa Endlick, Marcella Pincelli, Paula Gerlero, Tatiana Yendo e Valéria Aoki.

Espero que este livro seja de proveito!

Certamente iremos comemorar fumando um charuto.

Marcello Menta Simonsen Nico

Introdução

O AUMENTO DA POPULAÇÃO GERIÁTRICA NO MUNDO

O aumento da população idosa tanto no Brasil quanto no mundo é uma tendência demográfica significativa. De acordo com a Organização Mundial da Saúde (OMS), o número de pessoas com idade superior a 60 anos chegará a 2 bilhões até 2050; isso representará um quinto da população mundial.

Segundo o Instituto Brasileiro de Geografia e Estatística (IBGE), a população idosa no Brasil vem aumentando significativamente nas últimas décadas no Censo Demográfico de 2022. O total de pessoas com 65 anos ou mais no país (22.169.101) chegou a 10,9% da população, com alta de 57,4% em comparação a 2010, quando esse contingente era de 14.081.477, ou 7,4% da população.

O aumento da população de 65 anos ou mais, em conjunto com a diminuição da parcela da população de até 14 anos no mesmo período, que passou de 24,1% para 19,8%, evidenciam o franco envelhecimento da população brasileira.

A idade mediana é um indicador que divide uma população entre os 50% mais jovens e os 50% mais velhos. No Brasil, de 2010 para 2022, a idade mediana subiu de 29 anos para 35 anos, evidenciando o envelhecimento da população.

O índice de envelhecimento é calculado pela razão entre o grupo de idosos de 65 anos ou mais de idade em relação à população de 0 a 14 anos. Portanto, quanto maior o valor do indicador, mais envelhecida é a população. No Brasil, esse índice chegou a 55,2 em 2022, indicando que há 55,2 idosos para cada 100 crianças de 0 a 14 anos. Em 2010, o índice de envelhecimento era menor, correspondendo a 30,7.

Este aumento da população idosa resulta de vários fatores, incluindo avanços na medicina, melhorias nas condições de vida, redução da taxa de natalidade e aumento da expectativa de vida e que resulta em uma série de implicações futuras que serão analisadas a seguir.

Causas do aumento da população idosa

- Avanços na medicina e na tecnologia médica têm levado a uma redução da mortalidade, principalmente em países desenvolvidos.
- Melhorias nas condições de vida, como acesso a saneamento básico, educação e cuidados de saúde preventivos, contribuem para uma vida mais longa.
- Mudanças nos padrões culturais e socioeconômicos, como o adiamento do casamento e da maternidade/paternidade, têm impacto na estrutura etária da população.

Impacto nos sistemas de saúde

- O aumento da população idosa coloca pressão sobre os sistemas de saúde, demandando mais recursos para cuidados de saúde, tratamento de doenças crônicas e serviços de longo prazo.
- Há uma necessidade crescente de adaptação dos sistemas de saúde para atender às necessidades específicas dos idosos, como cuidados paliativos, geriatria e reabilitação.

Desafios sociais e econômicos

- O envelhecimento da população pode levar a desafios econômicos, como um declínio na força de trabalho ativa e um aumento nos custos previdenciários e de saúde.
- Pode haver uma sobrecarga nos sistemas de seguridade social, como aposentadorias e pensões, especialmente se não houver um equilíbrio entre a população ativa e aposentada.

Oportunidades e inovações

- O aumento da população idosa também cria oportunidades econômicas, como o mercado de produtos e serviços voltados para esse segmento, incluindo tecnologias assistivas, turismo para idosos e cuidados de saúde personalizados.

- Inovações em áreas como robótica, inteligência artificial e medicina podem ajudar a enfrentar alguns dos desafios associados ao envelhecimento da população, oferecendo soluções para cuidados de saúde, mobilidade e bem-estar.

Implicações políticas e sociais

- Políticas públicas precisam ser desenvolvidas para lidar com os impactos do envelhecimento da população, incluindo reformas nos sistemas de previdência, investimentos em infraestrutura para idosos e programas de saúde preventiva.
- A sociedade precisa se adaptar para garantir a inclusão e a participação ativa dos idosos, promovendo oportunidades de aprendizado ao longo da vida, espaços acessíveis e programas de lazer e socialização.

A IMPORTÂNCIA DA DERMATOLOGIA NA PRÁTICA DIÁRIA NO ATENDIMENTO AO PACIENTE GERIÁTRICO

Os dermatologistas são uma parte importante do cuidado dos idosos; estes estão presentes na maioria das clínicas dermatológicas em todo o mundo. Nos Estados Unidos, a Pesquisa Nacional de Assistência Médica Ambulatorial de 2000 mostrou que 4,4% de todas as consultas ambulatoriais para pacientes com mais de 65 anos foram ao dermatologista. Dos especialistas, isso ficou apenas abaixo da oftalmologia e quase equivalente à ortopedia, cardiologia e urologia. Além disso, a mesma pesquisa mostrou que a dermatologia teve o maior aumento de consultas entre 1980 e 2000 de todas as especialidades para pacientes com mais de 65 anos. Este fato, embora pouco surpreendente para os dermatologistas, transmite a necessidade de a dermatologia continuar a ser uma presença vocal, contribuinte e líder no cuidado dos idosos.

O QUE É DERMATOLOGIA GERIÁTRICA

Por definição, trata-se da prática dermatológica em pacientes idosos. Contudo, esta definição simplificada não capta a amplitude ou as facetas deste novo campo. A essência da especialidade está no seu conjunto diversificado de objetivos e práticas, que vão desde a ciência básica do envelhecimento até doenças comumente observadas em adultos mais velhos, e depois, além da fisiopatologia, até as barreiras do sistema de saúde para o atendimento ideal e os determinantes sociais da saúde que afetam exclusivamente os indivíduos mais velhos. De modo semelhante à dermatologia pediátrica, a dermatologia geriátrica é um desvio dos modelos comuns de doenças específicas em dermatologia. Embora não se baseie numa única doença, o campo depende da nossa capacidade de dar um passo atrás e apreciar a multiplicidade de fatores que contribuem para a saúde da pele dos idosos.

A PELE ENVELHECIDA E O DESENVOLVIMENTO DE DOENÇAS CUTÂNEAS

A pele envelhecida sofre alterações degenerativas progressivas. Essas alterações ocorrem de efeitos estruturais e fisiológicos consequentes ao envelhecimento natural intrínseco, somadas aos efeitos de uma vida inteira de danos extrínsecos cumulativos e insultos ambientais (p. ex., exposição excessiva à radiação solar). Esses insultos podem produzir uma suscetibilidade acentuada a distúrbios dermatológicos nos idosos.

À medida que a pele envelhece, a vasculatura se atrofia progressivamente. O suporte da derme também se deteriora, com as fibras de colágeno e elastina tornando-se esparsas e cada vez mais desordenadas. Essas alterações deixam os idosos cada vez mais suscetíveis a doenças vasculares, como a dermatite de estase, e a lesões cutâneas, como úlceras de pressão e lesões cutâneas, com uma capacidade cada vez menor de efetuar a reparação da pele.

Uma perda paralela da função imunológica normal produz níveis mais elevados de doenças autoimunes da pele, como penfigoide bolhoso, penfigoide benigno da membrana mucosa, pênfigo paraneoplásico e pênfigo vulgar. O líquen escleroso, uma doença autoimune, ocorre frequentemente na área genital em mulheres idosas e torna-se importante devido ao potencial de desconforto local e risco de complicações graves.

A prevalência da polifarmácia nesta população aumenta o risco de reações autoimunes a medicamentos, diagnóstico por vezes difícil devido à mimetização de outras dermatoses.

A senescência imunológica em idosos também prepara o terreno para a reativação potencial do vírus da varicela-zóster, levando ao quadro de herpes-zóster, que se torna importante no idoso, pois acomete frequentemente os nervos, levando a quadro de neurite importante de difícil tratamento e de extremo incômodo ao paciente.

Dermatoses como xerose, prurido e eczema também são disseminadas nos idosos, criam sofrimento substancial nas pessoas afetadas e muitas vezes mostram-se recalcitrantes ao tratamento. A suscetibilidade individual a tipos específicos de dermatite de contato muda ao longo da vida, e a dermatite seborreica é substancialmente mais prevalente em idosos.

Idosos têm uma incidência aumentada de câncer cutâneo, fato que pode ser explicado porque a carcinogênese decorrente da exposição solar é um processo cumulativo. No entanto, estudos experimentais também demonstraram que os pacientes idosos têm menos probabilidade de reparar danos no DNA devido à exposição ultravioleta (UV), porque há uma redução relacionada com a idade e uma alteração morfológica dos melanócitos cutâneos, resultando num aumento da penetração UV e uma diminuição na imunidade cutânea mediada por células.

Muitas vezes a pele nos idosos pode funcionar como um espelho de doenças internas comuns nesses doentes, como as doenças metabólicas ou nutricionais. A incidência maior de câncer não só cutâneo, mas também sistêmico, no idoso faz que a pele se torne um marcador desses tumores com as manifestações cutâneas paraneoplásicas.

Entretanto, não existem doenças cutâneas específicas dos idosos, o que existe é uma maior frequência de determinadas doenças; e mais que isso, o doente é que é diferente e tem de receber cuidados especiais relativos a sua idade.

Não é incomum que pacientes idosos tenham múltiplas deficiências, com potencial para disfunção cognitiva, bem como deficiência visual, auditiva ou de mobilidade. Além disso, podem não ter habitação ou alimentação adequadas, ou os recursos financeiros necessários para um cumprimento adequado.

Os médicos devem levar em consideração a capacidade física do paciente para cumprir a terapia recomendada, bem como os fatores socioeconômicos que podem impactar a adesão. Regimes tópicos simples são preferíveis sempre que possível, a fim de maximizar a adesão e, portanto, a eficácia. Pode ser necessário um esforço extra para garantir que as instruções sejam seguidas com precisão e que a conformidade contínua com o regime prescrito seja realmente alcançada.

O manejo dos distúrbios dermatológicos em idosos é muitas vezes inferior ao ideal, devido ao fato de que as necessidades e limitações especiais dessa população não são adequadamente consideradas.

Os tratamentos devem considerar as diferenças intrínsecas entre pacientes mais jovens e mais velhos que podem impactar o diagnóstico e a escolha da terapia. O paciente idoso muitas vezes sofre de inúmeras comorbidades que podem influenciar a escolha da terapia. A integridade da pele em idosos fica comprometida e as preocupações de segurança aumentam com o uso prolongado de qualquer medicamento prescrito. Além disso, a prevalência da polifarmácia na população idosa aumenta substancialmente o risco de reações cutâneas a medicamentos, o que pode complicar profundamente o diagnóstico preciso de distúrbios dermatológicos. A população idosa também necessita ser monitorizada mais de perto devido ao aumento da fragilidade da pele e às limitações físicas que podem dificultar o cumprimento dos regimes prescritos.

BIBLIOGRAFIA

1. Farage MF, Miller KW, Berardesca E, Maibach HI. clinical implications of aging skin. Am J Clin Dermatol. 2009;10(2):73-86.
2. Norman RA. Geriatric dermatology. Dermatologic Ther. 2003;16:260-268.
3. Stern RS. Dermatologists and office-based care of dermatologic disease in the 21st century. J Investig Dermatol Symp Proc. 2004;9(2):126-130.

Conteúdo digital

Este livro contém conteúdo complementar disponibilizado em uma plataforma digital exclusiva. Utilize o QR code abaixo, digite o voucher **dermatogeriatria** e cadastre seu login (e-mail) e senha para ingressar no ambiente virtual.

O prazo para acesso a esse material limita-se à vigência desta edição.

PARTE 1

Alterações da pele do idoso

ALTERAÇÕES DA PELE DO IDOSO DECORRENTES DA DIMINUIÇÃO OU DA PERDA DE SUA FUNÇÃO

Alterações epidérmicas e dérmicas

» Fragilidade da pele crônica do idoso

Alterações dos pelos

» Alopecia androgenética
» Alopecia senil
» Alopecia frontal fibrosante

Alterações das unhas

» Unhas quebradiças (frágeis)
» Onicocriptose
» Onicoclavus e calosidade
» Onicogrifose
» Hematomas subungueais
» Exostose subungueal
» Cisto mixoide
» Malignidades periungueais

ALTERAÇÕES DA PELE DO IDOSO OCASIONADAS POR FATORES EXTRÍNSECOS OU EXTERNOS

» Fotoenvelhecimento

Alterações da pele do idoso decorrentes da diminuição ou da perda de sua função

As alterações cutâneas induzidas pela energia solar são mais prevalentes e profundas em pessoas idosas e, portanto, são muitas vezes atribuídas de modo inadequado ao processo de envelhecimento por si só.

Alterações estruturais e funcionais causadas pelo envelhecimento intrínseco e independentes de agressões ambientais são agora reconhecidas na pele de indivíduos idosos.

Estruturalmente, a epiderme envelhecida provavelmente se torna mais fina, os queratinócitos tornam-se menos aderentes uns aos outros e há achatamento da interface dermoepidérmica, tornando sua aparência atrófica, com um risco maior de exulceração e maior absorção e penetração de tópicos.

As alterações epidérmicas levam a uma mudança grande na barreira cutânea, importante na função de hidratação e consequente xerose.

O número de melanócitos diminuídos leva a alterações pigmentares na pele e nos pelos.

O número de células de Langerhans também está diminuído, levando a alterações imunológicas locais e favorecendo o desenvolvimento de pré--câncer e câncer de pele, assim como alterações na apresentação de antígenos, que levam a respostas imunológicas anômalas.

A derme torna-se atrófica e é relativamente acelular e avascular. O colágeno dérmico, a elastina e os glicosaminoglicanos estão alterados, levando, junto com as alterações solares, ao aspecto de pele envelhecida com formação de rugas.

O tecido subcutâneo está diminuído em algumas áreas, especialmente em face, tornozelos, mãos e pés, enquanto em outras, principalmente no abdome – nos homens – e nas coxas – nas mulheres – está aumentado.

O número de glândulas écrinas é reduzido e tanto as glândulas écrinas quanto as apócrinas sofrem atenuação. As glândulas sebáceas tendem a aumentar de tamanho, mas paradoxalmente a sua produção secretora é diminuída.

A lâmina ungueal é geralmente mais fina, a superfície enrugada e sem brilho e a lúnula diminui de tamanho, levando a quadros clínicos variados.

Há uma redução progressiva na densidade de folículos capilares por unidade de área na face e no couro cabeludo, independentemente da alopecia de padrão masculino. O diâmetro da haste do cabelo é geralmente reduzido, mas em algumas áreas, especialmente nas orelhas, nariz e sobrancelhas dos homens e no lábio superior e queixo nas mulheres, aumenta à medida que os pelos velos se convertem em pelos terminais cosmeticamente comprometedores.

As alterações funcionais observadas na pele de idosos incluem diminuição da taxa de crescimento da epiderme, cabelo e unhas, atraso na cicatrização de feridas, redução da depuração dérmica de fluidos e materiais estranhos e comprometimento da capacidade de resposta vascular. As secreções écrinas e apócrinas estão diminuídas.

As respostas imunes e inflamatórias cutâneas estão prejudicadas, particularmente a imunidade mediada por células.

Os correlatos clínicos dessas alterações intrínsecas do envelhecimento da pele incluem alopecia, palidez, xerose, aumento do número de neoplasias epidérmicas benignas e malignas, aumento da suscetibilidade à formação de bolhas, predisposição a lesões da derme e tecidos subjacentes, atraso no início e resolução de bolhas e pápulas, dermatite de contato persistente, resposta de bronzeamento prejudicada à luz ultravioleta, risco aumentado de infecções de feridas, prolongamento da terapia necessária para onicomicose e distúrbios termorregulatórios.

 ## BIBLIOGRAFIA SUGERIDA

1. Chang LS, Wong JW, Endo JO, Norman RA. Geriatric dermatology review: major changes in skin function in older patients and their contribution to common clinical challenges. JAMDA. 2013;(14):724-30.
2. Fenske NA, Lober CW. Structural and functional changes of normal aging skin. J Am Acad Dermatol. 1986;15(4):571-585.

1

Fragilidade da pele crônica do idoso

Definição

Fragilidade da pele crônica do idoso ou dermatoporose é o termo utilizado para indicar a diminuição progressiva das estruturas que compõem a pele ao longo dos anos. Dentre elas, destacam-se a pele atrófica com púrpura solar e pseudocicatrizes brancas, laceração da pele (*skin tears*) e retardo na cicatrização, deixando os pacientes afetados suscetíveis a complicações hemorrágicas e infecções cutâneas.

 ## EPIDEMIOLOGIA E ETIOPATOGÊNESE

Embora tenham sido realizados poucos estudos demográficos, acredita-se que entre a idade de 60 a 80 anos a dermatoporose acomete em torno de 30 a 37% destes indivíduos. A mais frequente é a lesão purpúrica seguida por pseudocicatrizes e *skin tears*.

Fatores de risco: o principal é o avançar da idade. E a exposição crônica a radiação ultravioleta. Secundariamente são apontados também a suscetibilidade genética, uso crônico de corticosteroides tópicos e sistêmicos, insuficiência renal crônica, doença pulmonar crônica, uso de anticoagulante e falta de exercício.

A principal causa de dermatoporose é o afinamento da pele com consequente perda da capacidade de suportar forças mecânicas. Isso se dá devido à diminuição da capacidade proliferativa dos queratinócitos, à perda de volume da derme com redução dos fibroblastos, colágeno e elastina. Somam-

-se a isso os efeitos deletérios da radiação UV. A ação da luz UVB danifica diretamente o DNA celular, gerando fotoprodutos mais comumente dímero de ciclobutano. A radiação UVA, ao penetrar na pele, desencadeia processos oxidativos por meio de espécies de oxigênio reativo, o que compromete o DNA celular.

A pele fotodanificada se apresenta com elastose dérmica causada pela degradação do colágeno e elastina.

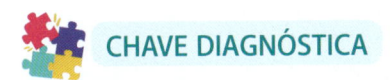 **CHAVE DIAGNÓSTICA**

Manifestações clínicas

- Pele atrófica: a pele encontra-se afinada quase translúcida, revelando veias e tendões proeminentes. As áreas de exposição solar são mais comprometidas. Esse afinamento cutâneo também pode acometer a pele da região externa e o couro cabeludo.
- Púrpura senil: também chamada de solar, actínica ou de Bateman, aparece como manchas eritemato-violáceas, sobretudo nos antebraços que evoluem tipicamente como um hematoma, deixando resíduos com descoloração amarelo-acastanhada secundária à deposição de hemossiderina. São de aparecimento espontâneo, pois muitas vezes os pacientes não se lembram de nenhum trauma local.
- Pseudocicatrizes brancas: apresentam-se como cicatrizes estreladas ou lineares, de coloração branca, que representam o estiramento ou fraturas das fibras colágenas dérmicas.
- *Skin tears*: são lacerações lineares que ocorrem após traumas mínimos em pele com dermatoporose. Pacientes que apresentam equimoses são os mais propensos a essas lesões. A cicatrização de feridas costuma ser um problema comum na pele senescente, principalmente nos membros inferiores, onde os pacientes correm o risco de desenvolverem úlceras crônicas.

Exames diagnósticos

O diagnóstico é eminentemente clínico e bem característico.

Em caso de dúvidas, pode ser realizado exame anatomopatológico que demonstra a pele com adelgaçamento da epiderme, com muitos queratinócitos anormais em padrão desordenado. A derme apresenta extravasamento de hemácias e deposição de hemossiderina sem células inflamatórias. A histologia da pele circundante com elastose solar apareceu como material elastótico homogeneizado azul, que está presente na base da epiderme. A quantidade de colágeno diminui acentuadamente.

Diagnóstico diferencial

- Púrpura induzida por corticosteroides.
- Traumas.
- Uso de anticoagulantes.
- Escorbuto e deficiência de vitamina C.
- Deficiência de vitamina K.
- Púrpura psicogênica.
- Púrpuras palpáveis.
- Amiloidose sistêmica primária.

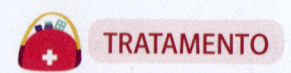 **TRATAMENTO**

Medidas preventivas

- Proteção solar com filtros de amplo espectro e/ou roupas com proteção solar com calças e mangas compridas. Deve-se evitar a radiação solar nos horários de maior insolação.
- Púrpuras e lacerações podem ser evitadas com uso de móveis sem arestas vivas ou com proteção, protetores mecânicos de tíbia e cotovelos, roupas confortáveis e suaves e grades acolchoadas na cama.
- Emolientes para o reparo da barreira epidérmica e produtos não irritantes ou sensibilizantes nos cuidados da pele.

Tópico

- Retinoides tópicos (estimulam a hiperplasia epidérmica).
- Fragmentos de tamanho intermediário (50-400 kDa) de hialuronato a 1% (aumentam a hiperplasia epidérmica; aumento da derme com redução de púrpura e pele fina).
- Alfa-hidroxiácido como ácido lático 5 a 12%.

Sistêmico

- Nutrição adequada: adultos com mais de 70 anos têm de ingerir 1 g/kg de proteínas (baixa ingestão associa-se a diminuição da função imune, pior cicatrização e aumento da fragilidade da pele).
- Desidroepiandrosterona (DHEA) 50 mg/dia via oral: aumento da hidratação cutânea, sebogênese e redução da atrofia da pele.
- Bioflavoides: auxilia na diminuição de lesões purpúricas.

PÉROLAS CLÍNICAS

Recomenda-se, antes da incisão para exérese de uma lesão cutânea na pele com dermatoporose, fazer a limpeza e, em seguida, ainda antes da excisão, aplicar filme de polietileno com adesivo de acrilato sobre o sítio cirúrgico.

A lesão é então excisada e as margens são aproximadas, com a agulha de sutura passando através do filme e da pele. O adesivo do filme pode permanecer no lugar por duas ou mais semanas até a remoção da sutura. Essa técnica pode reforçar as bordas da ferida e minimizar o risco de deiscência em pacientes idosos.

FOTOS

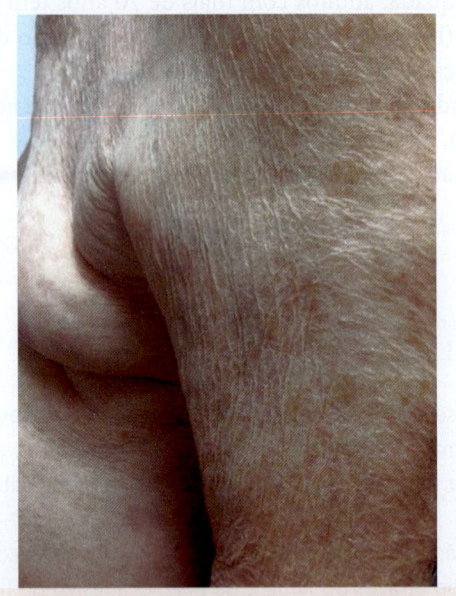

∧ Pele atrófica: afinada, quase translúcida.

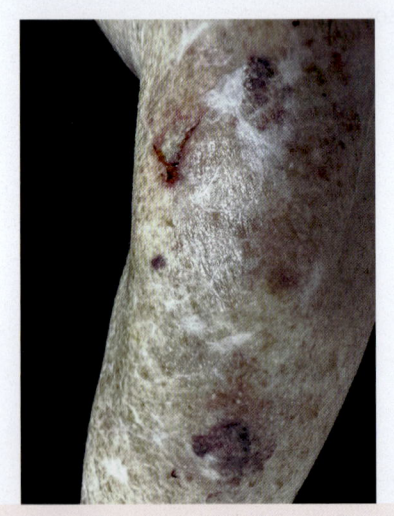

∧ Dermatoporose: pele atrófica, lacerações lineares (*skin tears*) e presença de cicatrizes brancas e lesões purpúricas.

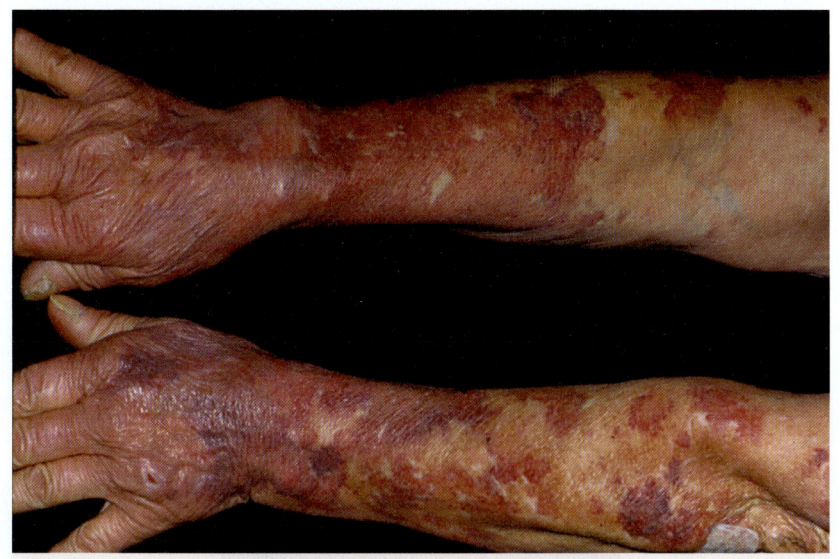

∧ Áreas de lesões purpúricas (púrpura senil).

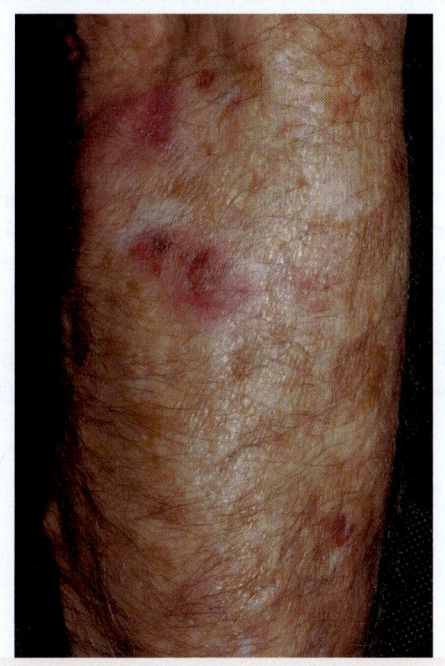

∧ Dermatoporose: pele afinada, púrpura e hipocromia estelar.

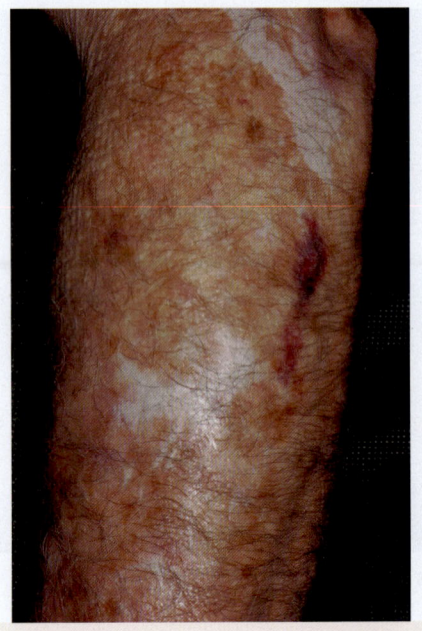

▲ Dermatoporose: pele envelhecida, púrpura e cicatrizes brancas.

 BIBLIOGRAFIA SUGERIDA

1. Cho SI, Kim JW, Yeo G, Choi D, Seo J, Yoon H-S, Chung JH. Senile purpura: clinical features and related factors. Ann Dermatol. 2019;31(4):472-475.
2. Dyer JM, Miller RA. Chronic skin fragility of aging: current concepts in the pathogenesis, recognition, and management of dermatoporosis. J Clin Aesthet Dermatol. 2018;11(1):13-18.
3. Hafsi W, Masood S, Badri T. Actinic purpura. StatPearls Publishing. 2024 jan.
4. Lipnik MJ. A novel method of skin closure for aging or fragile skin. Cutis. 2015; 96(4):260-262.

À medida que os folículos capilares envelhecem, eles passam por muitas mudanças. Com o tempo, a cor e o volume do cabelo jovem dão lugar a cabelos finos, opacos, secos e quebradiços associados ao envelhecimento. Essas alterações normais são resultado de fatores genéticos e ambientais que influenciam as células-tronco e os melanócitos do folículo piloso.

O envelhecimento capilar é composto pelo envelhecimento da haste capilar devido ao desgaste e ao fotoenvelhecimento, junto com o envelhecimento do folículo capilar, que se manifesta como uma diminuição da função dos melanócitos e da produção capilar.

O couro cabeludo e o cabelo estão sujeitos a fatores intrínsecos do envelhecimento fisiológico, como também a fatores extrínsecos do envelhecimento prematuro devido ao ambiente externo.

O envelhecimento intrínseco decorre de alterações fisiológicas que afetam tanto a fibra individual quanto as propriedades do volume do cabelo e incluem alterações no crescimento e na pigmentação das fibras capilares, na curvatura, na produção de sebo, no diâmetro da fibra e na densidade do cabelo. Tais fatores incluem metabolismo, estado nutricional, alterações dependentes do ciclo capilar, diferenças raciais e de gênero, capacidade de resposta hormonal e outras alterações associadas à idade. Clinicamente os cabelos apresentam-se opacos, grisalhos, finos e mais crespos.

Fatores extrínsecos causam desgaste e incluem luz solar, água, poeira, fricção, pentear o cabelo e tratamentos cosméticos, tornando-os mais secos, ásperos e opacos, com pontas quebradiças ou espigadas.

A perda de pigmento no cabelo é muitas vezes um dos primeiros sinais da inevitável perda de juventude. A cor do cabelo depende unicamente da presença ou ausência de melanina. O pigmento melanina não é produzido ativamente durante o ciclo telógeno, a fase de repouso do ciclo capilar que se prolonga com o aumento da idade. Isso leva a cabelos grisalhos, opacos ou brancos, comumente associados aos idosos. O brilho do cabelo também diminui com a idade devido, em parte, ao aumento da curvatura da fibra.

2
Alopecia androgenética

Definição

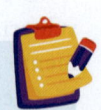

A alopecia androgenética é caracterizada por uma miniaturização progressiva e não cicatricial do folículo piloso em homens e mulheres geneticamente predispostos com distribuição padrão. É o tipo de queda de cabelo mais comum e aumenta sua prevalência com o avançar da idade.

 ## EPIDEMIOLOGIA E ETIOPATOGÊNESE

É o tipo de queda de cabelo mais comum e aumenta sua prevalência com o avançar da idade. A miniaturização envolve a transição de pelos terminais grossos em pelos velus mais finos.

É o tipo de queda de cabelo mais comum em homens, com prevalência maior em caucasianos, chegando a 80% em homens com mais de 70 anos.

A alopecia androgenética, conforme indicado pelo seu nome, possui uma predisposição genética distinta e é predominantemente devida a uma resposta excessiva ao andrógeno. Essa condição é caracterizada por natureza poligênica com graus variados de penetrância, influenciada por genes maternos e paternos. Existe uma predisposição familiar para a alopecia androgenética, com os filhos tendo um risco relativo 5 a 6 vezes maior se os pais apresentarem calvície.

O início da alopecia padrão depende da ativação do receptor androgênico e é tipicamente observado após a puberdade. A castração pré-púbere e os indivíduos com síndrome de insensibilidade aos andrógenos não apresentam calvície padrão. Tanto o metabolismo hormonal quanto os receptores androgênicos desempenham um papel fundamental no desenvolvimento da alopecia padrão.

A apresentação da alopecia androgenética é mais branda nas mulheres do que nos homens, devido às diferenças no nível de 5α-redutase e citocromo P-450 aromatase e no número de receptores de andrógenos nos folículos capilares do couro cabeludo. Contudo, até 50% das mulheres sofrerão queda de cabelo de padrão feminino durante a vida.

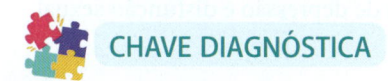

CHAVE DIAGNÓSTICA

Manifestações clínicas

- Homem: esse padrão geralmente começa em homens com uma recessão bitemporal da linha frontal do cabelo, seguida por um afinamento difuso do vértice até que uma área calva seja produzida. Eventualmente, a mancha se junta à linha frontal recuada do cabelo, deixando uma ilha de cabelo no couro cabeludo frontal, que também eventualmente desaparece.
- Mulher: nas mulheres, o padrão de queda de cabelo está mais associado ao afinamento difuso, principalmente na coroa e/ou couro cabeludo parietal, do que na linha frontal do cabelo, que geralmente é preservada.

Exames diagnósticos

Ao exame clínico pode ser adicionada a dermatoscopia, técnica não invasiva que envolve uma ferramenta de ampliação exclusiva, pode auxiliar na visualização dos folículos capilares e no diagnóstico da alopecia androgenética. Nela pode-se encontrar densidade capilar reduzida, variabilidade de diâmetro entre as hastes, pelos velus, pontos amarelos/ósteos vazios.

Diagnóstico diferencial

- Alopecia areata.
- Alopecia senil.
- Deflúvio telógeno.
- Eflúvio anágeno.
- Sífilis.

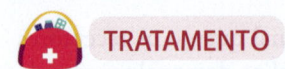
TRATAMENTO

As opções de tratamento incluem finasterida e minoxidil para alopecia androgenética masculina e minoxidil para alopecia androgenética feminina. Embora a finasterida esteja aprovada para tratamento da alopecia androgenética em homens com idade entre 18 e 40 anos, estudos clínicos demonstraram que ela também é efetiva em homens mais velhos. Os efeitos sexuais e a depressão são possíveis efeitos colaterais da finasterida. Isso deve ser levado em consideração ao decidir sobre possíveis terapias para homens idosos que também podem apresentar comorbidades de depressão e disfunção sexual.

PÉROLAS CLÍNICAS

Embora a alopecia androgenética seja uma condição crônica e progressiva, a intervenção precoce e estratégias de manejo adequadas podem ajudar a diminuir a queda de cabelo ao longo do tempo, levando potencialmente a melhores resultados para o paciente.

FOTOS

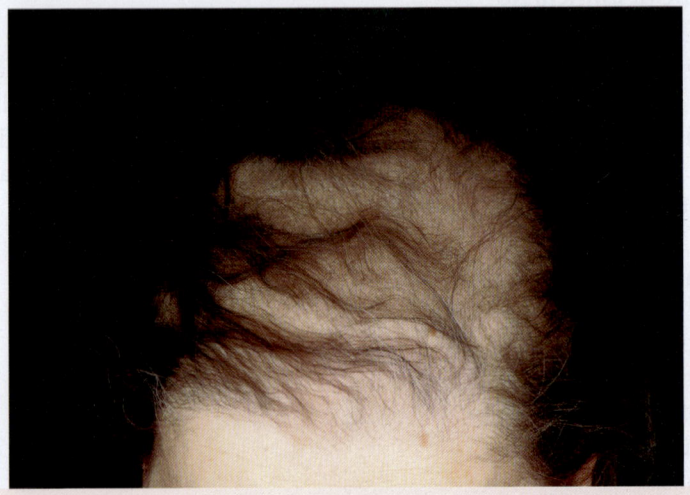

∧ Alopecia padrão androgenético: afinamento difuso do vértice com área calva.

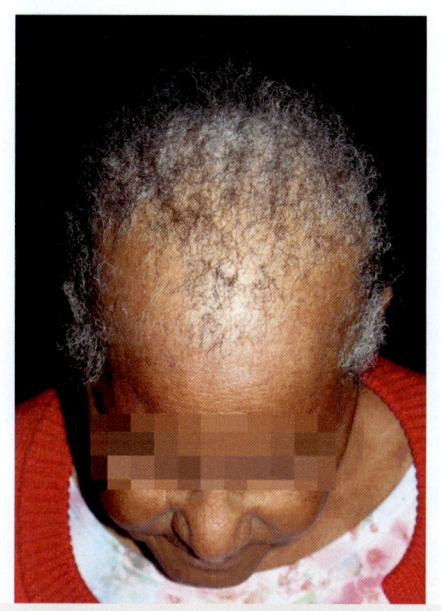

⌃ Alopecia com padrão androgenético feminino.

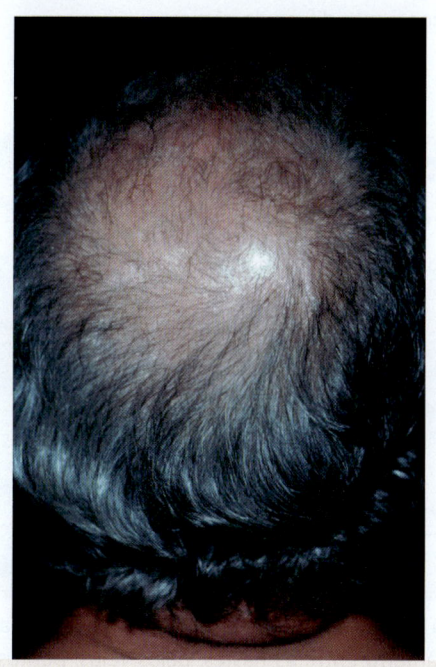

⌃ Alopecia padrão androgenético no homem: rarefação na área occipital.

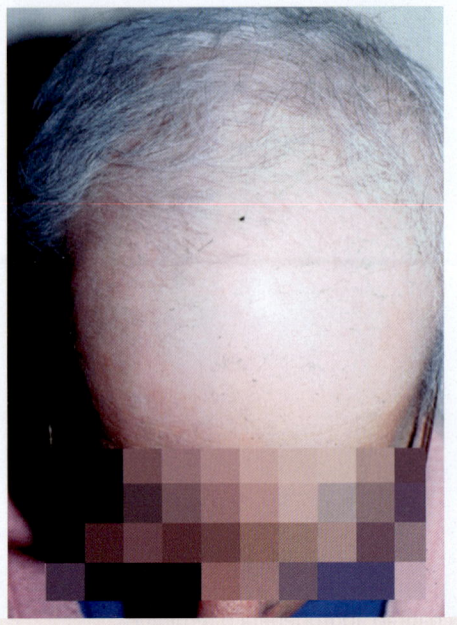

∧ Alopecia androgenética no homem: recessão bitemporal da linha frontal do cabelo com afinamento difuso do vértice.

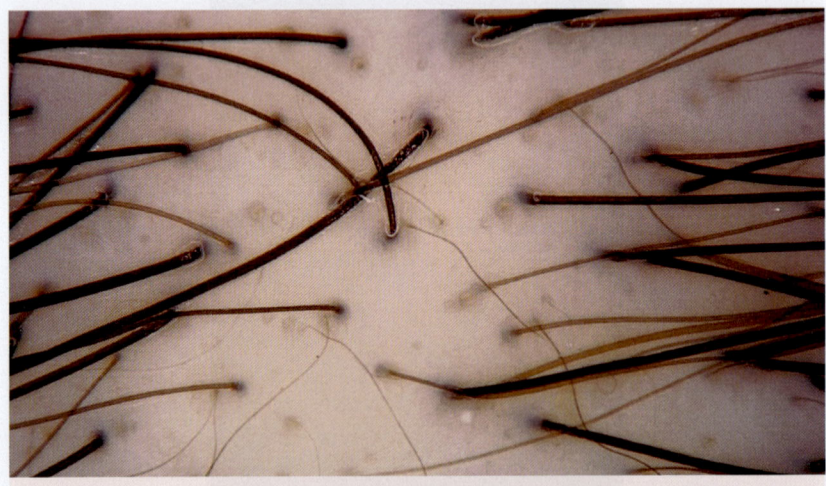

∧ Tricoscopia da alopecia androgenética: densidade capilar reduzida, variabilidade de diâmetro entre as hastes, pelos velus, pontos amarelos/ósteos vazios.

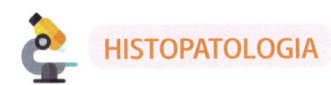

HISTOPATOLOGIA

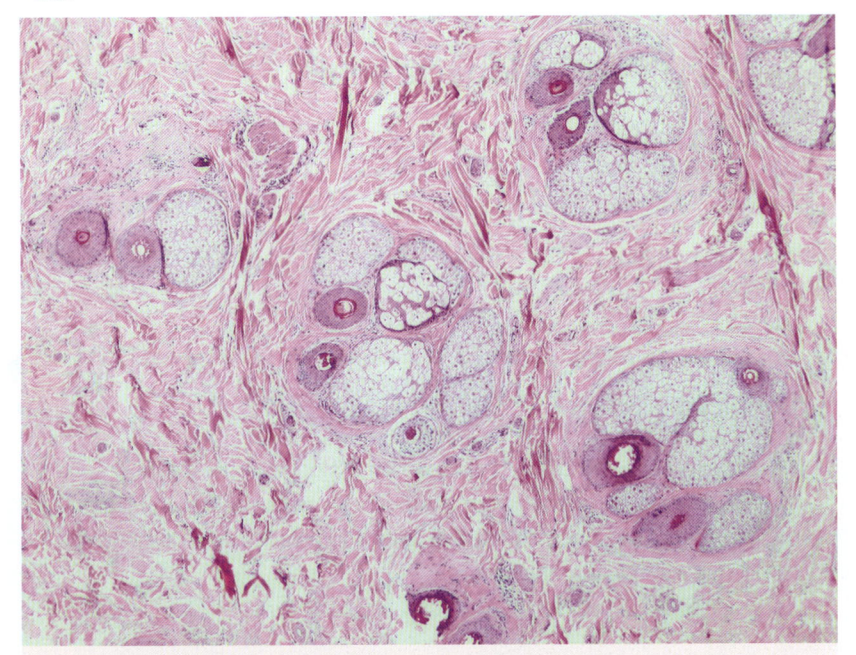

⋏ Alopecia androgenética: corte horizontal de pele do couro cabeludo mostrando miniaturização dos folículos pilosos e aumento do tamanho das glândulas sebáceas em relação a estes folículos.

BIBLIOGRAFIA SUGERIDA

1. Ho CH, Scood T, Zito PM. Androgenetic alopecia. StatPearls Pub; 2024.
2. Lolli F, Pallotti F, Rossi A, Fortuna MC, Caro G, Lenzi A, Sansone A, Lombardo F. Androgenetic alopecia: a review. Endocrine. 2017;57(1):9-17.
3. Maddy AJ, Tosti A. Hair and nail diseases in the mature patient. Clin Dermatol 2018;36(2):159-166.
4. Porriño-Bustamante ML, Fernández-Pugnaire MA, Arias-Santiago S. Frontal fibrosing alopecia: a review. J Clin Med 2021;10(9):1805.
5. Torres F. Androgenetic, diffuse and senescent alopecia in men: practical evaluation and management. Curr Probl Dermatol. 2015;47:33-44.
6. Trueb RM, Rezende HD, Dias MFRG. A comment on the science of hair aging. Int J Trichology. 2018;10(6):245-254.
7. Whiting DA. How real is senescent alopecia: a histopathologic approach. Clin Dermatol. 2011;29(1):49-53.

3

Alopecia senil

Definição

A alopecia senil, também conhecida como alopecia senescente, é uma queda de cabelo não mediada por andrógenos, caracterizada por um afinamento difuso e lentamente progressivo do couro cabeludo e dos pelos do corpo, que acompanha a velhice.

 ## EPIDEMIOLOGIA E ETIOPATOGÊNESE

Ocorre em ambos os sexos após os 50 anos. A história familiar para alopecia androgenética é negativa em pacientes com alopecia senil.

Um estudo mostrou diferenças nos perfis de expressão gênica entre alopecia androgenética e alopecia senil. Essas diferenças incluem uma subexpressão de genes necessários para o desenvolvimento, morfologia, ciclagem e homeostase do folículo piloso, além de uma regulação positiva do receptor androgênico na alopecia androgenética, enquanto a alopecia senil revelou alterações características do envelhecimento, como *splicing* alternativo, resposta ao estresse oxidativo e apoptose. Isso sugere que as doenças representam dois distúrbios capilares independentes.

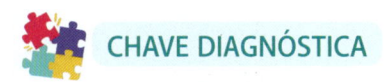

CHAVE DIAGNÓSTICA

Manifestações clínicas

Em contraste com a queda de cabelo de padrão masculino ou feminino, a alopecia senil normalmente não mostra sinais de calvície, mas sim de afinamento difuso do cabelo em todo o couro cabeludo, embora as duas doenças frequentemente coexistam juntas.

Exames diagnósticos

O exame clínico e o exame histológico auxiliam no diagnóstico.

Na dermatoscopia se encontra densidade capilar reduzida, miniaturização ausente ou raros pelos velus. Ausência de variabilidade de diâmetro entre as hastes e de pontos amarelos.

A histologia mostra folículos miniaturizados reduzidos em número e com relação anágeno/telógeno normal. Tratos fibrosos e inflamação perifolicular leve também são observados.

Diagnóstico diferencial

• Alopecia areata.
• Alopecia androgenética.
• Deflúvio telógeno.
• Eflúvio anágeno.
• Sífilis.

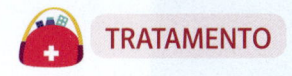

TRATAMENTO

O tratamento de escolha é o mesmo empregado na alopecia androgenética.

PÉROLAS CLÍNICAS

Muitos não acreditam que a alopecia senil seja uma entidade separada da alopecia androgenética. Um estudo realizado com um número importante de casos demonstrou que, nas amostras de couro cabeludo obtidas de indivíduos com alopecia difusa, a maioria dos casos em idosos é provavelmente causada por andrógenos e que a velhice não parece ser uma causa significativa de queda de cabelo.

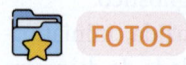 FOTOS

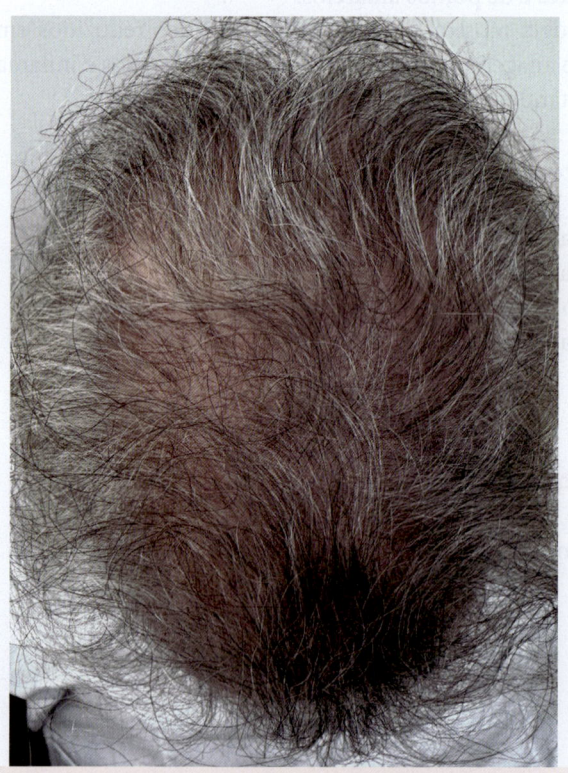

∧ Alopecia senil: afilamento dos cabelos com rarefação difusa.

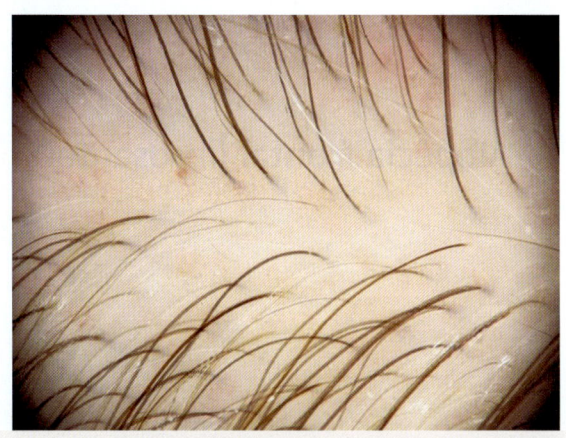

▲ Tricoscopia da alopecia senil: densidade capilar reduzida, miniaturização ausente ou raros pelos velus. Ausência de variabilidade de diâmetro entre as hastes e de pontos amarelos.

 ## BIBLIOGRAFIA SUGERIDA

1. Ho CH, Scood T, Zito PM. Androgenetic alopecia. StatPearls Pub; 2024.
2. Lolli F, Pallotti F, Rossi A, Fortuna MC, Caro G, Lenzi A, et al. Androgenetic alopecia: a review. Endocrine. 2017;57(1):9-17.
3. Maddy AJ, Tosti A. Hair and nail diseases in the mature patient. Clin Dermatol 2018;36(2):159-166.
4. Porriño-Bustamante ML, Fernández-Pugnaire MA, Arias-Santiago S. Frontal fibrosing alopecia: a review. J Clin Med 2021;10(9):1805.
5. Torres F. Androgenetic, diffuse and senescent alopecia in men: practical evaluation and management. Curr Probl Dermatol. 2015;47:33-44.
6. Trueb RM, Rezende HD, Dias MFRG. A comment on the science of hair aging. Int J Trichology. 2018;10(6):245-254.
7. Whiting DA. How real is senescent alopecia: a histopathologic approach. Clin Dermatol. 2011;29(1):49-53.

4

Alopecia frontal fibrosante

Definição

A alopecia frontal fibrosante é um tipo de alopecia cicatricial linfocítica primária que acomete normalmente mulheres na pós-menopausa.

EPIDEMIOLOGIA E ETIOPATOGÊNESE

É mais comum em idosos, pois a média de idade de início é em torno dos 60 anos.

Há também relatos de casos acometendo homens, em idades mais jovens que as mulheres e apresentam menor incidência de comprometimento das sobrancelhas e hipotireoidismo.

A alopecia frontal fibrosante é considerada uma variante do líquen plano pilar devido aos achados semelhantes na histopatologia.

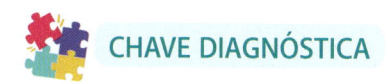

CHAVE DIAGNÓSTICA

Manifestações clínicas

É caracterizada por recessão progressiva da linha do cabelo frontotemporal ou frontoparietal e perda das sobrancelhas. Eritema perifolicular e hiperqueratose folicular também podem estar presentes. A pele na área de alopecia tende a ser uniformemente pálida, lisa e contrastar com a pele danificada pelo sol na parte inferior da fronte e da face. A presença de sinais de cabelos solitários (pelos terminais isolados no local da linha original do cabelo) é uma pista clínica para o diagnóstico. Esses fios solitários têm de 3 a 7 cm de comprimento, localizados na região central ou lateral da fronte, podendo ou não ser acompanhados de eritema e descamação perifolicular. A perda de cabelo também costuma afetar os membros. Lesões faciais podem estar presentes, incluindo pápulas ou eritema perifolicular secundário ao envolvimento do folículo piloso velo, eritema difuso devido ao infiltrado liquenoide folicular e interfolicular ou máculas pigmentadas secundárias ao aumento da pigmentação epidérmica ou incontinência pigmentar.

Exames diagnósticos

O exame é feito por meio da clínica, podendo colaborar no diagnóstico a tricoscopia, em que se notam áreas cicatriciais com ausência de ósteos foliculares, descamação peripilar variável e ausência de pelos velus.

O padrão-ouro é sempre o exame histológico, que demonstra uma inflamação linfocítica em padrão liquenoide, atingindo a porção permanente do folículo piloso, incluindo o infundíbulo e o istmo.

Diagnóstico diferencial

- Alopecia areata ofiásica.
- Alopecia de tração.
- Líquen plano pilar.
- Lúpus eritematoso.
- Pseudopelada de Brocq.

TRATAMENTO

- Local: nas fases inflamatórias corticosteroides, inibidores da calcineurina ou tacrolimus tópicos. Infiltração de corticosteroides. Minoxidil tópico e bimatoprosta solução oftálmica.
- Sistêmico: prednisona sistêmica, difosfato de cloroquina, micofenolato mofetil, finasterida ou dutasterida sistêmica, isotretinoína ou acitretina oral e eventualmente tofacitinibe.

Nas fases cicatriciais, o transplante capilar é sugerido; e os resultados são variáveis.

PÉROLAS CLÍNICAS

Para alguns, a alopecia frontal fibrosante difere do líquen plano pilar porque o infiltrado linfocitário e a fibrose afetam seletivamente os folículos intermediários e velus da margem frontal e das sobrancelhas. A localização da doença ao longo da linha do cabelo diferencia as duas doenças.

Existe um novo sinal que colabora com o diagnóstico de alopecia frontal fibrosante. Quando a pressão é aplicada a uma veia frontal ou temporal nestes pacientes, o enchimento venoso é retardado.

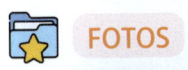 **FOTOS**

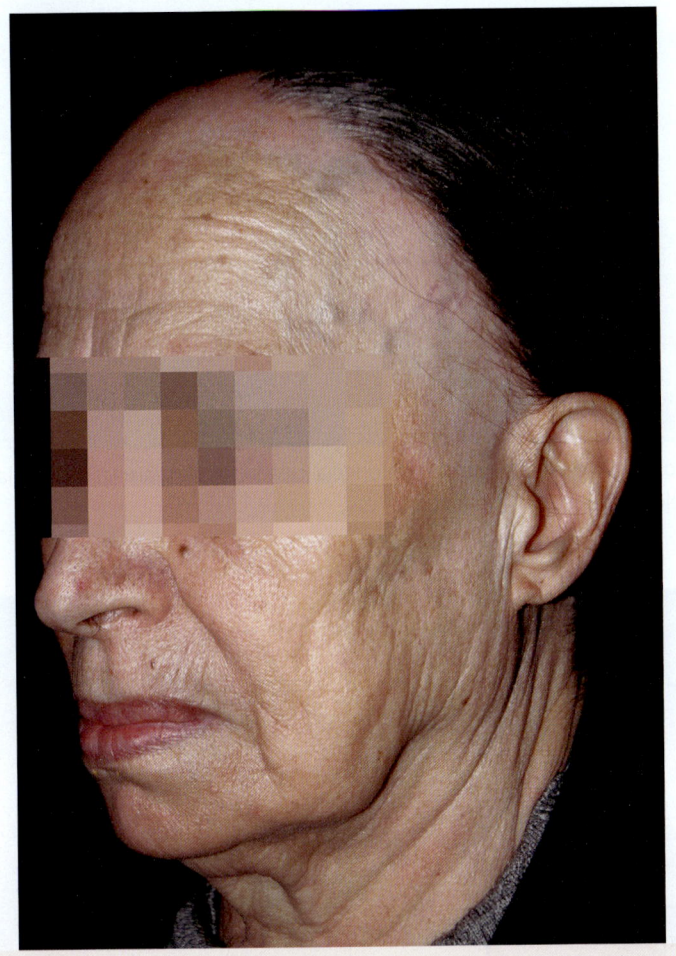

⌃ Alopecia frontal fibrosante: área de alopecia cicatricial na borda do couro cabeludo.

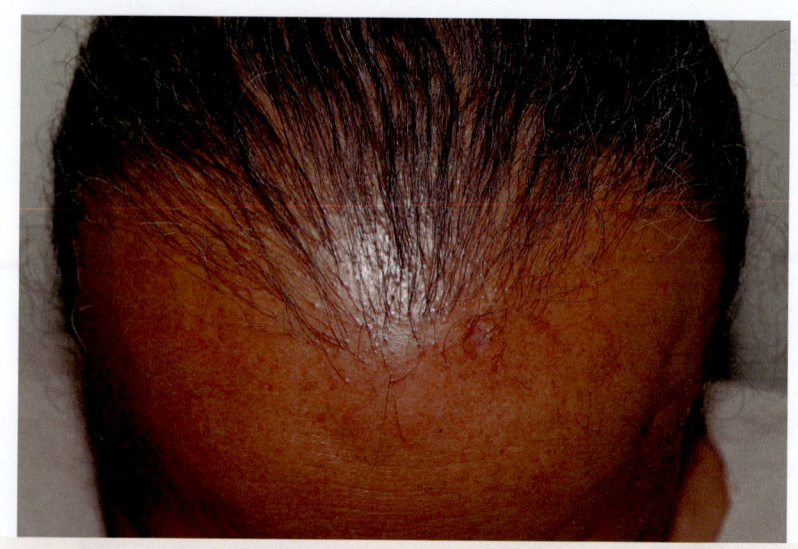

∧ Alopecia frontal fibrosante – alopecia cicatricial, descamação peripilar, cabelos tortuosos.

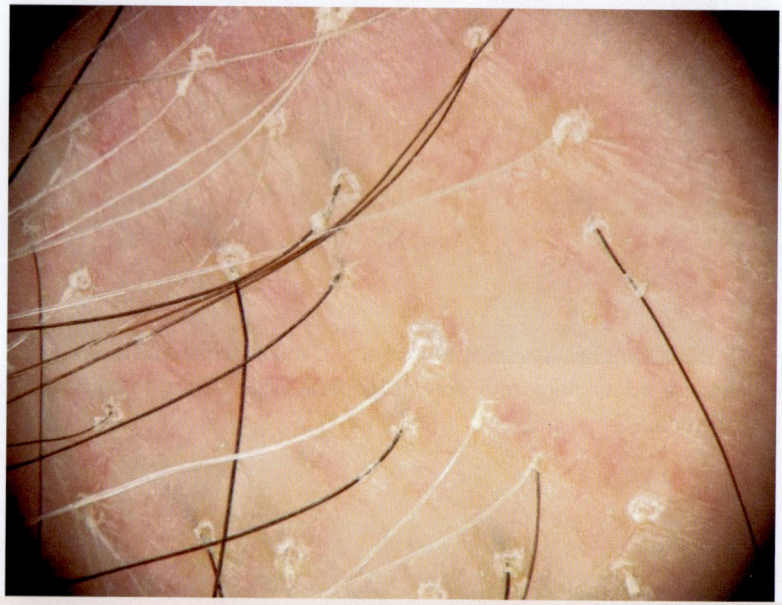

∧ Tricoscopia da alopecia frontal fibrosante; áreas cicatriciais com ausência de ósteos foliculares, descamação peripilar variável, ausência de pelos velus.

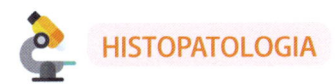

HISTOPATOLOGIA

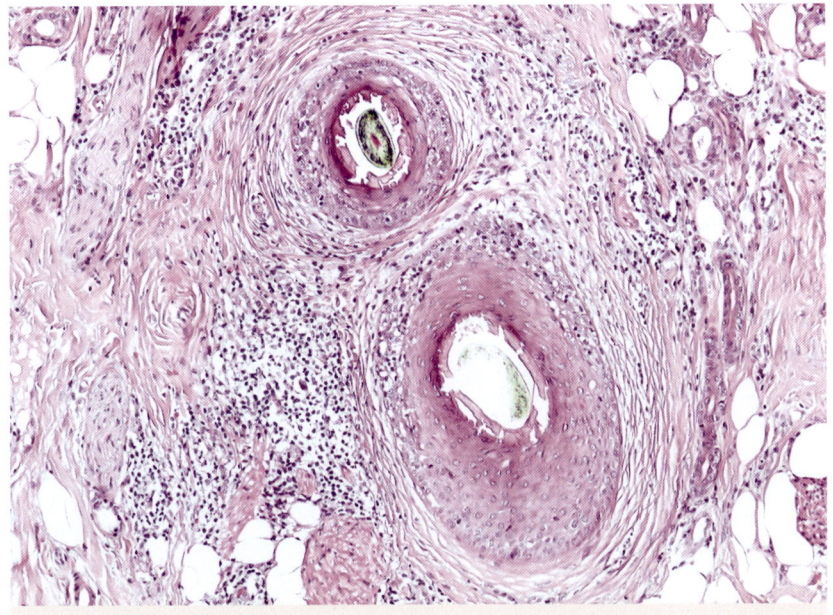

∧ Alopecia frontal fibrosante: corte horizontal de pele do couro cabeludo mostrando infiltrado linfocitário liquenoide ao redor do infundíbulo dos folículos pilosos e fibrose perifolicular.

BIBLIOGRAFIA SUGERIDA

1. Ho CH, Scood T, Zito PM. Androgenetic alopecia. StatPearls Pub. 2024.
2. Lolli F, Pallotti F, Rossi A, Fortuna MC, Caro G, Lenzi A, et al. Androgenetic alopecia: a review. Endocrine. 2017;57(1):9-17.
3. Maddy AJ, Tosti A. Hair and nail diseases in the mature patient. Clin Dermatol. 2018;36(2):159-166.
4. Porriño-Bustamante ML, Fernández-Pugnaire MA, Arias-Santiago S. Frontal fibrosing alopecia: a review. J Clin Med. 2021;10(9):1805.
5. Torres F. Androgenetic, diffuse and senescent alopecia in men: practical evaluation and management. Curr Probl Dermatol. 2015;47:33-44.
6. Trueb RM, Rezende HD, Dias MFRG. A comment on the science of hair aging. Int J Trichology. 2018;10(6):245-254.
7. Whiting DA. How real is senescent alopecia: a histopathologic approach. Clin Dermatol. 2011;29(1):49-53.

Existem muitas alterações comuns nas unhas associadas ao processo de envelhecimento. Isso se deve em parte à circulação prejudicada, alterações no tecido elástico e conjuntivo, bem como doenças dermatológicas ou sistêmicas concomitantes e tratamentos relacionados. A unha pode mudar de cor para amarelo, verde, cinza fosco ou opaco. Por vezes se tornam brancas proximamente, rosadas normais centralmente e opacas distalmente na borda livre. Essas alterações podem ocorrer sem anomalias proteicas, hepáticas ou renais detectáveis. A unha de Terry (unhas intensivamente brancas, muitas vezes com o leito ungueal apresentando zona fina de coloração castanha a cor de rosa na borda distal da unha) tem sido relatada em idosos como uma associação com o processo normal de envelhecimento, sem a associação clássica de cirrose hepática ou insuficiência cardíaca congestiva. A lúnula frequentemente não é visível. O crescimento linear da unha diminui com a idade e a unha apresenta aumento de rachaduras e fissuras, bem como sulcos longitudinais hipertróficos mais pronunciados. A unha geralmente é mais espessa e dura, ao invés de ser macia e frágil. As alterações no contorno incluem aumento da convexidade transversal e diminuição da curvatura longitudinal.

O pé demonstra os efeitos cumulativos de trauma e distorção mecânica, que geralmente resultam em unhas espessadas e suscetibilidade à onicomicose.

Unhas quebradiças (frágeis)

Definição

O distúrbio das unhas quebradiças é caracterizado pelo aumento da fragilidade da lâmina ungueal.

 EPIDEMIOLOGIA E ETIOPATOGÊNESE

Cerca de 20% da população é afetada por unhas quebradiças, sendo as mulheres com muito mais frequência do que os homens. A incidência de unhas quebradiças aumenta com a idade, sendo comprometidas em 19% das pessoas com menos de 60 anos *versus* 35% das pessoas com 60 anos ou mais.

Diversas origens endógenas e exógenas podem causar comprometimento da placa ungueal ou da matriz ungueal, com subsequente desenvolvimento de unhas quebradiças. Muitos idosos adquiriram unhas quebradiças devido a ciclos repetitivos de hidratação e desidratação ou ao uso excessivo de agentes desidratantes, como esmalte de unha e removedores de cutículas.

O conteúdo de enxofre pode estar diminuído em pacientes com unhas quebradiças, resultando em menos pontes dissulfeto entre as proteínas que formam as fibrilas de queratina. Isso pode explicar parcialmente o aumento da incidência de unhas quebradiças em idosos, uma vez que a diminuição das concentrações de sulfato de colesterol nas unhas cortadas tem sido associada ao aumento da idade.

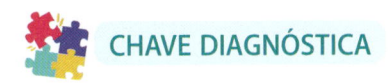

CHAVE DIAGNÓSTICA

Manifestações clínicas

As características clínicas da síndrome das unhas quebradiças incluem onicosquizia e onicorrexe.

Onicosquizia é causada por um comprometimento dos fatores adesivos intercelulares da lâmina ungueal, é caracterizada pela divisão lamelar da lâmina ungueal distal em finas camadas.

Onicorrexe é o resultado de um defeito na função da matriz ungueal, é caracterizada por sulcos longitudinais paralelos e rasos que correm na camada superficial da unha, o que pode resultar em uma fenda isolada na borda livre que pode se estender proximamente. Como a matriz ungueal é afetada, em geral estão presentes anormalidades na queratinização e no desenvolvimento epitelial.

Exames diagnósticos

O diagnóstico é basicamente clínico.

Diagnóstico diferencial

- Onicodistrofia.
- Onicomicose.

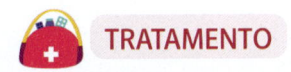

TRATAMENTO

Tópicos

- Remoção de fatores exógenos que possam causar a fragilidade ungueal.
- Reidratação frequente por imersão em água morna por 15 minutos diários antes de dormir e logo após aplicação de hidratantes contendo óleos minerais, fosfolipídios, ureia 5-20% ou ácido lático ou solução para unhas à base de hidroxipropil quitosana (HPCH). Idealmente, o agente hidratante deve ser utilizado sob oclusão.

Luvas leves de algodão ou meias brancas de algodão são excelentes para essa finalidade.

Sistêmicos

- Foi demonstrado que a suplementação de biotina aumenta a espessura da lâmina ungueal em pacientes com unhas quebradiças. A biotina pode melhorar a síntese das moléculas lipídicas que produzem a ligação entre os queratinócitos da placa ungueal. A suplementação de ferro também pode ser eficaz quando os níveis de ferritina estão abaixo de 10 ng/mL. Uma dieta balanceada com ingestão suficiente de vitaminas, minerais e proteínas também é essencial para a saúde das unhas.

PÉROLAS CLÍNICAS

A onicorrexe devido à fragilidade ungueal é geralmente mais leve do que a onicorrexe causada por doenças inflamatórias da matriz ungueal, como o líquen plano. A onicorrexe pode estar associada à anemia e à arteriosclerose, que causam redução da oxigenação vascular da matriz, bem como ao hipotireoidismo ou à artrite reumatoide.

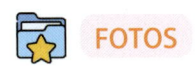 **FOTOS**

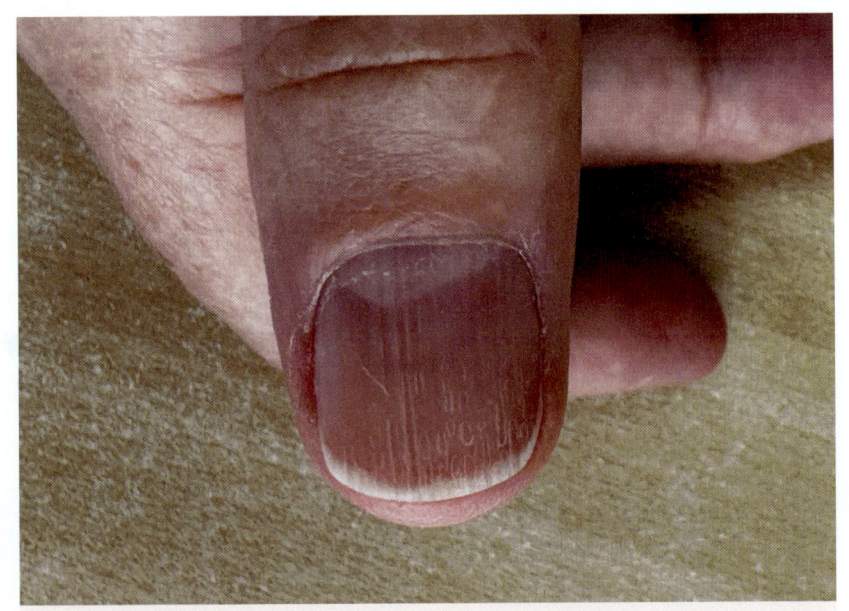

▲ Onicorrexe: sulcos longitudinais paralelos e rasos que correm na camada superficial da unha.

 BIBLIOGRAFIA SUGERIDA

1. Baran R. The nail in the elderly. Clin Dermatol. 2011;29:54-60.
2. Cohen PR, Scher RK. Geriatric nail disorders: diagnosis and treatment. J Am Acad Dermatol. 1992;26(4):521-531.
3. Maddy AJ, Tosti A. Hair and nail diseases in the mature patient. Clin Dermatol. 2018;36(2):159-166.

Onicocriptose

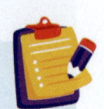

Definição

A onicocriptose ou unha encravada é uma condição ungueal dolorosa comum na qual a lâmina ungueal penetra na prega ungueal lateral devido à curvatura excessiva da lâmina ungueal, crescimento subcutâneo da unha ou hipertrofia da prega ungueal lateral.

 EPIDEMIOLOGIA E ETIOPATOGÊNESE

A etiologia da onicocriptose inclui trauma no dedo do pé que pode empurrar a unha para a prega ungueal lateral, métodos incorretos de corte das unhas, predisposição genética e sapatos mal ajustados.

Outros fatores etiológicos incluem dedos anormalmente longos, condições hereditárias (convexidade excessiva congênita da lâmina ungueal e mau alinhamento congênito da lâmina ungueal), hiperidrose, desequilíbrio entre a largura da lâmina ungueal e a do leito ungueal, sapatos pontiagudos ou de salto alto, má higiene dos pés e proeminência das dobras ungueais.

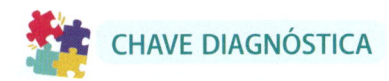

CHAVE DIAGNÓSTICA

Manifestações clínicas

A doença apresenta-se inicialmente com eritema, edema e dor na prega lateral, seguidos de aumento da dor, secreção e paroníquia. Nas fases mais avançadas da doença, forma-se tecido de granulação hipertrófico na parede lateral.

Exames diagnósticos

O diagnóstico é clínico e caso se apresente com um tecido de granulação hipertrófico pode-se fazer um exame histológico para diferenciar com outras doenças tumorais. Quando existe a suspeita de osteomielite por infecção subjacente sugere-se realização de exame de imagem.

Diagnóstico diferencial

- Paroníquia e exostose subungueal.

TRATAMENTO

- Profilaxia: inclui a correção dos fatores predisponentes e o corte adequado das unhas, de modo que os cantos da lâmina ungueal fiquem além da borda distal das pregas ungueais laterais; isso é realizado cortando a lâmina ungueal distal em linha reta. Evitar sapatos mal ajustados.
- Cuidados locais que consistem em imersão quente e antibióticos tópicos também podem ser úteis. Se houver suspeita de infecção bacteriana da pele ou do osso subjacente, deve ser realizada avaliação microbiológica e radiográfica. Quando há infecção secundária, são indicados antibióticos sistêmicos.
- O tratamento conservador envolve colocar um pequeno pedaço de algodão sob a borda da lâmina ungueal. Resultados de elevação da borda lateral da unha; posteriormente, à medida que a unha cresce, a borda lateral não penetra no tecido mole da prega ungueal lateral.
- Tratamento cirúrgico: as abordagens cirúrgicas vão desde avulsão completa ou parcial da unha encravada e excisão do tecido adjacente envolvido até a cantectomia.

PÉROLAS CLÍNICAS

No paciente idoso com diminuição da sensibilidade dos pés ou dedos dos pés secundária associada a uma doença sistêmica subjacente, como *diabetes mellitus*, doença vascular periférica ou arteriosclerose, a onicocriptose pode levar a morbidade significativa. Essas pessoas muitas vezes não sabem que existe um problema porque sua neuropatia resulta em dor mínima. Consequentemente, não procuram tratamento até que ocorram complicações mais graves, como infecção profunda, osteomielite ou gangrena.

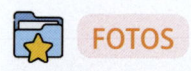 FOTOS

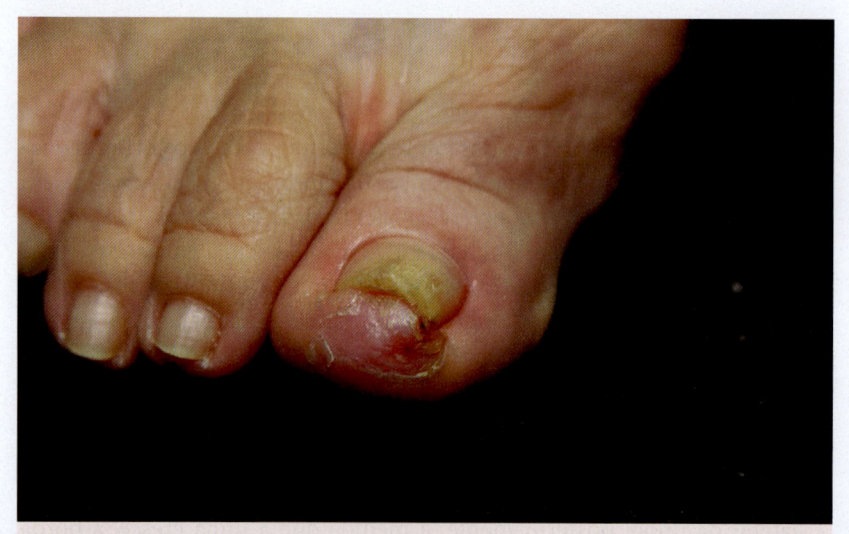

⋀ Onicocriptose (unha encravada): encravamento da face lateral da unha levando a processo inflamatório local.

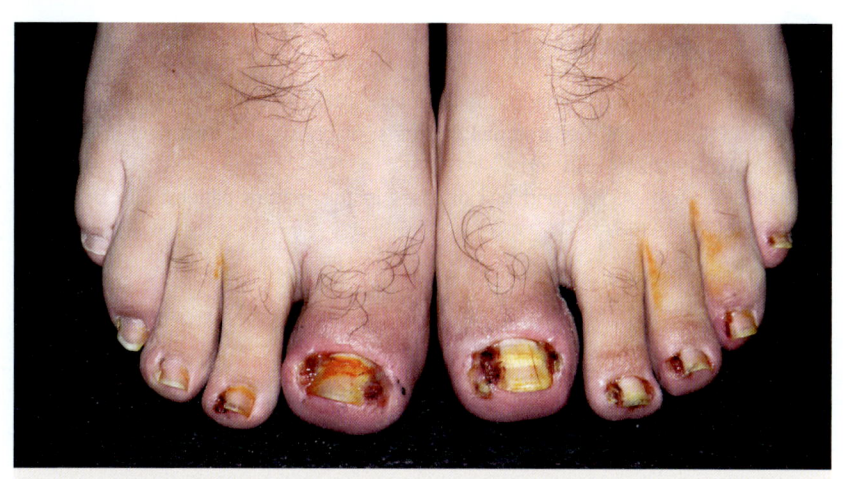

▲ Onicocriptose (unha encravada): encravamento da face lateral da unha, processo inflamatório local e formação de tecido de granulação exuberante.

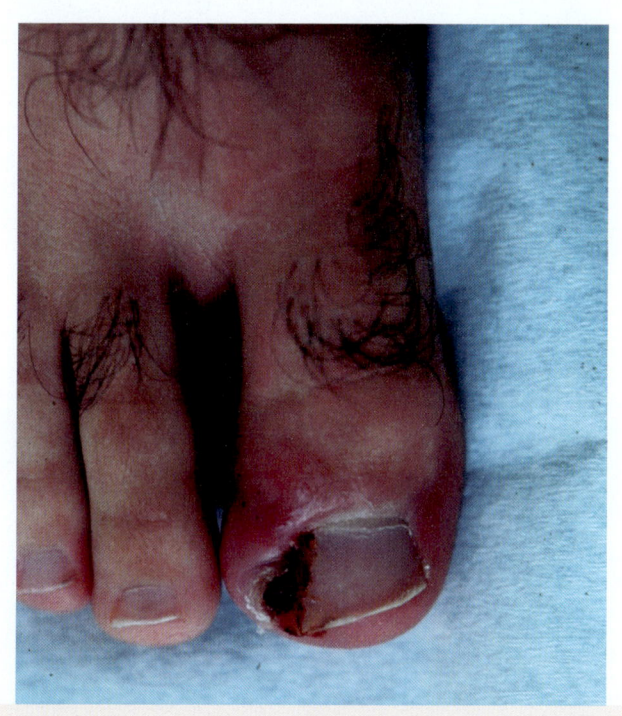

▲ Onicocriptose (unha encravada): notar a formação de tecido de granulação exuberante.

BIBLIOGRAFIA SUGERIDA

1. Baran R. The nail in the elderly. Clin Dermatol. 2011;29:54-60.
2. Cohen PR, Scher RK. Geriatric nail disorders: diagnosis and treatment. J Am Acad Dermatol. 1992;26(4):521-531.
3. Maddy AJ, Tosti A. Hair and nail diseases in the mature patient. Clin Dermatol. 2018;36(2):159-166.

Onicoclavus e calosidade

Definição

Onicoclavus, comumente referido como milho subungueal, representa um processo hiperceratótico na área ungueal, causado por anormalidades anatômicas ou alterações mecânicas na função do pé.

 EPIDEMIOLOGIA E ETIOPATOGÊNESE

O onicoclavus está mais comumente localizado sob a margem distal da unha e resulta de pequenos traumas repetidos acompanhados de pressão localizada no leito distal da unha e no hiponíquio. Quando os dedos do pé estão contraídos (deformidade do dedo do pé em martelo), um "calo terminal" pode ser observado abaixo da polpa do dedo do pé, logo abaixo da borda da lâmina ungueal.

Traumas e mudança da anatomia dos pés por idade ou por doenças articulares levam a calosidades que por vezes comprometem toda a região plantar, mas também a parte anterior dos pododáctilos.

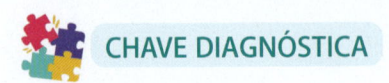

CHAVE DIAGNÓSTICA

Manifestações clínicas

Processo hiperceratótico na área ungueal que está mais comumente localizado sob a margem distal da unha e hiponíquio, bem localizado e circunscrito, podendo se apresentar como uma mancha escura subungueal. A lesão por vezes pode fazer com que a placa ungueal sobrejacente seja elevada ou dividida.

Exames diagnósticos

O exame é clínico e pode ser diferenciado das outras condições semelhantes nas unhas por meio de radiografia (exostose óssea) ou exame anatomopatológico (exclui os outros tumores).

Diagnóstico diferencial

- Lesões melanocíticas ungueais.
- Cisto epidermoide.
- Exostose subungueal.
- Carcinoma epidermoide.
- Corpo estranho subungueal.

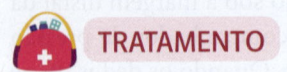

TRATAMENTO

O tratamento é realizado em duas etapas.

Primeiro a remoção da lesão por meio da enucleação da lesão com um bisturi e depois a prevenção da recorrência por meio de medidas que previnam a pressão causadora. A modificação do calçado e das almofadas protetoras ou da espuma do tubo pode ser útil para reduzir a pressão no dedo distal do pé.

PÉROLAS CLÍNICAS

Normalmente os polegares e o hálux são os dedos mais comprometidos.

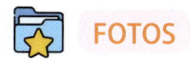
FOTOS

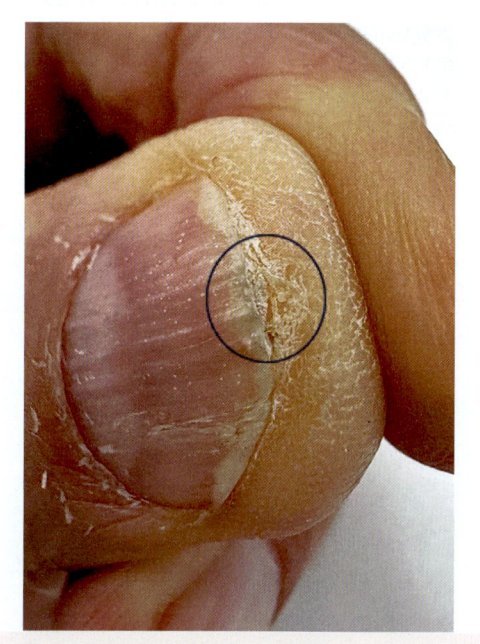

˄ Onicoclavus: lesão queratótica bem localizada.

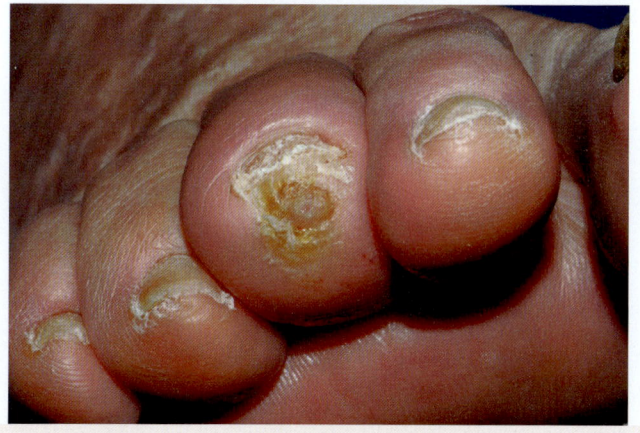

˄ Calo subungueal comum em idosos, que apresentam contratura dos pododáctilos em decorrência da osteoartrose, aumentando a pressão do hiponíquio contra o piso. Quadro muito doloroso.

BIBLIOGRAFIA SUGERIDA

1. Baran R. The nail in the elderly. Clin Dermatol. 2011;29:54-60.
2. Cohen PR, Scher RK. Geriatric nail disorders: diagnosis and treatment. J Am Acad Dermatol. 1992;26(4):521-531.
3. Maddy AJ, Tosti A. Hair and nail diseases in the mature patient. Clin Dermatol. 2018;36(2):159-166.

Onicogrifose

Definição

A onicogrifose, também conhecida como onicauxia, é um distúrbio ungueal comum entre a população geriátrica, caracterizada por espessamento hipertrófico e hiperqueratótico da lâmina ungueal, com aumento da descoloração e perda de translucidez.

EPIDEMIOLOGIA E ETIOPATOGÊNESE

Pode ser causada por pequenos traumas repetidos causados por calçados mal ajustados e, eventualmente, interferir na capacidade do paciente de usar sapatos. Também ocorre em casos de autonegligência (falta de moradia, demência) ou em pacientes que não conseguem realizar cuidados adequados com os pés e unhas. Junto com a idade avançada, a onicogrifose também está associada a traumas e distúrbios da circulação periférica.

Os fatores secundários que influenciam o desenvolvimento da onicogrifose incluem história de trauma ungueal, hipertrofia do leito ungueal e anormalidades ósseas biomecânicas, como hálux valgo.

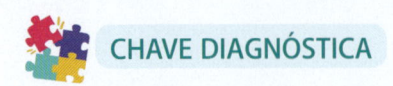

CHAVE DIAGNÓSTICA

Manifestações clínicas

Clinicamente, a onicodistrofia é semelhante a uma ostra ou tem formato semelhante ao de um chifre de carneiro. A lâmina ungueal é irregular, espessada e marrom a opaca; muitas vezes apresenta múltiplas estrias transversais e o leito ungueal subjacente pode ser hipertrófico. Envolve muito comumente as unhas dos pés.

A lâmina ungueal costuma crescer inicialmente; depois, seu crescimento é desviado lateralmente em direção aos outros dedos. A direção da deformidade da unha é determinada pela pressão do calçado do paciente.

A condição da unha pode ainda ser complicada por dor, onicólise distal, hemorragia, ulceração subungueal ou onicomicose.

Exames diagnósticos

O diagnóstico é por meio do exame clínico.

Diagnóstico diferencial

- Hemionicogrifose (complicação potencial em pacientes com desalinhamento congênito das unhas do dedão do pé).

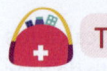

TRATAMENTO

- Preventivo e paliativo: essa condição pode ser evitada por meio do corte adequado da lâmina ungueal e cuidados com os pés, o que pode ser feito pelo paciente ou por outra pessoa se o paciente for prejudicado por problemas de visão ou incapacidade de cortar as próprias unhas dos pés.
- Terapêutico: avulsão ungueal com ou sem ablação da matriz ungueal (caso o paciente tenha bom suprimento vascular). A destruição química da unha (com ureia, iodeto de potássio ou ácido salicílico) ou avulsão cirúrgica pode ser usada para remover a lâmina ungueal.

PÉROLAS CLÍNICAS

A pressão sobre a unha onicogrifótica pode resultar em gangrena subungueal em pacientes com doença vascular periférica ou *diabetes mellitus*.

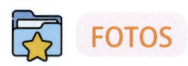 FOTOS

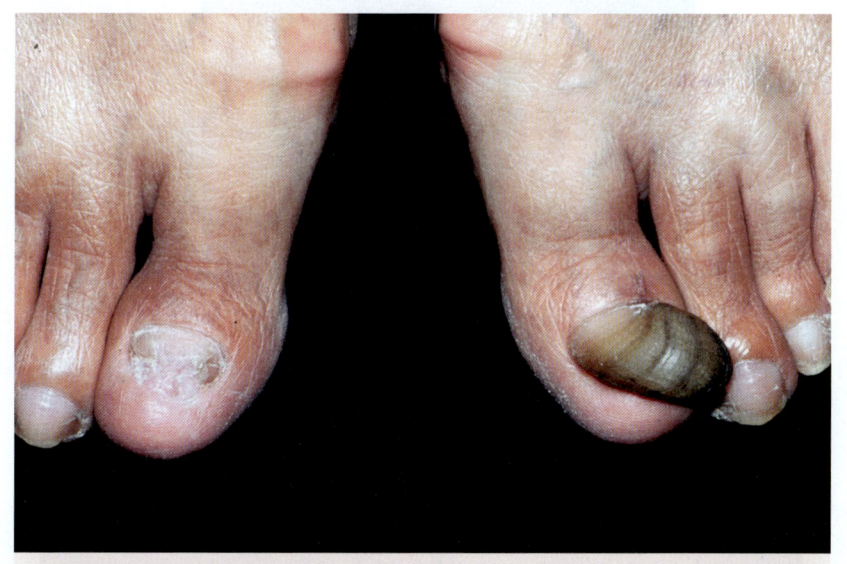

⌃ Onicogrifose: unha opaca com variação na cor, grossa e com desvio lateral.

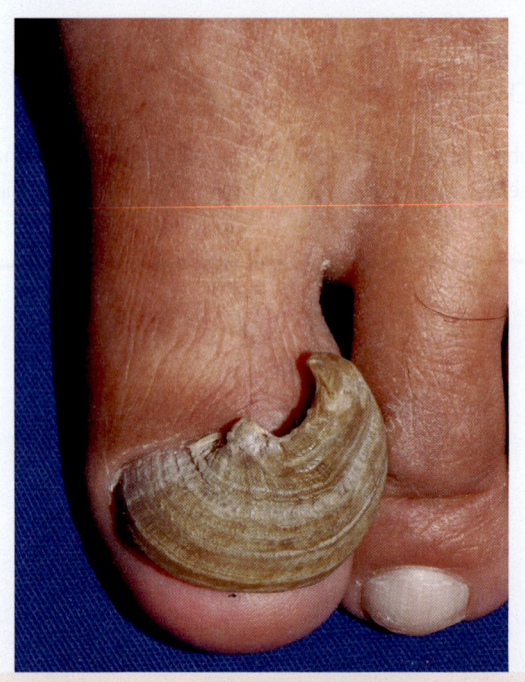

⌃ Onicogrifose: intenso desvio lateral do eixo longitudinal da lâmina ungueal.

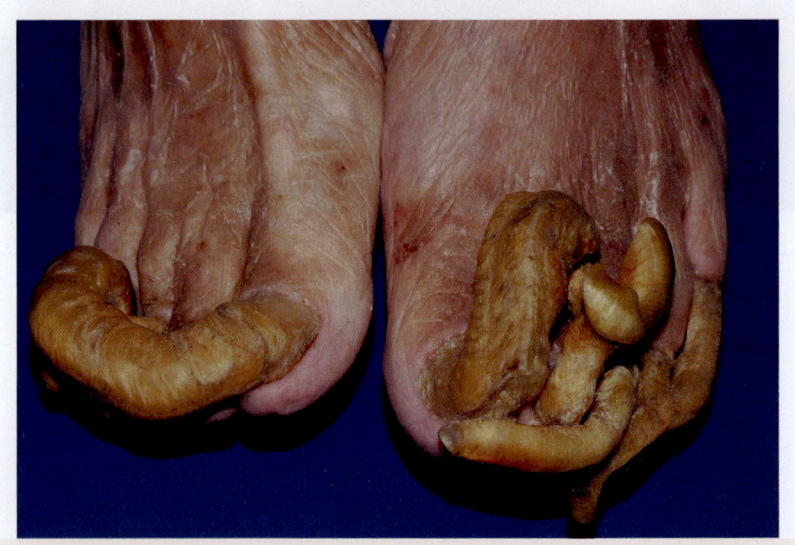

⌃ Onicogrifose: desvio lateral do crescimento ungueal. Nesse caso, era decorrente do não corte das unhas em um idoso.

BIBLIOGRAFIA SUGERIDA

1. Baran R. The nail in the elderly. Clin Dermatol. 2011;29:54-60.
2. Cohen PR, Scher RK. Geriatric nail disorders: diagnosis and treatment. J Am Acad Dermatol. 1992;26(4):521-531.
3. Maddy AJ, Tosti A. Hair and nail diseases in the mature patient. Clin Dermatol. 2018;36(2):159-166.

Hematomas subungueais

Definição

Os hematomas subungueais são uma doença ungueal comumente observada em idosos e se caracterizam pelo acúmulo de sangue na região subungueal.

 EPIDEMIOLOGIA E ETIOPATOGÊNESE

Hemorragia idiopática sob a lâmina é a causa mais frequente em pacientes idosos. Nestes, o trauma na unha é a causa mais comum, mas nem sempre observada pelo paciente.

Hematomas subungueais também foram descritos em pacientes idosos que receberam terapia anticoagulante ou associados com outras doenças como amiloidose, penfigoide bolhoso e *diabetes mellitus*.

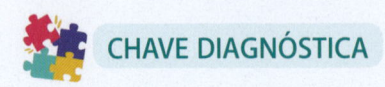 **CHAVE DIAGNÓSTICA**

Manifestações clínicas

Apresentam-se inicialmente como descolorações vermelhas ou pretas dolorosas e latejantes que tendem a migrar distalmente à medida que a unha cresce e tornam-se azuis ou roxas e menos sensíveis com o tempo.

Exames diagnósticos

Além do exame clínico pode se utilizar a dermatoscopia, que vai permitir a diferenciação com outras lesões melanocíticas das unhas.

Uma radiografia pode ser necessária se houver suspeita de fratura da falange subjacente.

Diagnóstico diferencial

- Melanoma subungueal.
- Onicomicose.
- Onicobacteriose.

TRATAMENTO

O tratamento é expectante; na fase aguda, se existir muita dor podem ser feitas micropunções com agulha na lâmina ungueal para drenagem do sangue ou até avulsão dela.

PÉROLAS CLÍNICAS

Em contraste com uma lesão pigmentada da matriz ungueal ou do leito ungueal, que persiste à medida que a lâmina ungueal cresce, uma hemorragia subungueal será substituída proximalmente por uma lâmina ungueal de aparência normal. Alternativamente, onicólise distal e eventual autoavulsão da lâmina ungueal podem ocorrer após um hematoma subungueal.

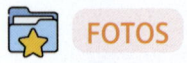

FOTOS

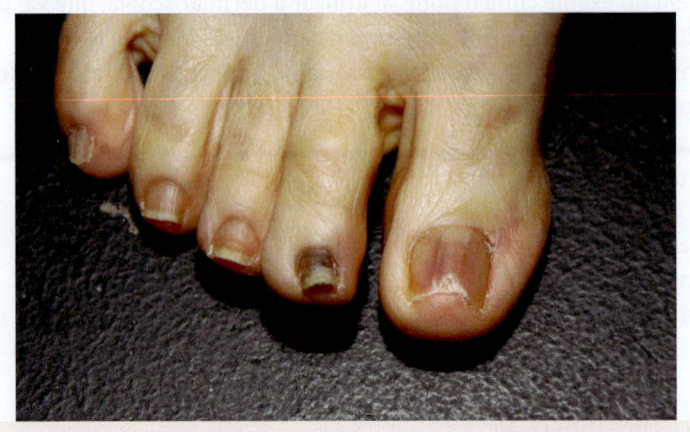

∧ Hematoma subungueal: presença de coloração escurecida no segundo po-dodáctilo e estrias de coloração avermelhadas no hálux.

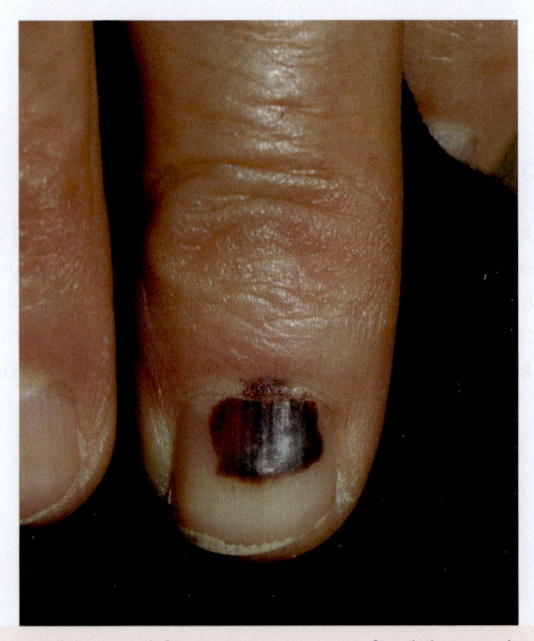

∧ Hemorragia subungueal frequentemente confundida com lesões pigmentares.

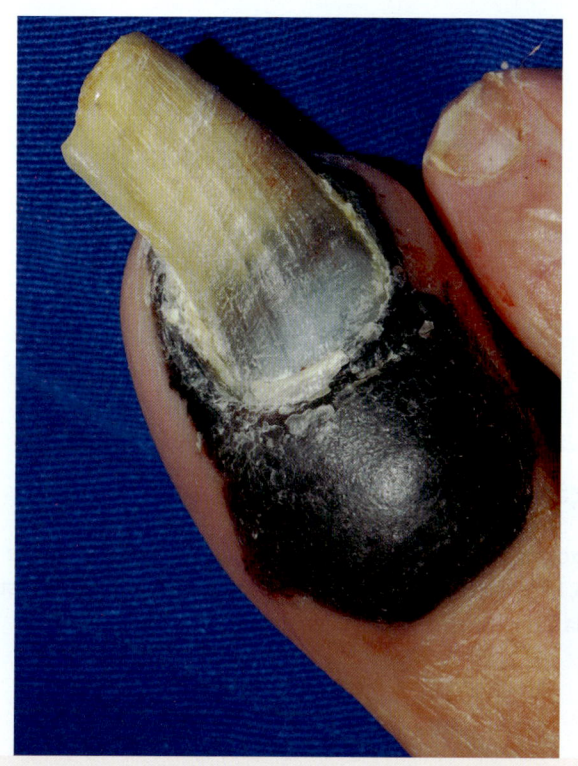

▲ Hematoma subungueal: a unha comprida, comum em idosos, serviu como alavanca para ocorrer hemorragia na região da matriz.

 BIBLIOGRAFIA SUGERIDA

1. Baran R. The nail in the elderly. Clin Dermatol. 2011;29:54-60.
2. Cohen PR, Scher RK. Geriatric nail disorders: diagnosis and treatment. J Am Acad Dermatol. 1992;26(4):521-531.
3. Maddy AJ, Tosti A. Hair and nail diseases in the mature patient. Clin Dermatol. 2018;36(2):159-166.

Exostose subungueal

Definição

Uma exostose subungueal é uma projeção óssea relativamente comum, dolorosa, benigna, que normalmente ocorre no hálux na parte distal e está associada à onicodistrofia da lâmina ungueal.

EPIDEMIOLOGIA E ETIOPATOGÊNESE

Em pacientes idosos, a patogênese da exostose subungueal está provavelmente relacionada à biomecânica podal defeituosa. A exostose geralmente produz hipertrofia de todo o leito ungueal, de modo que a aparência da unha é um "U invertido", com aumento da curvatura das faces medial e lateral da lâmina ungueal. Outra característica observada durante o exame cutâneo do dígito com uma exostose subungueal adquirida é a acentuação da prega cutânea da articulação interfalângica dorsal. Embora a inflamação das pregas ungueais esteja tipicamente ausente na exostose subungueal, os pacientes costumam apresentar onicocriptose crônica.

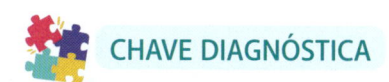

CHAVE DIAGNÓSTICA

Manifestações clínicas

A apresentação clínica geralmente é um nódulo duro, pequeno, doloroso, rosado ou cor de pele, que se projeta além da borda livre interna da unha.

Exames diagnósticos

Os achados radiográficos revelam uma protuberância romba ou pontiaguda na tuberosidade ungueal dorsal distal e central. O exame histológico de uma exostose subungueal adquirida mostra osso coberto apenas por tecido conjuntivo fibroso; nem hialina nem cartilagem circundam o osso.

Diagnóstico diferencial

- Osteocontromas.
- Distrofia ungueal.
- Onicomatricoma.

TRATAMENTO

O tratamento envolve a remoção asséptica do excesso ósseo. De início, a lâmina ungueal é avulsionada e a exostose é exposta através de uma incisão longitudinal no leito ungueal sobrejacente. A lesão é então separada do osso subjacente com um cinzel ou cureta mastóidea. As bordas ásperas são corrigidas rente ao osso circundante e o leito ungueal suturado.

PÉROLAS CLÍNICAS

Nos idosos, a exostose subungueal pode estar associada a onicoclavus sobrejacente.

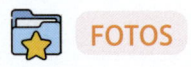
FOTOS

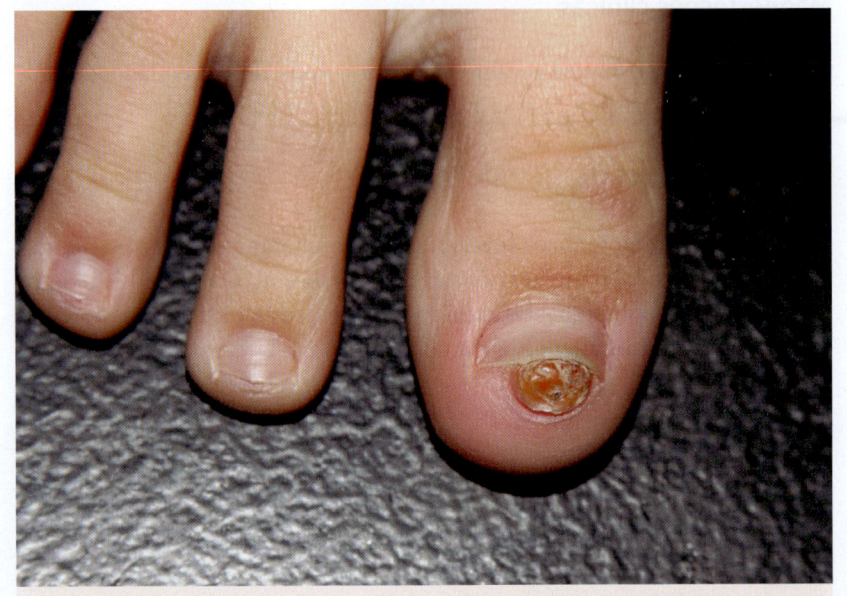

⌃ Exostose subungueal: presença de lesão hiperceratósica subungueal.

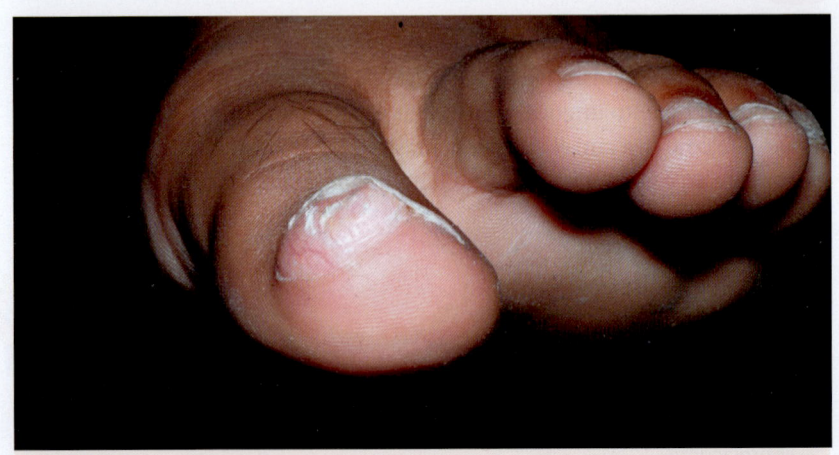

⌃ Exostose subungueal: nota-se a elevação da unha em forma de U invertido.

BIBLIOGRAFIA SUGERIDA

1. Baran R. The nail in the elderly. Clin Dermatol. 2011;29:54-60.
2. Cohen PR, Scher RK. Geriatric nail disorders: diagnosis and treatment. J Am Acad Dermatol. 1992;26(4):521-531.
3. Maddy AJ, Tosti A. Hair and nail diseases in the mature patient. Clin Dermatol. 2018;36(2):159-166.

Cisto mixoide

Definição

Os cistos mixoides são pequenos cistos mucosos benignos e elevados nos dedos, comumente localizados nas articulações interfalângicas distais ou na prega ungueal proximal.

EPIDEMIOLOGIA E ETIOPATOGÊNESE

Os cistos mixoides, pseudocistos mucosos ou gânglio periungueal são comumente associados à osteoartrite (64% e 93% das pessoas com osteoartrite apresentam cistos mixoides). Eles estão conectados à articulação e seu conteúdo deriva do líquido sinovial. Os cistos mixoides podem afetar qualquer indivíduo, mas são mais comuns em adultos com 40 anos ou mais e têm predileção pelas mulheres.

Eles parecem se formar quando o tecido conjuntivo se degenera. Existem duas variações:

- Osteoartrite: a osteoartrite e outras doenças degenerativas podem fazer que o revestimento das articulações cresça excessivamente. Esse tipo de cisto se parece com um cisto ganglionar, que possui uma haste que remonta à articulação.
- Mucinose focal: essa condição ocorre quando depósitos anormais de mucinas (mucopolissacarídeos) se acumulam na pele sob o dedo da mão

ou do pé. As mucinas fazem parte do seu muco e cisto não está associado à degeneração articular.

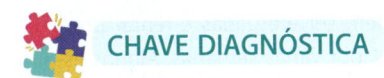

CHAVE DIAGNÓSTICA

Manifestações clínicas

Geralmente são nódulos solitários, redondos ou ovais, em forma de cúpula, com aproximadamente 1 a 10 mm de tamanho, com pele sobrejacente que varia em espessura. Eles são normalmente encontrados nos dedos das mãos (mais comum perto da unha do indicador), mas raramente podem aparecer nos dedos dos pés. Os cistos contêm um fluido gelatinoso viscoso que é transparente ou amarelo. Por vezes comprimem a matriz e provocam um sulco na lâmina ungueal correspondente. Como os cistos muitas vezes descarregam espontaneamente seu conteúdo de modo intermitente, a profundidade do sulco é irregular ao longo do comprimento da lâmina ungueal.

Eles normalmente não causam dor. No entanto, pode-se sentir dor de artrite e rigidez na articulação próxima.

Exames diagnósticos

O diagnóstico é realizado pela clínica, podendo-se utilizar os exames de imagens (radiografia ou ultrassom) ou exame anatomopatológico para confirmação diagnóstica.

Diagnóstico diferencial

- Exostose e hiperostose dorsal.

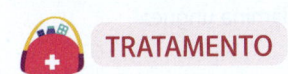

TRATAMENTO

As modalidades de tratamento para casos sintomáticos incluem incisão e drenagem, injeções de esteroides e esclerosantes, cirocirurgia, escleroterapia percutânea com polidocanol e injeção intralesional de tetradecilsulfato de sódio.

PÉROLAS CLÍNICAS

Uma das medidas terapêuticas que podem ser efetuadas é tentar pressionar com firmeza o cisto, repetidamente, por várias semanas. Alguns estudos afirmam que 39% dos cistos podem desaparecer com esse método. Mas não se deve tentar drenar ou perfurar, pois pode causar uma infecção.

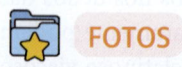 FOTOS

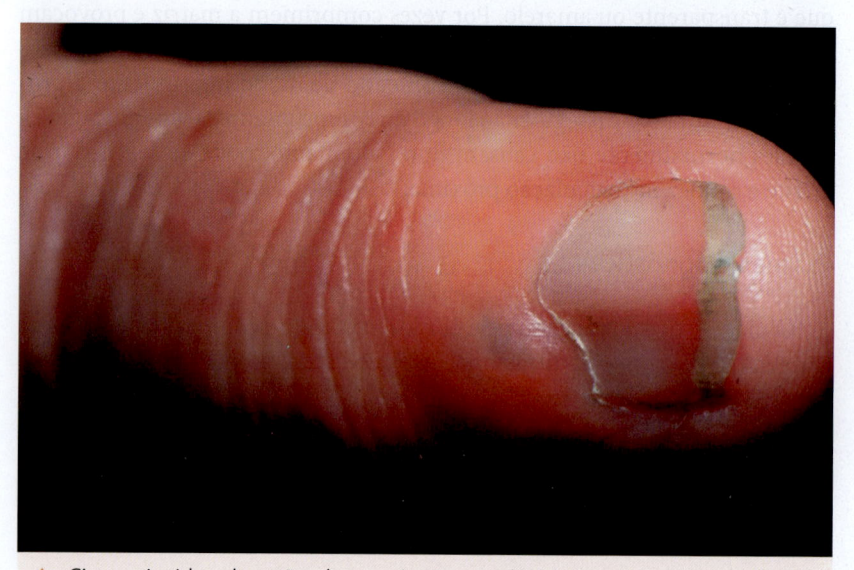

⌃ Cisto mixoide: elevação de aparência translúcida na prega ungueal com compressão da matriz levando à deformidade da lâmina ungueal.

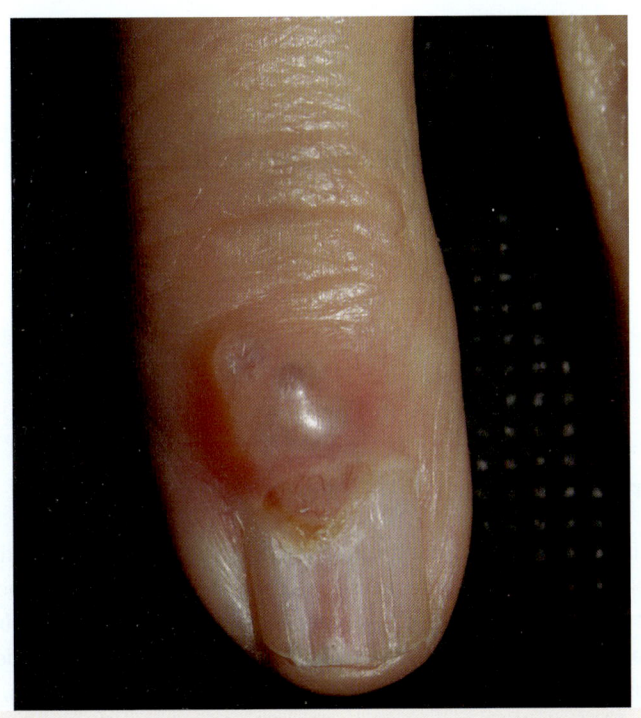

⋀ Cisto mixoide: tumoração translúcida comprimindo a matriz ungueal e provocando uma distrofia canalicular da lâmina.

 BIBLIOGRAFIA SUGERIDA

1. Baran R. The nail in the elderly. Clin Dermatol. 2011;29:54-60.
2. Cohen PR, Scher RK. Geriatric nail disorders: diagnosis and treatment. J Am Acad Dermatol. 1992;26(4):521-531.
3. Maddy AJ, Tosti A. Hair and nail diseases in the mature patient. Clin Dermatol. 2018;36(2):159-166.

12

Malignidades periungueais

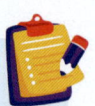

Definição

O aumento da idade confere risco aumentado de associação de tumores do aparato ungueal. São frequentes e podem ser benignos, malignos ou metastáticos. Dos benignos o que prepondera nos idosos é o cisto mixoide visto anteriormente. Os tumores malignos não são tão frequentes e devem ser suspeitados sempre que existir uma variação na cor das unhas, uma deformidade da lâmina ungueal sem história de traumas, desaparecimento total ou parcial da lâmina ungueal, dor e anomalias dos tecidos moles periungueais. Os mais frequentes são o carcinoma espinocelular e o melanoma.

EPIDEMIOLOGIA E ETIOPATOGÊNESE

- Carcinoma espinocelular: é o tumor maligno mais comum do aparato ungueal. Os fatores de risco incluem infecção pelo papilomavírus humano (HPV, especificamente o 16), radiação ultravioleta, paroníquia crônica, exposição a arsênico ou pesticidas e imunossupressão. Acomete mais os homens entre os 50 e os 69 anos.
- Melanoma: o melanoma ungueal é relativamente raro em indivíduos caucasianos, sendo mais prevalente nas populações asiáticas e negras, bem como em adultos e idosos (idades entre 50 e 70 anos) sem diferenças entre os sexos. As localizações mais frequentes do melanoma un-

gueal são o polegar e o dedão do pé, seguidos dos dedos indicador e médio. O melanoma ungueal normalmente se origina da matriz ungueal e se espalha para o leito ungueal, hiponíquio e dobras ungueais antes de invadir a derme e o osso.

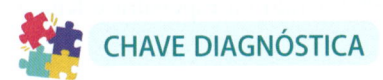 **CHAVE DIAGNÓSTICA**

Manifestações clínicas

- Carcinoma espinocelular: a apresentação típica é uma lesão hiperceratótica subungueal ou periungueal que pode parecer benigna, embora outras apresentações, como melanoníquia longitudinal, eritroníquia longitudinal e exsudação com destruição da lâmina ungueal, tenham sido relatadas.
- Melanoma: apresenta-se mais comumente com uma faixa de melanoníquia longitudinal de coloração e bordas irregulares que aumenta progressivamente e pode ter formato triangular, sendo a porção proximal mais larga que a porção distal. Em adultos o melanoma apresenta-se frequentemente com fundo escuro onde as linhas são difíceis de visualizar. Pode ser amelanótico e apresentar-se como exsudação ou sangramento.

Exames diagnósticos

Além do exame clínico, a dermatoscopia auxilia no diagnóstico principalmente das lesões pigmentadas. O exame histopatológico é padrão ouro no diagnóstico e podem ser utilizados os exames de imagens (ultrassom e ressonância magnética no auxílio da extensão das lesões).

Diagnóstico diferencial

- Carcinoma espinocelular: verrugas vulgares, queratose actínica, onicomatricoma, queratoacantoma.
- Melanoma: hemorragia subungueal, nevos, outras melanoníquias.

TRATAMENTO

- Carcinoma espinocelular: o tratamento é cirúrgico. A taxa de recorrência do carcinoma espinocelular da unha é alta quando outro procedimento que não a cirurgia micrográfica de Mohs é realizado.
- Melanoma: tratamento cirúrgico, e dependendo da espessura é feita a desarticulação do dedo.

PÉROLAS CLÍNICAS

No melanoma o sinal de Hutchinson (pigmentação das pregas ungueais e da cutícula) também pode estar presente e pode ser uma pista para auxiliar no diagnóstico.

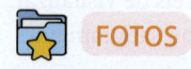

FOTOS

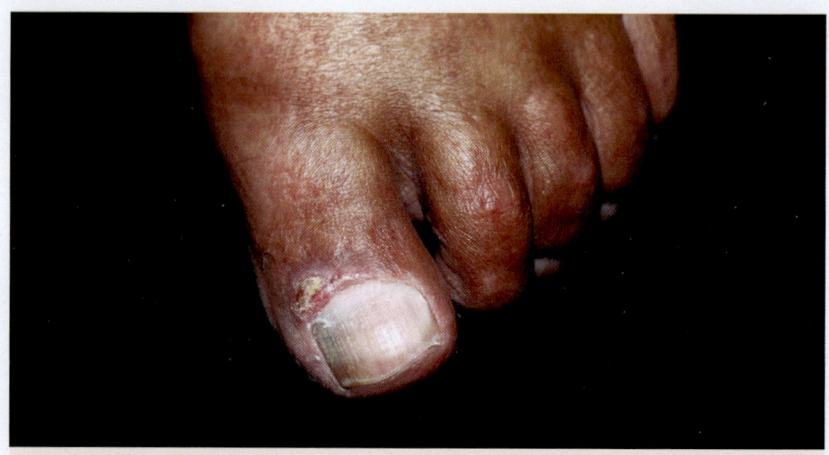

▲ Carcinoma espinocelular: lesão tumoral queratósica na prega ungueal.

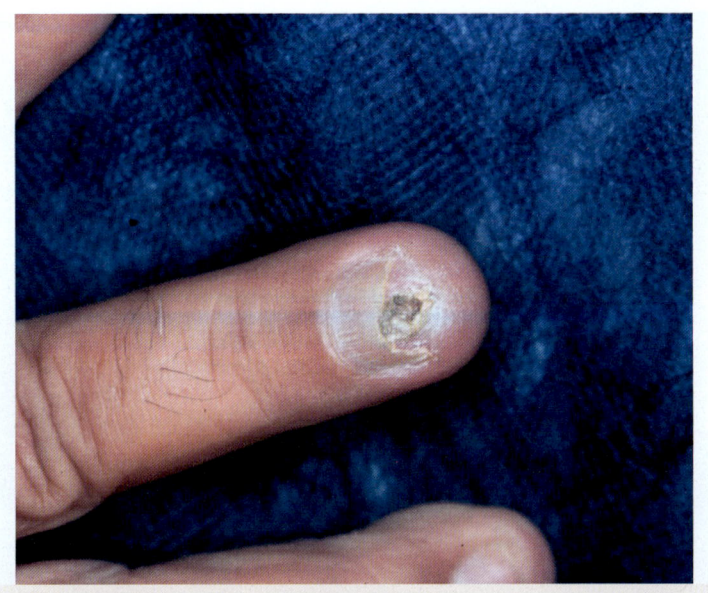

▲ Carcinoma espinocelular: lesão tumoral queratósica no leito ungueal.

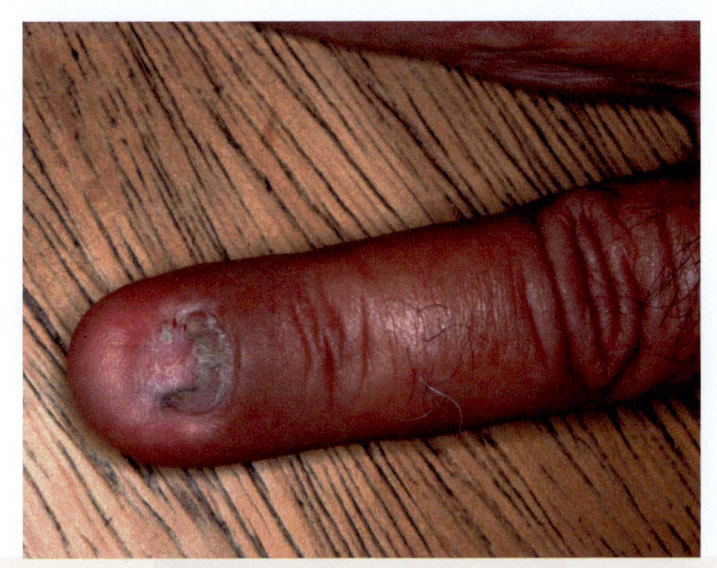

▲ Carcinoma espinocelular: lesão tumoral queratósica destrutiva no leito ungueal.

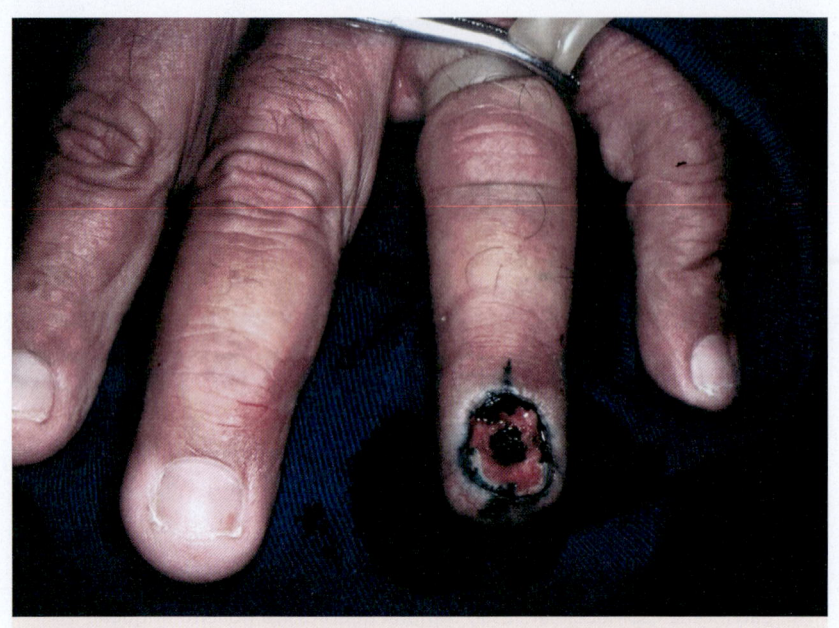

▲ Carcinoma espinocelular: lesão tumoral destrutiva no leito ungueal.

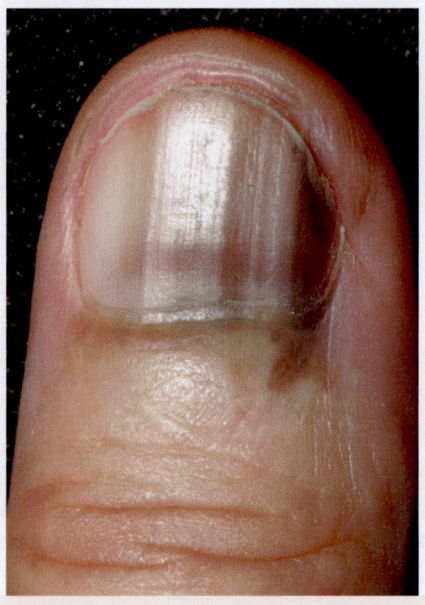

▲ Melanoma ungueal, sinal de Hutchinson: pigmentação periungueal.

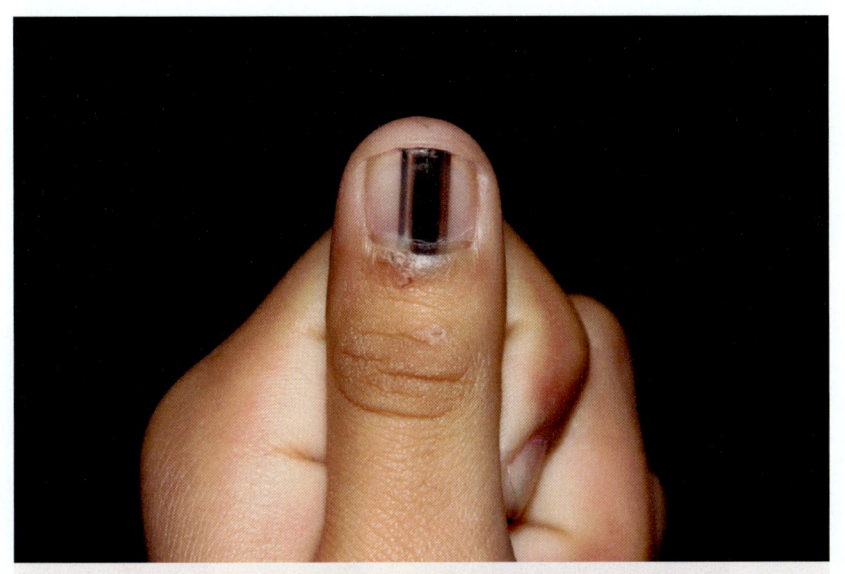

∧ Melanoma ungueal: melanoníquia estriada irregular.

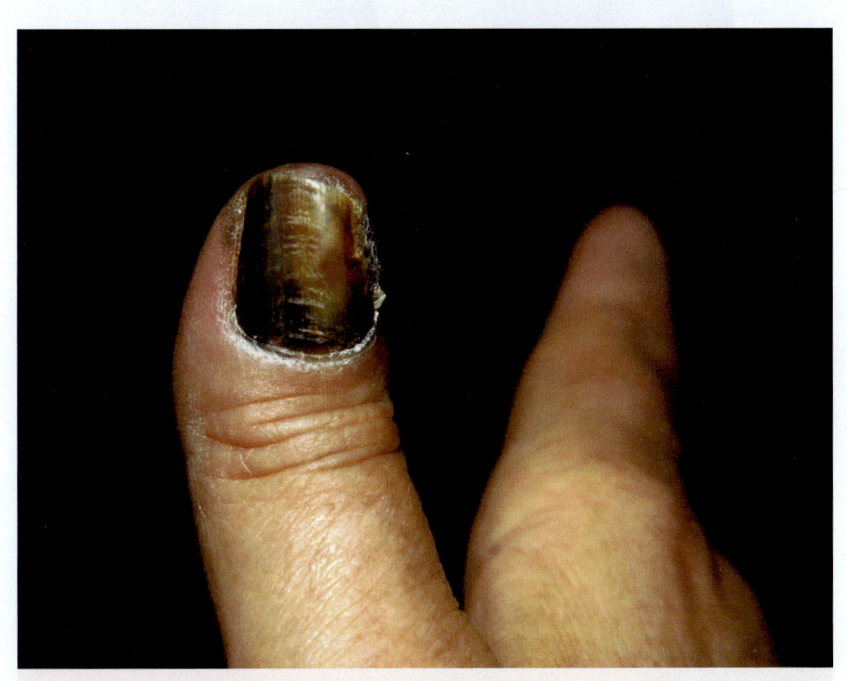

∧ Melanoma ungueal: lesão enegrecida irregular.

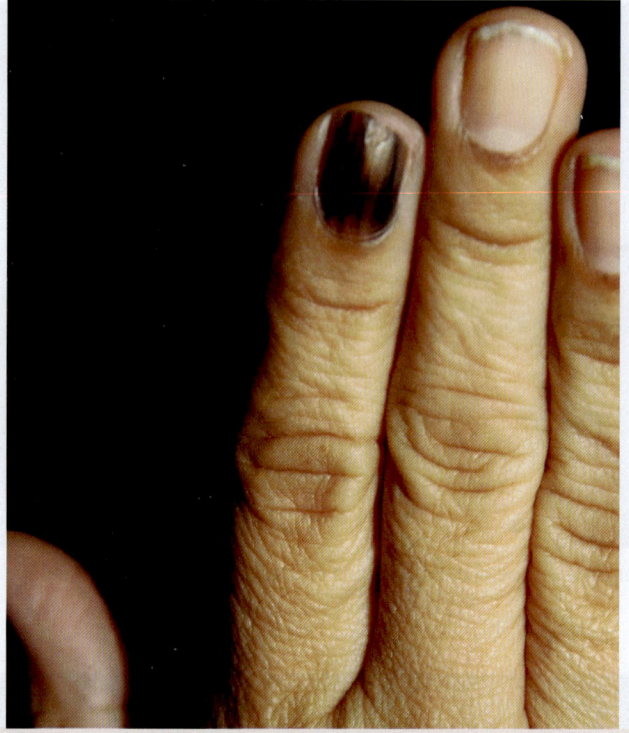

⋏ Melanoma ungueal: lesão enegrecida irregular.

 ## BIBLIOGRAFIA SUGERIDA

1. Baran R. The nail in the elderly. Clin Dermatol. 2011;29:54-60.
2. Cohen PR, Scher RK. Geriatric nail disorders: diagnosis and treatment. J Am Acad Dermatol. 1992;26(4):521-531.
3. Maddy AJ, Tosti A. Hair and nail diseases in the mature patient. Clin Dermatol. 2018;36(2):159-166.

Alterações da pele do idoso ocasionadas por fatores extrínsecos ou externos

Fotoenvelhecimento

Definição

O fotoenvelhecimento, também conhecido como envelhecimento extrínseco da pele, consiste em danos prematuros à pele devido à irradiação solar crônica. Embora o fotoenvelhecimento seja um processo distinto do envelhecimento cronológico (ou seja, intrínseco) da pele, as características de ambos estão frequentemente presentes de maneira sobreposta.

EPIDEMIOLOGIA E ETIOPATOGÊNESE

Em termos de patogênese, a radiação ultravioleta (UV) é o fator causador do fotoenvelhecimento mais bem estudado. Ao incitar danos oxidativos e vias pró-inflamatórias que levam a alterações estruturais na pele, a radiação UV é o determinante central do fotoenvelhecimento. No entanto, evidências crescentes sugerem que outras formas de radiação solar, incluindo luz visível e infravermelha, também podem desempenhar um papel.

Além da radiação solar também são implicados como agentes sinérgicos do envelhecimento cutâneo extrínseco tabaco, álcool e poluição do ar, radicais livres, bronzeamento artificial e alimentação.

Além das exposições ambientais, a suscetibilidade ao fotoenvelhecimento também é mediada por fatores demográficos do paciente. A prevalência de fotoenvelhecimento em pacientes adultos com fototipos de pele I a III é estimada em 90%. Isso pode ser devido em parte aos tipos únicos de melanina que predominam em diferentes fototipos de pele. Embora a eumelanina protetora esteja diminuída em brancos/caucasianos em comparação com pacientes de pele negra, a feomelanina pró-oxidativa é enriquecida em tipos de pele mais claros e pode aumentar sua suscetibilidade ao fotodano.

Além disso, fatores genéticos também podem desempenhar um papel. Por exemplo, foi demonstrado que polimorfismos de nucleotídeo único (SNPs) em MC1R – um gene na via de síntese de melanina – estão associados ao aumento do risco de fotoenvelhecimento. Outros fatores de risco pertinentes incluem idade avançada, sexo masculino, aumento da exposição solar ao longo da vida e localização geográfica com forte irradiação solar.

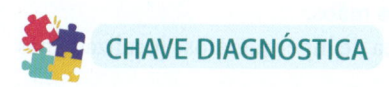

CHAVE DIAGNÓSTICA

Manifestações clínicas

A pele sofre alterações da espessura epidérmica, aumento da heterogeneidade do pigmento e da elastose dérmica, degradação do colágeno na derme, desenvolvimento de vasos ectásicos e aumento da mutagênese de queratinócitos e melanócitos na pele. Clinicamente, a pele se apresenta adelgaçada, seca e amarelada (elastose solar); surgem rugas e pregas que vão se acentuando progressivamente (rítides), telangiectasias, despigmentação, incluindo lentigos e efélides, perda de volume e malignidades cutâneas (que serão apresentadas em outro capítulo).

Além das alterações texturais e pigmentares, o fotoenvelhecimento é significativo por seu impacto deletério na função de barreira, termorregulação, imunidade e capacidade regenerativa da pele.

A somatória da ação solar na pele leva a quadros clínicos bem específicos:

- Cútis romboidal da nuca: espessamento da pele com consistência coriácea, coloração amarelada e sulcos profundos de configuração romboidal.
- Elastose solar papulosa: pápulas da cor da pele que acometem a parte posterior ou lateral do pescoço.
- Elastoma difuso: a pele se torna espessada com aspecto citrino. Compromete mais a face e o pescoço.
- Favre-Racouchot: a pele se apresenta espessa e amarelada (elastose), com presença de cistos e comedões. Compromete mais a região das têmporas, zigomática e regiões orbitais.
- Nódulos elastóticos das orelhas: presença de pápulas localizadas na hélix.

- Leucodermia solar: manchas hipocrômicas ou acrômicas em gotas, de tamanho pequeno, até 5 mm; mais localizadas nos membros.
- Melanoses solares: são manchas causadas pelo aumento da atividade dos melanócitos da pele. Apresentam-se como máculas acastanhadas de tonalidade mais clara ou escura, com tamanhos variados que comprometem mais as áreas de exposição solar.
- Poiquilodermia solar: reticulado composto por telangiectasias, pigmentação e discreta atrofia que comprometem mais as faces laterais do pescoço, poupando a região supra-hióidea.
- *Milium* coloide: pápulas de 1 a 2 mm, céreas ou acastanhadas, localizadas principalmente na face e dorso das mãos.
- Queratoderma marginado palmar: área de hiperqueratose localizada nas bordas cubitais e radiais das mãos.

Exames diagnósticos

O diagnóstico é eminentemente clínico e bem característico.

Em caso de dúvidas pode ser realizado exame anatomopatológico; a pele fotoenvelhecida apresenta queratinócitos atípicos, achatamento das papilas dérmicas e deposição de material basófilo amorfo na derme (elastose solar).

Diagnóstico diferencial

O principal diagnóstico diferencial é com a pele envelhecida cronologicamente.

 MEDIDAS PREVENTIVAS

Fotoproteção.

A principal abordagem para prevenir o fotoenvelhecimento é evitar o sol e usar protetor solar, roupas adequadas e chapéus. O uso diário adequado de materiais protetores contra a radiação solar ultravioleta (UVR) deve prevenir danos agudos e crônicos à pele.

O uso de protetor solar é geralmente aceito para reduzir o nível de danos ao DNA e proteger a pele exposta ao sol do eritema, sugerindo um papel protetor contra o fotoenvelhecimento induzido por UVR e a carcinogênese cutânea.

Existem dois tipos de filtros solares: produtos químicos que absorvem fótons UV e agentes físicos que refletem ou dispersam a luz UV.

Nos últimos anos foi reconhecida a importância da proteção de amplo espectro que abrange tanto a radiação UVB como a radiação UVA. Em conjunto, recomenda-se o uso diário de protetor solar de amplo espectro que bloqueie a radiação UVB e UVA.

Os consumidores podem ser aconselhados a ajustar o seu protetor solar às condições ambientais e relacionadas com a atividade: um protetor solar de amplo espectro com FPS 50 e PA+++ para atividades ao ar livre em dias ensolarados no verão, e um protetor solar com FPS 20-30, PA+++ para exposição diária e acidental.

Atualmente, há controvérsia sobre a ligação entre baixos níveis séricos de vitamina D e o risco de câncer originado em vários órgãos.

Prevenção de radicais livres e inflamação induzidas por UV.

A administração tópica e oral de antioxidantes biologicamente relevantes, como vitamina E, vitamina C, coenzima Q, polifenóis e carotenoides, tem evidências mínimas de que fornecem fotoproteção e reduzem o fotodano agudo na pele humana.

O resveratrol derivado da casca da uva é um novo agente para tratamento anti-envelhecimento e antifotoenvelhecimento da pele, possivelmente por meio de suas propriedades antioxidantes e por meio da regulação do metabolismo energético nas mitocôndrias e da diferenciação celular epidérmica.

Foi demonstrado que os retinoides tópicos (transretinoico) inibem a inflamação induzida por UV.

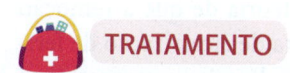 **TRATAMENTO**

Os retinoides são um dos agentes tópicos mais utilizados para reverter os sinais de fotoenvelhecimento; quando utilizados por vários meses, reduzem o número, o comprimento e a profundidade das rugas, aumentando os componentes da fibra na derme e tornando a epiderme mais espessa.

Um novo agonista do ácido retinoico, N-retinoil-D-glucosamina, demonstrou ser eficaz na pele fotoenvelhecida sem a irritação normalmente observada no tratamento ácido retinoico. Ambos os derivados demonstraram reduzir o pigmento melanina, como hiperpigmentação mosqueada, sardas e lentigos solares.

Para tratar a inflamação aguda, imunossupressores tópicos, tacrolimus, anti-inflamatórios não esteroides e corticosteroides são extremamente eficazes.

Avanços recentes no *laser* não ablativo e na terapia de luz da pele pigmentada e das rugas tornaram possível tratar a pele fotodanificada de modo eficaz e seguro.

Os procedimentos cosméticos não invasivos são agora populares em todo o mundo, uma vez que são eficazes, relativamente indolores e seguros em comparação com os *peelings* químicos profundos, mais comuns há décadas.

Lesões pigmentadas são comumente tratadas com *laser*, LIP (luz intensa pulsada), *peeling* químico superficial e aplicação tópica de agentes clareadores, cosméticos e medicamentos.

Em muitos casos, os pacientes são tratados pelo uso combinado dessas modalidades, dependendo da doença e das condições da pele.

Os *peelings* químicos são eficazes tanto para a melhoria de rugas superficiais quanto para o clareamento de manchas pigmentadas. O ácido glicólico (GA) e o ácido salicílico (macrogol) suprimem a expressão de p53 e normalizam a diferenciação de queratinócitos. Essas formulações ácidas afetam essencialmente a camada superior da pele, enquanto o ácido tricloroacético (TCA) pode ser usado para a camada dérmica inferior (*peeling* de profundidade média).

O *resurfacing* a *laser* é uma técnica usada em que as ligações moleculares das células da pele são quebradas por um *laser*. É utilizado no tratamento de rugas, lentigos solares, danos solares, cicatrizes, queratose actínica e telangiectasias. O tratamento a *laser* é baseado na teoria de que a remoção seletiva do tecido da pele desencadeia uma resposta de cicatrização de feridas, remodelação das fibras de colágeno, da matriz dérmica e reconstrói os componentes epidérmicos.

Para descoloração, o *laser Q-switch Ruby* é comumente usado, particularmente útil para o tratamento do pigmento melanina localizado na derme. O IPL também é muito eficaz para reduzir e muitas vezes apagar o pigmento epidérmico em lentigos solares e sardas, quebrando queratinócitos que contêm melanina. O recapeamento completo foi feito primeiro com um *laser* de CO_2. Mais comumente agora, o *resurfacing* a *laser* é feito com um *laser* fracionado.

PÉROLAS CLÍNICAS

Doses suberitematosas de UVB (de vários minutos a um quarto de hora de exposição ao meio-dia no verão) produzem vitamina D3 (vitamina D3) para o metabolismo diário do cálcio e dos ossos. No entanto, foi demonstrado que exposições repetidas à radiação UV suberitematosa na pele humana induzem danos significativos no DNA nas células epidérmicas e até mesmo eritema por queimadura solar após exposições consecutivas. Neste momento, a Academia Americana de Dermatologia recomenda que as medidas de proteção solar descritas acima sejam seguidas e que os níveis de vitamina D sejam mantidos por meio de vitamina D dietética e suplementar.

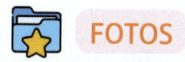 FOTOS

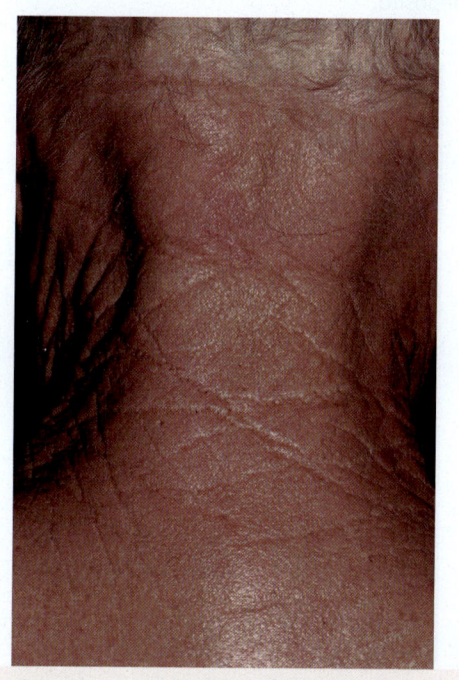

⌃ *Cutis romboidadis* da nuca: espessamento da pele com sulcos profundos.

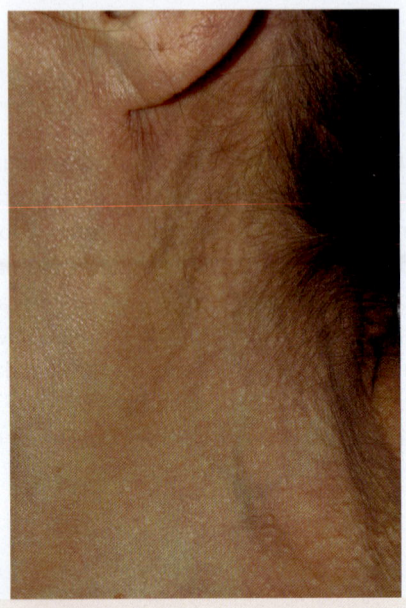

⌃ Elastose solar papulosa: quadro raro, frequentemente confundido com doenças de depósito.

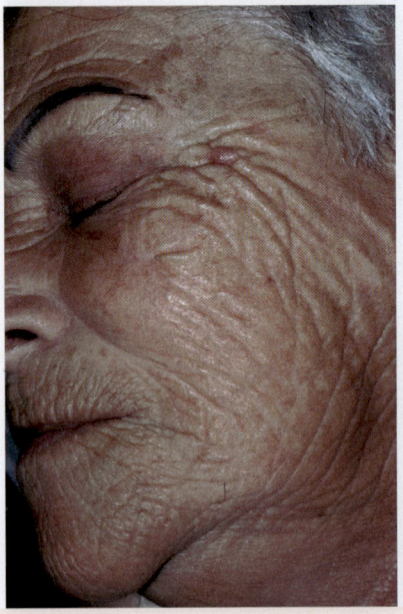

⌃ Elastose solar: espessamento da pele e sulcos profundos.

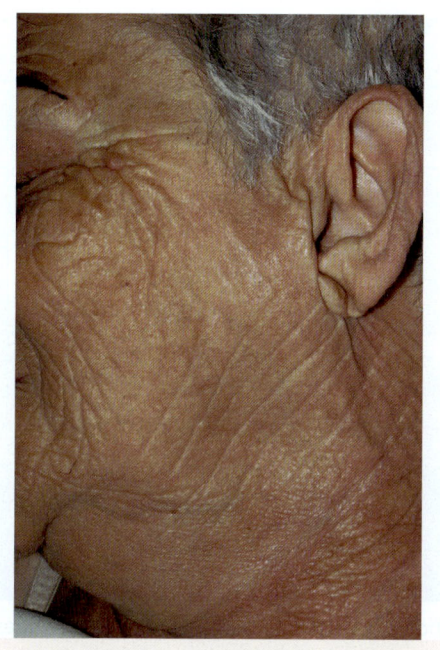

⌃ Elastose solar em área de exposição solar.

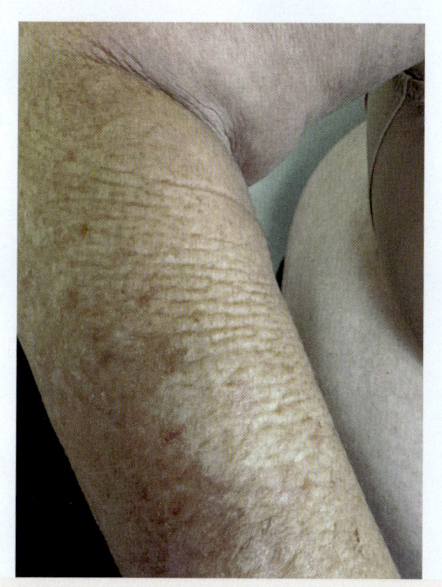

⌃ Elastoma difuso: pele nas áreas solares endurecidas e de aspecto citrino.

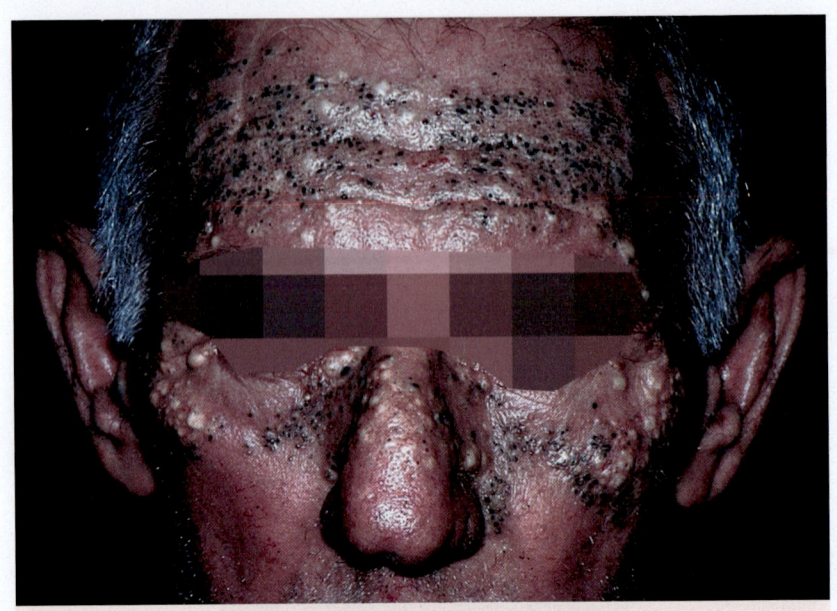

▲ Favre-Racouchot: presença de elastose, cistos e comedões.

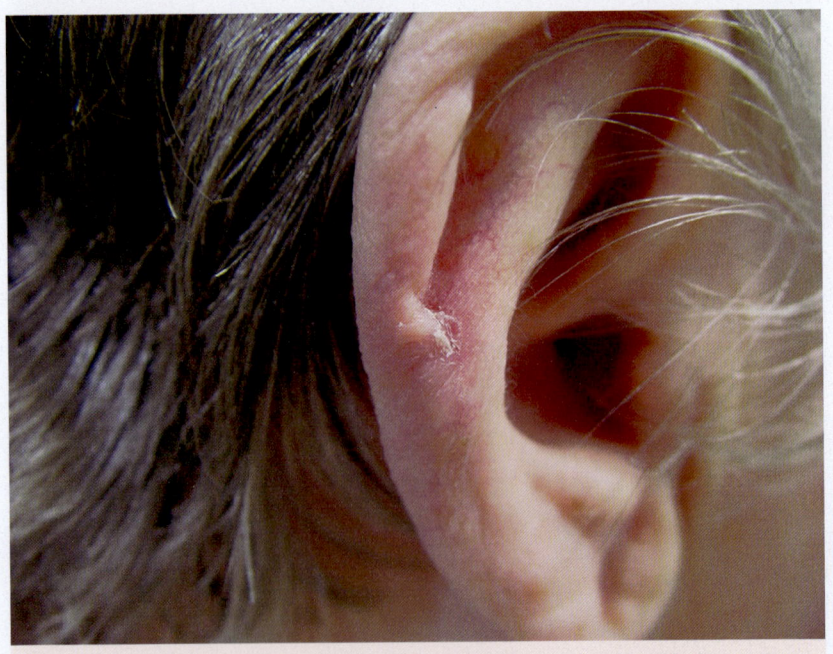

▲ Nódulo eslastótico da orelha: lesão queratósica localizada na hélix.

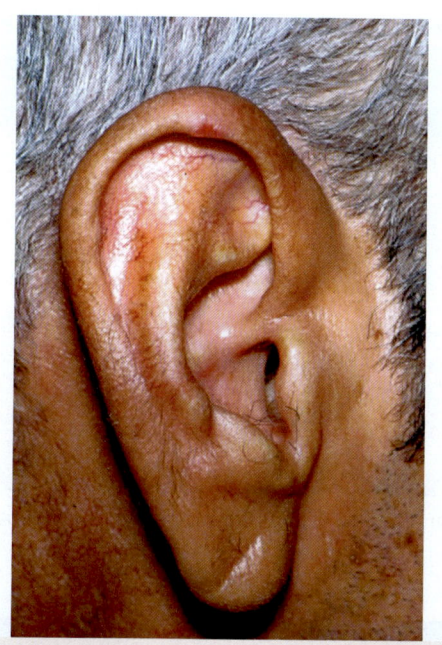

∧ Nódulo elastótico da orelha.

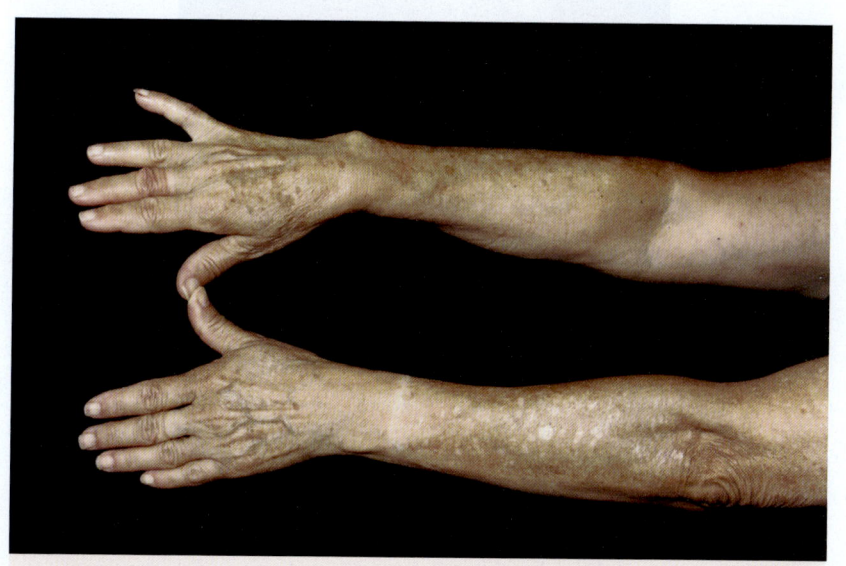

∧ Melanose solar (máculas hipercrômicas de tamanhos variados) e leucodermia solar (lesões hipocrômicas discretamente atróficas lenticulares).

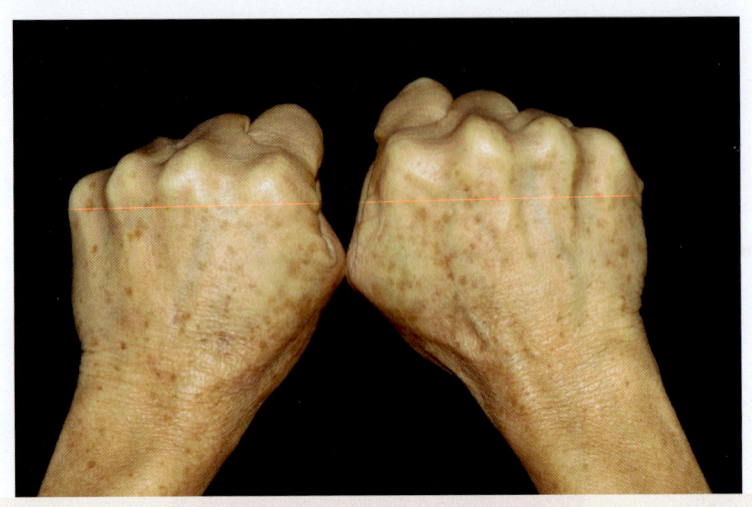

∧ Melanose solar (máculas hipercrômicas de tamanhos variados).

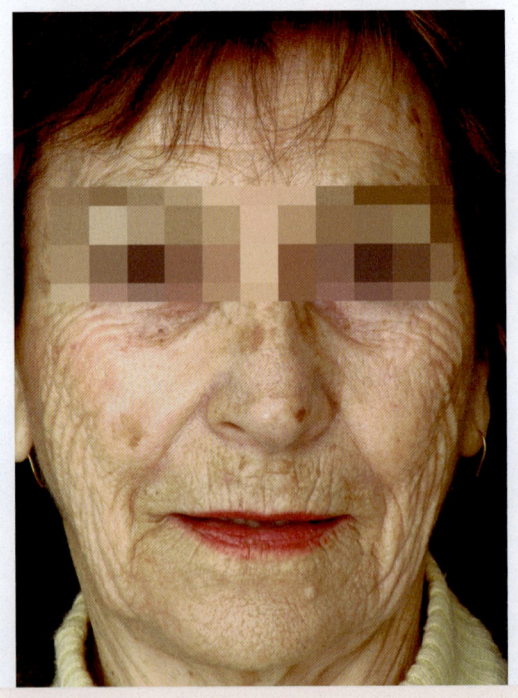

∧ Melanose solar (máculas hipercrômicas de tamanhos variados) e elastose solar (rídides profundas da face).

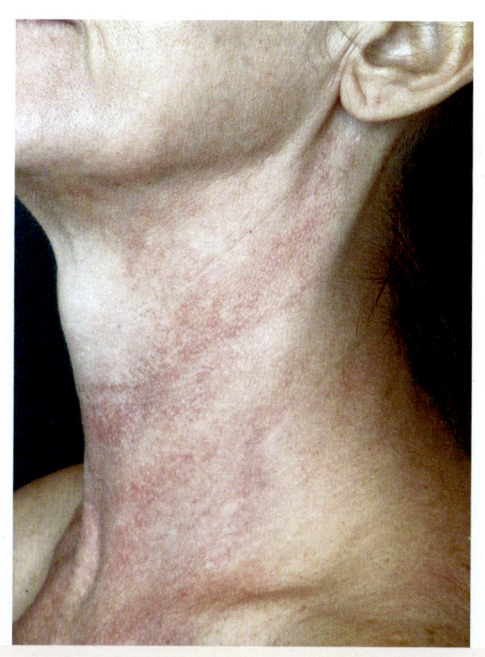

▲ Poiquilodermia solar: telangiectasias, pigmentação e discreta atrofia.

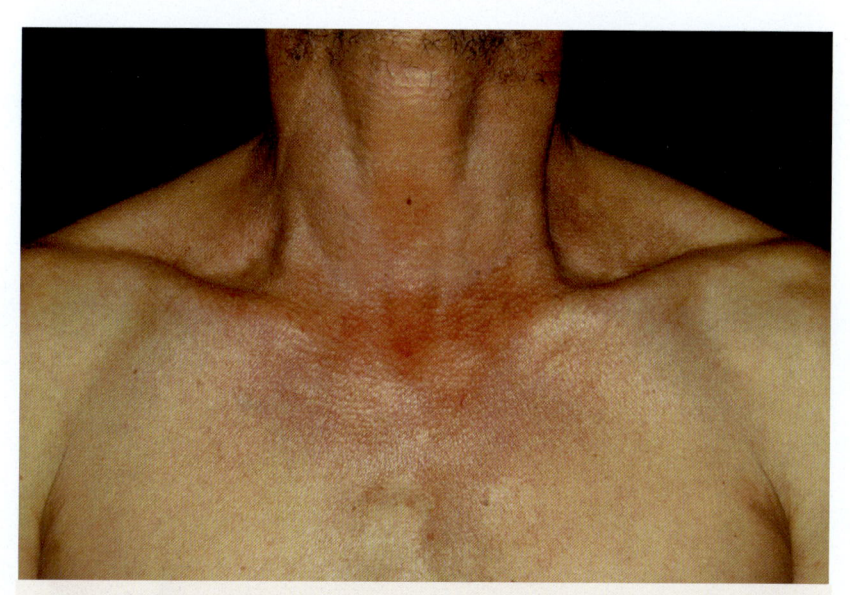

▲ Poiquilodermia solar: telangiectasias, pigmentação e discreta atrofia. Notar a predileção pelas áreas expostas.

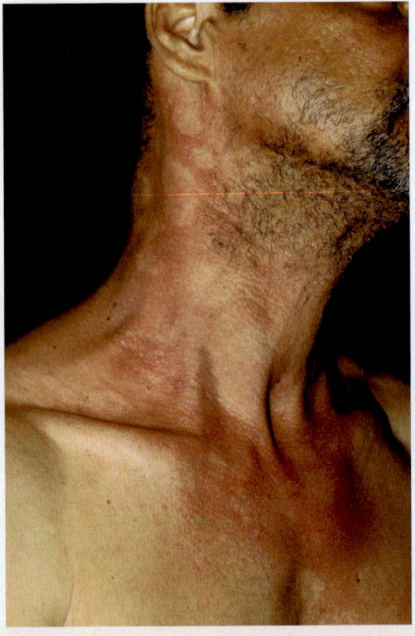

∧ Poiquilodermia solar: telangiectasias, pigmentação e discreta atrofia, entremeadas por pele normal.

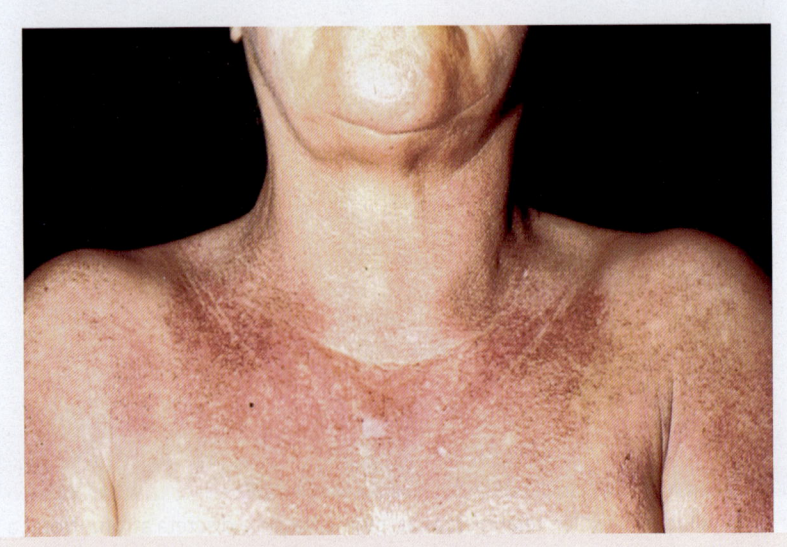

∧ Poiquilodermia solar: região supra-hióidea poupada.

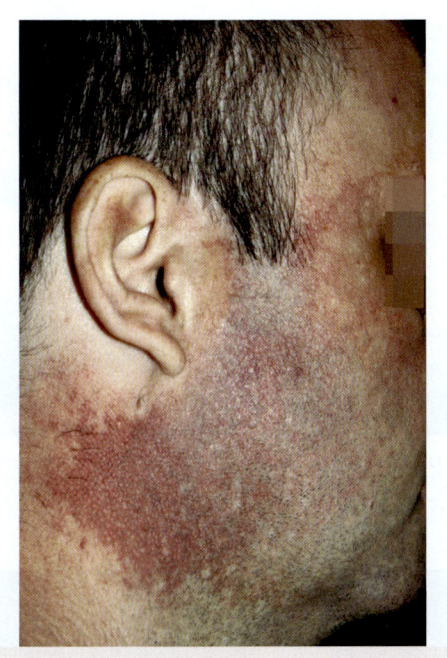

⋀ Poiquilodermia solar: pigmentação intensa.

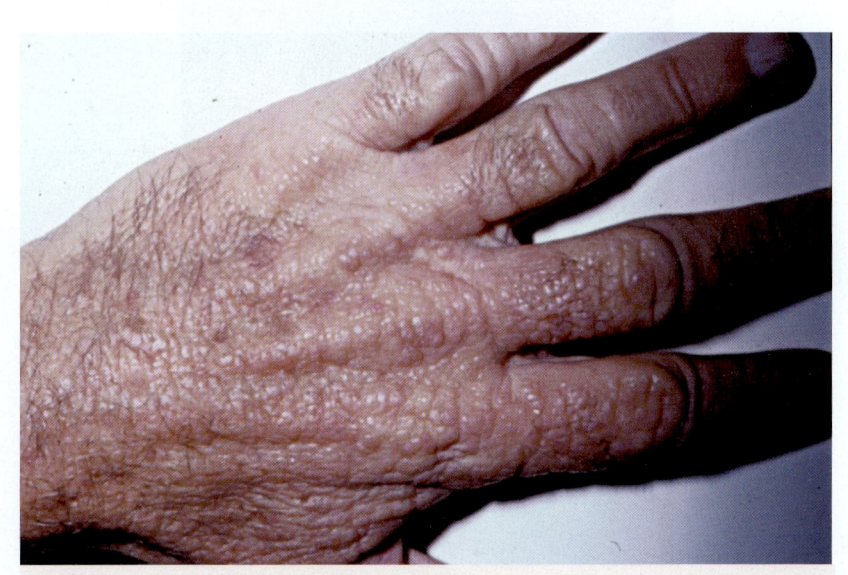

⋀ Mílio coloide: pápulas céreas isoladas.

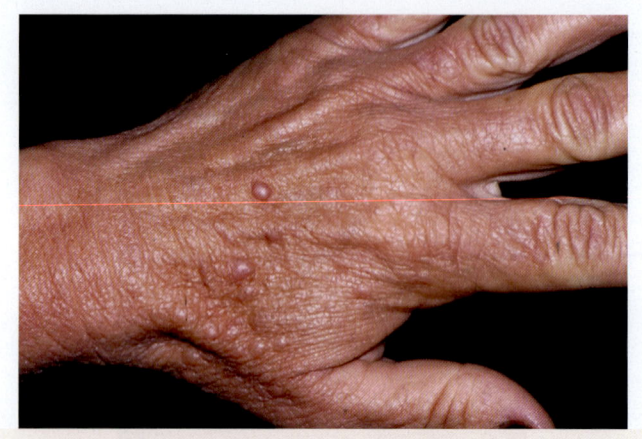

▲ Mílio coloide: pápulas céreas isoladas, localização preferencial.

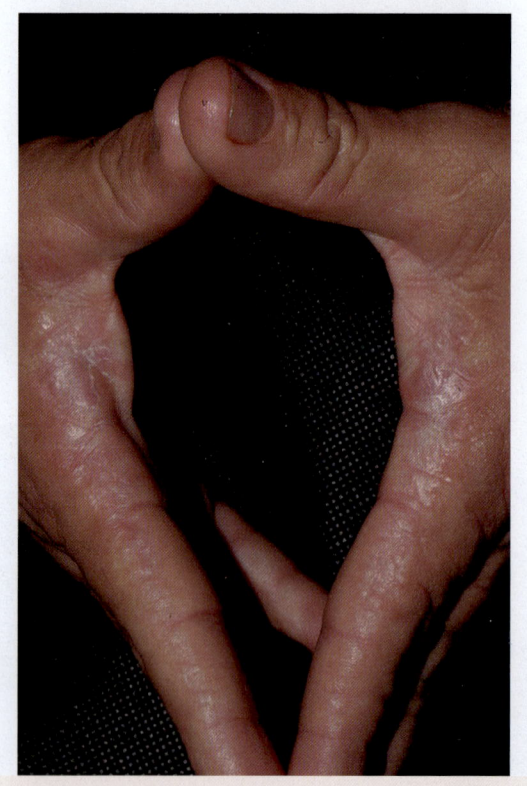

▲ Queratodermia *marginatum*: lesões hiperqueratósicas marginais.

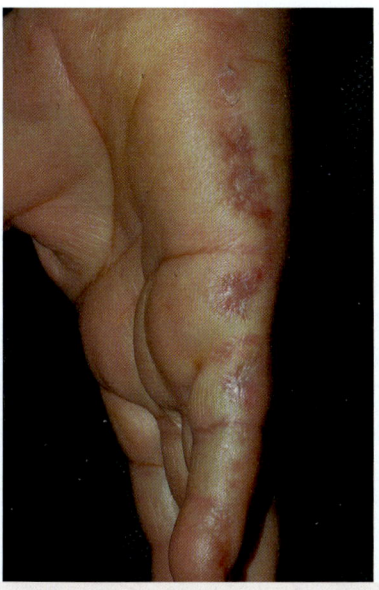

▲ Queratodermia marginada de Ramos e Silva: queratose, elastose e áreas deprimidas na superfície hipotenar.

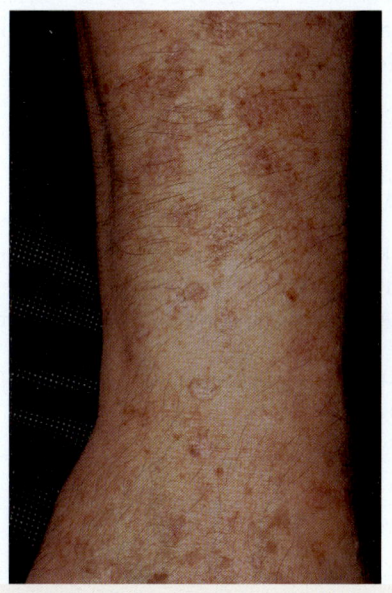

▲ Poroqueratose superficial: pequenos anéis isolados e confluentes com borda queratósica e centro discretamente atrófico.

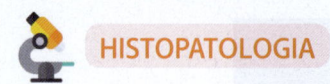

HISTOPATOLOGIA

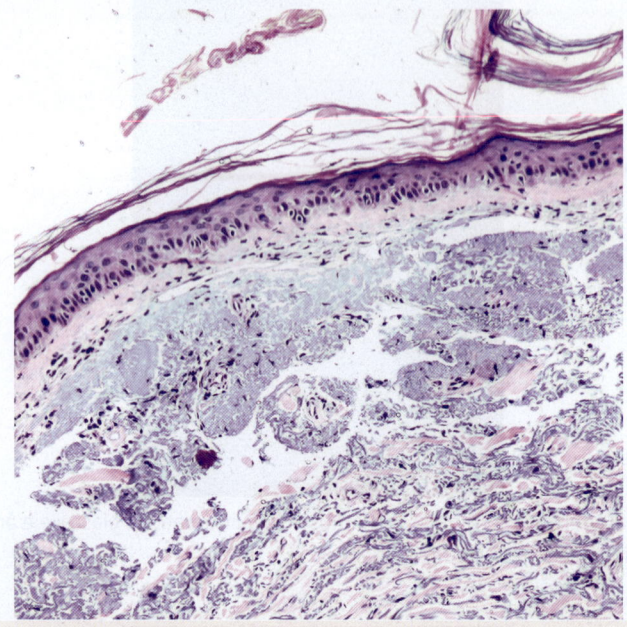

∧ Fotoenvelhecimento: epiderme atrófica com retificação dos cones epiteliais e derme com intensa elastose solar.

BIBLIOGRAFIA SUGERIDA

1. Guan LL, Lim HW, Mohammad T. Sunscreens and photoaging: a review of current literature. Am J Clin Dermatol. 2021;22:819-828.
2. Huang AH, Chien AL. Photoaging: a review of current literature. Curr Derm Rep. 2020;9:22-29.
3. Ichihashi M, Ando H, Yoshida M, Niki Y, Matsui M. Photoaging of the skin. Anti-Aging Med. 2009;6:46-59.

PARTE 2

Neoplasias cutâneas (benignas, pré-malignas e malignas)

Queratose seborreica

Definição

Queratose seborreica (QS), também chamada de verruga seborreica ou verruga senil, é uma lesão benigna comum da epiderme.

As QS são de longe os tumores humanos mais comuns. Tanto a prevalência como o número médio de lesões crescem constantemente com o aumento da idade, e pode haver até centenas de lesões na idade avançada. Homens e mulheres são afetados por igual. As QS são encontradas em todos os grupos populacionais e com incidência semelhante; uma predisposição familiar costuma ser observada, embora haja surpreendentemente poucos dados epidemiológicos a esse respeito.

 ## EPIDEMIOLOGIA E ETIOPATOGÊNESE

Apesar de ser tão comum, a etiologia e a patogênese permanecem em grande parte desconhecidas. A idade é o fator de risco mais importante para QS. A predisposição genética é decerto outro fator de risco. A exposição aos raios UV e a gênese viral também têm sido consideradas.

A patogênese molecular também é pouco conhecida, em particular, mutações na via de sinalização da AKT e no receptor 3 do fator de crescimento de fibroblastos (FGFR3) na epiderme parecem desempenhar um papel importante na sua etiologia.

Apesar das mutações oncogênicas conhecidas encontradas no QS, elas não apresentam potencial maligno.

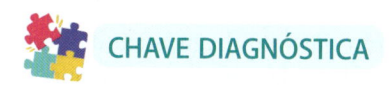

CHAVE DIAGNÓSTICA

Manifestações clínicas

As queratoses seborreicas podem ocorrer em muitas apresentações. Geralmente são de formato arredondado ou oval, mas também ocorrem lesões irregulares. O grau de pigmentação pode variar, desde a cor da pele ou amarelada até o marrom claro e até preto. É característica a superfície da lesão, descrita como "graxenta", e o desprendimento ocasional de fragmentos da lesão.

O tamanho também pode variar – de alguns milímetros a vários centímetros. O crescimento exofítico e a demarcação nítida da pele circundante conferem-lhe a sua aparência característica "incrustada". A superfície verrucosa geralmente é fissurada e forma cistos de queratina (pseudocistos) semelhantes a poros. Eles podem parecer gordurosos e brilhantes, o que explica o nome enganoso. Ao contrário das lesões elevadas, a ceratose seborreica plana tende a ter uma estrutura superficial mais lisa e aveludada. O lentigo solar, também chamado de melanose solar, trata-se, na verdade, de uma queratose seborreica plana, histologicamente caracterizada como queratose seborreica reticulada. Ocorrem em geral em grande número em áreas com fotoenvelhecimento.

Em áreas intertriginosas da pele, como a axila ou a virilha, a lesão pode parecer pedunculada. As lesões costumam crescer inicialmente rápido e depois permanecem praticamente constantes em tamanho durante anos. No entanto, também podem aumentar tanto em tamanho como em espessura com o tempo, e a sua cor pode mudar ao longo dos anos devido ao aumento da produção de melanina.

Existem variantes clínicas que divergem um pouco de sua forma habitual. São conhecidas como melanoacantoma, dermatose papulosa nigricante e queratose seborreica irritada. A síndrome de Leser-Trélat é condição paraneoplásica, em geral ligada a adenocarcinomas, em que um grande número de queratoses seborreicas aparece por toda a pele em pouco tempo.

Exames diagnósticos

O diagnóstico é realizado por meio do exame clínico. A dermatoscopia é um exame não invasivo que auxilia no diagnóstico. O exame histológico é justificado quando a natureza da lesão não é clara, a lesão continua a crescer e o aspecto clínico ou dermatoscópico é atípico.

O exame anatomopatológico é o padrão ouro no diagnóstico da queratose seborreica. Em decorrência da tipicidade das lesões nem sempre é realizado. No caso de retirada das lesões, a sugestão é que sempre deve ser feito esse exame.

Histologicamente se apresenta como uma proliferação intraepidérmica de células escamosas ou basaloides sem atipias, podendo assumir distintos arranjos.

Diagnóstico diferencial

O diagnóstico diferencial é feito com as lesões tumorais cutâneas pigmentadas ou não: melanoma, queratose actínica, lentigo maligno, nevo melanocítico, carcinoma espinocelular, carcinoma basocelular pigmentado e verruga vulgar.

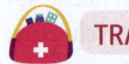

TRATAMENTO

Devido ao caráter benigno das lesões, o tratamento não é necessário, limitando-se àqueles que só esperam um resultado estético.

De maneira geral se utilizam métodos destrutivos locais, como curetagem e eletrodissecção, crioterapia e *laser* ablativo.

Também estão descritos vários agentes tópicos de valores questionáveis, como: ácido tricloroacético a 45%, diclofenato gel a 3%, tazaroteno, calcipotriol e imiquimode tópicos e mais recentemente peróxido de hidrogênio a 40%.

PÉROLAS CLÍNICAS

O aparecimento abrupto de inúmeras QS difusas, principalmente no tronco, chama-se sinal de Leser-Trélat e está associado a tumores sistêmicos (paraneoplasia). A associação mais frequente é com tumores gastrointestinais.

FOTOS

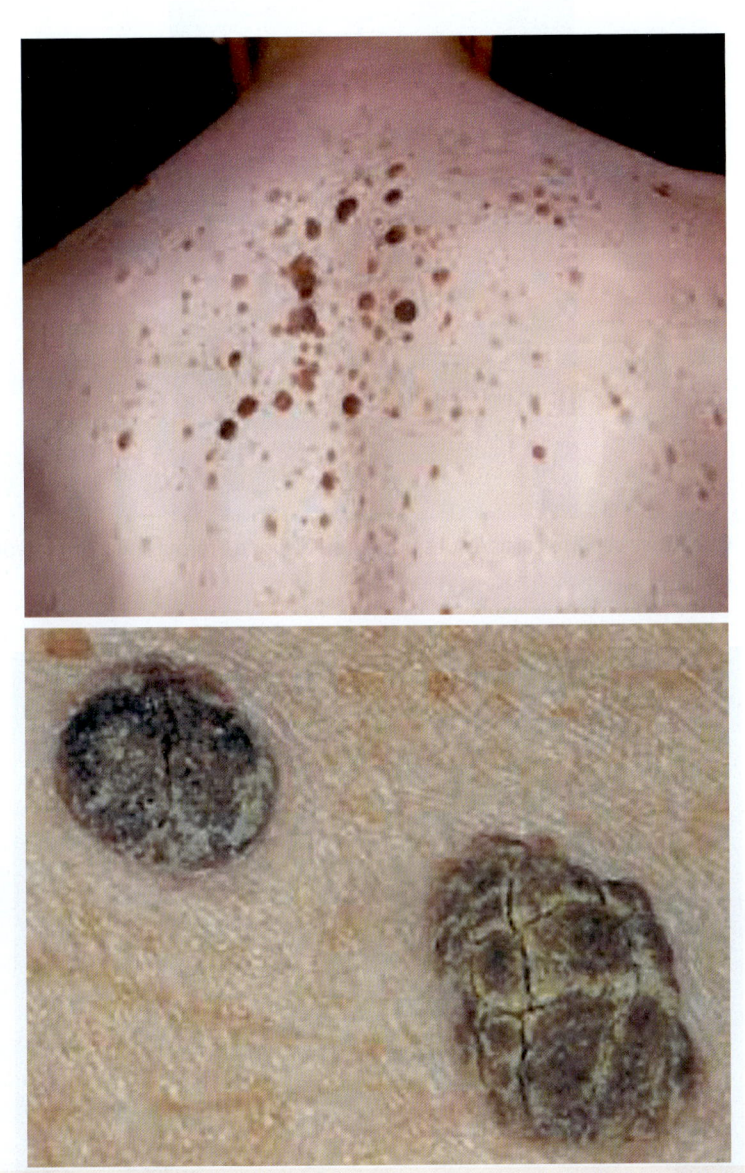

⌃ Apresentação clínica típica de lesões com a forma arredondada ou oval, acastanhada e de superfície queratósica graxosa.

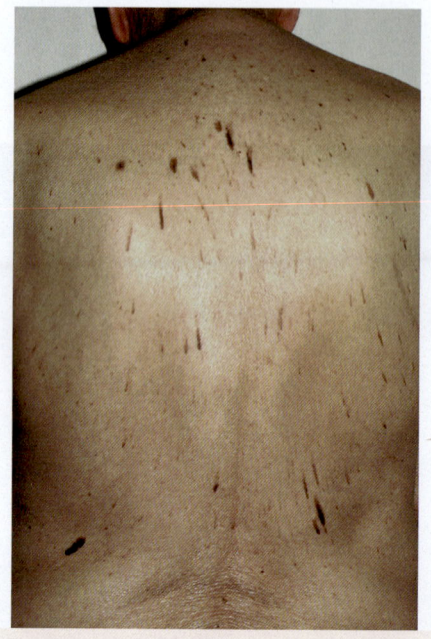

▲ Queratose seborreica: as lesões podem se dispor de forma linear em "árvore de natal".

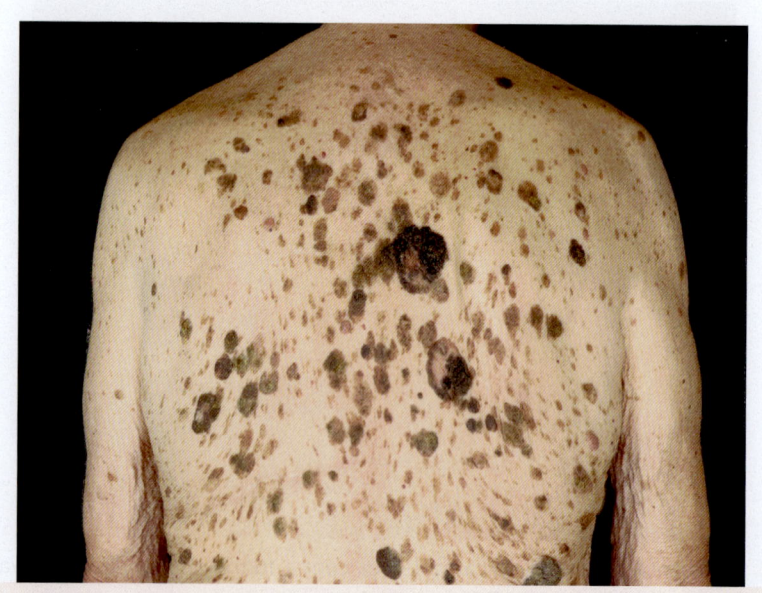

▲ Queratose seborreica: numerosas lesões no tronco.

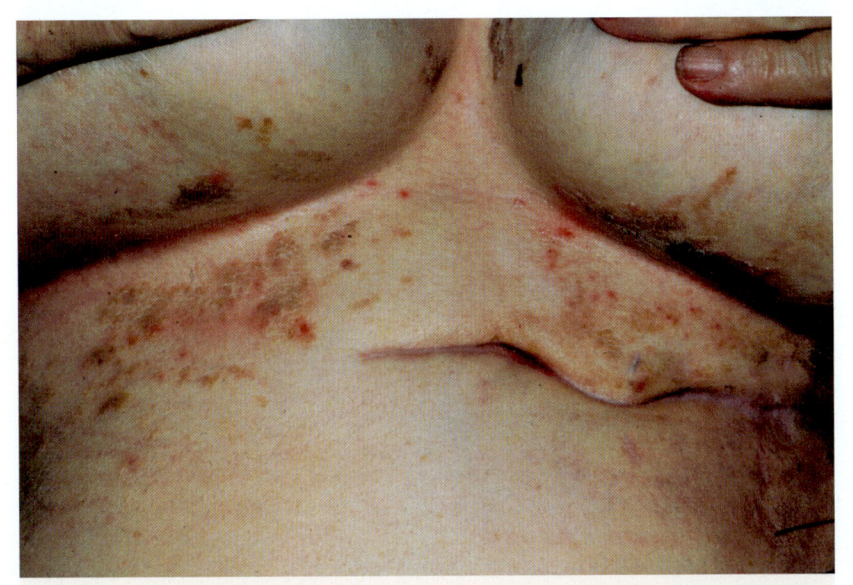

▲ Queratose seborreica: frequentemente compromete a região inframamária.

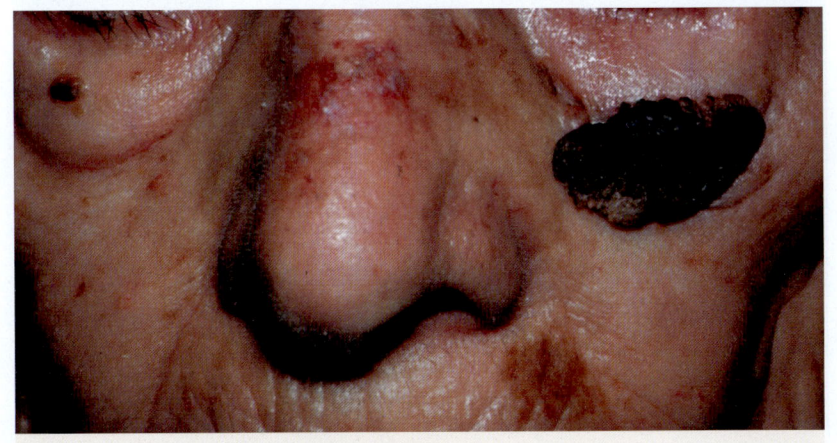

▲ Queratose seborreica: gigante na face.

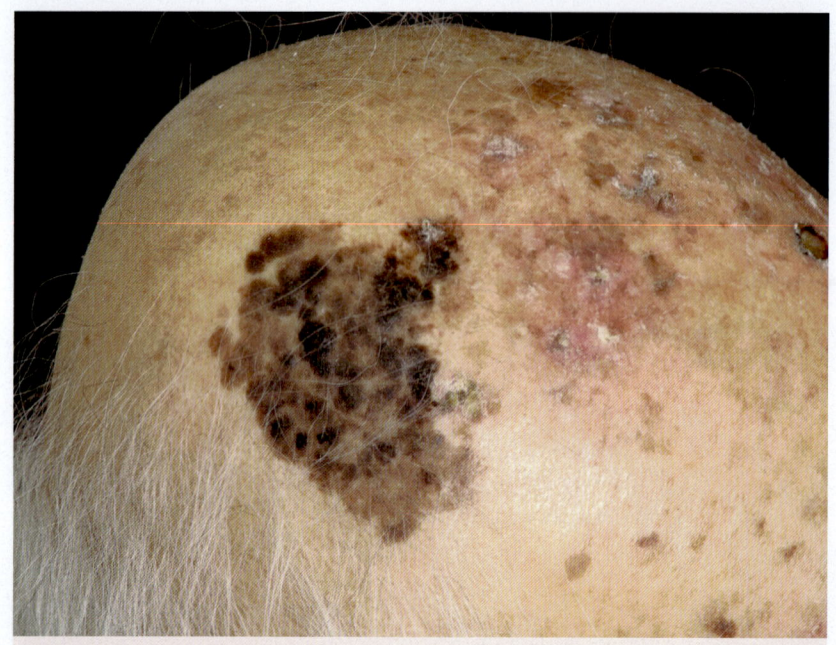

∧ Queratose seborreica: comum no couro cabeludo.

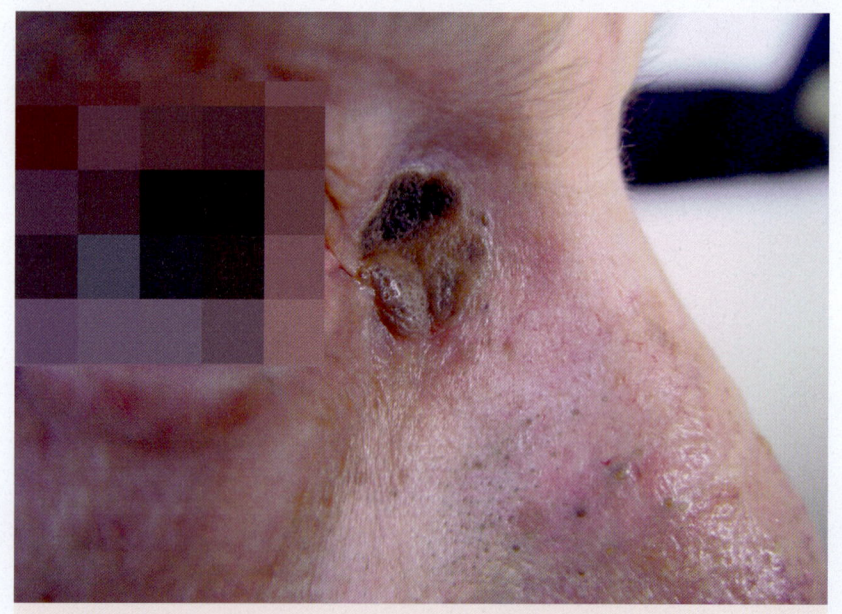

∧ Queratose seborreica com aspecto típico graxoso.

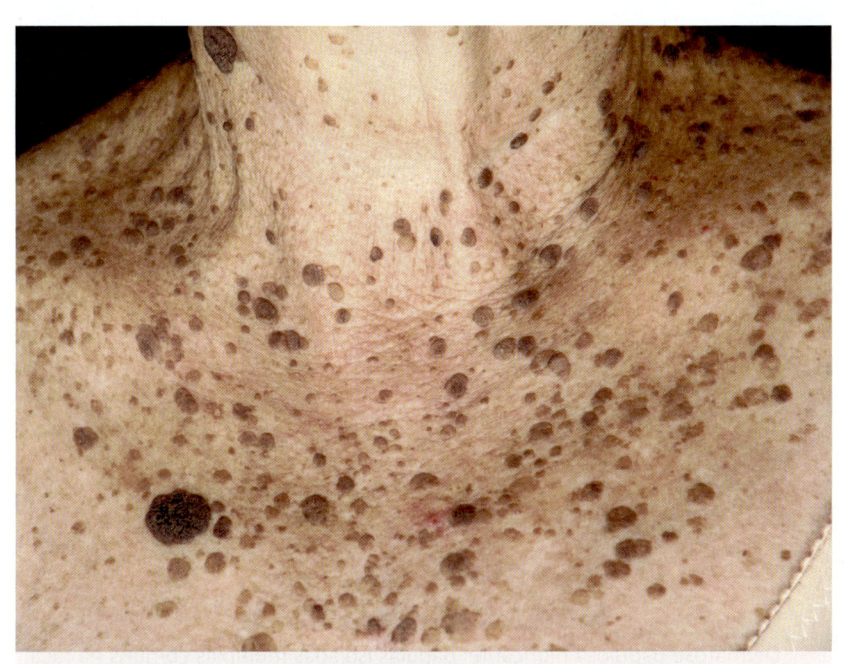

⌃ Queratose seborreica: inúmeras lesões no tronco.

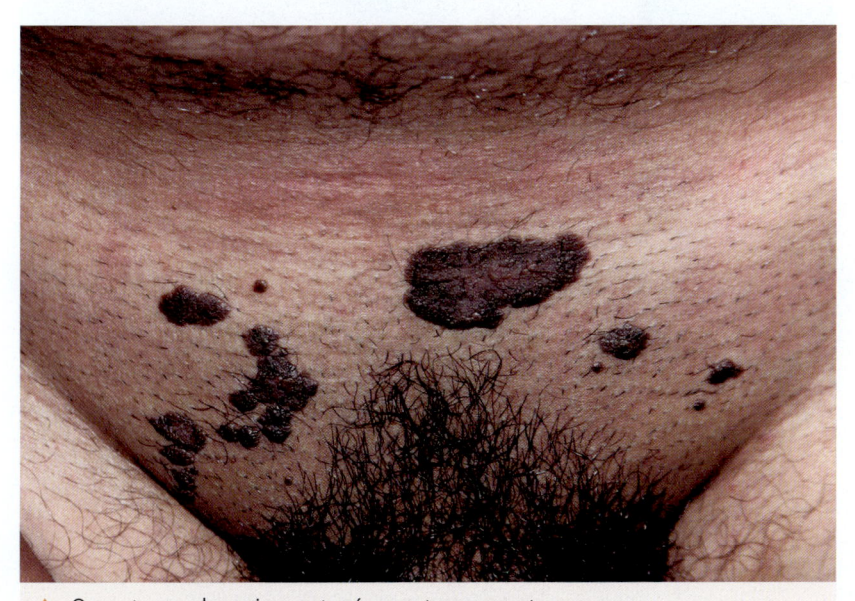

⌃ Queratose seborreica: outra área extremamente comum.

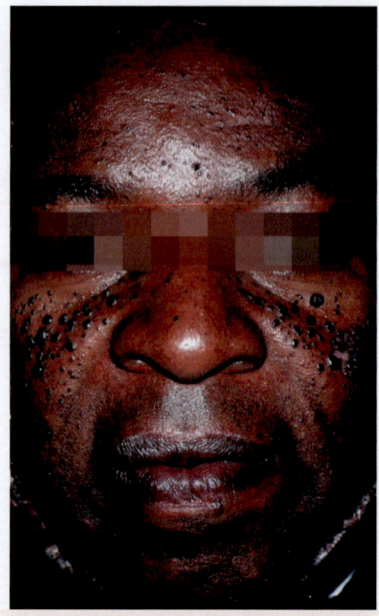

∧ Dermatose papulosa nigricante: pápulas isoladas múltiplas comuns na raça negra.

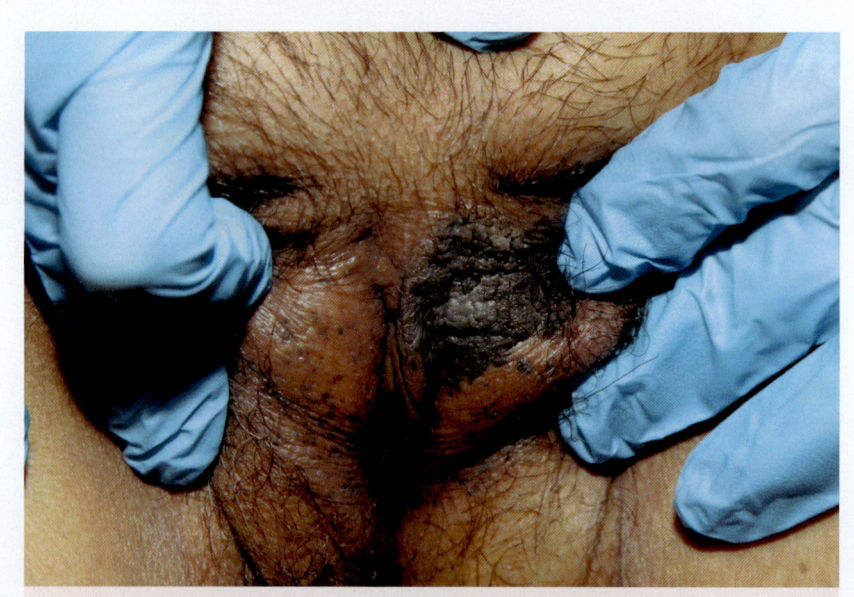

∧ Melanoacantoma: variante de queratose seborreica com pigmentação escura, rápido crescimento radial e difícil distinção do melanoma.

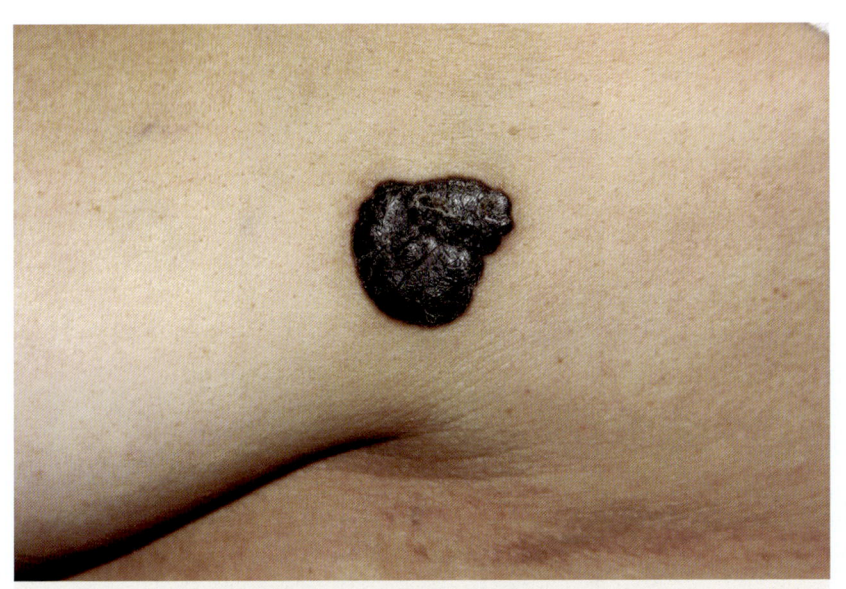

Melanoacantoma: confunde-se com melanoma.

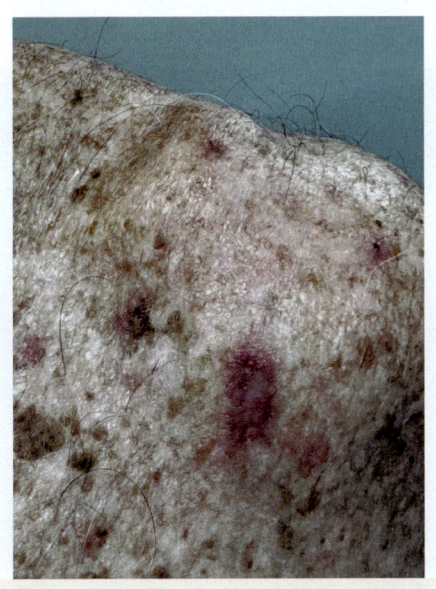

Queratose seborreica irritada: nota-se a pele extremamente envelhecida pelo sol com múltiplas lesões de queratose seborreica e uma delas eritematoedematosa mostrando irritação.

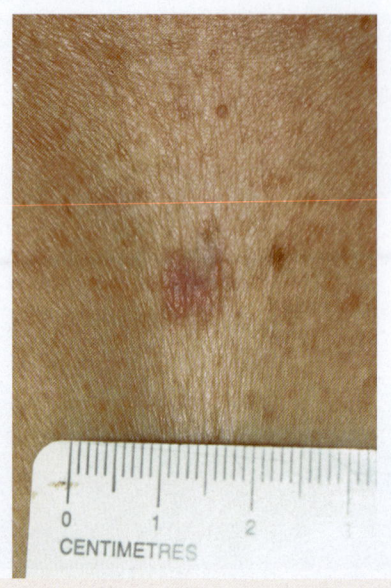

⌃ "*Lichen planus-like keratosis*" (queratose liquenoide benigna) – em área de intenso fotodano crônico, algumas melanoses solares (queratoses seborreicas planas) ficam inflamadas. Trata-se de reação de involução dessas lesões.

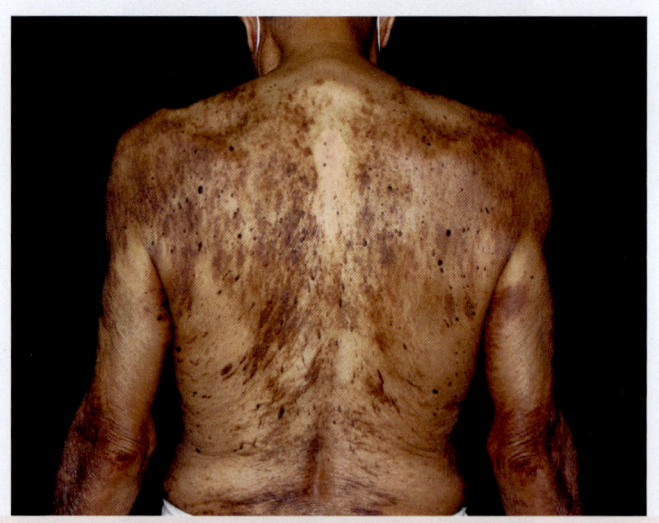

⌃ Sinal de Leser-Trélat: aparecimento abrupto, com rápido aumento em número e tamanho, de múltiplas queratoses seborreicas associadas à presença de uma neoplasia.

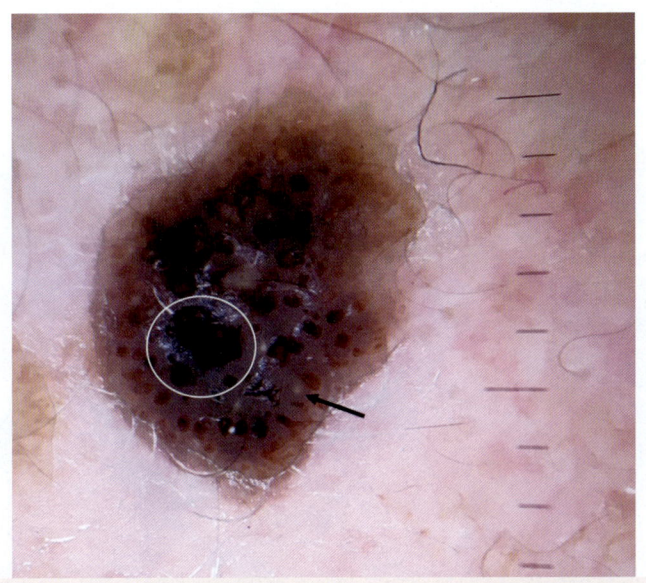

▲ Dermatoscopia: lesões de bordas bem delimitadas apresentando cistos tipo mília (seta) e estruturas tipo comedões e criptas (círculo) em uma queratose seborreica.

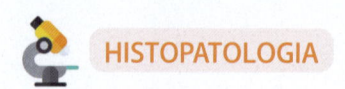

HISTOPATOLOGIA

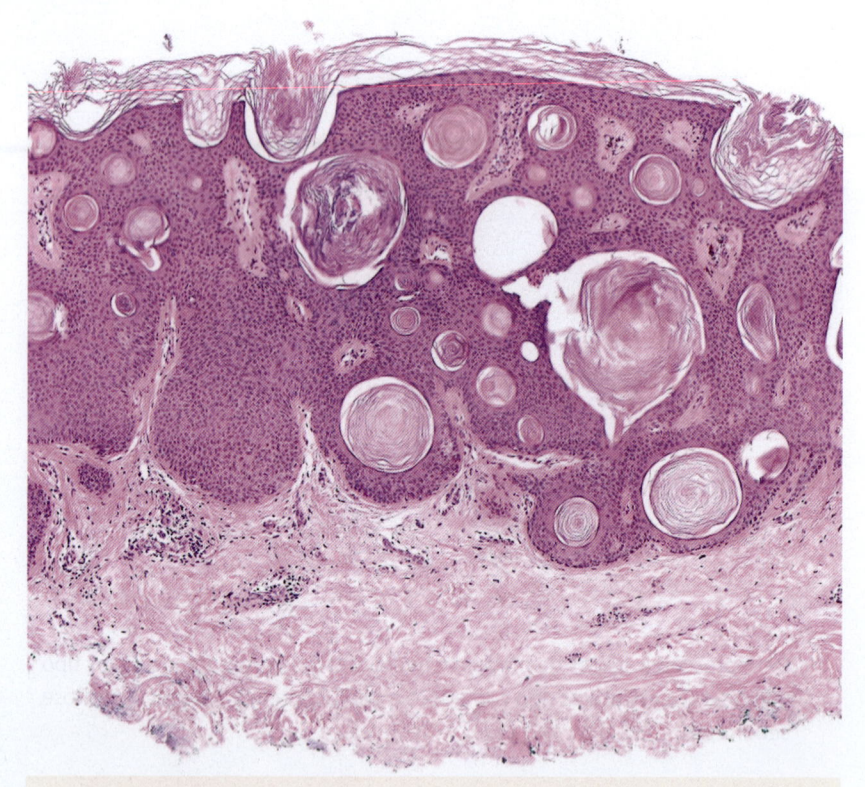

⌃ Queratose seborreica: proliferação benigna de queratinócitos da epiderme, com hiperortoqueratose, papilomatose, acantose e formação de pseudocistos córneos.

BIBLIOGRAFIA SUGERIDA

1. Barthelmann S, et al. DDG: Seborrheic keratosis. J Deutschen Dermatologischen Gesellschaft. 2023;21:265-277.
2. Greco MJ, Bhutta BS. Seborrheic keratosis. StatPearls Publishing; 2023.
3. Wollina U. Recent advances in managing and understanding seborrheic keratosis. F1000 Research. 2019;8(F1000 Faculty Rev):1520.

Queratose actínica

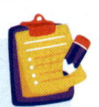

Definição

Queratoses actínicas (QA) são caracterizadas por proliferações epidérmicas de queratinócitos atípicos em resposta a uma exposição crônica à luz solar.

Fator importante é que tendem a progredir para carcinoma espinocelular em tempo variável; estima-se que essa conversão pode se dar em 13 a 20% em período de 10 anos de cada lesão não tratada. Entretanto, elas podem persistir sem malignização ou involuir espontaneamente em alguns casos.

A presença de múltiplas queratoses actínicas, sinais clínicos cutâneos de fotoenvelhecimento e presença de carcinoma espinocelular é chamado de campo cancerizável.

 EPIDEMIOLOGIA E ETIOPATOGÊNESE

A etiologia das QA envolvem fatores individuais e ambientais. A exposição crônica à radiação UV é um dos fatores mais importantes, pois se comporta como um carcinógeno completo. Induz expansão tumoral, ativa as cascatas de sinalização molecular que resultam em modificação nos níveis regulatórios de citocinas, efeitos imunossupressivos e defeitos na diferenciação celular e apoptose.

Os fatores de riscos mais importantes no desenvolvimento das QA são: idade (normalmente acima dos 60 anos), sexo (mais em homens que mulheres), fototipo I e II (pacientes que nunca se bronzeiam e sempre se queimam quando expostos a radiação UV), história prévia de tumores cutâneos (os números aumentados de tumores cutâneos refletem a predisposição genética associada ao grau de exposição crônica ao sol).

Não menos importantes são o número de queimaduras solares em toda vida, história de tumores cutâneos na família e a falta de uso de filtros solares.

O fenótipo desses pacientes são indivíduos de pele e olhos claros com presença de efélides (sardas), lentigos solares, elastose solar e cútis romboidal da nuca.

Atualmente, o aumento do número de pacientes imunossuprimidos iatrogenicamente favorece o aparecimento de múltiplas QA com grande possibilidade de desenvolvimento de carcinomas espinocelulares múltiplos.

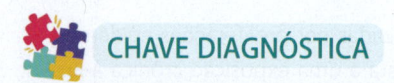

CHAVE DIAGNÓSTICA

Manifestações clínicas

Clinicamente as QA podem se apresentar de maneiras distintas, incluindo variantes. De modo geral apresentam-se como máculas, pápulas ou placas eritematosas, geralmente com bordas mal definidas, e podem ser cobertas por escamas secas aderentes. Às vezes são mais bem identificadas pela palpação do que pela inspeção visual, podendo apresentar graus variados de hiperqueratose (aspereza à palpação). A quantidade de escamas aderentes pode alterar a aparência das QA, com quantidades mais espessas de hiperceratose epidérmica geralmente associadas a maior visibilidade e rugosidade. As variantes de QA incluem aquelas cuja aparência varia de atrófica a profundamente hipertrófica (ou hiperqueratótica), incluindo aquelas que desenvolvem cornos cutâneos. QA também podem aparecer pigmentada ou bowenoides.

As lesões são únicas ou múltiplas e sua coloração pode variar de rosa a eritematosa ou acastanhada, no caso de queratoses actínicas pigmentadas. O grau de infiltração também pode ser variável, de acordo com a intensidade e a extensão da displasia da lesão. São assintomáticos na maioria dos casos, embora alguns pacientes refiram sentir desconfortos, como queimação, dor, sangramento e prurido.

Acometem áreas predominantemente de exposição solar (face, V do decote, face extensora dos membros). Por vezes são tão numerosas que se tornam incontáveis, e quando esta área comprometida se associa ao carcinoma espinocelular é chamado de campo cancerizável. Esse fato torna-se importante na conduta terapêutica, em que se deve tratar todo o campo e não simplesmente as QA.

Exames diagnósticos

O diagnóstico é realizado por meio do exame clínico. A dermatoscopia é um exame não invasivo que pode auxiliar no diagnóstico. Outros métodos não invasivos, como microscopia confocal, também podem ajudar não somente no diagnóstico, mas também diferenciar a lesão com o carcinoma espinocelular. O exame histológico é justificado quando a natureza da lesão não é clara, a lesão continua a crescer ou infiltrar-se e o aspecto clínico ou dermatoscópico é atípico.

O exame anatomopatológico é o padrão-ouro no diagnóstico da QA. Histologicamente se caracteriza pela presença de pleomorfismo dos queratinócitos na camada basal, maturação defeituosa dos queratinícitos das camadas superficiais e estrutura anormal da arquitetura epidérmica. Para muitos autores, as QA são desde sempre carcinomas espinocelulares superficiais e incipientes.

Diagnóstico diferencial

O diagnóstico diferencial é feito com: queratose seborreica, doença de Bowen, queratose liquenoide benigna, lentigo solar, *stucco* queratose, poroqueratose e verruga viral.

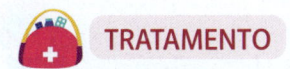 **TRATAMENTO**

Vários tratamentos, com diferentes perfis de eficácia e segurança, estão atualmente disponíveis para o manejo da QA. As terapias são classificadas como "dirigidas à lesão" (ou seja, os tratamentos são realizados em uma única ou muito poucas lesões de QA dentro da mesma área) ou "dirigidas ao campo", que têm como alvo o campo cancerizável, ou seja, as lesões clinicamente visíveis e toda a área circundante com alterações subclínicas.

Vários recursos podem afetar a escolha do tratamento da QA. Ao decidir uma abordagem terapêutica específica, é importante considerar uma variedade de fatores, incluindo duração do tratamento, resultado cosmético, adesão do paciente, reações adversas locais, custo do tratamento e fatores de risco de recorrência. Em primeiro lugar, recomendamos uma comunicação clara médico-paciente que comece com uma explicação da natureza crônica da QA, esclarecendo que uma percentagem muito pequena de QA pode evoluir para CEC invasivo, sugerindo assim o tratamento de qualquer QA, independentemente da classificação clínica. O tratamento ideal de QA deve eliminar lesões clínicas e subclínicas em toda a FC, e a adesão do paciente representa um fator crucial no seu manejo. Como os idosos com doenças crônicas e múltiplas morbidades representam uma proporção notável da população, as intervenções para aumentar a adesão à medicação são importantes.

Os medicamentos tópicos que podem ser realizados em domicílio são: imiquimode 5% em creme (imunomodulador), 5-fluorouracil creme 5% (antimetabólico), diclofenaco 3% em ácido hialurônico (anti-inflamatório não esteroide), piroxican 0,8% (anti-inflamatório não esteroide) e tirbanibulina a 1% (inibidor da Scr quinase). Essas terapêuticas se prestam a poucas ou inúmeras lesões.

Tratamentos físicos de preferência quando for tratar uma única ou poucas lesões: criocirurgia com nitrogênio líquido, terapia fotodinâmica convencional (PDT) e *daylight* PDT (terapia fotodinâmica com metil ALA), laserterapia (*laser* de carbono ou érbio) e excisão cirúrgica.

O tratamento combinado entre duas terapias pode ser realizado quando indicado.

Novas drogas em estudo: resiquimode, dobesilato de potássio, ácido betulínico, paclitaxel, celecoxibe, hidróxido de potássio.

PÉROLAS CLÍNICAS

Doentes imunossuprimidos apresentam maior prevalência de QA, com maior risco de evolução para carcinoma espinocelular invasivo (cerca de 65 vezes mais que a população não imunossuprimida). Esse fato está diretamente ligado ao tempo de imunossupressão.

FOTOS

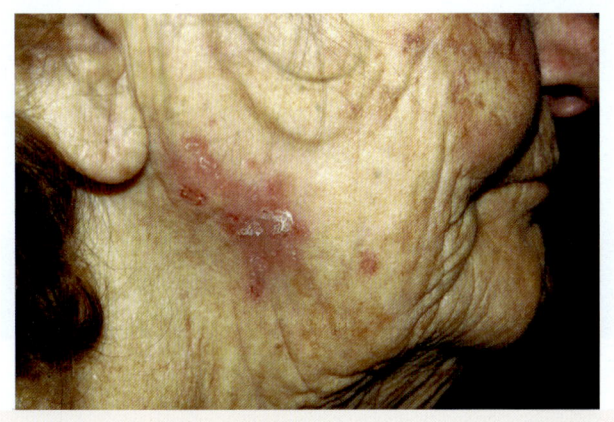

Ⓐ Queratose actínica: placa queratósica ligeiramente eritematosa da face.

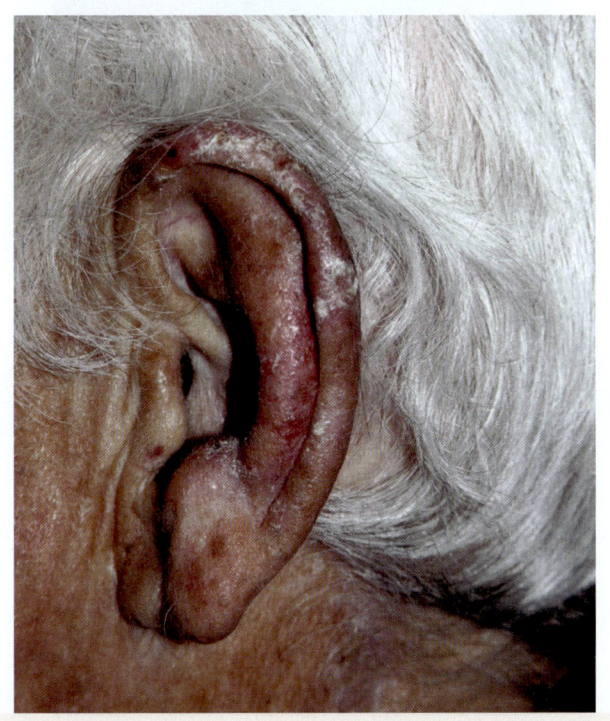

Ⓐ Queratose actínica: lesões queratósicas na hélix.

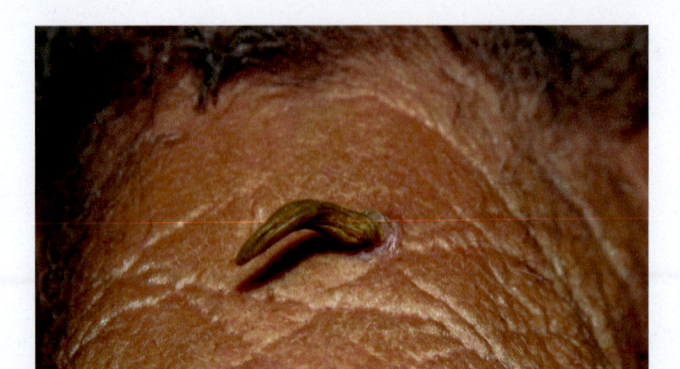

▲ Corno cutâneo sobre queratose actínica.

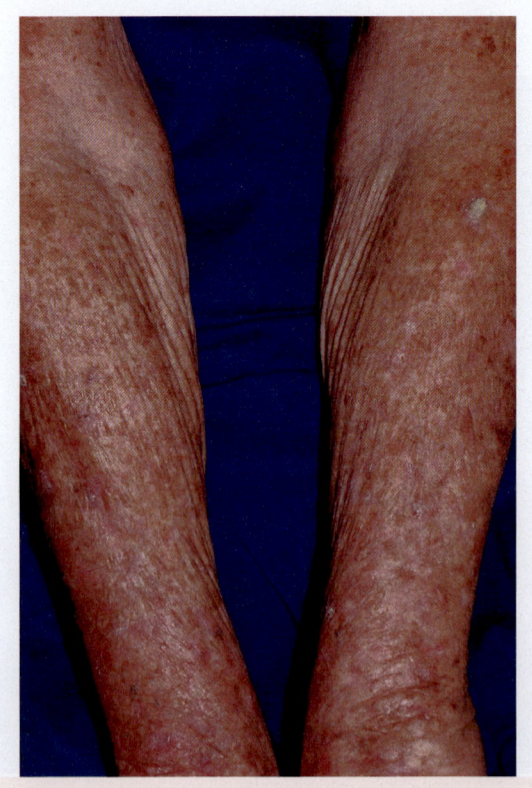

▲ Queratose actínica: lesões múltiplas em área de exposição solar.

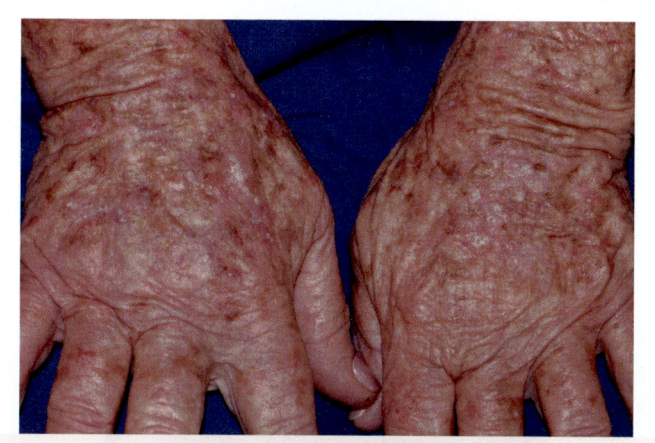

⌃ Queratose actínica: lesões queratósicas mal delimitadas no dorso das mãos.

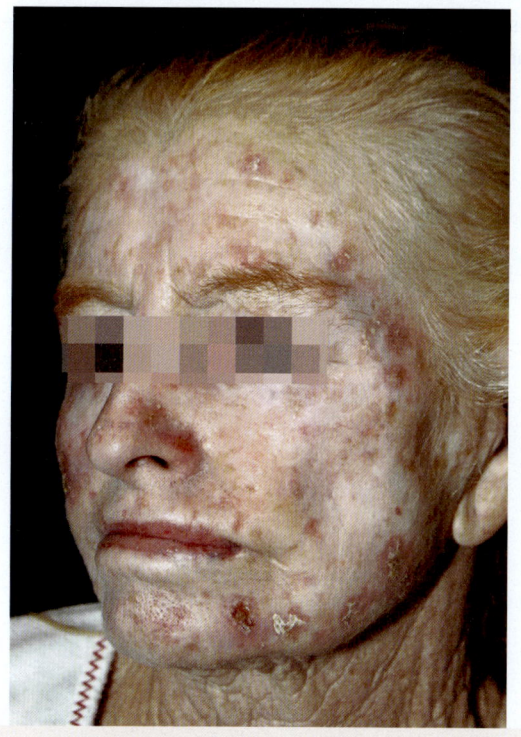

⌃ Queratose actínica: lesões de queratoses solares associadas a carcinoma espinocelular configurando um campo cancerizável.

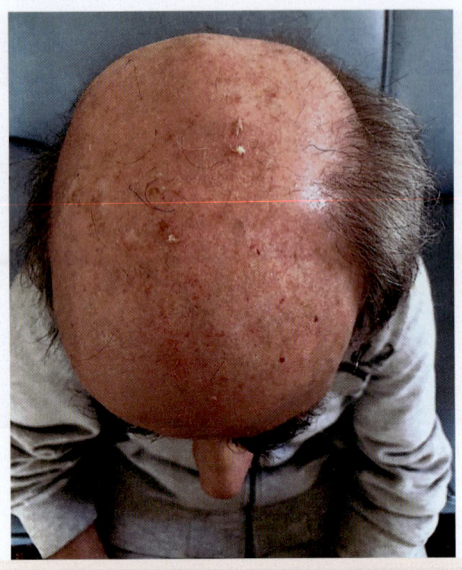

⌃ Queratoses solares: inúmeras lesões em área difusa da pele exposta ao sol (campo cancerizável).

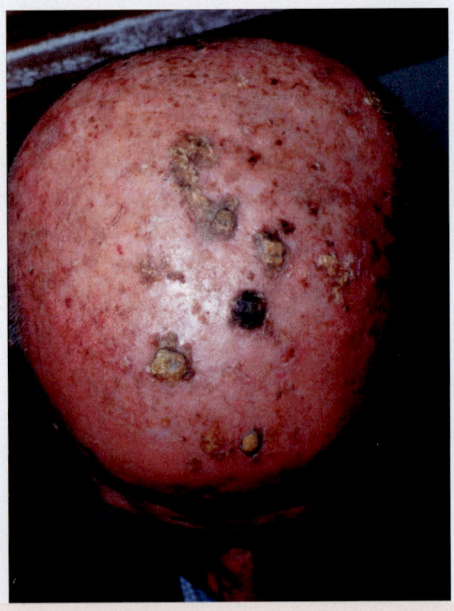

⌃ Queratose actínica: múltiplas lesões hipertróficas do couro cabeludo em indivíduo calvo (extremamente comum).

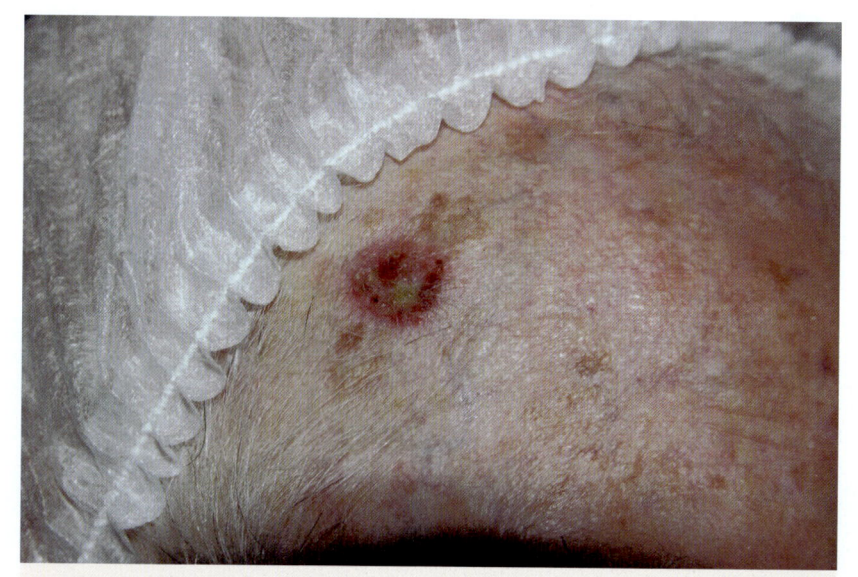

∧ Desenvolvimento de um carcinoma espinocelular sobre queratose actínica.

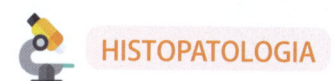 **HISTOPATOLOGIA**

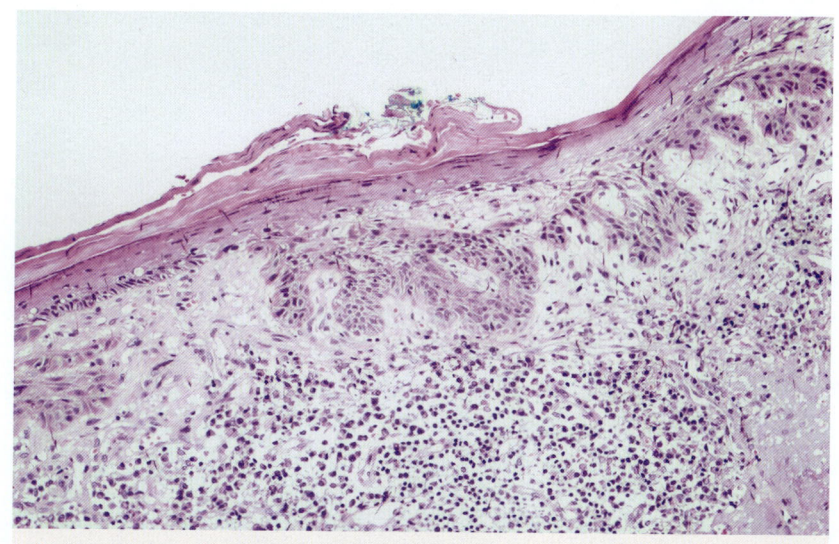

∧ Queratose actínica: paraqueratose, hipogranulose e atipia dos queratinócitos do terço inferior da epiderme, sobre derme com elastose solar.

BIBLIOGRAFIA SUGERIDA

1. Reinehr CPH, Bakos RM. Actinic keratoses: review of clinical, dermoscopic and therapeutic aspects. An Bras Dermatol. 2019;94(6).
2. Regno DR, Catapano S, Di Stefani A, CAppilli S, Peris P. A review of existing therapies for actinic keratosis: current status and future directions. Am J Clin Dermatol. 2022;23(30:339-352.
3. Torezan LAR, Festa-Neto C. Cutaneous field cancerization: clinical, histopathological and therapeutic aspects. An Bras Dermatol. 2013;88:775-786.

Carcinoma basocelular

Definição

O carcinoma basocelular (CBC) é um tumor constituído por células que se assemelham às células basais da epiderme. É o câncer mais comumente diagnosticado em todo o mundo e com uma prevalência cada vez maior, especialmente entre adultos mais velhos. O CBC é tipicamente um câncer não agressivo: os tumores crescem lentamente e quase nunca metastatizam (taxa de metástase < 0,1%), tornando rara a morte por esse tumor.

 EPIDEMIOLOGIA E ETIOPATOGÊNESE

O CBC é muito mais comum na população caucasiana. Na verdade, a incidência de CBC está inversamente relacionada com o *status* pigmentar e diretamente relacionada com a exposição solar.

A incidência aumenta de modo significativo após os 40 anos, mas recentemente foi registrado um aumento da incidência entre a população mais jovem, em especial mulheres, como resultado de uma maior exposição UV ao sol ou fontes artificiais.

A probabilidade de desenvolver um CBC é, portanto, o resultado de uma interação complexa entre fatores ambientais, fenotípicos e genéticos.

Em relação aos fatores de risco genéticos do CBC, é bem conhecido que certos distúrbios hereditários predispõem ao início precoce do CBC. A síndrome de Gorlin-Goltz (síndrome do nevo basocelular) é uma das genodermatoses autossômicas dominantes mais comuns, caracterizada pelo desenvolvimento de múltiplos CBC. É causada por várias mutações germinativas, envolvendo o gene *patched* 1 (PTCH1) no cromossomo 9q22.3 – q316. Outras doenças hereditárias que predispõem ao CBC são o xeroderma pigmentoso e a síndrome de Bazex-Dupré-Christol.

A base genética dos CBCs esporádicos na população em geral ainda é pouco compreendida. Recentemente, foi realizada uma análise completa de sequenciamento do exoma dos genes mais mutados no CBC e suas vias. Alterações genéticas comuns em CBCs esporádicos e germinativos envolvem a via Hh (PTCH1, SMO, SUFU, TP53). Essas alterações consistem sobretudo em substituições de C para T em um sítio de dipirimidina, pertencentes às chamadas mutações de "assinatura UV".

Além dos fatores genéticos que contribuem para a predisposição do CBC, a radiação UV é considerada importante fator de risco ambiental para CBC. Em particular, a exposição aguda intermitente, especialmente durante a infância ou adolescência, está associada a um maior risco de CBC durante a vida. Esse risco também depende em parte do efeito cumulativo da exposição, bem como da capacidade de bronzeamento da pele. O bronzeamento artificial é comprovadamente parte de um efeito de exposição cumulativa, bem como da capacidade da pele de se bronzear.

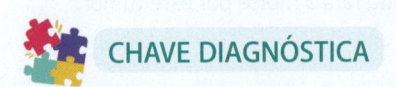 **CHAVE DIAGNÓSTICA**

Manifestações clínicas

O CBC normalmente se apresenta como uma pápula ou nódulo brilhante (aspecto perláceo), rosa ou cor de pele, com telangiectasia superficial (forma nodular). O tumor pode aumentar e ulcerar, apresentando-se então como tumoração perlácea ulcerada ou úlcera de borda perlácea (forma nódulo-ulcerada). Os locais mais comuns são a face, especialmente nariz, bochechas, fronte, sulcos nasolabiais e pálpebras. Os doentes geralmente apresentam história de formação de crostas e sangramento recorrente, o que os leva a procurar avaliação. CBC nodulares podem tornar-se pigmentados e são mais comuns em indivíduos de pele escura.

Os CBC superficiais apresentam-se como uma mácula ou mancha rosa--avermelhada, escamosa, que pode conter telangiectasia. Eles têm predileção pelos ombros, tórax ou costas, e múltiplas lesões podem estar presentes. Existem também variantes pigmentadas do CBC superficial. Clinicamente, o CBC superficial pode apresentar-se de modo semelhante a dermatoses inflamatórias, como eczema ou psoríase; por isso, deve-se considerar o diagnóstico de CBC superficial diante de uma placa persistente, eritematosa e escamosa. Partes de carcinomas basocelulares superficiais podem evoluir para CBC nodular ao longo do tempo.

A outra variante clínica comum do CBC é o subtipo morfeiforme ou esclerodermiforme. Esse tumor frequentemente apresenta-se como branco ou cor rósea com áreas de endurecimento e bordas mal delimitadas. Os CBC esclerodermiformes podem se assemelhar a uma cicatriz ou placa de morfeia. A superfície da lesão é tipicamente lisa, embora possam ser observadas crostas com erosões ou ulcerações subjacentes, bem como pápulas sobrepostas. Telangiectasias também podem estar presentes. O comportamento biológico costuma ser mais agressivo, com extensa destruição local, além de apresentar maior tendência a recidivas.

Exames diagnósticos

O diagnóstico é realizado por meio do exame clínico. A dermatoscopia é um exame não invasivo que auxilia no diagnóstico. Outros métodos não invasivos, como microscopia confocal também podem ajudar não somente no diagnóstico, mas também diferenciar a lesão com o carcinoma espinocelular. O exame histológico é sempre justificado, já que, dependendo do padrão histológico, o comportamento tumoral é muito variável e pode determinar o tipo de terapia a ser realizada.

O exame anatomopatológico é o padrão ouro no diagnóstico da CBC. Histologicamente se caracteriza pela presença de massas celulares basaloides que se dispõem perifericamente em paliçadas. Dependendo de suas características histológicas, podem se dividir em CBC de baixo (nodular, cístico, adenoide) ou alto grau de recidiva ou agressividade (esclerodermiforme, micronodular ou microinvasivo, metatípico).

Diagnóstico diferencial

O diagnóstico diferencial é feito com tumores anexiais de diferenciação sebácea, sudorípara ou folicular. Também é feito com carcinoma espinocelular e algumas doenças inflamatórias como psoríase e eczemas no caso de CBC superficial.

TRATAMENTO

A seleção da terapia depende da idade e sexo do doente, bem como do local, tamanho e tipo de lesão. Nenhum método de tratamento é ideal para todos os casos. Uma biópsia deve ser realizada em todos os casos com suspeita de CBC para confirmar o diagnóstico e determinar o subtipo histológico. Os principais objetivos do tratamento do CBC são (1) remover completamente o tumor para prevenir a recorrência, (2) corrigir qualquer comprometimento funcional resultante do tumor e (3) proporcionar o melhor resultado cosmético.

O tratamento do CBC geralmente é cirúrgico, mas algumas formas de CBC são passíveis de tratamento médico conservador ou radioterapia.

Os vários tipos de terapia incluem a curetagem com eletrocoagulação (lesões pequenas), cirurgia micrográfica de Mohs, excisão cirúrgica padrão, radiação, terapia fotodinâmica, criocirurgia, terapias tópicas (imiquimode creme a 5%, 5-fluorouracil) e medicamentos sistêmicos como vismodegibe.

A cirurgia de Mohs oferece a melhor taxa de cura a longo prazo de qualquer modalidade de tratamento para CBC. É o padrão ouro para o tratamento de CBCs de alto risco e CBCs recorrentes devido à sua alta taxa de cura e ao benefício de preservação de tecidos. É formalmente indicada em tumores recidivados, tumores localizados em áreas onde deve ser preservado o máximo possível de pele ao redor, tumores muito grandes ou invasivos e no CBD esclerodermiforme.

Terapias tópicas, como terapia fotodinâmica, imiquimode creme e 5-florouracil, estão indicadas em CBC de baixo risco, como o tipo clínico-histológico superficial.

O CBC localmente avançado ou metastático em candidatos não cirúrgicos pode ser tratado com inibidores da via Hedgehog, como vismodegibe ou sonidegibe. No entanto, existem efeitos colaterais consideráveis com esses medicamentos, incluindo espasmos musculares, alopecia, disgeusia, fadiga e náusea. Em particular, o vismodegib pode aumentar o risco de desenvolvimento de carcinoma espinocelular cutâneo. As opções de tratamento não cirúrgico também requerem consideração especial no tratamento de pacientes idosos. As terapêuticas direcionadas, como o vismodegib ou o sonidegibe, em particular, devem ser utilizadas com precaução nos idosos.

PÉROLAS CLÍNICAS

Em idosos, a radioterapia é a principal opção para o tratamento do CBC se a cirurgia for contraindicada. Também pode ser usado como tratamento adjuvante para carcinoma basocelular quando uma cirurgia adicional pode sacrificar nervos importantes ou outras estruturas vitais, ou quando há invasão perineural por células cancerígenas.

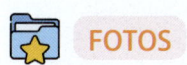

FOTOS

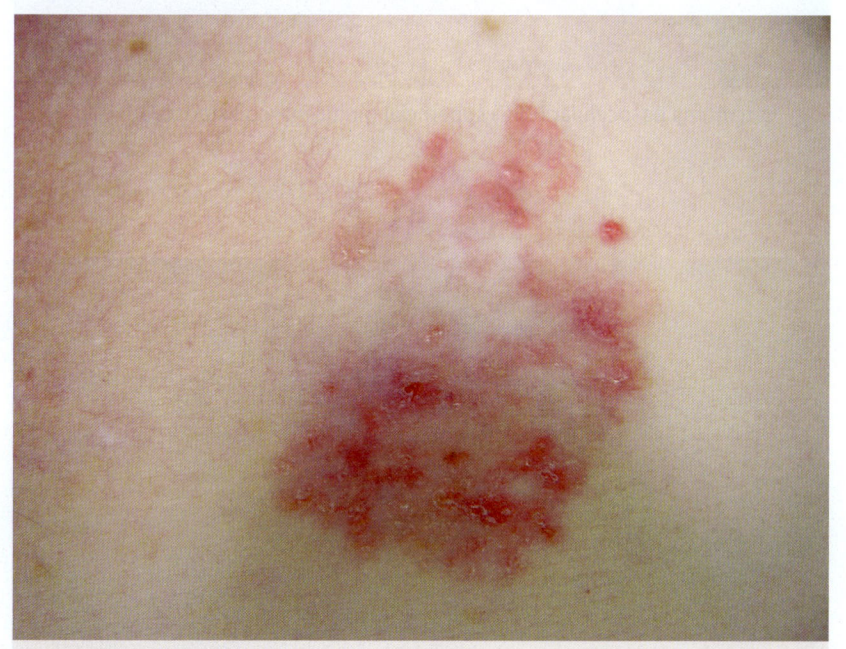

⌃ Carcinoma basocelular (CBC) superficial: mancha rosa-avermelhada com descamação.

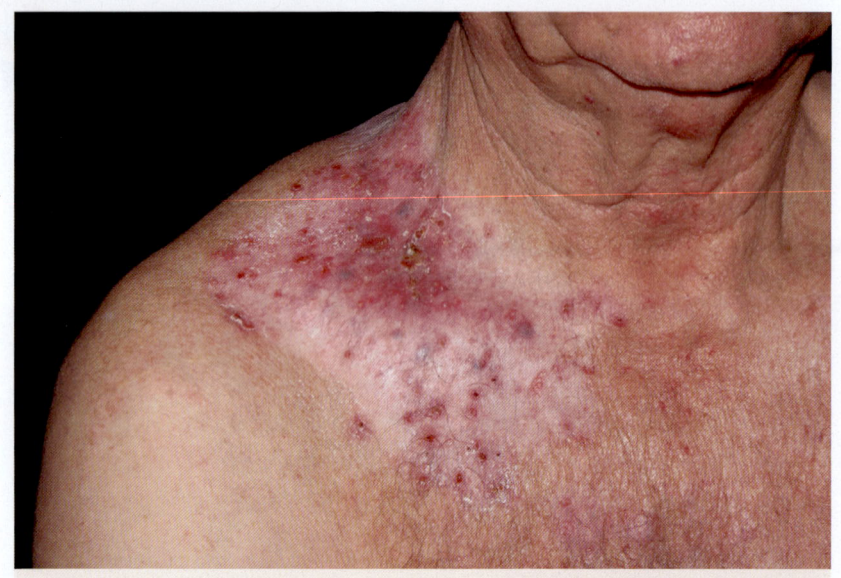

⌃ Carcinoma basocelular (CBC) superficial multicêntrico extenso.

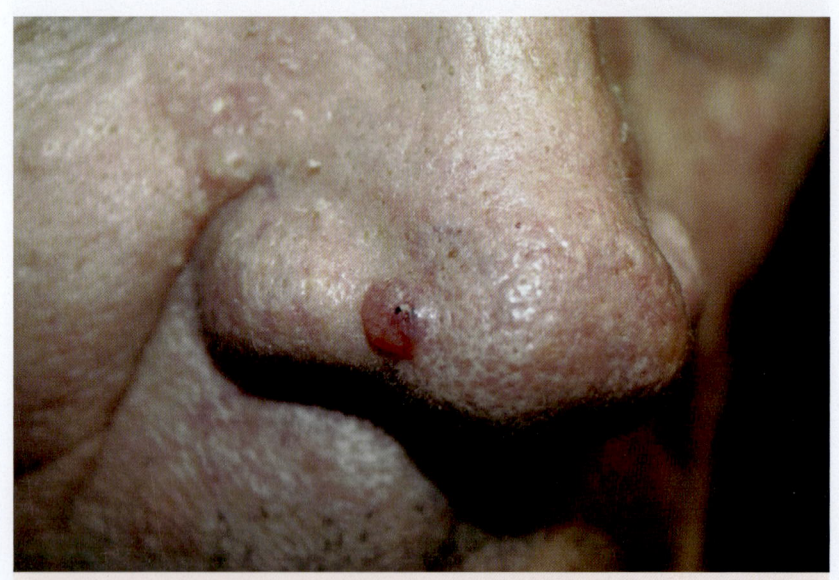

⌃ Carcinoma basocelular (CBC) nodular: pápula da cor da pele com superfície brilhante e telangiectasias.

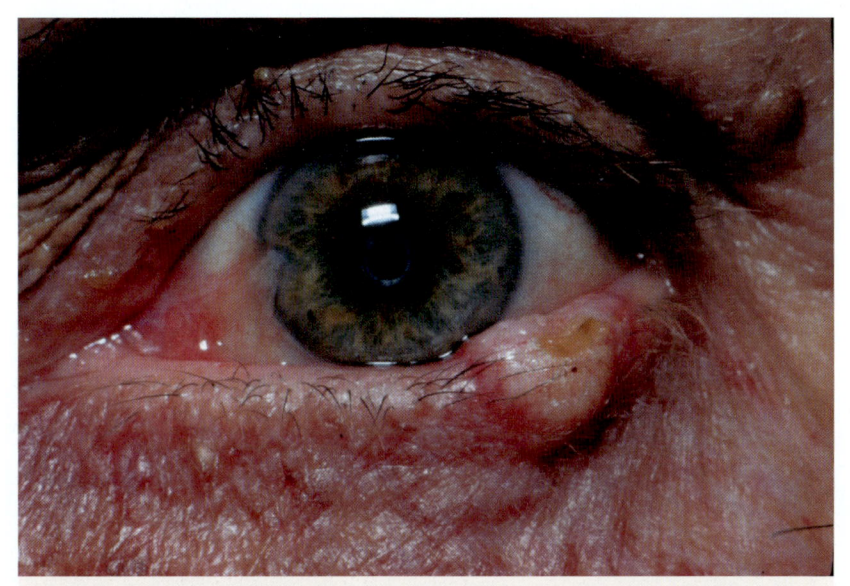

∧ Carcinoma basocelular (CBC) nodular na região da borda palpebral.

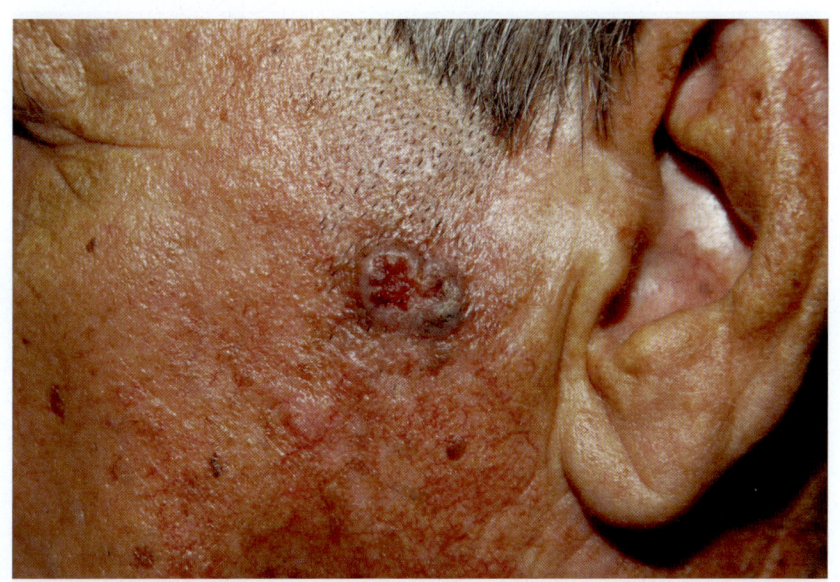

∧ Carcinoma basocelular (CBC) nódulo ulcerado: lesão nodular ulcerada com as bordas infiltradas, brilhantes e telangiectásicas.

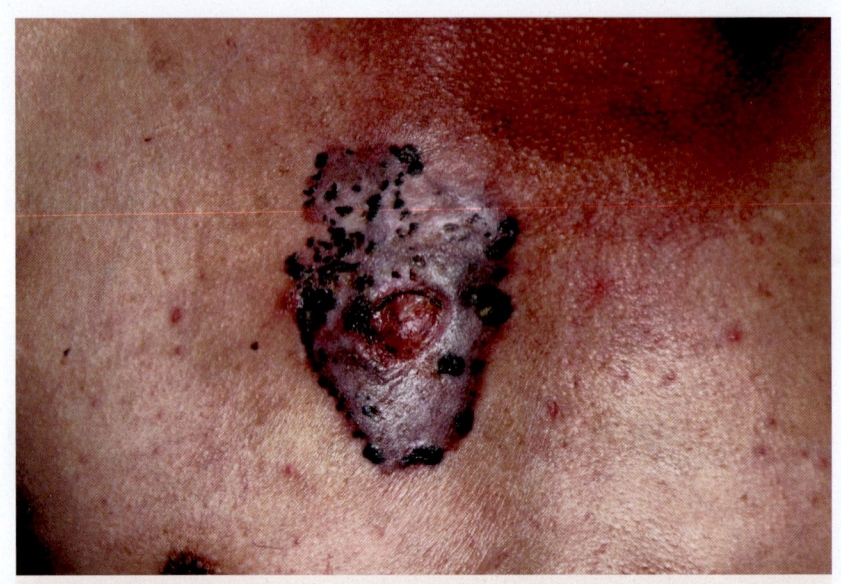

⌃ Carcinoma basocelular (CBC) pigmentado: características da forma extensiva superficial, porém com pigmentação.

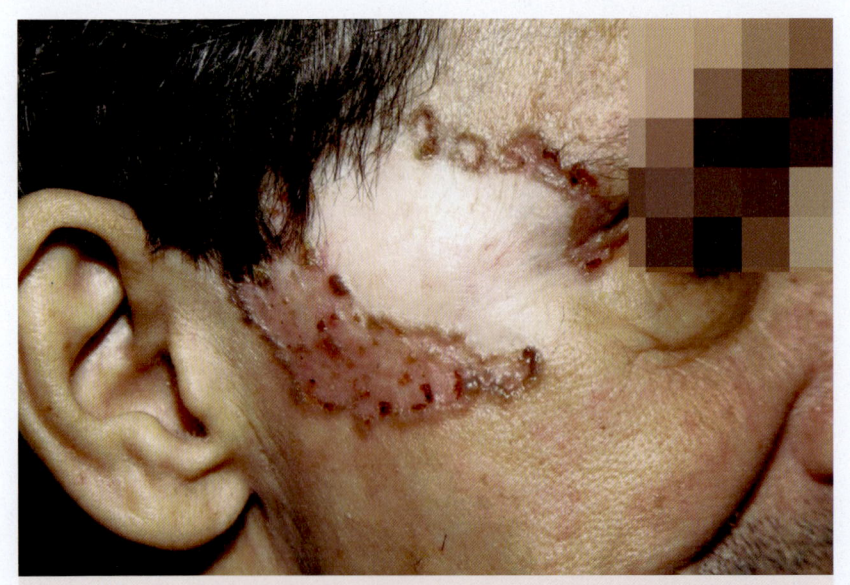

⌃ Carcinoma basocelular (CBC) esclerodermiforme: placa branca ligeiramente de cor rósea com áreas de endurecimento e bordas mal definidas.

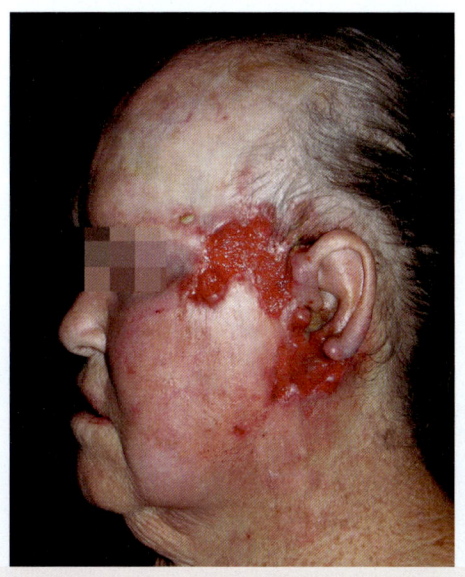

⌃ Carcinoma basocelular (CBC) recidivante e agressivo: lesão tumoral, ulcerada e invasiva.

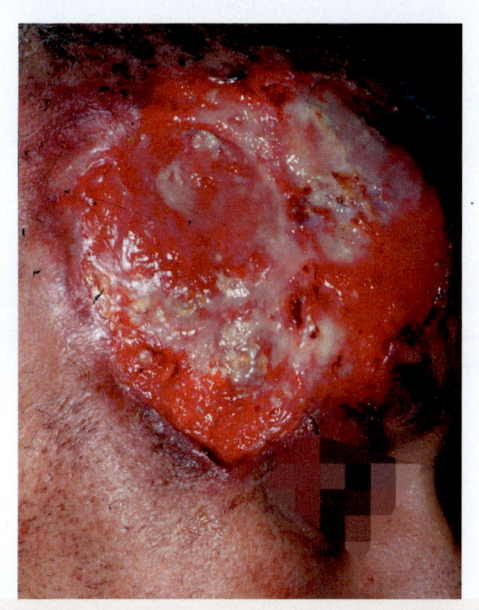

⌃ Carcinoma basocelular (CBC) terebrante: lesão tumoral ulcerada que invade planos profundos.

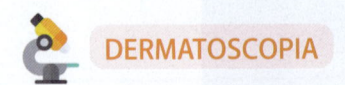

DERMATOSCOPIA

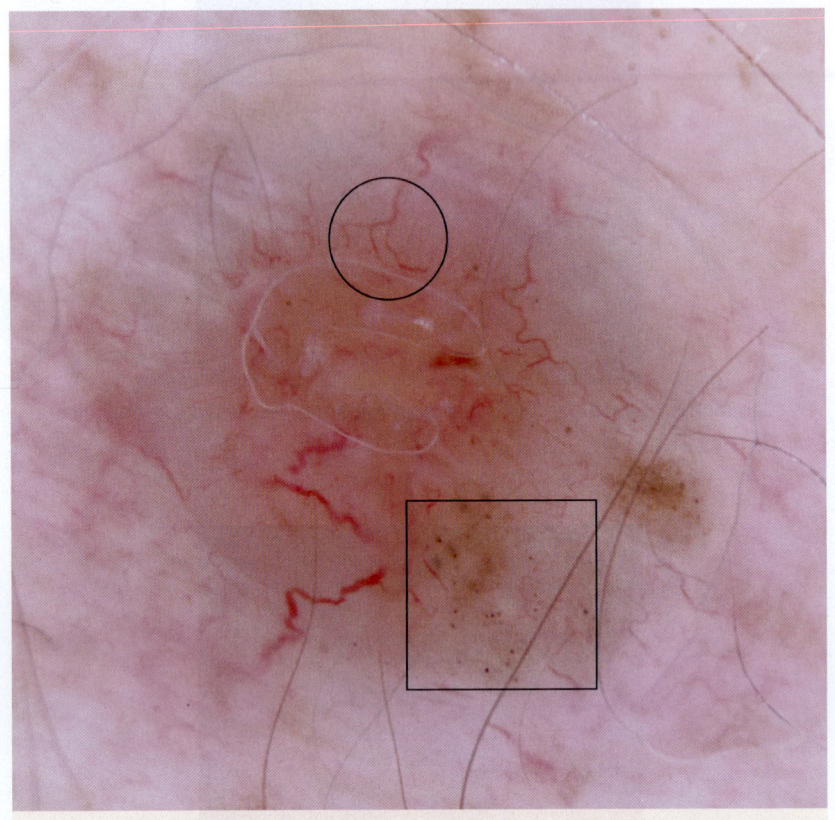

⌃ Telangiectasias superficiais (círculo) e pontos e glóbulos cinza azulados (quadrado) em um carcinoma basocelular (CBC).

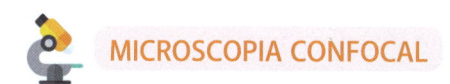

MICROSCOPIA CONFOCAL

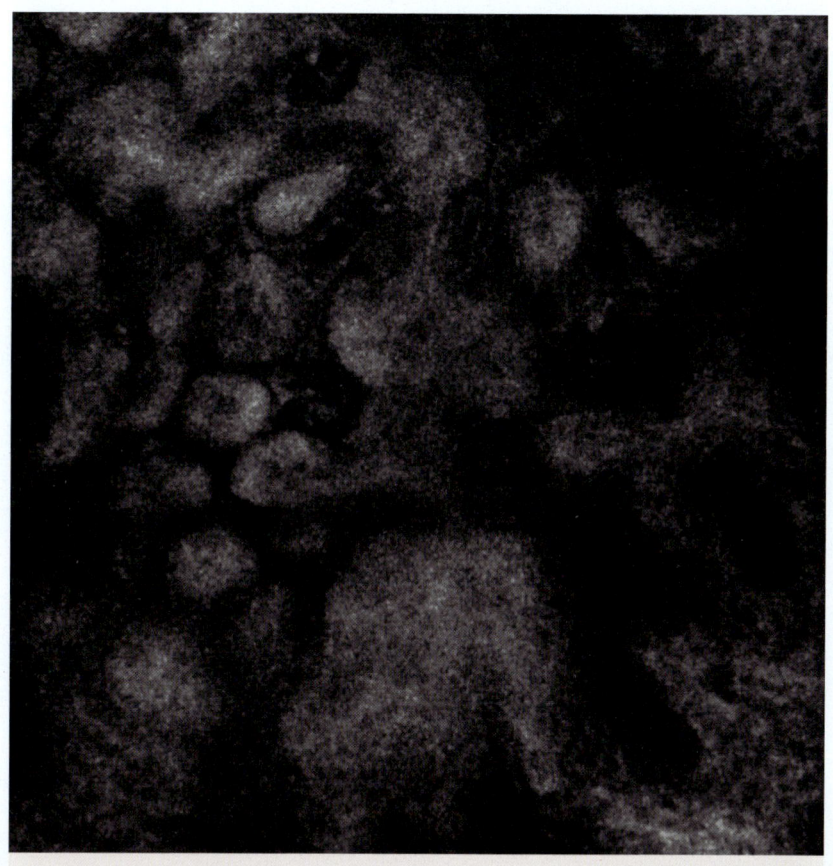

⌃ Presença de células com paliçadas e fissuras no carcinoma basocelular (CBC) na microscopia confocal.

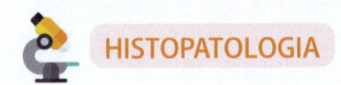 **HISTOPATOLOGIA**

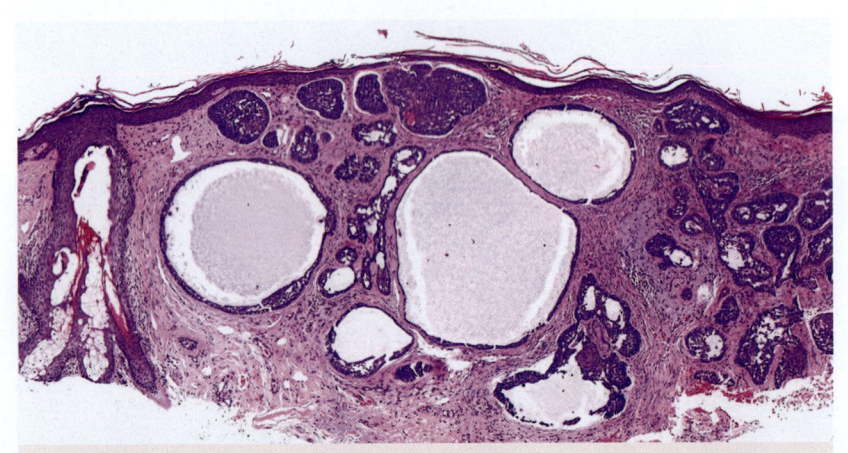

⚠ Carcinoma basocelular: proliferação de células basaloides, de contorno em paliçada, com depósitos de mucina em meio aos blocos de tumor, com formação de artefato de retração entre o tumor e o estroma mixoide adjacente.

 BIBLIOGRAFIA SUGERIDA

1. Cameron MC, Lee E, Hibler BP, Cardova M, Nehaln KS, Rossi AM. Basal cell carcinoma: Contemporary approaches to diagnosis, treatment, and prevention. J AM Acad Dermatol. 80(2):321-339.
2. Cameron MC, Lee E, Hibler BP, Cardova M, Nehaln KS, Rossi AM. Basal cell carcinoma: epidemiology; pathophysiology; clinical and histological subtypes; and disease associations. J AM Acad Dermatol. 80(2):303-317.
3. Sreekantaswamy BS, Endo J, Chen AC, Butler D, Morrinson LM, Linos E. Aging and the treatment of basal cell carcinoma. Clin Dermatol. 2019;37(4):373-378.

Carcinoma espinocelular

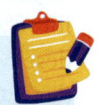

Definição

Carcinoma espinocelular (CEC) ou epidermoide é um tumor maligno constituído por proliferação atípica de células espinhosas. É a neoplasia maligna mais comum na pele depois do carcinoma basocelular. Pode se desenvolver em pele aparentemente normal, porém é mais frequente sobre a queratose actínica. Embora existam muitos fatores que predisponham esse tumor, a exposição crônica à radiação solar ainda é o fator de maior importância. Dos tumores não melanoma, o CEC é a maior causa de doenças metastáticas relacionadas ao câncer da pele.

 ## EPIDEMIOLOGIA E ETIOPATOGÊNESE

O carcinoma de células escamosas é prevalente na população idosa (80% ocorre em pessoas com mais de 60 anos) e mais frequente entre os homens do que entre as mulheres, dada a associação com a exposição solar cumulativa (incluindo exposições profissionais e de lazer). A tez clara é outro dos principais fatores de risco.

A etiologia do CEC é multifatorial e inclui fatores ambientais, imunológicos e genéticos. Os fatores ambientais incluem principalmente a exposição cumulativa à radiação ultravioleta (UVR) (exposição ao sol e dispositivos de bronzeamento). O uso de câmaras de bronzeamento artificial, especialmente no início da vida (< 25 anos), resulta num risco aumentado de CEC. Além disso, os doentes que receberam tratamento com psoraleno e ultravioleta A

(PUVA) para doenças de pele também podem estar em maior risco. Outros fatores de risco são infecção pelos subtipos do vírus do papiloma humano beta (HPV), tabagismo e, atualmente, um fator de grande importância é a imunossupressão, principalmente a iatrogênica.

As cicatrizes decorrentes de inflamação cutânea de longo prazo, como a observada em feridas crônicas, queimaduras, cicatrizes, úlceras ou tratos sinusais, parecem contribuir para o desenvolvimento do CEC. Os tratamentos farmacológicos com monoterapia com inibidor de BRAF (ou seja, vemurafenibe, dabrafenibe ou encorafenibe) apresentam um risco maior de desenvolvimento de CEC. O desenvolvimento de CEC durante o tratamento com vismodegib (um inibidor da via Hedgehog) e voriconazol também foi relatado. O uso de anti-hipertensivos tiazídicos fotossensibilizantes e o desenvolvimento de CEC têm sido debatidos. Além disso, a história prévia de CEC representa um fator de risco para cânceres de pele melanoma e não melanoma adicionais. Por fim, algumas condições genéticas podem predispor ao desenvolvimento de CEC, como epidermólise bolhosa distrófica recessiva, albinismo, xeroderma pigmentoso, anemia de Fanconi e síndrome de Lynch/síndrome de Muir-Torre.

A radiação UV é aceita como o principal fator de risco para o carcinoma espinocelular da pele. Mutações no gene *p53* são as anormalidades genéticas mais comuns encontradas na queratose actínica, no carcinoma espinocelular *in situ* e no carcinoma espinocelular invasivo. O uso de lâmpadas de bronzeamento, a exposição terapêutica aos raios UV e a radiação ionizante são fatores de risco bem conhecidos para o desenvolvimento de carcinoma de células escamosas, provavelmente através da via p53. A proteína p53 impede a replicação de células com DNA mutado ou danificado. Se o gene *p53* sofrer mutação pelas formas discutidas acima, então a proteína p53 torna-se não funcional e as células com DNA danificado, como as encontradas no carcinoma de células escamosas, podem se replicar.

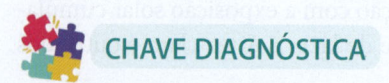

CHAVE DIAGNÓSTICA

Manifestações clínicas

Clinicamente, o CEC surge num contexto de pele danificada pelo sol, muitas vezes a partir de lesões precursoras chamadas queratoses actínicas. Muitos autores consideram, inclusive, que a queratose actínica não é uma lesão pré-maligna, e sim a apresentação superficial e incipiente de um carcinoma espinocelular actinicamente induzido, sendo totalmente curável nesse estágio. As áreas mais comuns para a ocorrência de CEC são face, pescoço, couro cabeludo calvo, antebraços extensores, região dorsal das mãos e tornozelos. Pode comprometer as mucosas e tem como lesões precursoras lesões brancas tanto da mucosa oral como genital. A cor varia de tom de pele a eritematosa, com graus variáveis de escamas, crostas, ulceração e hiperqueratose. Ocasionalmente, telangiectasias com ou sem sangramento ativo podem estar presentes. As apresentações clínicas progridem desde pequena placa eritêmato queratósica, para lesões infiltradas podendo ser ulceradas, úlcero-vegetantes e evoluírem para grandes tumores ulcerados. O carcinoma de células escamosas pode ocasionalmente ser doloroso e sensível, e estes podem ser sinais de invasão perineural.

Sua clínica é polimorfa, apresentando inúmeras variantes diagnosticáveis, principalmente nas formas incipientes. A doença de Bowen ou disqueratose de Bowen é apresentada com características clínico-patológicas próprias e que se inicia como pequena placa eritematosa descamativa, frequente em áreas não expostas. A eritroplasia de Queyrat representa o mesmo processo quando localizado na mucosa genital. O carcinoma verrucoso consiste em forma de CEC muito bem diferenciada, apresentando crescimento exo e endofítico com exuberante hiperqueratose. Quando localizado na região plantar é chamado de epitelioma cuniculado, quando na região genital denomina-se condiloma gigante de Buschke-Lowenstein e, quando na mucosa, carcinoma verrucoso de Ackermann. A papulose bowenoide é forma de CEC induzida por HPV oncogênico, assemelhando-se clinicamente ao condiloma acuminado e localizado preferencialmente na genitália. O queratoacantoma, considerado por muitos autores como doença distinta, pode ser considerado variante do CEC, apresentando crescimento rápido, morfologia característica (lesão crateriforme e queratósica) e, na maioria dos casos, involução espontânea. Todas essas variantes são bem identificáveis quando diagnosticadas em fases iniciais. O crescimento e a desdiferenciação dessas neoplasias conferirá um aspecto tumoral comum a todas elas.

Denomina-se "úlcera de Marjolin" o CEC que aparece em áreas de cicatrização viciosa da pele (queimaduras, osteomielite, úlceras de estase, hidradenite supurativa, lúpus vulgar, líquen escleroso e atrófico, epodermólise bolhosa distrófica etc.). Costumam ser tumores agressivos, podendo dar metástases.

Exames diagnósticos

O diagnóstico é realizado por meio do exame clínico. A dermatoscopia e a microscopia confocal são exames não invasivos que podem auxiliar no diagnóstico.

O exame anatomopatológico é o padrão ouro no diagnóstico da CBC. Histologicamente se caracteriza pela presença de células espinhosas atípicas e células diferenciadas que formam centros córneos.

Diagnóstico diferencial

O diagnóstico diferencial é feito queratose actínica, queratoacantoma, carcinoma basocelular, queratose seborreica, melanoma amelanótico, carcinoma de Merkel e doenças não neoplásicas que podem apresentar, na sua evolução, formas verrucosas: cromomicose, tuberculose, esporotricose, paracoccidioidomicose, leishmaniose.

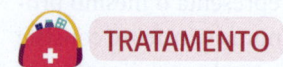 **TRATAMENTO**

A cirurgia é o principal meio de tratamento do carcinoma espinocelular da pele. A cirurgia micrográfica de Mohs é o tratamento de escolha para o carcinoma espinocelular de cabeça e pescoço e aqueles com alto grau de metastatização (CEC recorrente, em imunossuprimidos, com características histológicas agressivas e CEC maior ou igual a 2 mm de profundidade). CEC focal e *in situ* podem ser tratados com várias modalidades tópicas, como a terapia fotodinâmica, 5-fluorouracil ou imiquimode ou a eletrodessecação com curetagem.

Terapias sistêmicas, como capecitabina ou inibidores do receptor do fator de crescimento epidérmico (cetuximabe, panitumumabe), demonstraram eficácia em pacientes com CEC avançado e irressecável.

Pacientes com carcinoma espinocelular cutâneo devem ser aconselhados a proteger a pele dos danos UV por meio do uso de protetor solar, roupas protetoras e evitar o sol durante os períodos de intensidade máxima. Além disso, devem ser acompanhados regularmente, com a frequência real baseada na frequência de desenvolvimento de CEC. Pacientes com histórico de alguns carcinomas de células escamosas e algumas ceratoses actínicas podem ser acompanhados a cada seis a 12 meses, enquanto aqueles com muitos carcinomas de células escamosas ou tumores agressivos provavelmente precisarão ser examinados com muito mais frequência.

PÉROLAS CLÍNICAS

São considerados fatores de risco para metástase de CEC o tamanho e profundidade do tumor, a localização (pálpebras, orelhas, região parotídea, couro cabeludo, nariz, dorso das mãos, pênis, região escrotal e lábios), invasão perineural do tumor e recorrência tumoral.

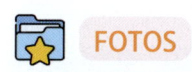 FOTOS

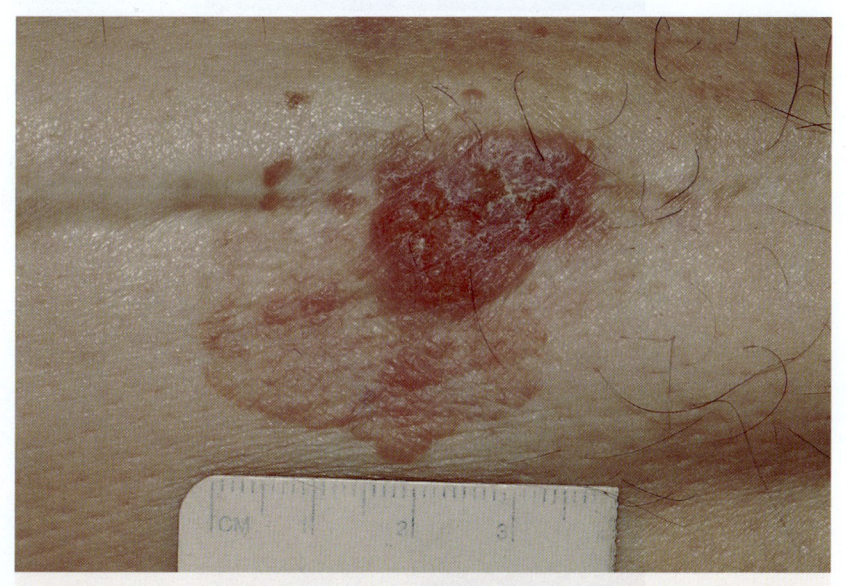

∧ Disqueratose de Bowen: lesão eritêmato-escamoqueratósica irregular e bem delimitada localizada em área coberta.

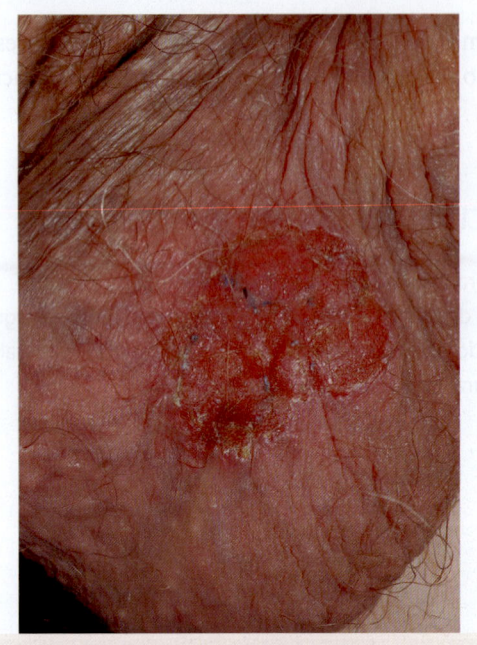

▲ Disqueratose de Bowen: placa infiltrada e erodida.

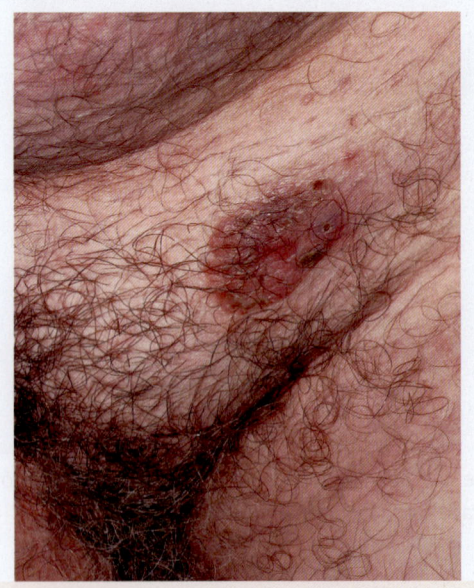

▲ Disqueratose de Bowen: placa infiltrada com erosões e crostas.

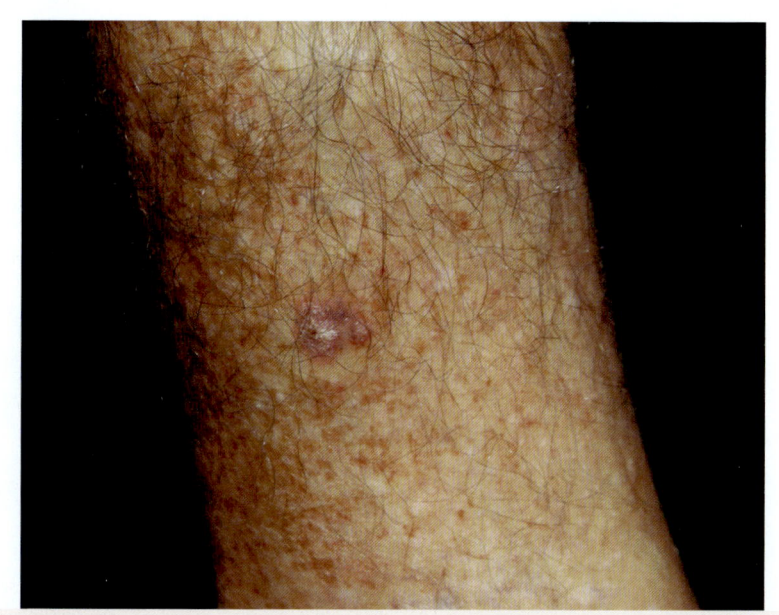

⌃ Carcinoma espinocelular *in situ*: área irregular eritematosa, com infiltração superficial e descamação.

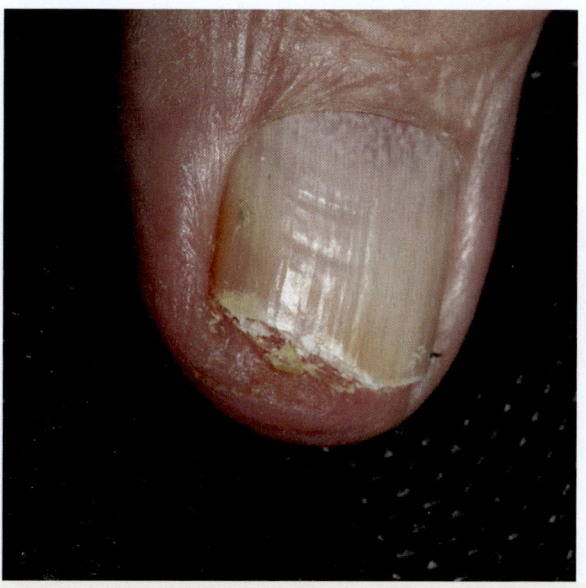

⌃ Disqueratose de Bowen – lesão subungueal.

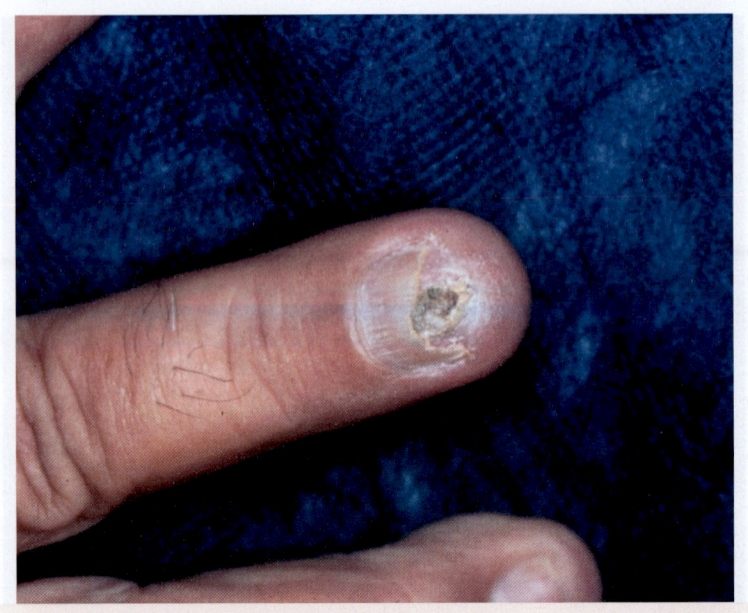

▲ Carcinoma espinocelular comprometendo o leito ungueal.

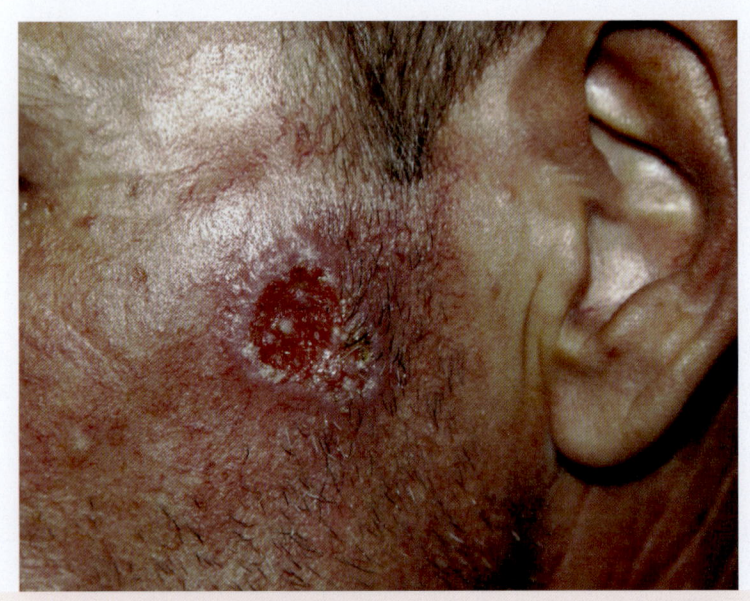

▲ Carcinoma espinocelular: tumoração ulcerada com bordas infiltradas.

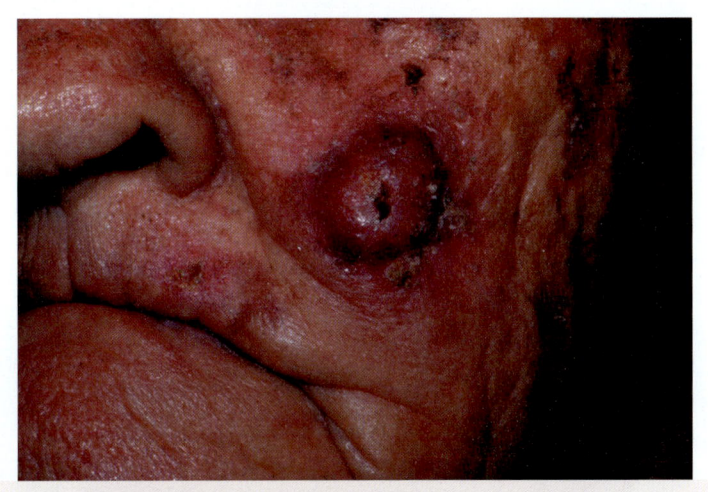

∧ Carcinoma espinocelular: tumoração com ulceração central.

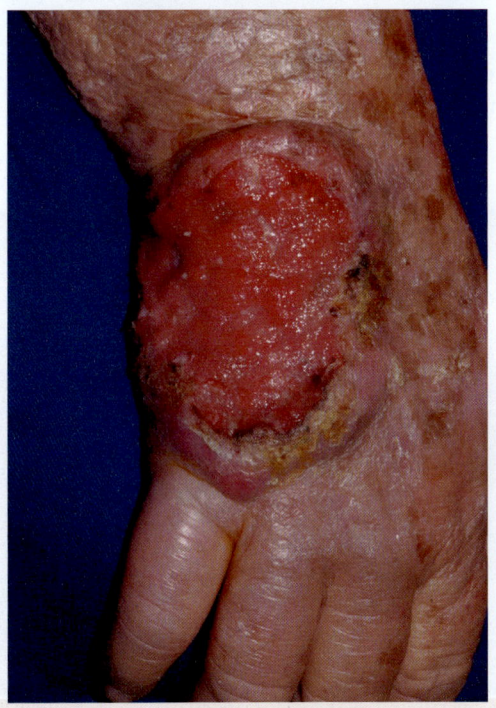

∧ Carcinoma espinocelular avançado: tumoração ulcerada em área com intenso fotodano.

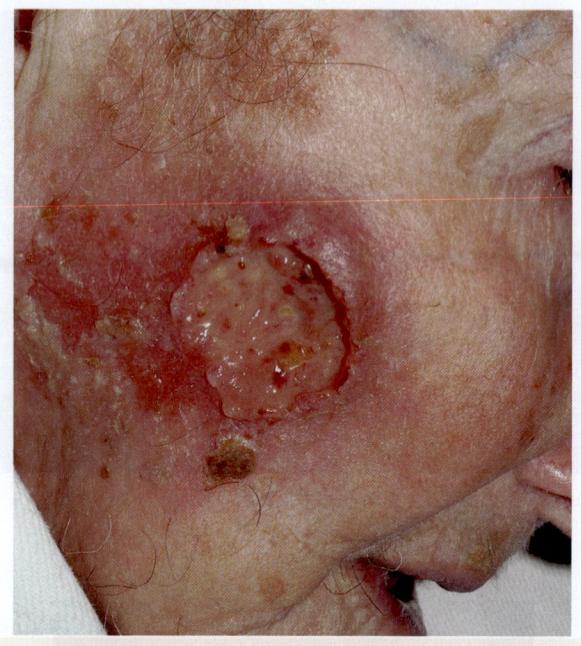

⌃ Carcinoma espinocelular avançado: tumoração ulcerada mal delimitada em área com intenso fotodano.

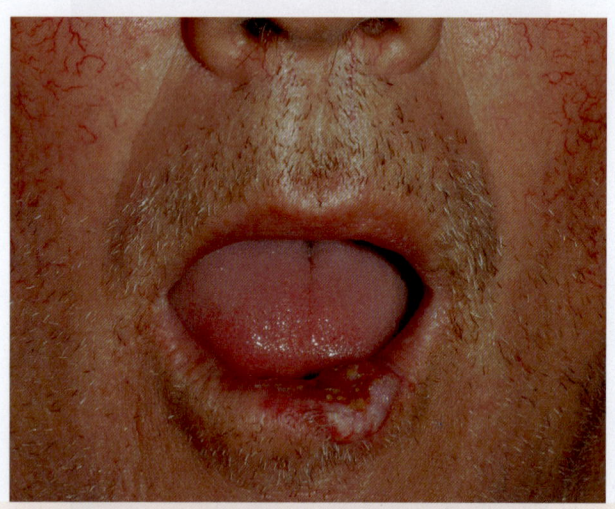

⌃ Carcinoma espinocelular do lábio inferior – localização característica em indivíduo com intenso dano solar.

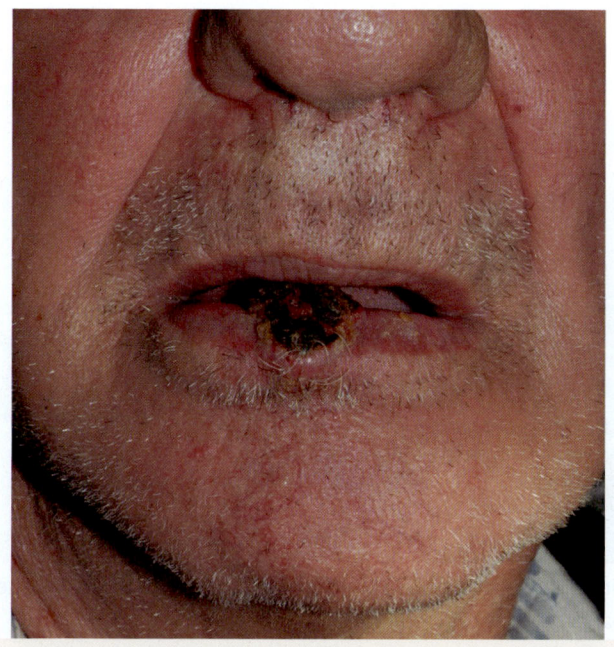

⌃ Carcinoma espinocelular avançado: tumoração infiltrada e ulcerada. Presença, ao lado, de uma lesão superficial e queratósica, diagnosticada como um carcinoma superficial incipiente. O lábio inferior é difusamente lesado (queilite actínica), não sendo rara a ocorrência de mais de um tumor.

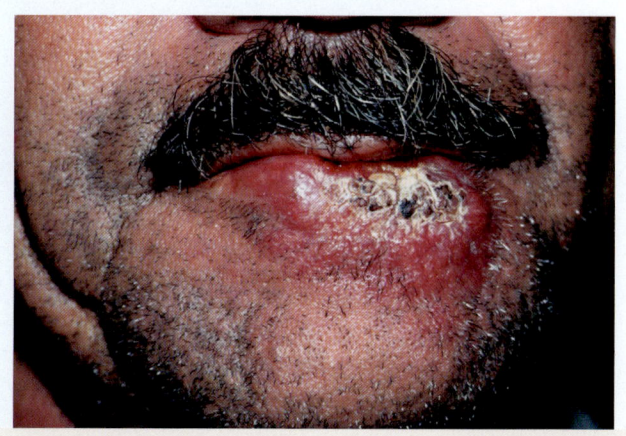

⌃ Carcinoma espinocelular avançado: tumoração infiltrada e ulcerada e presença de uma área queratósica sobre a lesão.

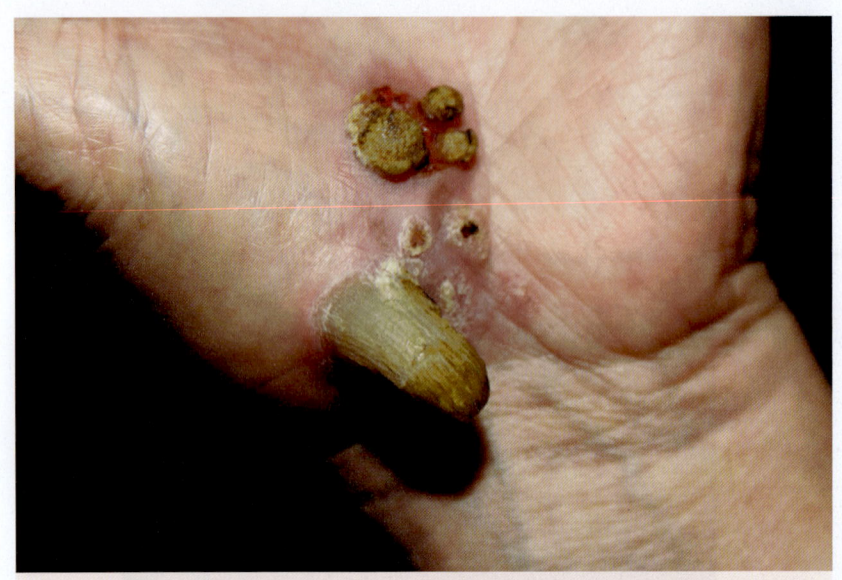

∧ Carcinoma verrucoso: placa infiltrada com presença de lesões queratósicas formando cornos cutâneos.

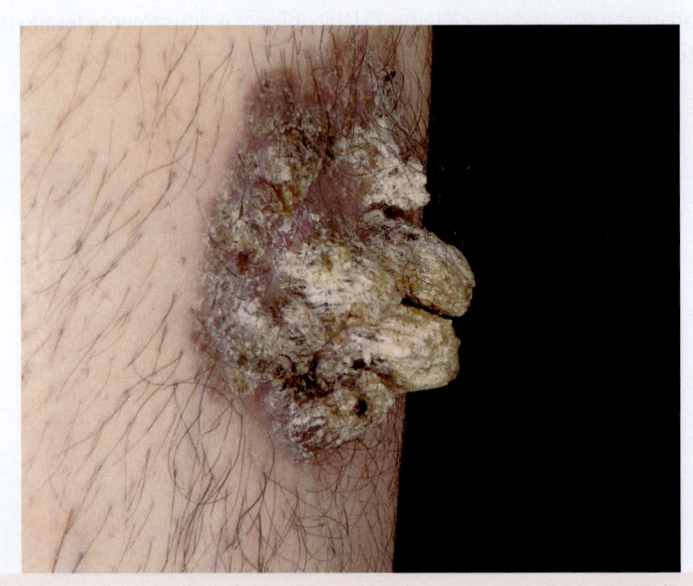

∧ Carcinoma espinocelular verrucoso: áreas verrucosas simulando cornos cutâneos.

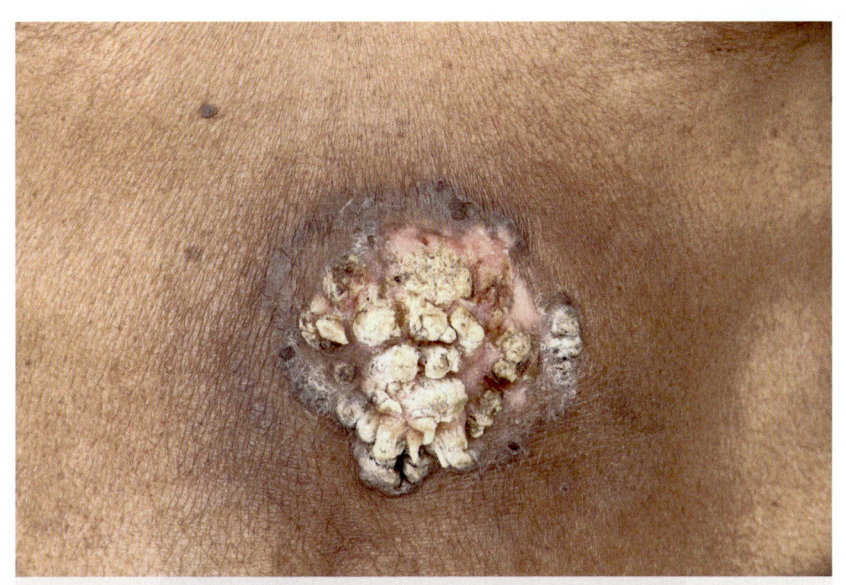

∧ Carcinoma espinocelular verrucoso: placa infiltrada com áreas verrucosas.

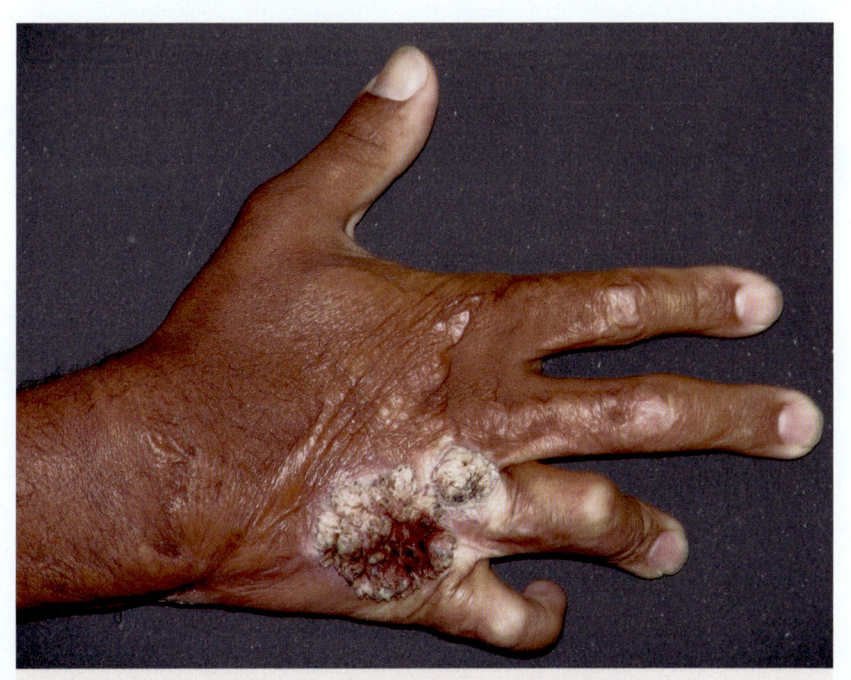

∧ Desenvolvimento de um carcinoma espinocelular sobre cicatriz.

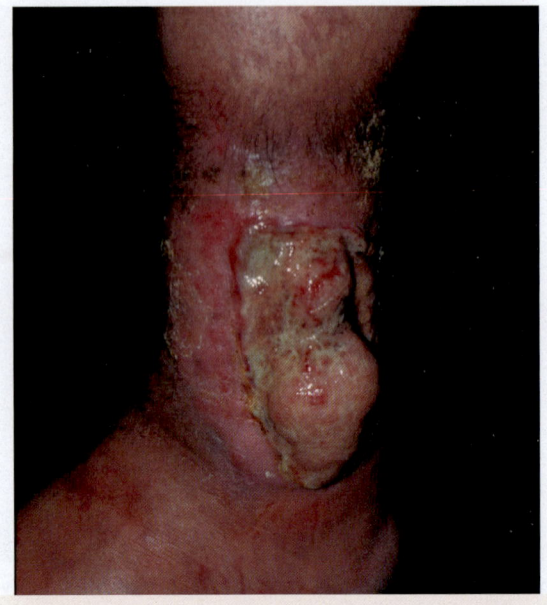

▲ Carcinoma espinocelular: lesão ulceroinfiltrada de características vegetantes.

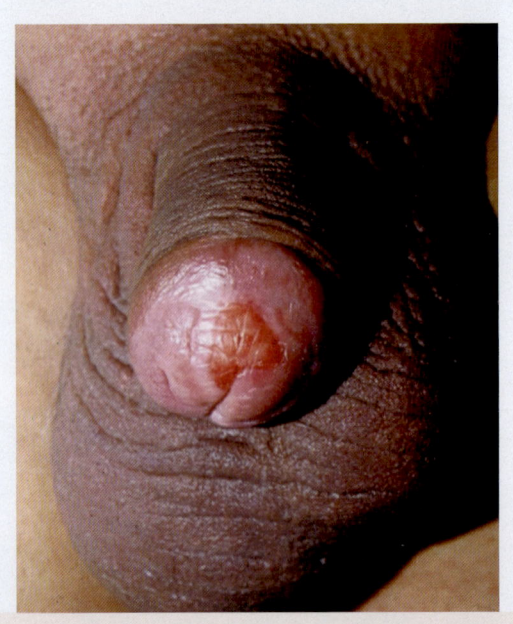

▲ Eritroplasia de Queyrat: placa ligeiramente infiltrada, descamativa de aspecto brilhante.

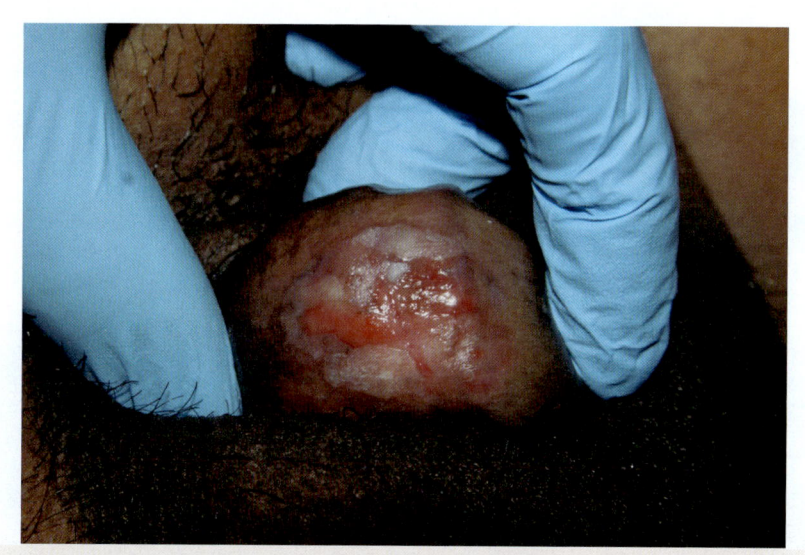

⌃ Eritroplasia de Queyrat: placa ligeiramente infiltrada, descamativa de aspecto brilhante.

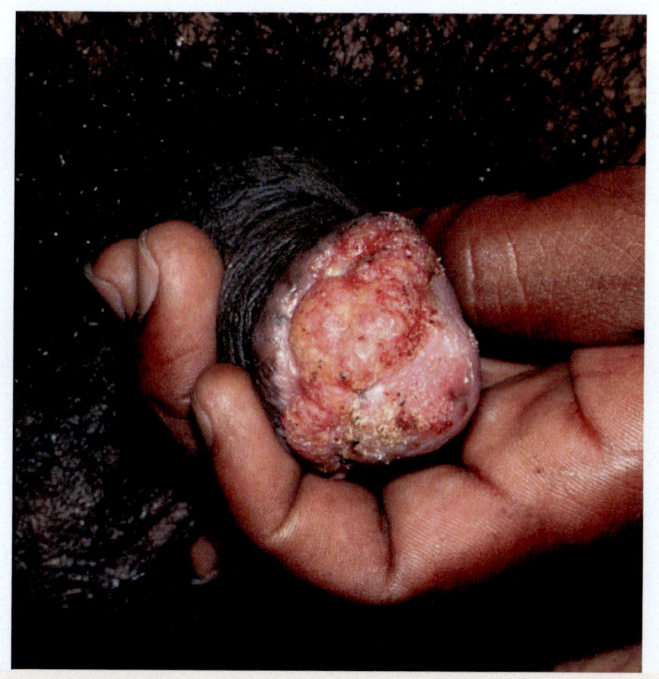

⌃ Carcinoma espinocelular verrucoso do pênis: lesão verrucosa infiltrativa.

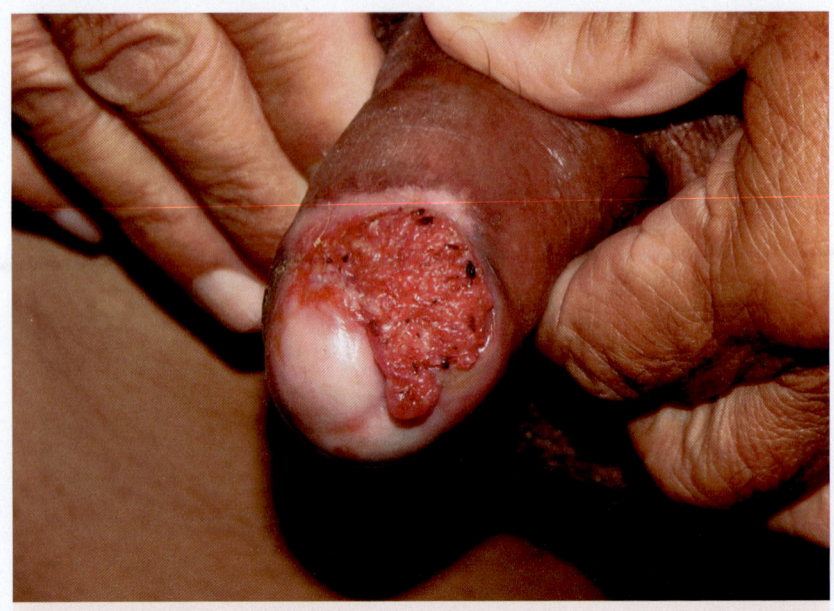

▲ Carcinoma espinocelular verrucoso do pênis: lesão vegetante infiltrativa.

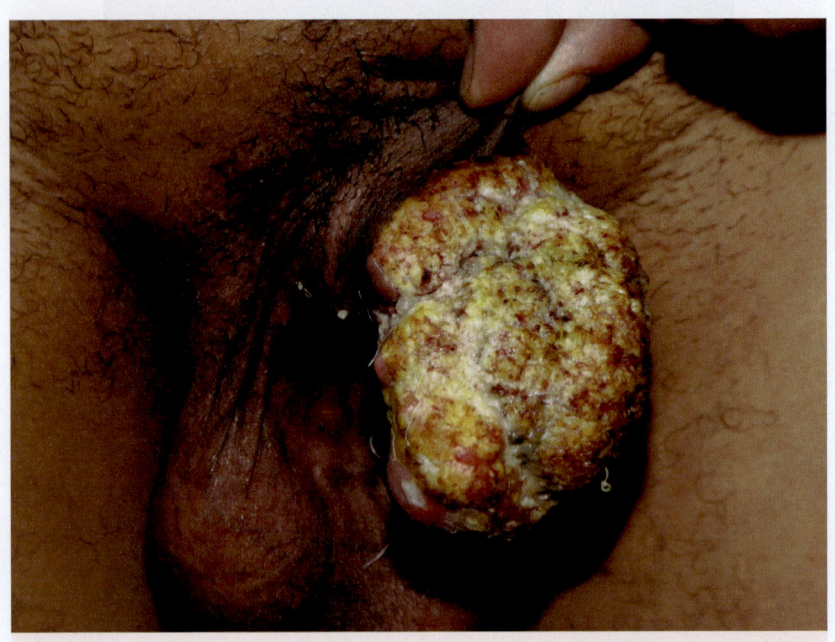

▲ Tumor de Buschke-Loweinstein: carcinoma espinocelular gigante do pênis.

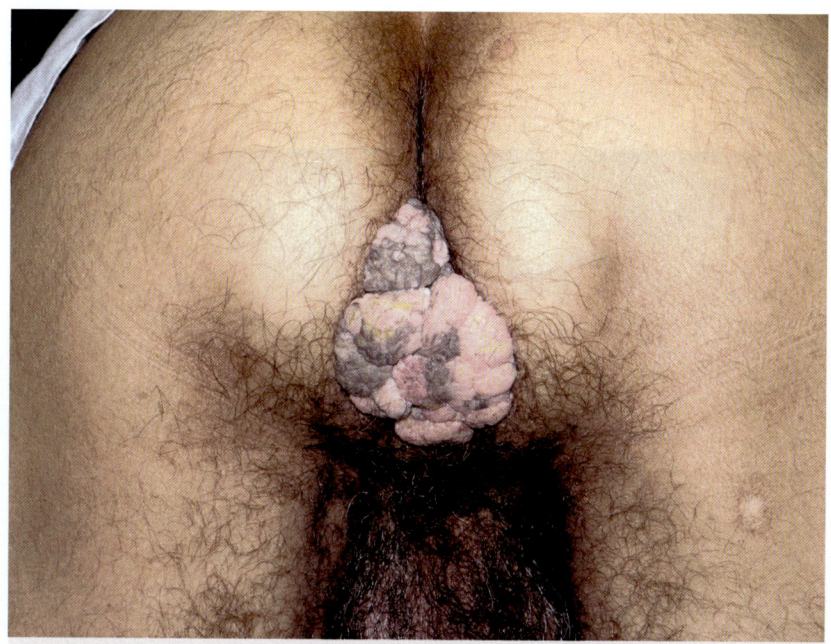

∧ Tumor de Buschke-Loweinstein: lesão vegetante gigante.

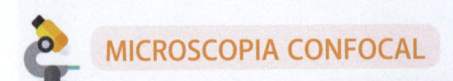

MICROSCOPIA CONFOCAL

∧ A microscopia confocal mostra blocos tumorais na junção dermo-epidérmi-
ca com minituarização dos anéis papilares.

HISTOPATOLOGIA

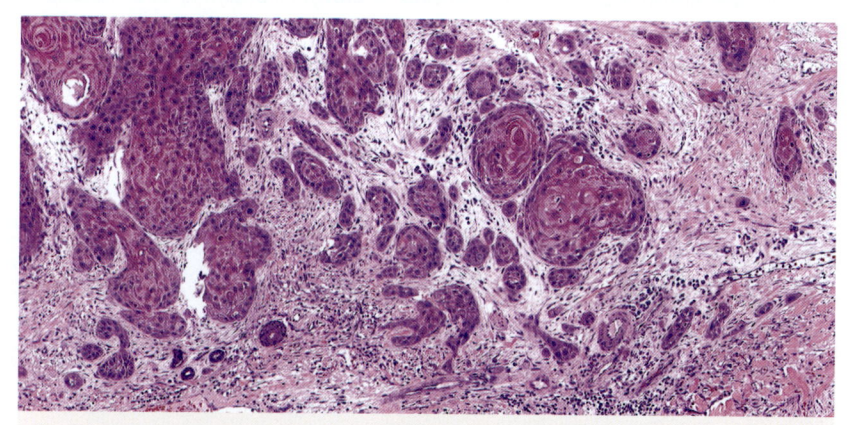

▲ Carcinoma espinocelular: proliferação de queratinócitos atípicos, com tendência à queratinização. Nesta imagem, o tumor é invasivo e infiltra a derme.

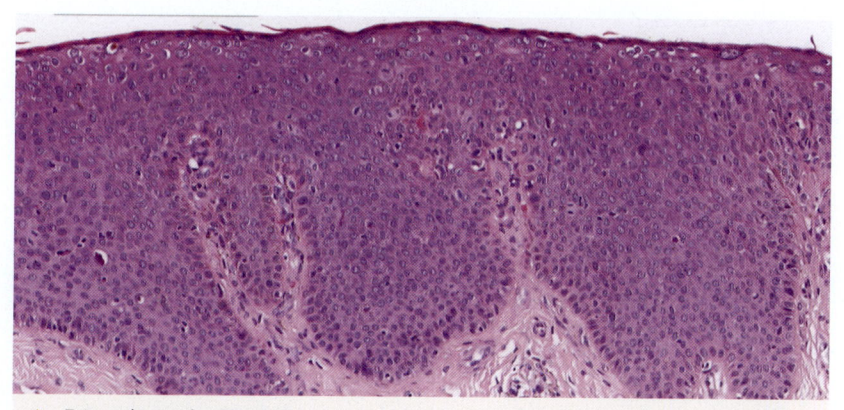

▲ Eritroplasia de Queyrat: atipia dos queratinócitos em toda a espessura do epitélio peniano (glande).

BIBLIOGRAFIA SUGERIDA

1. Alam MA, Armstrong A, Baum C, Bordeaux JS, Brown M, Busam KJ, et al. Guidelines of care for the management of cutaneous squamous cell carcinoma. J Am Acad Dermatol. 2018;78(3):560-578.
2. Combalia A, Carrera C. Squamous cell carcinoma: an update on diagnosis and treatment. Dermatol Pract Concept. 2020;10(3).
3. Howell JY, Ramsey ML. Squamous cell skin cancer. StatPearls Publishing; 2023.

Queratoacantoma

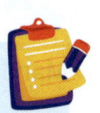

Definição

Queratoacantoma (QA) é um tumor cutâneo comum, de crescimento rápido. Embora com algumas semelhanças com o carcinoma espinocelular cutâneo (clínica e histologicamente), é considerado uma entidade diagnóstica separada. A preocupação mais comum a esse tumor está relacionada à sua posição na fronteira entre malignidade e benignidade.

 EPIDEMIOLOGIA E ETIOPATOGÊNESE

A verdadeira incidência de QA é provavelmente subestimada devido ao diagnóstico incorreto como carcinoma espinocelular, à subnotificação de QA pelos médicos ou à regressão espontânea antes que o diagnóstico possa ser feito. O QA solitário esporádico tem uma incidência pouco relatada e varia de 104 e 150/100.000. Compromete principalmente pessoas de pele clara e danificada pelo sol; seu pico de incidência mudou nos últimos anos da faixa etária de 65 a 71 anos para 50 a 69 anos. Os homens são mais frequentemente afetados do que as mulheres. O risco maior de desenvolver o tumor é após traumas locais (radiações como raio X e ultra, cirurgias, *peelings,* rioterapia, terapia fotodinâmica).

Outros fatores de risco descritos são: imunossupressão iatrogênica (uso de imunossupressores como azatioprina, ciclofosfamida, leflunomid, imunobiológicos) e não iatrogênica, como imunodeficiências e linfomas. Drogas que têm ação no ciclo celular (inibidores do BRAF, inibidores da via *hedgehog*), papilomavírus e carcinógenos como *tars*.

Em contraste com o carcinoma espinocelular comum, presume-se que o QA se origine do folículo piloso. Sua natureza trifásica com fases proliferativa (inicial, crescimento), estabilização (estágio bem desenvolvido) e regressão levou ao conceito de um ciclo capilar que imita a natureza com o QA.

A relação entre resolução do QA e sistema imunológico é ainda controversa e parece depender mais das vias de sinalização Wnt.

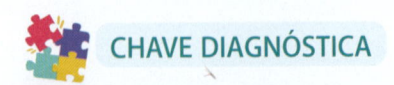 ## CHAVE DIAGNÓSTICA

Manifestações clínicas

- QA solitário: é o tipo mais comum, surgindo como pápulas minúsculas que evoluem em nódulos umbilicados, bem circunscritos, em forma de cúpula ou botão, com um tampão hiperqueratótico central (semelhante a um vulcão). Podem variar de alguns milímetros até mais de 20 cm nas variantes QA *centrifugum et marginatum* e gigante.

  O processo desde a origem até a resolução espontânea geralmente ocorre ao longo de 4 a 6 meses e pode curar com ou sem cicatrizes proeminentes.
- QA múltiplos: são raros e podem ser esporádicos (QA *centrifugum et marginatum*, generalizado eruptivo) ou familiares (tipo Ferguson-Smith ou epitelioma escamoso múltiplo autocurativo).

Exames diagnósticos

O diagnóstico dos QA é baseado em três pontos:

- Apresentação clínica característica de uma lesão crateriforme de rápido desenvolvimento ao longo do curso de semanas a meses.
- Evolução trifásica das lesões que consiste em proliferação, estabilização e regressão.
- Histopatologia de peça adequada com arquitetura intacta. Distinguir um QA de carcinoma espinocelular bem diferenciado depende de diferenças arquitetônicas e citológicas muitas vezes sutis.

Diagnóstico diferencial

O diagnóstico diferencial é feito com outros tumores (carcinoma espinocelular, pilomatricoma exofítico, metástases cutâneas, melanoma amelanótico, linfoma cutâneo), doenças infecciosas (criptococose, cromomicose, esporotricose, tuberculose) e doenças inflamatórias (prurigo nodular, LE hipertrófico, líquen plano hipertrófico).

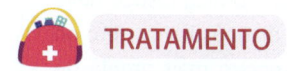 **TRATAMENTO**

Lesão solitária

- Aguardar para ver se o QA regride espontaneamente é questionável, a menos que já estejam presentes sinais claros de involução, pois não se pode prever o tamanho final da lesão que pode atingir vários centímetros antes de regredir.
- Sempre que possível, o tratamento cirúrgico é um regime padrão-ouro com excisão fusiforme de espessura total, proporcionando bom resultado estético e uma amostra ideal para o patologista.
- Cirurgia micrográfica de Mohs é desejável para QA grandes (incluindo QA centrífugo) e/ou aqueles em áreas cosmeticamente sensíveis.
- Curetagem profunda de um QA inteiro nos casos de pequenas lesões.
- Quimioterapia intralesional com metotrexato, 5FU, bleomicina ou interferons.

Vários QA

- Medicações sistêmicas:
  - Acitretina ou outros retinoides (0,5 a 1,0 mg/kg de acitretina).
  - Citostáticos sistêmicos (metotrexato, 5-fluorouracil, ciclofosfamida).
  - Erlotinibe (inibidor do receptor do fator de crescimento epidérmico.

Outros tipos de terapia

- *Laser* ablasivo, crioterapia, radioterapia, terapia fotodinâmica.

PÉROLAS CLÍNICAS

Os casos raros de QA que evoluíram para carcinoma espinocelular (CEC) ou que se comportaram como tumores malignos mudaram a perspectiva clínica do QA que deve ser considerado como uma entidade separada, com aparência clínica e curso distintos. A clara diferenciação histopatológica entre carcinoma espinocelular e QA apoiam o conceito da peculiaridade e importância do QA como diagnóstico preciso. No QA, o diagnóstico deve ser baseado na correlação clínica e patológica. Um diagnóstico correto de QA evita tratamentos agressivos e fornece um espectro mais amplo de abordagens de tratamento do que aquelas recomendadas para vários tipos de CEC.

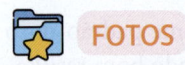 FOTOS

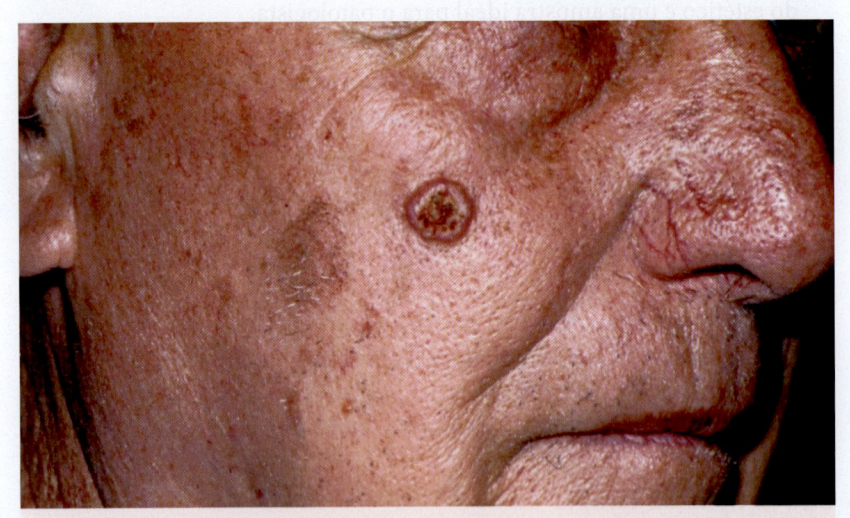

⋀ Queratoacantoma isolado: lesão nodular com borda infiltrada e tampão hiperqueratósico central.

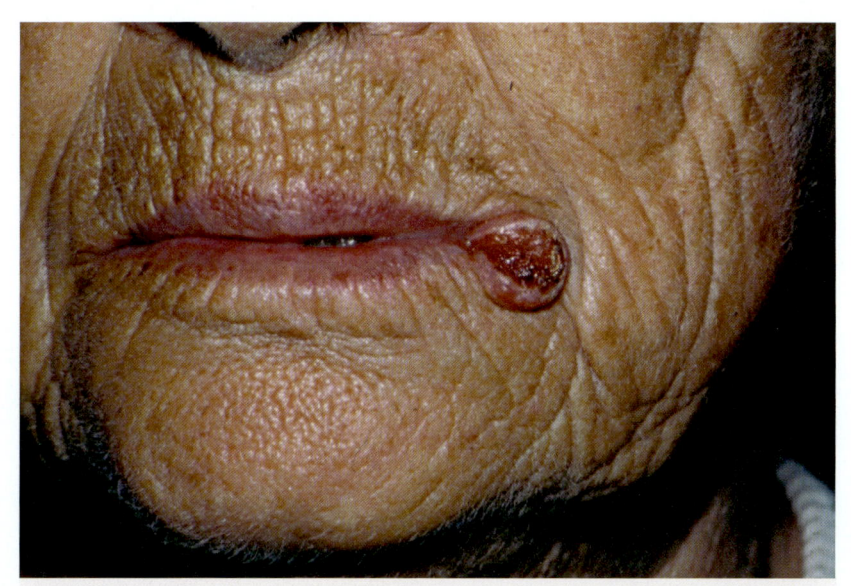

^ Queratoacantoma isolado: lesão nodular que se assemelha a um vulcão.

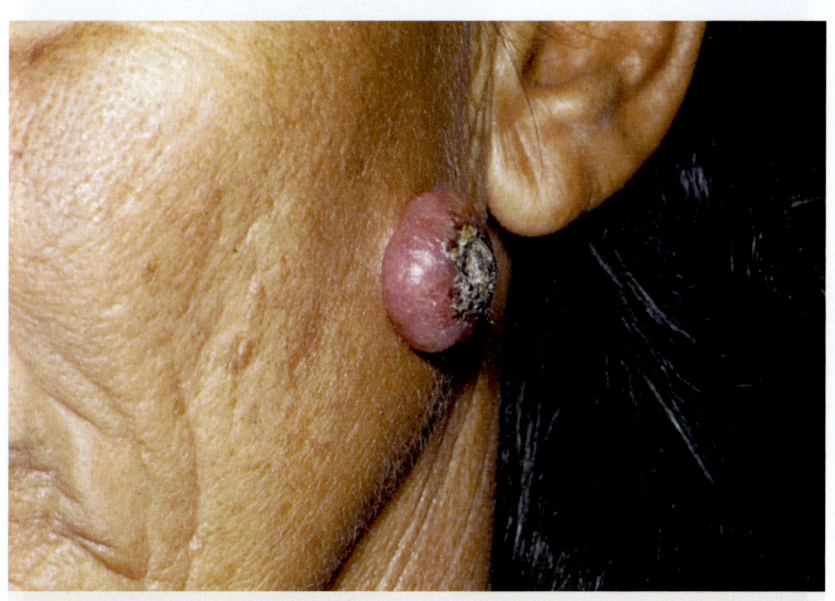

^ Queratoacantoma isolado: lesão típica.

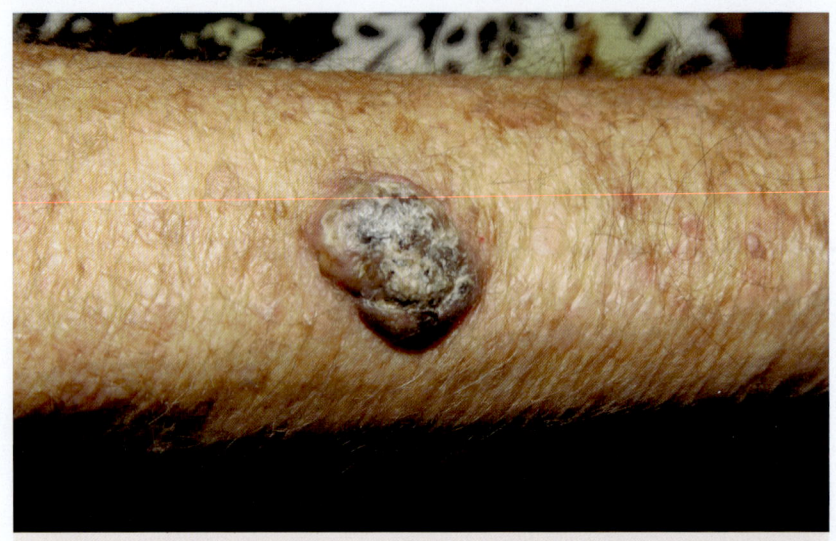

▲ Queratoacantoma isolado: lesão maior, mas com as mesmas características.

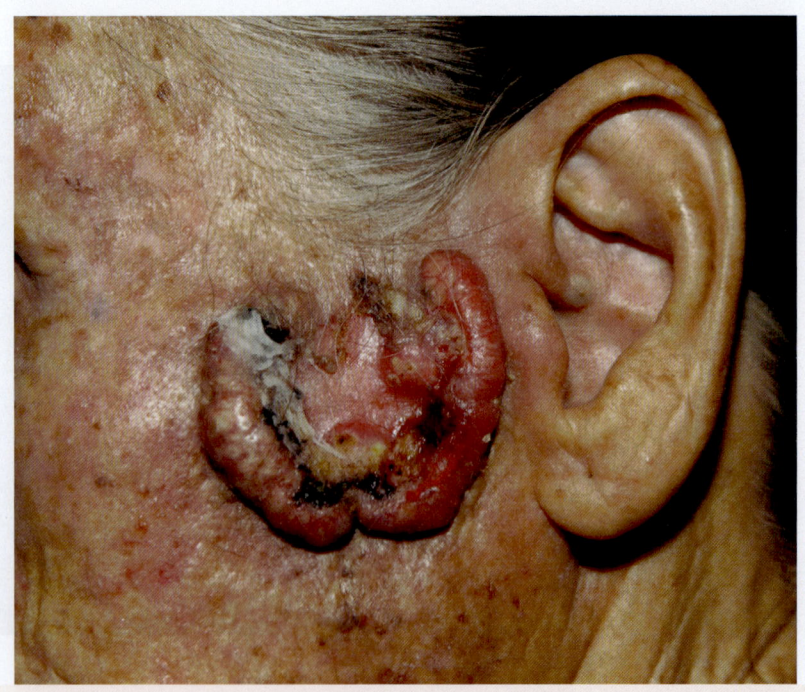

▲ Queratoacantoma isolado gigante da face.

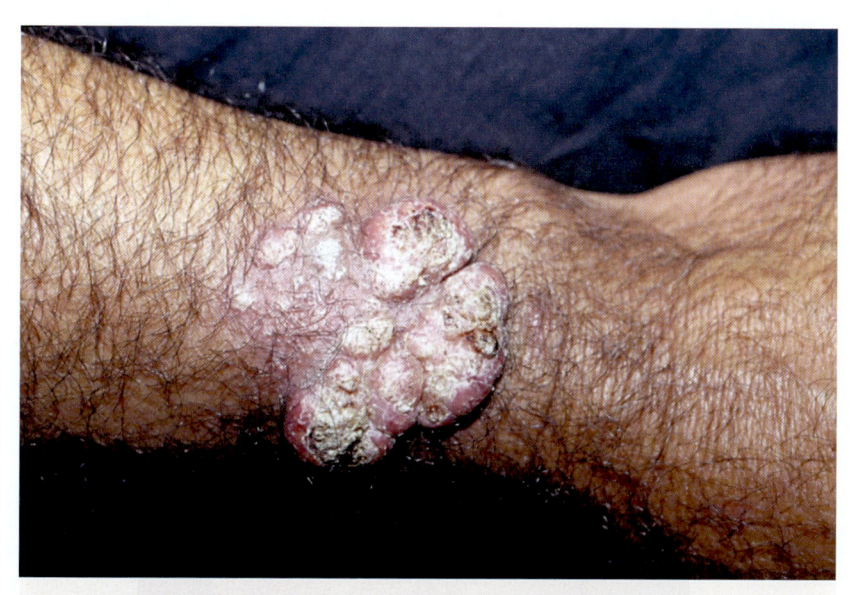

∧ Queratoacantoma múltiplo (*centrifugum et marginatum*).

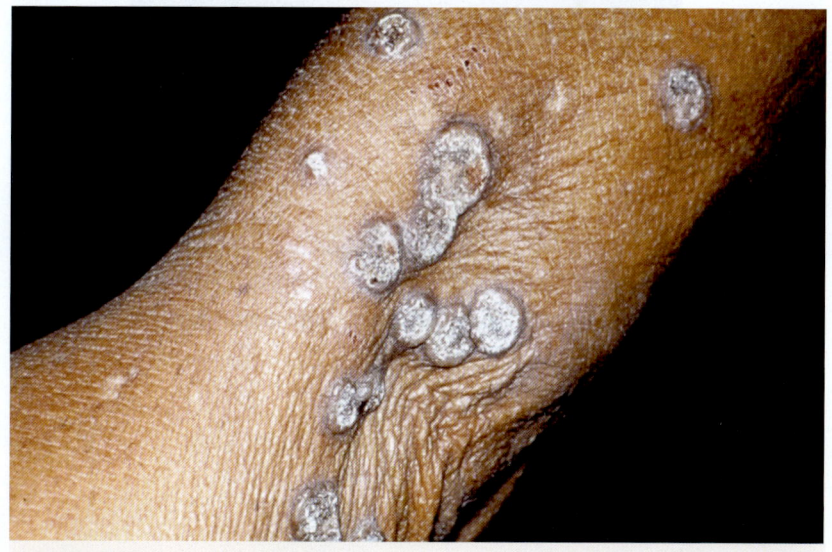

∧ Queratoacantoma múltiplo.

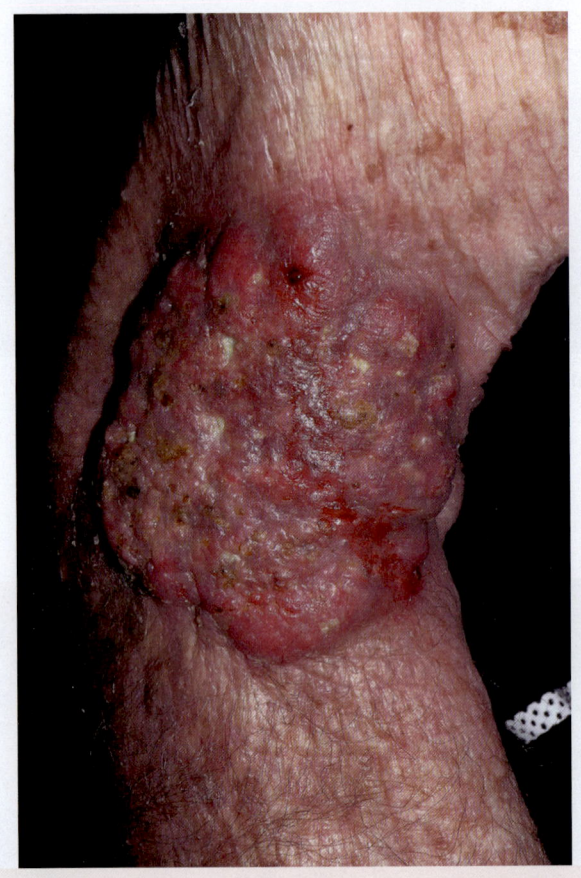

▲ Queratoacantoma múltiplo (*centrifugum et marginatum*) gigante.

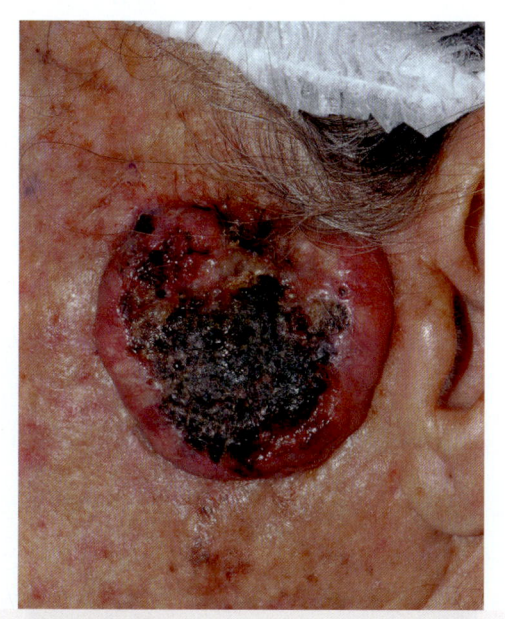

⋀ Queratoacantoma gigante antes do tratamento.

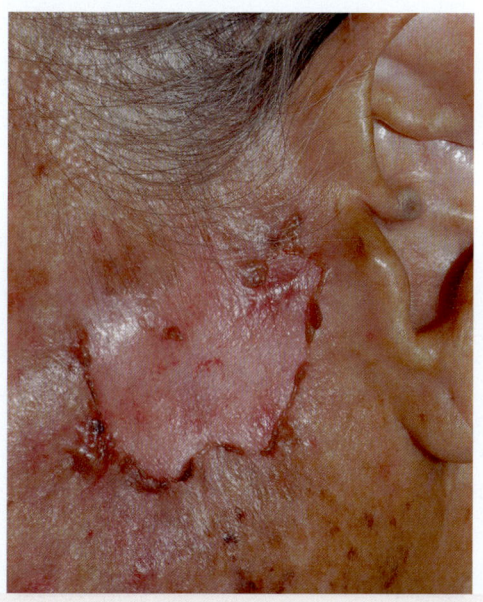

⋀ Queratoacantoma gigante depois do tratamento com metotrexato injetável.

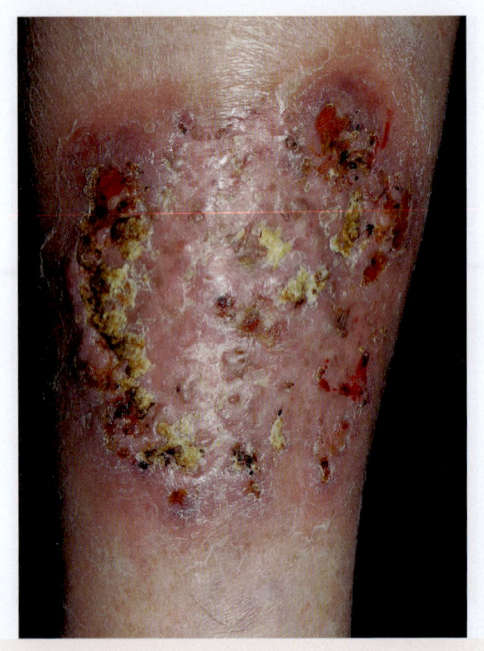

⌃ Queratoacantoma centrífugo marginado antes do tratamento.

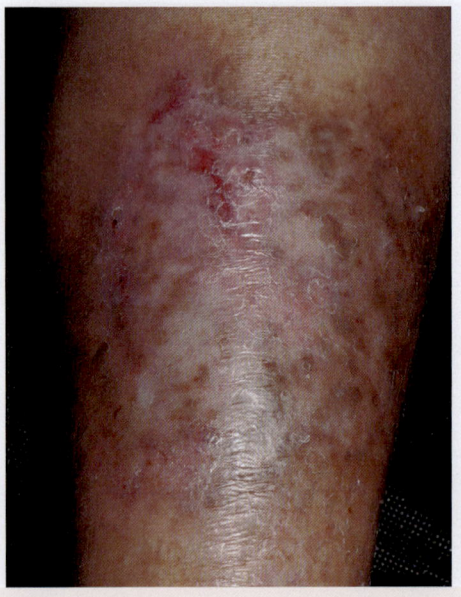

⌃ Queratoacantoma centrífugo marginado depois do tratamento com meto-trexato injetável.

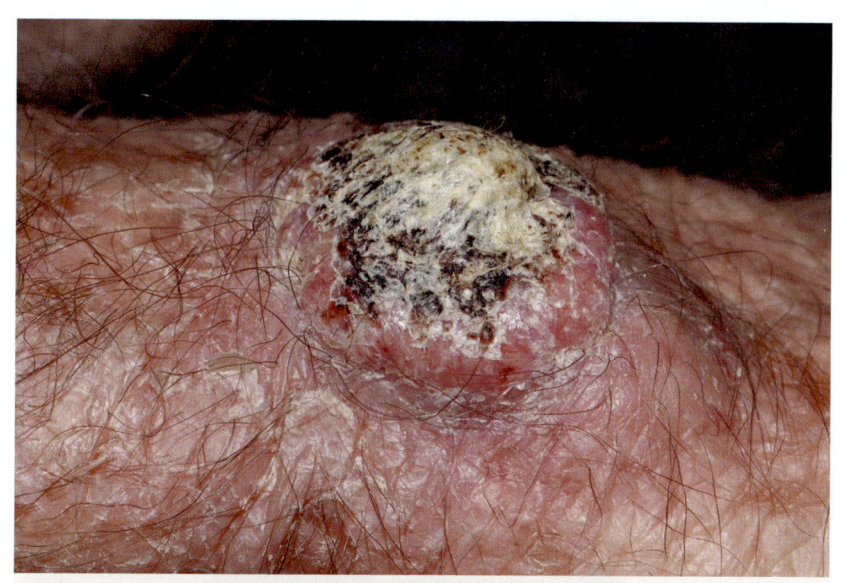

▲ Queratoacantoma antes do tratamento.

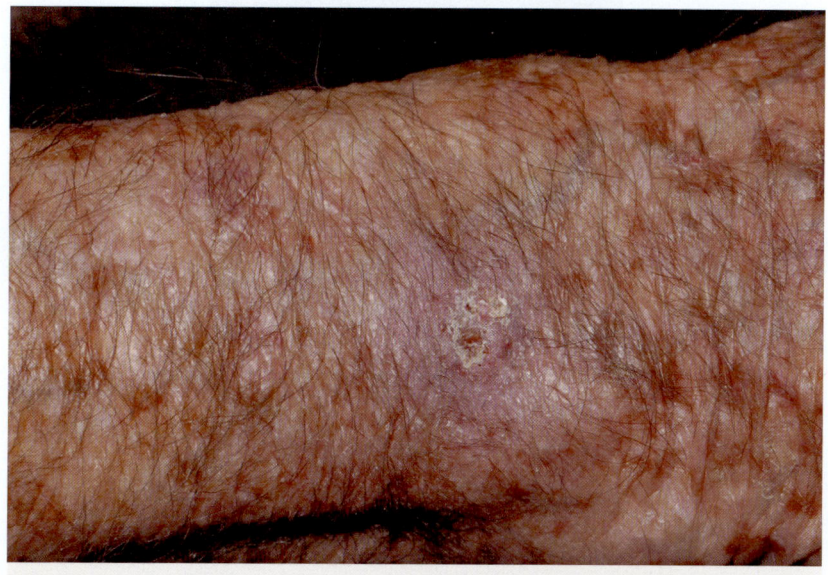

▲ Queratoacantoma depois do tratamento com metotrexato injetável.

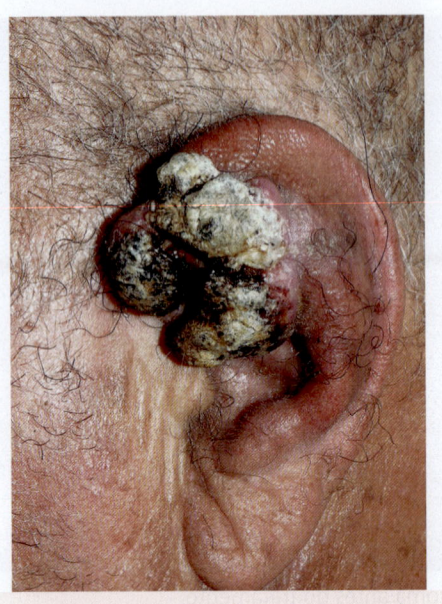

▲ Queratoacantoma confluente antes do tratamento.

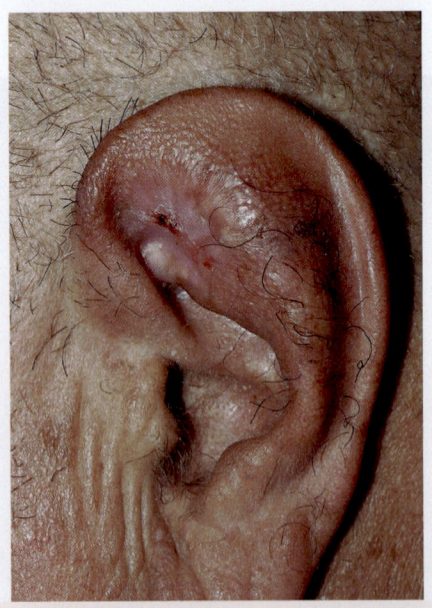

▲ Queratoacantoma confluente depois do tratamento com metotrexato injetável.

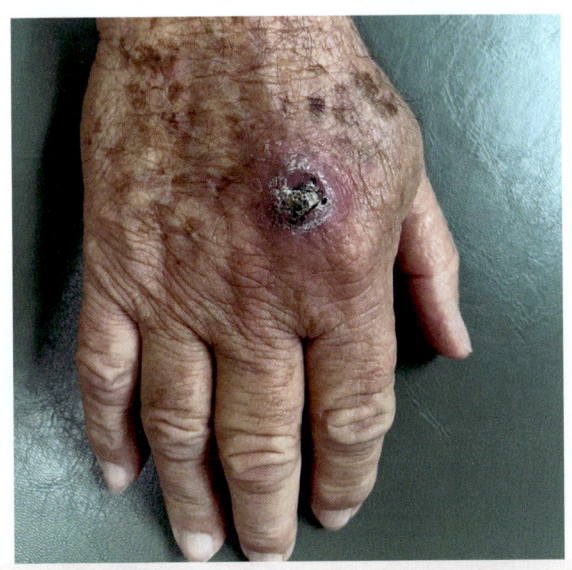

⌃ Queratoacantoma: lesão crateriforme de crescimento rápido no dorso da mão (cortesia Dr. João Avancini).

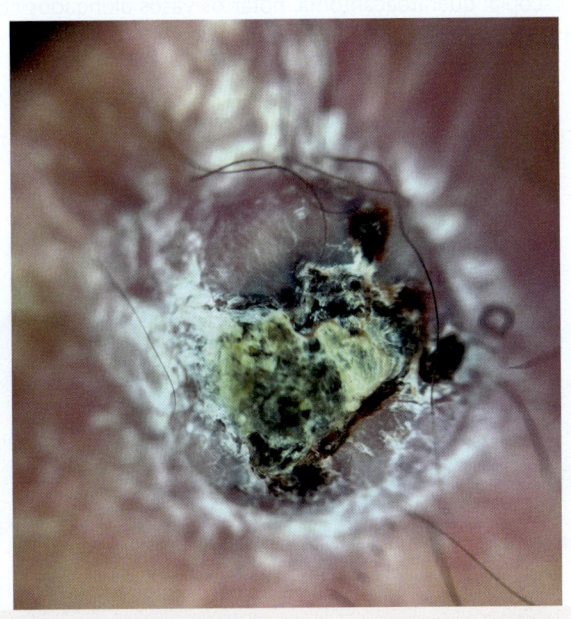

⌃ Dermatoscopia: queratoacantoma, tumoração com ulceração e tampão córneo (cortesia Dr. João Avancini).

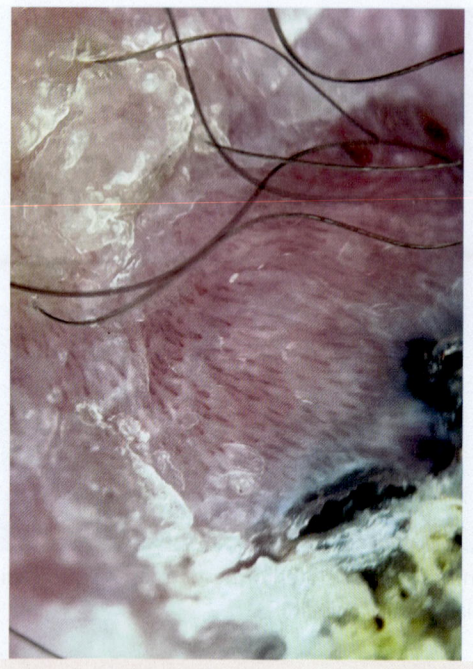

⋀ Dermatoscopia: queratoacantoma, notar os vasos alongados com formato de grampo (cortesia Dr. João Avancini).

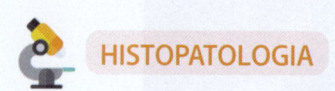

HISTOPATOLOGIA

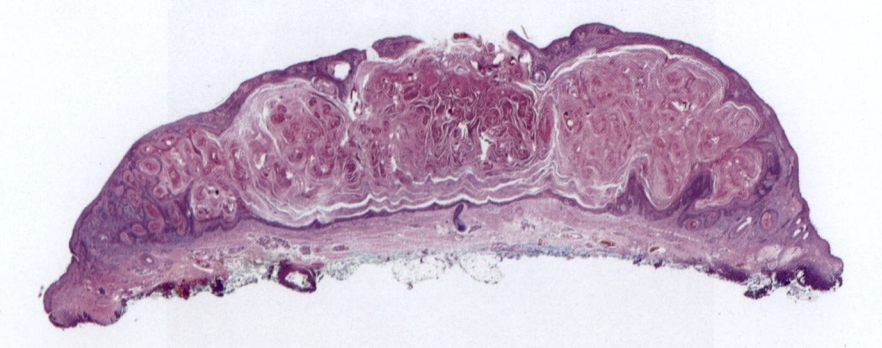

⋀ Queratoacantoma: tumor de células escamosas, bem diferenciado, de arquitetura crateriforme.

BIBLIOGRAFIA SUGERIDA

1. Kwiek B, Schartz RA. Keratoacanthoma (KA): an update and review. J Am Acad Dermatol. 2016;74(6):1220-33.
2. Tisack A, Fotouhi A, Fidai C, Friedman BJ, Ozog D, Veenstra J. A clinical and biological review of keratoacanthoma. Br J Dermatol. 2021;185(3):487-498.
3. Vlaeson M, Pandeya N, Dusingize JC. Assessment of incidence rate and risk factors for keratoacanthoma among residents of Queensland, Australia. JAMA Dermatol. 2020;156(12):1324-1332.

6

Melanoma

Definição

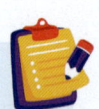

O melanoma (MM) é a neoplasia maligna proveniente dos melanócitos potencialmente fatal, quando não diagnosticado nos estágios iniciais da doença. A incidência estimada mundialmente tem crescido consideravelmente nos últimos 50 anos, sobretudo nas populações de pele clara.

O principal fator de risco relacionado ao surgimento desse tumor é a exposição solar, sobretudo queimaduras na infância e na adolescência.

 ## EPIDEMIOLOGIA E ETIOPATOGÊNESE

A taxa estimada de incidência de melanoma varia de acordo com a região do país, sendo as mais altas no sul e sudeste.

Apesar de representar apenas 1% dos cânceres de pele, o melanoma é responsável por mais de 80% das mortes relacionadas aos tumores cutâneos.

A sobrevida em 5 anos foi de 93,3%, sendo 99,4% para estágio I-II, 68% para estágio III e 29s8% para IV. Somente 4% dos diagnósticos são feitos no estágio IV e 83% nos I-II.

Fatores de risco

A exposição à radiação ultravioleta (UV) é o principal fator de risco para melanoma. No entanto, este pode sofrer influência de outras variáveis, como fototipo e herança genética. A radiação UV induz fotoprodutos de DNA chamados dímeros de timidina, que podem causar erros na replicação de DNA.

Até 10% dos pacientes com melanoma têm história familiar positiva, apesar de síndromes genéticas serem raras. Traços fenotípicos herdados podem ser responsáveis por tal porcentagem, como a capacidade de bronzeamento *versus* eritema em resposta à luz solar.

O número total de nevos, presença de múltiplos nevos atípicos clinicamente e antecedente de nevo displásico também são preditores diretos para o melanoma. No entanto, a maior parte dos melanomas surgem "*de novo*", ou seja, sem nevos preexistentes associados. Nevos melanocíticos congênitos (NMC) gigantes (> 40 cm) conferem um risco aumentado para o melanoma.

Mutações genéticas

A investigação das mutações genéticas associadas ao tumor é importante para compreender sua carcinogênese e para o desenvolvimento de terapias-alvo mais eficazes no tratamento da malignidade.

As mutações da via da *mitogen-activated protein kinase* (MAPK) são as mais relacionadas à patogênese do melanoma. Em especial, a mutação BRAF V600E que pode estar presente em 37-50% dos melanomas.

Atualmente, estudos brasileiros mostram uma prevalência de mutações na região promotora TERT (*telomerase reverse transcriptase*) comparável à de BRAF. Essa mutação está associada a um pior prognóstico e ainda não há terapias-alvo em uso para o tratamento de melanoma.

Outras mutações vistas no melanoma são, em ordem de maior frequência: *NRAS, KIT* e *PDGFRA*. Desses, os melanomas que têm menor associação com a radiação UV, como o lentiginoso acral e de mucosas, têm mais frequentemente mutações no oncogene *KIT*. A mutação do *PDGFRA* é mais frequente em fototipos mais altos.

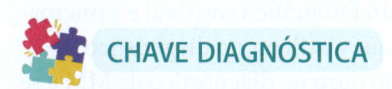 **CHAVE DIAGNÓSTICA**

Manifestações clínicas

O MM apresenta-se como uma tumoração cutânea pigmentada e possui vários subtipos clínicos.

- Melanoma extensivo superficial: mais comum e bastante relacionado com exposição solar intermitente aguda.
- Melanoma lentiginoso acral: mais comum em indivíduos de fototipo mais alto, nas palmas, plantas e leito ungueal, sem muita relação com exposição ao sol.
- Lentigo maligno e lentigo maligno melanoma: mais comum em pacientes idosos, em áreas fotoexpostas, sendo relacionado principalmente à exposição solar crônica. Representa os subtipos de crescimento horizontal lento.
- Melanoma nodular: tipo de crescimento predominantemente vertical e, por isso, tende a ter pior prognóstico.
- Melanoma amelanótico, que perde a principal característica dos melanomas, a pigmentação. Geralmente se apresenta como lesão rósea inespecífica que faz diferencial com carcinomas, lesões inflamatórias e até angiomas ou verrugas.
- Melanoma desmoplásico, mais indiferenciado e agressivo, e clinicamente também pode ser hipopigmentado, dificultando o diagnóstico precoce da doença.

Exames diagnósticos

O diagnóstico é realizado por meio do exame clínico.

ABCDE

Este é o algoritmo clínico clássico para detecção de melanoma. Tem boa aplicação para o público geral pelo seu fácil entendimento. Embora não sendo infalível, auxilia no diagnóstico clínico. A sigla representa cinco características em que, se um estiver presente, o diagnóstico de melanoma deve ser considerado. São elas: *A*: assimetria; *B*: bordas irregulares; *C*: coloração mista; *D*: diâmetro > 6 mm; *E*: evolução (presença de mudanças).

A dermatoscopia digital, o mapeamento fotográfico corporal e a microscopia confocal são exames não invasivos que auxiliam no diagnóstico.

O exame anatomopatológico é o padrão ouro no diagnóstico da MM e se caracteriza por neoplasia assimétrica e mal delimitada formada por células melanocíticas que variam de forma e tamanho. Por vezes se faz necessário o uso da imuno-histoquímica para confirmação diagnóstica (S100, Melan-A, HMB-45).

Na análise histológica, informações importantes que devem constar no laudo, pois auxiliam na conduta terapêutica e no prognóstico do tumor: índice de Breslow (medida da espessura do tumor calculado a partir da camada granulosa da epiderme até a maior profundidade encontrada), nível de Clark, número de mitoses por campo, presença de ulceração, presença de microssatelitose, presença de invasão angiolinfática, presença de invasão neural e presença de infiltrado inflamatório (Brisk).

Por ser um tumor muito agressivo, o estadiamento por meio de exames de imagens tem indicação precoce.

Diagnóstico diferencial

O MM faz diagnóstico diferencial com as tumorações pigmentadas da pele, como queratose seborreica, carcinoma basocelular pigmentado, nevos pigmentados, carcinoma espinocelular, carcinoma de Merkel e outros.

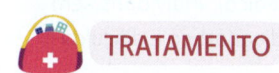 **TRATAMENTO**

O tratamento do melanoma depende diretamente do seu estadiamento. Após a biópsia e a confirmação diagnóstica devemos tomar uma conduta sobre o tumor primário. Se a biópsia foi excisional, com margens livres, deve-se prosseguir para ampliação de margens, retirando-se a cicatriz do tumor primário com margens de acordo com o índice de Breslow:

- *In situ*: 0,5-1 cm de margem.
- Até 1 mm: 1 cm de margem.
- 1-2 mm: 1 a 2 cm de margem.
- ≥ 2 mm: 2 cm de margem.

Antes de prosseguir para a ampliação de margens, deve-se verificar se há indicação de pesquisa de linfonodo sentinela, para estadiamento N. Se comprometido, pode ser realizado o esvaziamento ganglionar.

Pacientes com estágio III têm indicação de terapia sistêmica adjuvante, conforme análise molecular do tumor. Se a pesquisa de mutação do BRAF for negativa, está indicado o uso de imunoterapia com anti-PD1 (nivolumabe ou pembrolizomabe). Se a mutação estiver presente, pode-se considerar terapia-alvo com inibidores de BRAF/MEK (dabrafenibe/trametinibe ou vemurafenibe/cobimetinibe). Inibidores de BRAF devem, sempre que possível, ser usados em conjunto com inibidores de MEK, pois há melhora no perfil de segurança das drogas quando usadas em conjunto.

Em estágio IV com metástases ressecadas pode-se usar Anti-PD1 por 1 ano. Doença disseminada irressecável tem indicação de terapia-alvo, se há mutação no BRAF, ou Anti-PD1 em monoterapia ou nivolumabe associado a um Anti-CTLA4 (ipilimumabe). Se houver metástases cerebrais, o tratamento sistêmico deve ser iniciado somente se não houver sintomas neurológicos e/ou dexametasona. Nesses casos, se não houver mutação BRAF, o Anti-PD1 pode ser usado em conjunto com ipilimumabe.

PÉROLAS CLÍNICAS

Melanoma em idosos têm sido diagnosticados tardiamente. Uma série de fatores explica esse fato: presença em locais anatômicos onde o idoso não enxerga, renda baixa (o que dificulta acesso ao médico), indivíduos sem cuidadores, esposos ou outro que possa auxiliar no diagnóstico e dificuldade no autoexame.

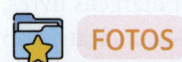 FOTOS

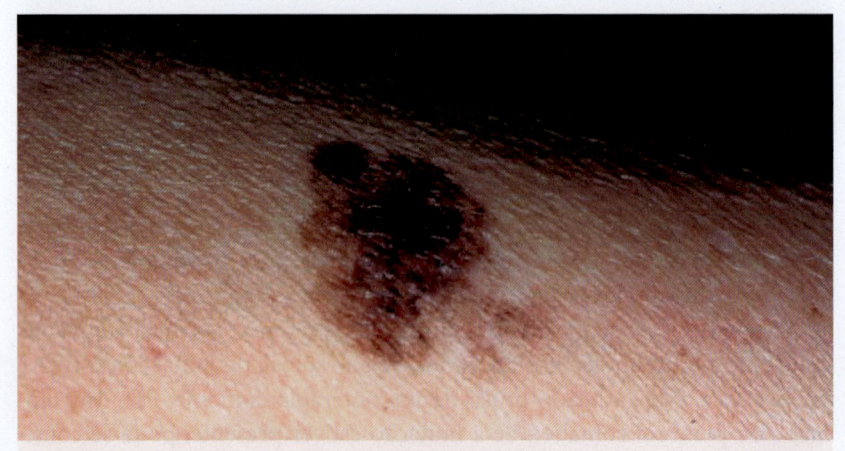

∧ Melanoma extensivo superficial: lesão hipercrômica de bordas e coloração irregulares.

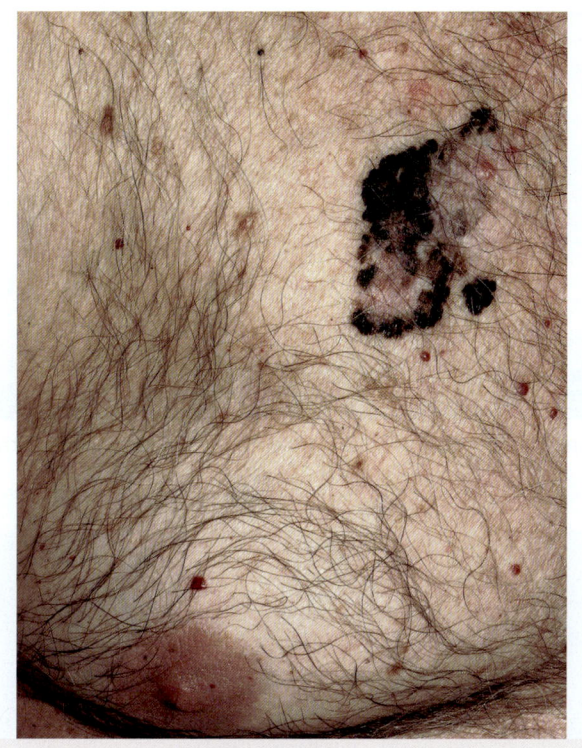

▲ Melanoma extensivo superficial: placa irregular e assimétrica apresentando diversas cores e áreas de regressão (coloração acinzentada).

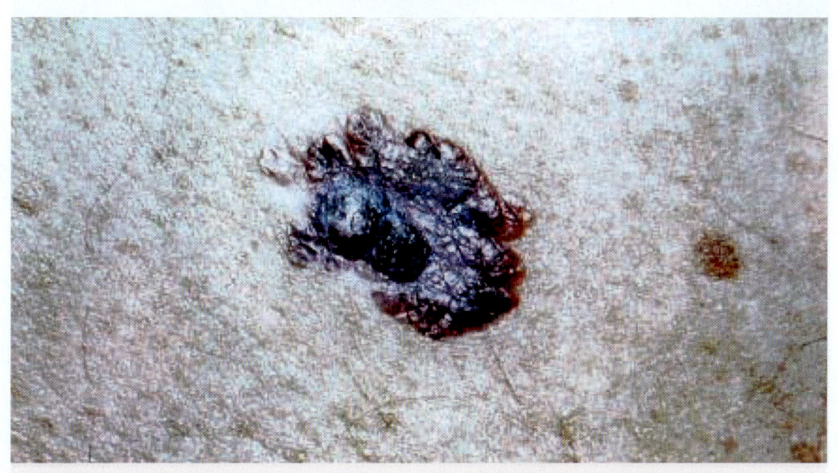

▲ Melanoma extensivo superficial com infiltração tumoral importante.

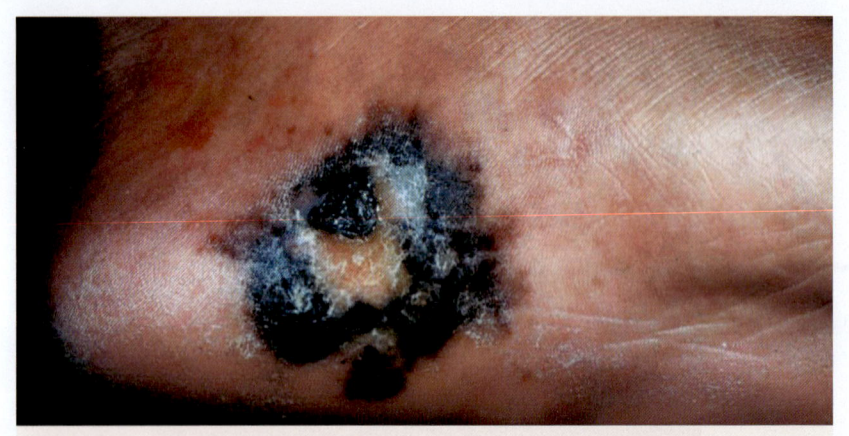

▲ Melanoma acral: placa irregular pigmentada com ulceração central.

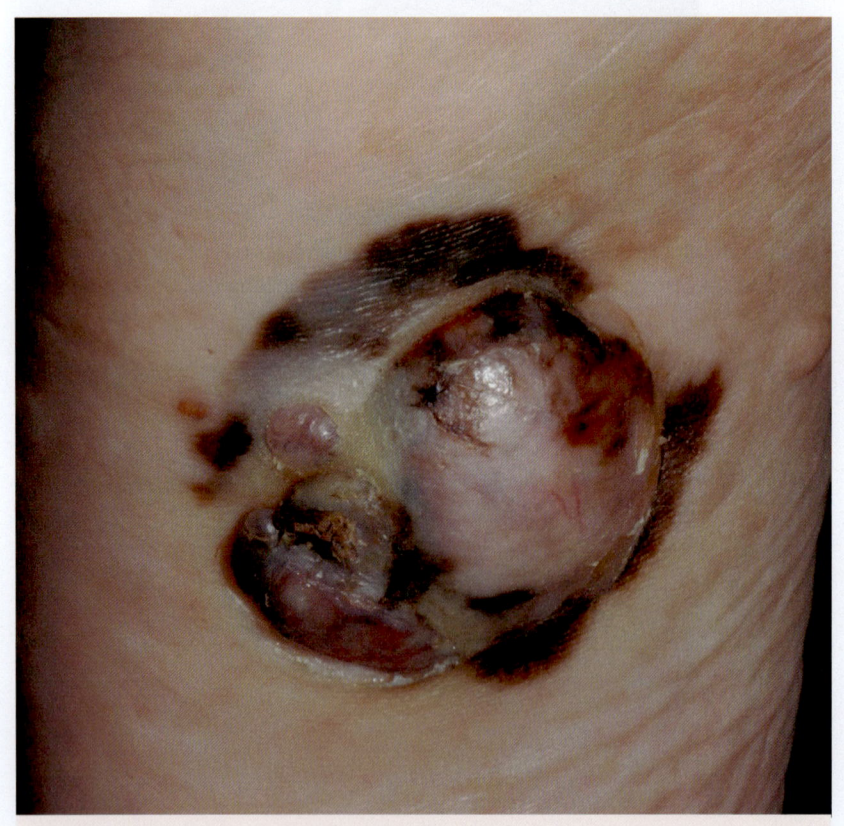

▲ Melanoma acral avançado: tumoração irregularmente pigmentada.

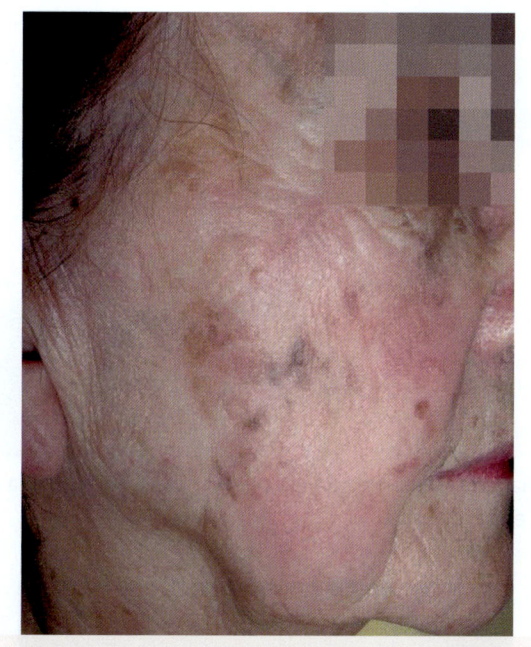

⋏ Lentigo maligno melanoma da face: mácula pigmentada de bordas irregulares e mal delimitadas.

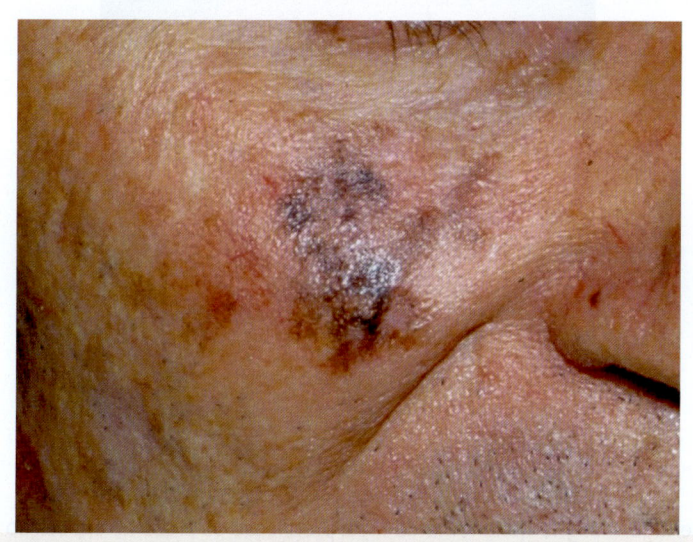

⋏ Lentigo maligno melanoma da face: mácula pigmentada de bordas irregulares e mal delimitadas. Apresentação mais comum no idoso.

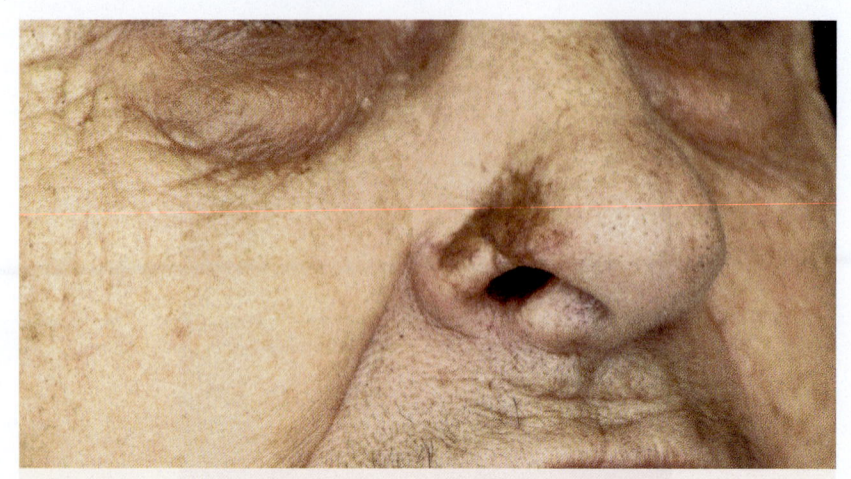

⌃ Lentigo maligno melanoma da asa nasal: mácula pigmentada de bordas irregulares e mal delimitadas.

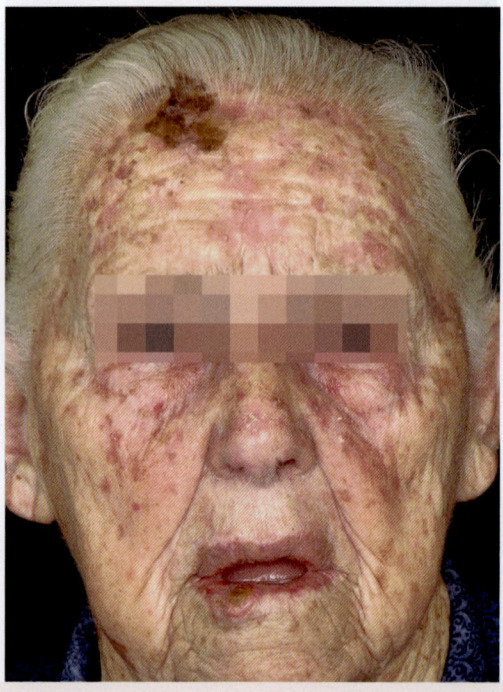

⌃ Lentigo maligno melanoma da face: predileção às áreas de exposição solar e associação com fotoenvelhecimento e carcinoma espinocelular no lábio inferior.

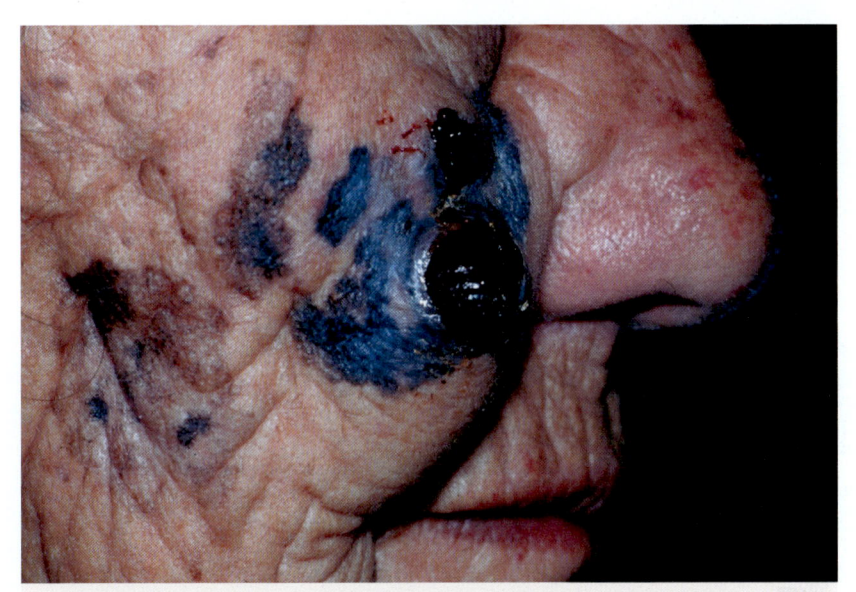

∧ Nódulo pigmentado originado a partir de placa de lentigo maligno.

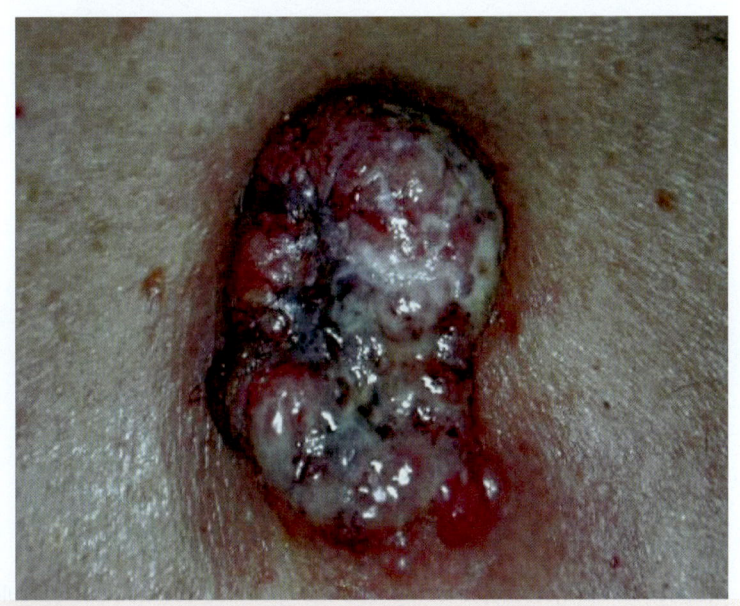

∧ Melanoma nodular amelanótico: tumoração exofítica com perda da pigmentação.

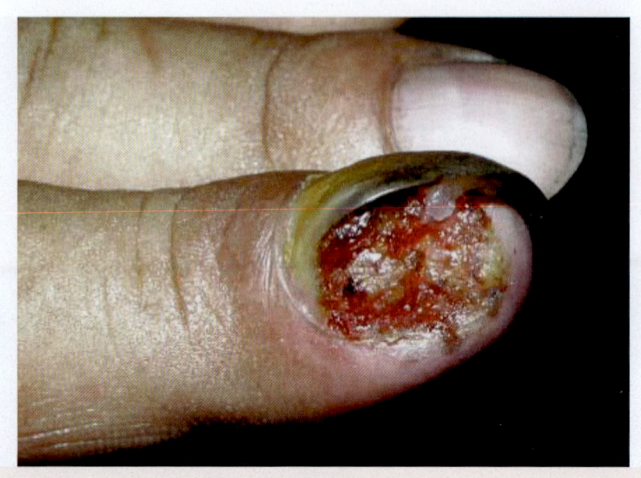

⋀ Melanoma ungueal de difícil diagnóstico.

DERMATOSCOPIA

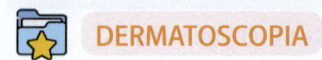

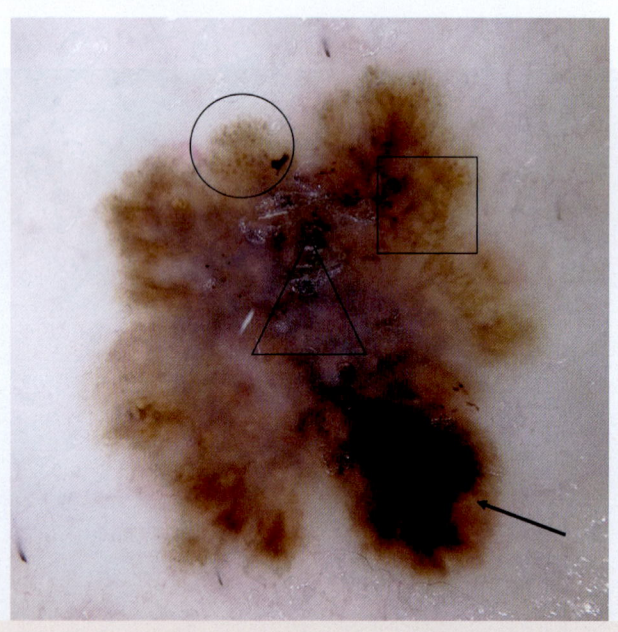

⋀ Melanoma: dermatoscopia demonstrando glóbulos assimétricos (círculo), rede atípica (quadrado), véu branco azulado (triângulo), borrão assimétrico (seta).

MICROSCOPIA CONFOCAL

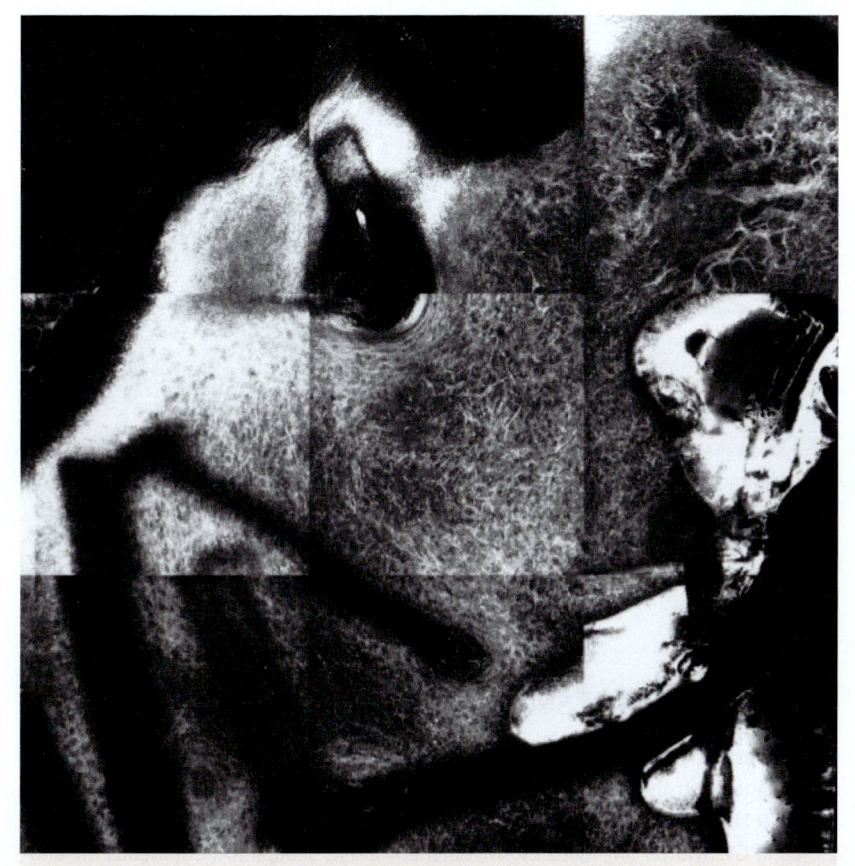

▲ Melanoma: imagem confocal mostrando células dendríticas atípicas e foco de destruição da junção dermoepidérmica.

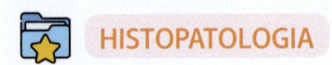 **HISTOPATOLOGIA**

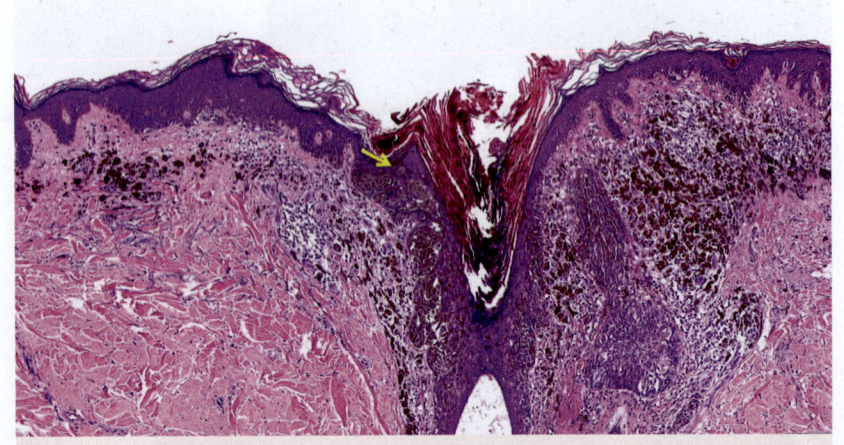

∧ Melanoma *in situ*: proliferação de melanócitos atípicos na epiderme, com ascensão pagetoide (seta amarela) e acometimento do epitélio folicular. Na derme, nota-se extenso derrame pigmentar.

 BIBLIOGRAFIA SUGERIDA

1. Iglesias-Pena N, Paradel S, Tejera-Vaquerizo A, Boada A, Fonseca E. Cutaneous melanoma in the elderly: review of a growing problem. Acta Dermosifiliográficas. 2019;110(6):434-447.
2. Long GV, Swetter SM, Menzies AM, Gershenwald JE, Scolyer RA. Cutaneous melanoma. Lancet. 2023;402(10400):485-502.
3. Swetterbet Al. Guidelines of care for management of primary cutaneous melanoma. J Am Acad Dermatol. 2019;80(1):208-250.

Carcinoma de células de Merkel

Definição

O carcinoma de células de Merkel (CCM) é um tumor maligno de origem neuroendócrina, raro e agressivo, com provável origem nas células de Merkel da pele. Nos últimos anos sua incidência tem aumentado consideravelmente e tornou-se o tumor cutâneo de maior mortalidade depois do melanoma. Esse aumento pode ser explicado pela maior consciência diagnóstica dos médicos, melhores técnicas de diagnóstico pela imuno--histoquímica e aumento do envelhecimento e subsequente senescência imunológica de uma população exposta ao sol.

 EPIDEMIOLOGIA E ETIOPATOGÊNESE

O CCM geralmente afeta idosos, com idade média de diagnóstico entre 75 e 79 anos, mas foram relatados casos de pacientes mais jovens, sobretudo em doentes imunocomprometidos. O CCM ocorre predominantemente em homens com uma proporção homem-mulher de 2:1. A população branca tem um risco 25 vezes maior de CCM, principalmente de cabeça e pescoço. Imunossupressão, como em transplantes, infecção por HIV e malignidades hematológicas, está presente em 10% dos casos e está associada a um pior prognóstico.

A origem exata do CCM ainda permanece desconhecida. A radiação ultravioleta e a infecção pelo poliomavírus de células de Merkel (MCPyV) parecem ser os principais fatores oncogênicos do CCM.

O CCM negativo para MCPyV tem uma alta carga mutacional com danos proeminentes no DNA, com assinatura UV afetando vários oncogenes, e parece ser mais agressivo, com metástases locorregionais ou à distância mais frequentes no momento do diagnóstico e uma sobrevida específica da doença mais reservada.

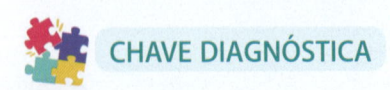

CHAVE DIAGNÓSTICA

Manifestações clínicas

O CCM geralmente se apresenta como uma lesão firme, indolor, nodular ou em forma de placa, da cor da pele a vermelho-violeta, com alta afinidade pela cabeça e pescoço ou extremidades superiores. Lesões de crescimento rápido podem estar associadas a ulceração e necrose. A presença de características clínicas com aparente pouca especificidade clínica comumente leva a atraso no diagnóstico.

Suas características clínicas são auxiliadas pelo acrônimo **A** (*assymptomatic*), **E** (*expanding rapidly*), **I** (*immune suppression*), **O** (*older than 50*), **U** (*UV exposed site*).

Exames diagnósticos

O diagnóstico é realizado através do exame clínico e do exame histopatológico.

O exame anatomopatológico é o padrão ouro no diagnóstico da CCM e se caracteriza pela presença de tumor dérmico composto por células pequenas, arredondadas, basofílicas, com arranjo descrito como em folhas ou trabéculas. De maneira geral, a complementação do exame com painel imuno-histoquímico é necessária.

O exame de quantificação dos anticorpos oncoproteínas do MCPyV faz parte da avaliação de conduta; os casos soronegativos costumam apresentar alto risco de recorrência; títulos ascendentes nos soropositivos comumente indicam possibilidade de recorrência precoce.

Por ser um tumor muito agressivo, o estadiamento através de exames de imagens (ressonância magnética, tomografia computadorizada e PET-SCAN) têm indicação precoce.

Diagnóstico diferencial

O CCM não possui característica bem definida e é confundido com a maioria dos tumores cutâneos, como carcinoma basocelular, carcinoma espinocelular, melanoma, carcinoma sebáceo, linfoma cutâneo, entre outros.

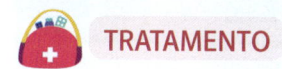

TRATAMENTO

Se o tumor for localizado e ressecável, a melhor opção é a cirurgia convencional com margens amplas ou cirurgia micrográfica; por vezes pode-se fazer uma complementação com radioterapia.

Nos casos de tumores não ressecáveis ou metastático se utiliza a quimioterapia (carboplastina, etoposide, ciclofosfamida, doxorrubicina, vincristina) e imunoterapia com inibidores do *checkpoint* imune, bloqueadores do eixo PD-1, PDL-1 (avelumabe, pembrolizumabe, nivolumabe) e inibidores do mTOR.

PÉROLAS CLÍNICAS

São considerados fatores de risco para metastatização do CCM o tumor ser maior que 2 cm, imunossupressão crônica, transplantados de órgãos sólidos, localização primária na cabeça e pescoço e invasão linfovascular.

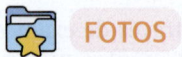

FOTOS

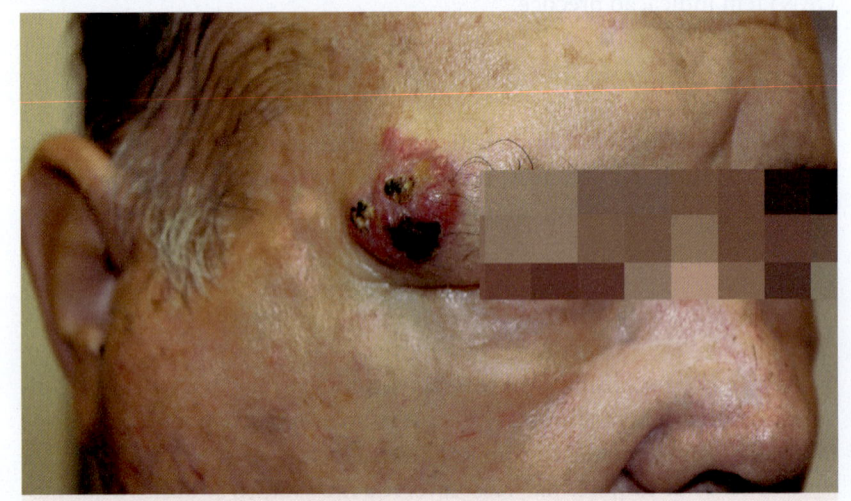

⋏ Carcinoma de células de Merkel: tumoração sem especificidade de difícil diagnóstico.

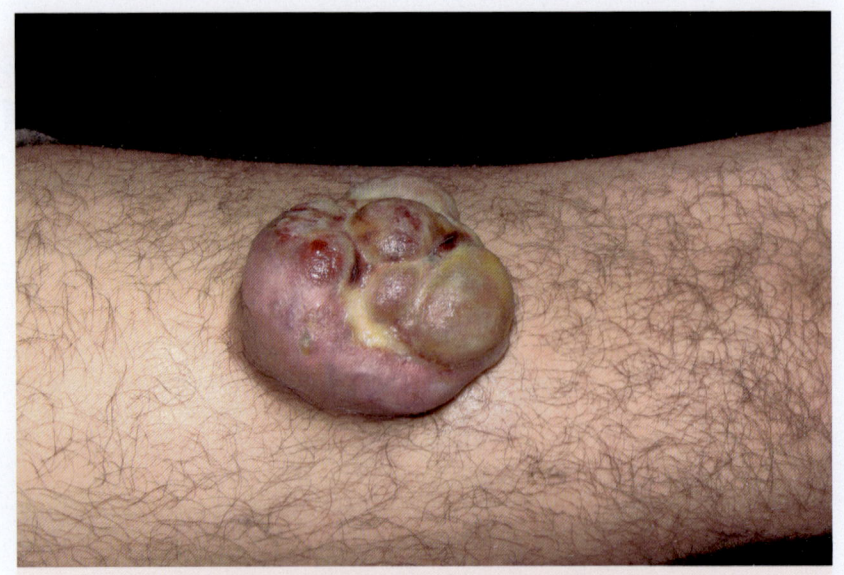

⋏ Carcinoma de células de Merkel: tumoração bosselada e infiltrada.

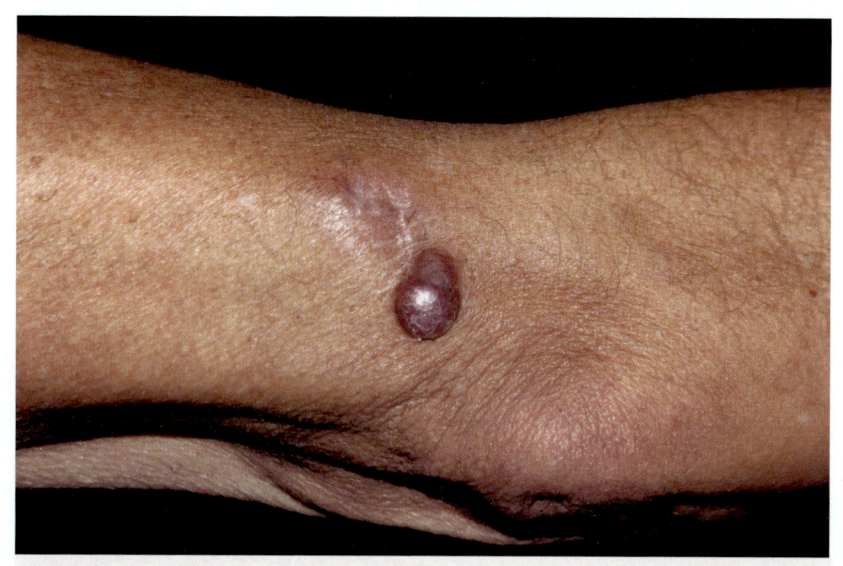

⌃ Carcinoma de células de Merkel: tumoração recidivada em cicatriz de cirurgia prévia.

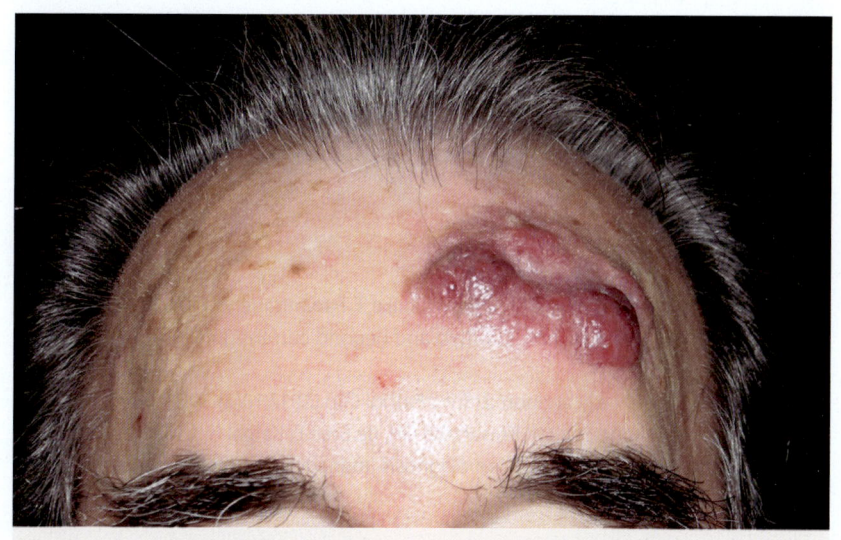

⌃ Carcinoma de células de Merkel: tumoração infiltrada de aspecto eritematoso, bosselado e predileção pela face.

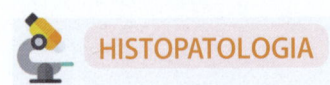

HISTOPATOLOGIA

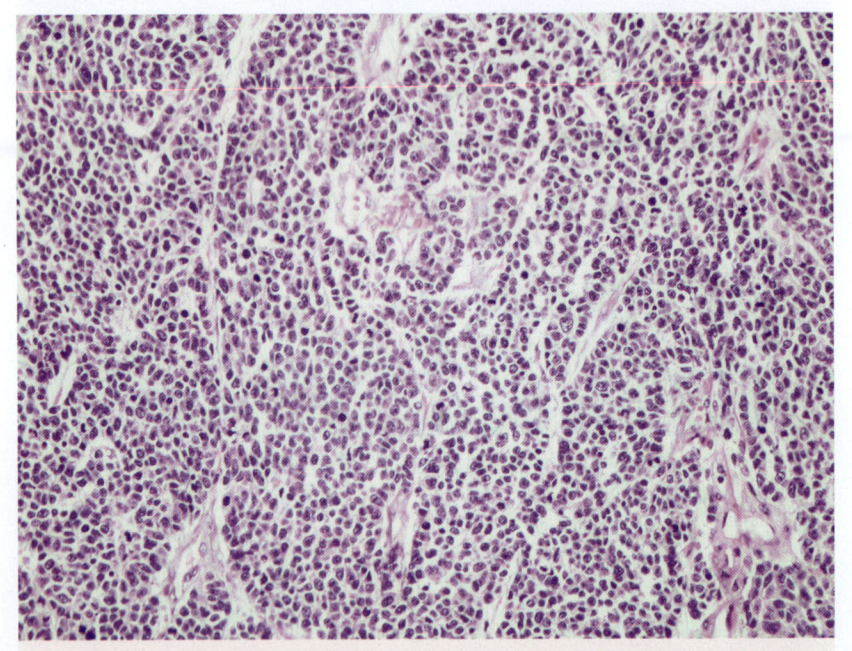

∧ Carcinoma de células de Merkel: neoplasia composta por células pequenas e azuis, atípicas, agrupadas formando cordões, com mitoses frequentes. Estas células em geral exibem imunomarcação para CK20.

BIBLIOGRAFIA SUGERIDA

1. Park SY, Doolittle-Amieva C, Moshiri Y, Akaike T, Parvathaneni U, Bhatia S, et al. How we treat Merkel cell carcinoma: within and beyond current guideline. Future Oncol. 2021;17(11):1363-1377.
2. Pulitzer M. Merkel cell carcinoma. Surg Pathol Clin. 2017;10(2):399-408.
3. Zaggana E, Konstantinou MP, Krasagakis GH, de Bree E, Kalpakis K, Mavroudis D, et al. Merkell cell carcinoma: update on diagnosis, management and future perspectives. Cancers (Basel). 2023;15(1)103.

Angiossarcoma

Definição

Angiossarcoma cutâneo é um tumor raro maligno que se deriva da diferenciação de células endoteliais vasculares ou linfáticas. É responsável por 2% dos tumores de partes moles, e na metade dos casos as lesões cutâneas comprometem cabeça e pescoço.

EPIDEMIOLOGIA E ETIOPATOGÊNESE

Em geral, ocorre na sexta e sétima década de vida e é mais comum nos homens. É mais frequente em caucasianos e nas áreas de exposição solar. Mais da metade acomete cabeça e pescoço. Um quarto dos casos apresenta metástase linfonodal no momento do diagnóstico e 10% dos casos têm sobrevida de 5 anos.

Em relação à patogênese, entre outros fatores, a regulação positiva do glicopeptídeo VEGF-C, um fator de crescimento endotelial vascular, parece ser responsável pela proliferação de células endoteliais.

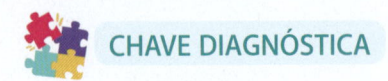

CHAVE DIAGNÓSTICA

Manifestações clínicas

O angiossarcoma se apresenta com diferentes padrões clínicos:

- Idiopático da face e do couro cabeludo.
- Secundários:
  - Associado ao linfedema crônico (síndrome de Stewart-Treves).
  - Pós-irradiação (radioterapia de mama).

Clinicamente, as lesões iniciais do angiossarcoma de cabeça e pescoço podem apresentar-se como placas arroxeadas, mal definidas, únicas ou multifocais, com bordas endurecidas. Lesões mais avançadas podem se apresentar como pápulas ou nódulos endurecidos de coloração azul-escura, às vezes com ulceração e sangramento, mimetizando outras doenças malignas.

A síndrome de Stewart-Treves consiste no aparecimento do angiossarcoma em áreas acometidas por linfedema crônico, sobretudo em doentes submetidos a mastectomia com ressecção de linfonodos axilares.

Exames diagnósticos

O diagnóstico é realizado por meio do exame clínico e do exame histopatológico.

O exame anatomopatológico é o padrão ouro no diagnóstico e se caracteriza por neoplasia altamente infiltrativa, formando canais vasculares irregulares que penetram nos tecidos moles cutâneos e muitas vezes se estendem para o tecido subcutâneo. O estudo imuno-histoquímico pode ser necessário, principalmente quando a neoplasia apresenta-se muito indiferenciada.

Exames de imagens (ressonância magnética, tomografia computadorizada e PET-SCAN) são importantes para delinear a infiltração cutânea do tumor primário e verificação de metástases. O estadiamento por meio de exames de imagens tem indicação precoce.

Diagnóstico diferencial

O diagnóstico diferencial dessas lesões inclui uma variedade de lesões benignas, como hemangiomas capilares e cavernosos, ectasias vasculares e angiomatoses reativas. Nos casos mais avançados podem ser confundidos com carcinoma espinocelular, carcinoma basocelular, melanoma maligno, linfoma e metástase cutânea.

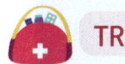 **TRATAMENTO**

O tratamento multimodal combinando cirurgia e radioterapia continua sendo a base do tratamento do angiossarcoma cutâneo. A excisão cirúrgica desse tumor é mais difícil em decorrência da tendência à multifocalidade e à determinação das margens tanto clínica como radiologicamente.

Terapias direcionadas também têm sido utilizadas no tratamento de angiossarcomas. O fator de crescimento endotelial vascular (VEGF), que é regulado positivamente no angiossarcoma, pode ser alvo de inibidores da tirosina quinase, como pazopanibe, regorafenibe, sorafenibe e anlotinibe, bem como de anticorpos monoclonais, como bevacizumabe.

Tem havido um interesse crescente na regulação imunológica como uma via terapêutica potencial no tratamento, levando à investigação sobre se os inibidores do ponto de controle imunológico da proteína 1 da morte celular antiprogramada (PD-1) ou do ligante (PD-L1) podem ter um papel no tratamento.

PÉROLAS CLÍNICAS

Os principais determinantes da sobrevivência entre doentes com angiossarcoma cutâneo são o tamanho do tumor e a idade do paciente. Outras características associadas ao mau prognóstico são infiltração de planos profundos (músculo), padrão histológico predominantemente sólido e maior número de mitoses.

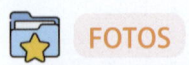
FOTOS

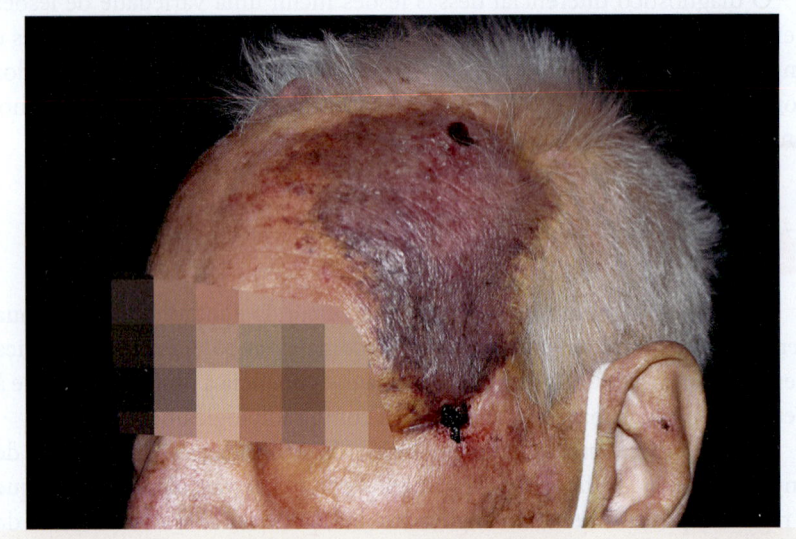
⋀ Angiossarcoma: placa infiltrada vinhosa na fronte.

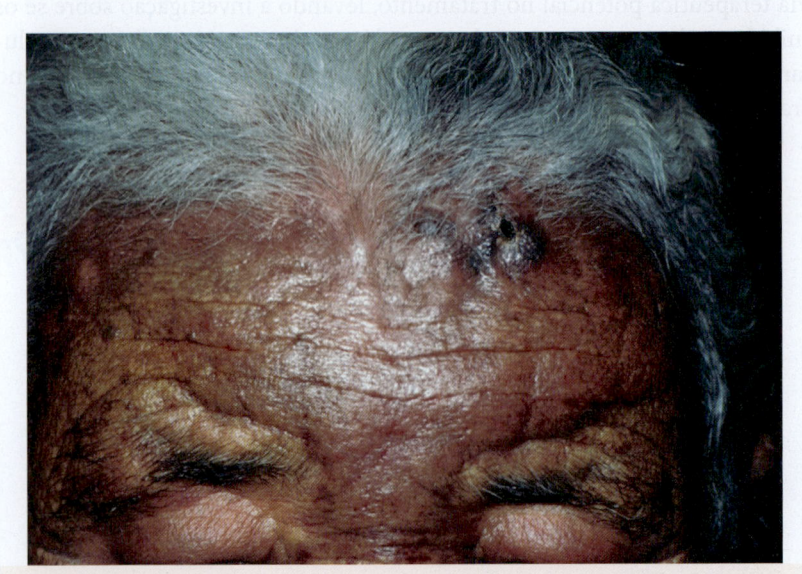
⋀ Angiossarcoma: lesão tumoral de aspecto angiomatoso na fronte.

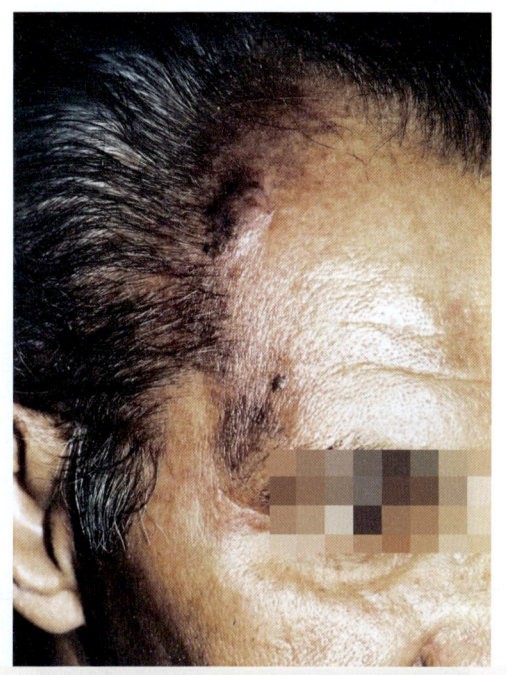

⋏ Angiossarcoma: lesão tumoral em placa com bordas mal definidas e caráter angiomatoso.

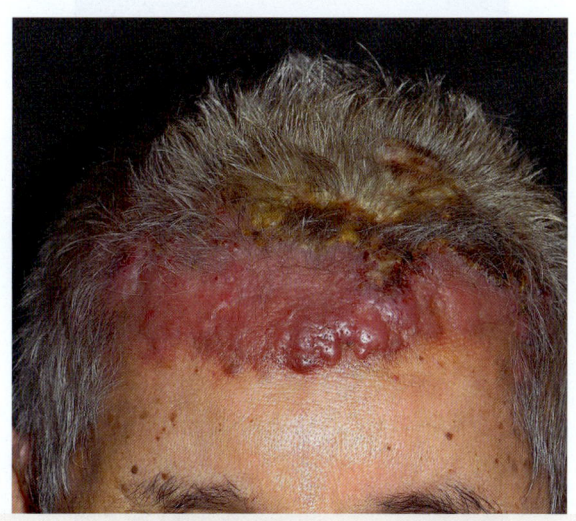

⋎ Angiossarcoma: placa infiltrada, hemorrágica e necrótica em localização característica.

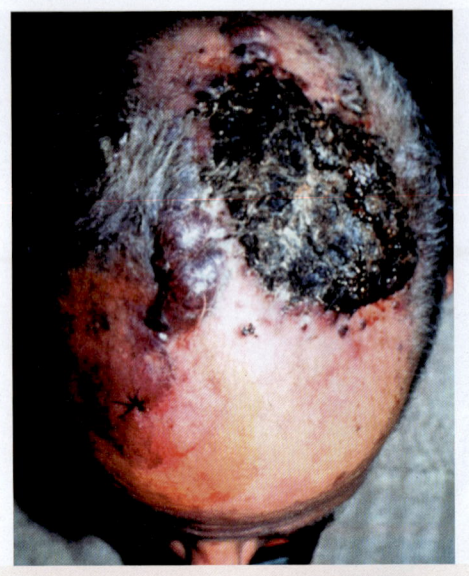

⌃ Angiossarcoma: localização típica com lesões infiltradas e ulceradas.

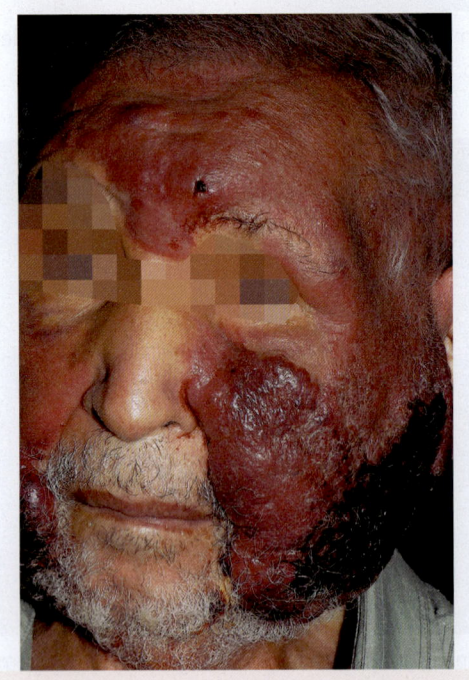

⌃ Angiossarcoma: lesão semelhante à anterior, porém mais avançada.

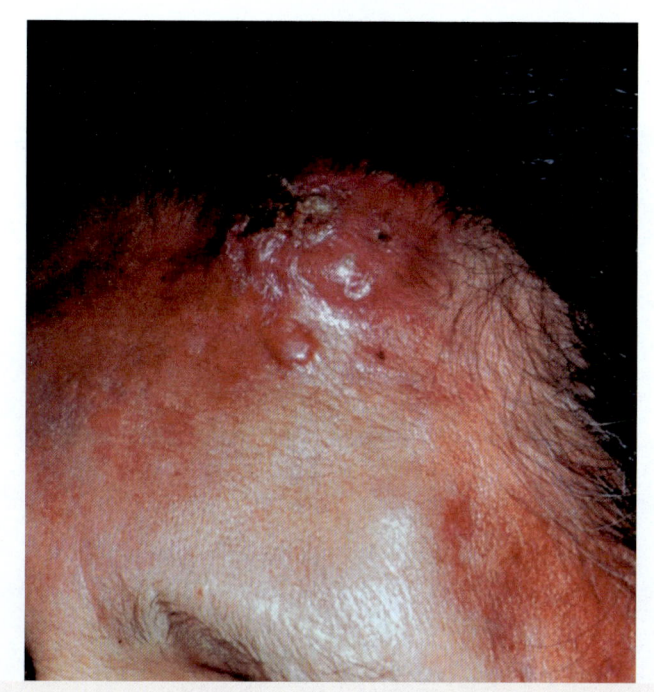

∧ Angiossarcoma: placa e tumor róseo com ulceração que se confunde com outros tumores.

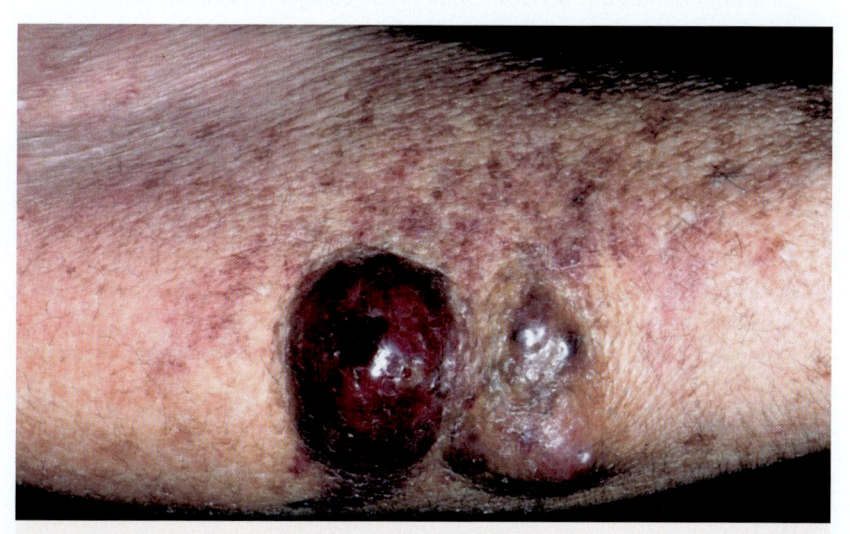

∧ Angiossarcoma: lesão tumoral de aspecto vinhoso.

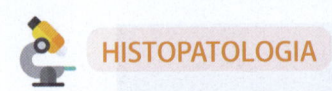

HISTOPATOLOGIA

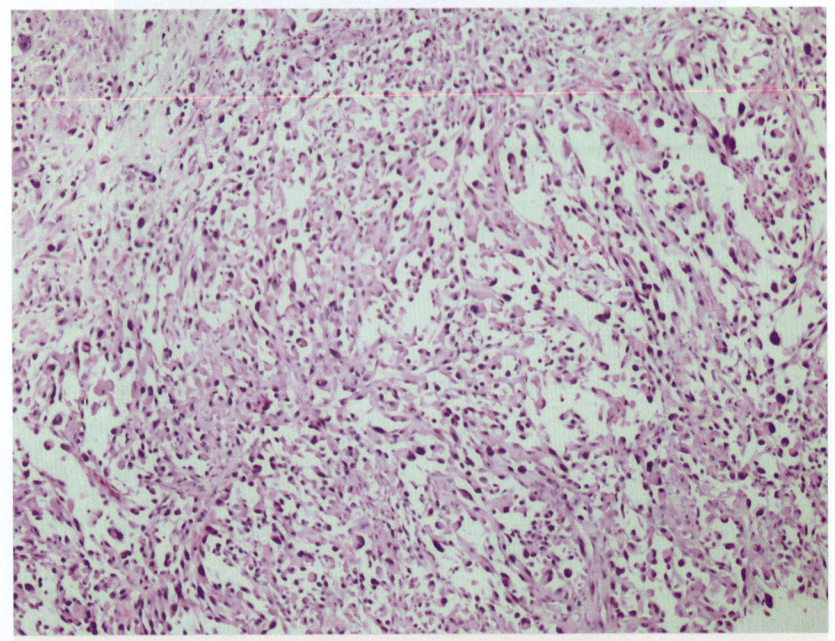

⌃ Angiossarcoma: células endoteliais atípicas formando espaços vasculares anastomosantes que dissecam as fibras de colágeno e infiltram a derme.

BIBLIOGRAFIA SUGERIDA

1. Guan L, Palmeri M, Groisberg R. Cutaneous angiosarcoma: a review of current evidence for treatment with checkpoint inhibitors. Front Med.
2. Pinheiro JMRS, Pinheiro TN, Ribeiro LP, Martins RO. Cutaneous angiosarcoma of head and neck: case report and literature review. Oral Oncology Rep. 2023;7(3):100072.
3. Zhong A, Yin X, Li J, Chen J. Management of cutaneous angiosarcoma: an update. Curr Treat Options Oncol. 2022;23(2):137-154.

Sarcoma de Kaposi

Definição

O sarcoma de Kaposi (SK) é uma doença maligna de células endoteliais com origem vascular sanguínea, linfática ou mista, ligado a infecção pelo herpes vírus humano 8 (HHV-8). Ocorre predominantemente na pele, mas pode envolver praticamente qualquer órgão. É classificado em quatro tipos, com base nas circunstâncias clínicas em que se desenvolve: sarcoma de Kaposi clássico, endêmico ou africano, em indivíduos imunossuprimidos iatrogenicamente e relacionados com a Aids.

 ## EPIDEMIOLOGIA E ETIOPATOGÊNESE

O SK era bastante raro na maior parte do mundo ocidental antes da Aids. A forma de sarcoma de Kaposi inicialmente descrita agora é conhecida como sarcoma de Kaposi clássico, envolve predominantemente as extremidades inferiores de homens idosos e é encontrada sobretudo em judeus Ashkenazi ou em indivíduos que vivem perto do Mar Mediterrâneo.

Uma forma mais agressiva de SK, chamada de endêmica, foi posteriormente reconhecida na África e os pacientes são negativos para o vírus HIV. Essa forma pode ocorrer mais cedo na vida, muitas vezes na terceira ou quarta décadas, envolve frequentemente os gânglios linfáticos e ocorre numa percentagem mais elevada de mulheres do que a forma clássica.

O termo SK epidêmico é usado para descrever aqueles casos que surgem em pacientes infectados pelo HIV e aparece diretamente proporcional à diminuição de células CD4. Costuma ser clinicamente mais agressivo que o clássico.

O SK também pode ocorrer em preceptores de transplantes e está relacionado à imunossupressão.

Na patogênese do SK existe o envolvimento direto do HHV-8. Vários produtos genéticos deste vírus afetam tanto a regulação do ciclo celular quanto o controle da apoptose, e segmentos do genoma do HHV-8 contêm oncogenes virais que são importantes na patogênese da formação de tumores. A maioria das células fusiformes nas lesões da doença apresenta infecção latente com HHV-8.

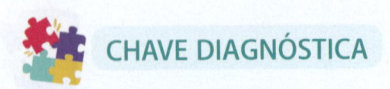

CHAVE DIAGNÓSTICA

Manifestações clínicas

O sarcoma de Kaposi clássico acomete mais frequentemente homens acima dos 60 anos de idade. Caracteriza-se pelo aparecimento de máculas, placas e nódulos arroxeados, azul-avermelhados ou marrom-escuros/enegrecidos na pele que podem sangrar ou ulcerar facilmente. As lesões cutâneas variam em tamanho, desde muito pequenas até vários centímetros de diâmetro, e podem permanecer inalteradas durante meses a anos, ou crescer rapidamente e raramente se disseminam ou são agressivas. Comprometem predominantemente os membros inferiores que podem ser acompanhados de linfedema. Têm o curso indolente e raramente comprometem a sobrevida.

Na forma iatrogênica também costuma comprometer indivíduos acima dos 50 anos de idade; as lesões cutâneas se assemelham à forma clássica, comprometem mais membros inferiores, porém podem se disseminar. Podem regredir com a redução da imunossupressão ou a modificação do regime imunossupressivo.

Exames diagnósticos

A biópsia é necessária para o diagnóstico definitivo. Além de observar características histológicas típicas na microscopia padrão, a reação em cadeia da polimerase pode ser realizada nas lesões cutâneas para detectar sequências de DNA amplificadas do vírus HHV-8, e a coloração imuno-histoquímica de amostras de biópsia também pode ser realizada para detectar a presença do antígeno nuclear associado à latência HHV-8 (LANA-1) dentro das células fusiformes, confirmando assim o diagnóstico.

Pacientes assintomáticos na forma clássica raramente necessitam de avaliação radiográfica da extremidade afetada devido ao curso crônico e geralmente indolente. O rastreio do envolvimento de órgãos distantes raramente é necessário devido à baixa frequência de doença metastática radiograficamente evidente. Quando presente, o envolvimento da mucosa do trato gastrointestinal não costuma ser visível em estudos radiográficos. Na ausência de sintomas, não avaliamos rotineiramente os pacientes para doença visceral com base no estado da doença cutânea nos casos clássicos.

Já os exames de imagens são importantes nas outras formas para estadiamento da doença.

Diagnóstico diferencial

O diagnóstico diferencial é feito com doenças vasculares proliferativas como angiossarcoma, angiomatose bacilar e hemangiomas.

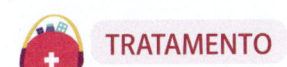 **TRATAMENTO**

Há necessidade de estudos definidos prospectivamente que utilizem critérios de resposta bem definidos para definir melhor o(s) tratamento(s) ideal(ais) para o SK clássico.

- Cirurgia, crioterapia, laserterapia: podem ser utilizadas nos casos de lesões únicas sintomáticas.
- Radioterapia: todas as formas de sarcoma de Kaposi, incluindo o SK clássico, são muito sensíveis ao tratamento radioterápico. No entanto, devido à natureza multifocal da doença, a persistência do HHV-8 mesmo com controle local bem-sucedido da lesão e a tendência de desenvolvimento de novas lesões em áreas não irradiadas, não há consenso quanto ao lugar da radioterapia no arsenal terapêutico.
- Terapias intralesionais: com vimblastina, bleomicona, vincristina, doxorrubicina podem ser utilizadas em lesões isoladas ou poucas lesões.
- Terapias tópicas com: ácido cis-retinoico, imiquimode, betabloqueadores, *patches* de nicotina e rapamicina.
- Terapia sistêmica: nenhum agente quimioterápico citotóxico foi aprovado especificamente para o tratamento do sarcoma de Kaposi clássico,

embora vários medicamentos aprovados para o tratamento dos casos associados a Aids, seja como terapia inicial ou, em algumas ocasiões, casos após falha da terapia anterior. Estes incluem PLD, paclitaxel, vimblastina ou vincristina (sozinho ou em combinação com bleomicina), etoposídeo oral, vinorelbina e gencitabina.

PÉROLAS CLÍNICAS

As abordagens de investigação de novas drogas no tratamento do sarcoma de Kaposi incluem inibidores da protease do HIV, de inibidores de rapamicina (mTOR), agentes antiangiogênicos direcionados molecularmente (p. ex., pazopanibe) e imunoterapia com inibidor de *checkpoint*.

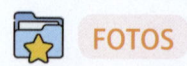 **FOTOS**

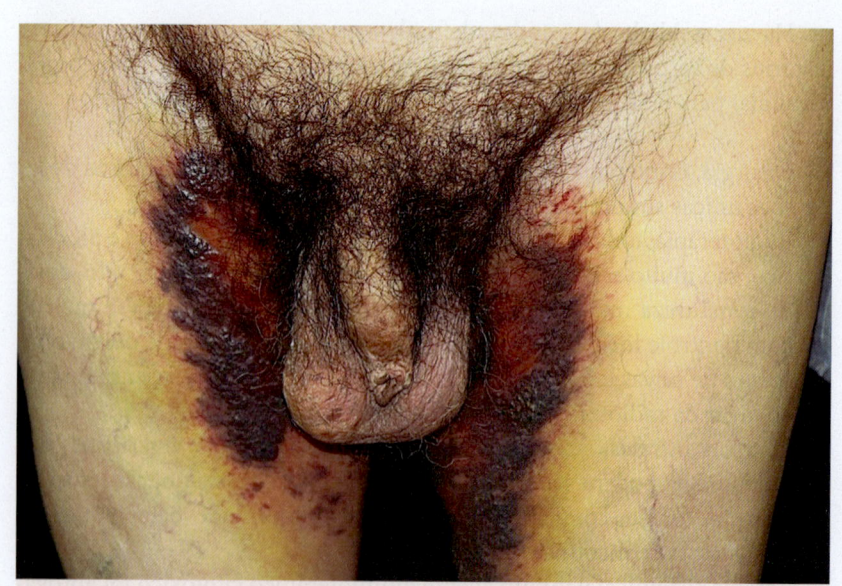

▲ Sarcoma de Kaposi clássico: placas infiltradas vinhosas.

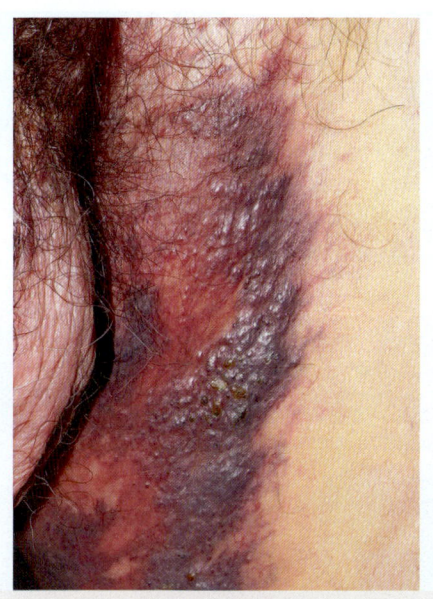

∧ Sarcoma de Kaposi clássico: detalhe da lesão anterior.

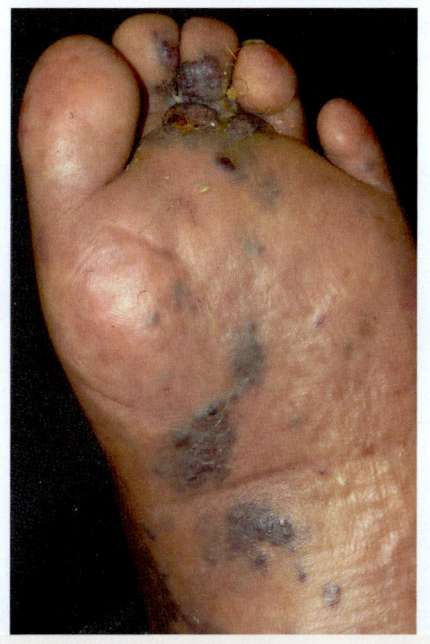

∧ Sarcoma de Kaposi clássico: nódulos violáceos isolados e confluentes. É comum o aparecimento de linfedema no membro comprometido.

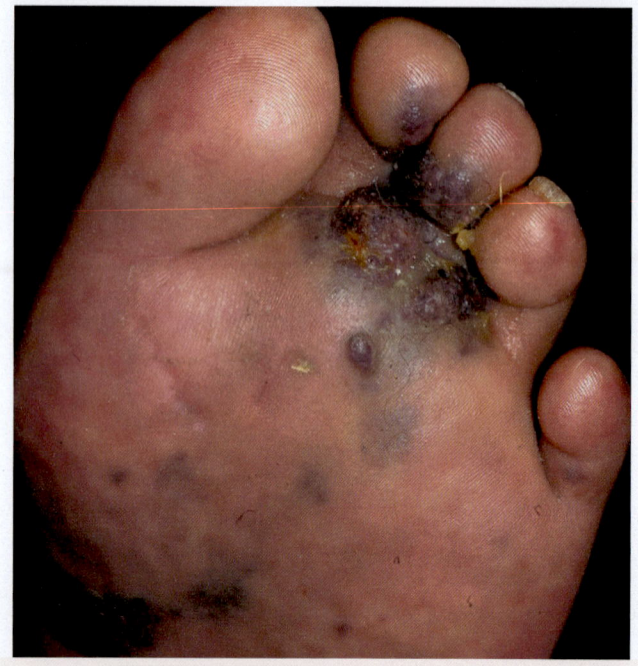

∧ Sarcoma de Kaposi clássico: detalhe da lesão anterior. As lesões maiores podem apresentar ulceração.

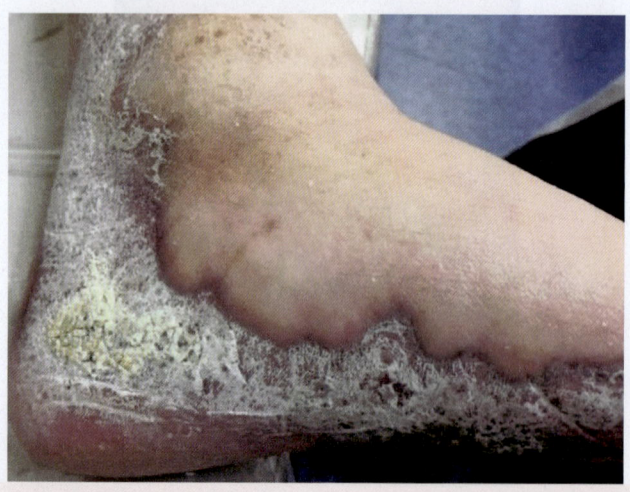

∧ Sarcoma de Kaposi em indivíduo imunossuprimido (transplantado renal). Cortesia do Dr. Walmar Roncalli.

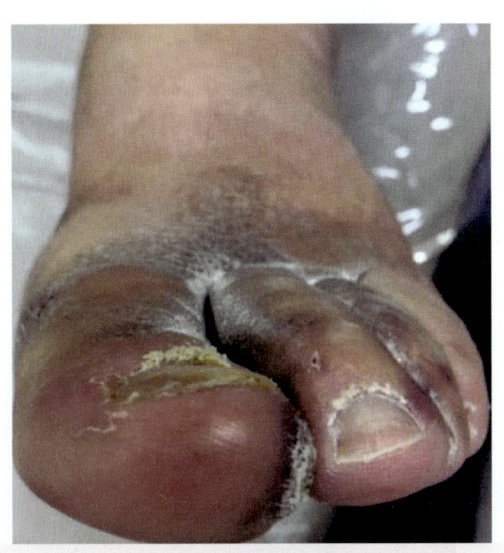

⌃ Sarcoma de Kaposi em indivíduo imunossuprimido (transplantado renal). Cortesia do Dr. Walmar Roncalli.

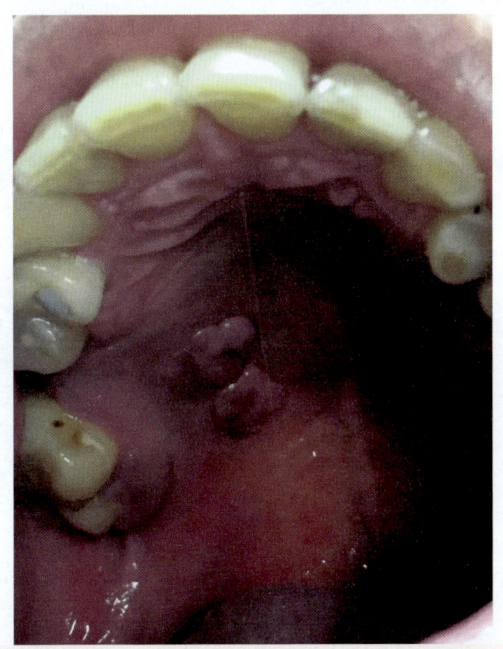

⌃ Sarcoma de Kaposi em indivíduo imunossuprimido (transplantado renal). Cortesia do Dr. Walmar Roncalli.

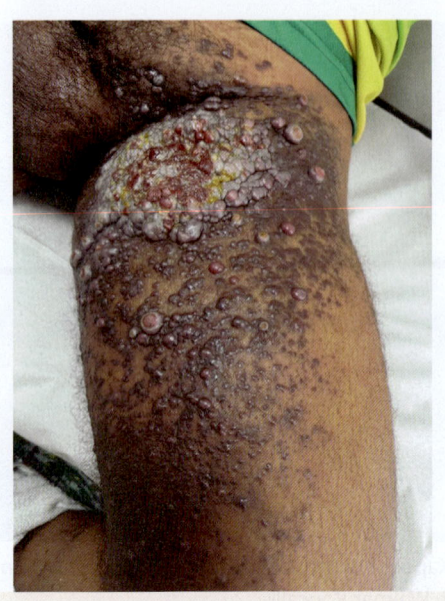

⋏ Sarcoma de Kaposi em indivíduo imunossuprimido (transplantado renal). Cortesia do Dr. Walmar Roncalli.

 HISTOPATOLOGIA

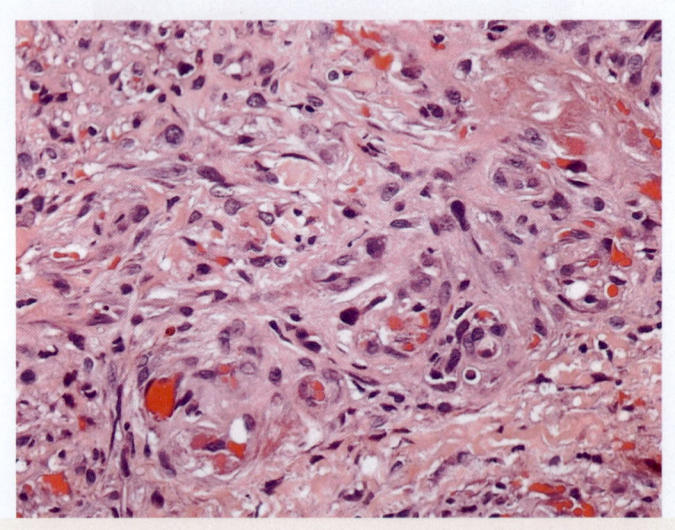

⋏ Sarcoma de Kaposi clássico: histologia com coloração HE. Proliferação vascular com células fusiformes conspícuas de permeio às fibras colágenas.

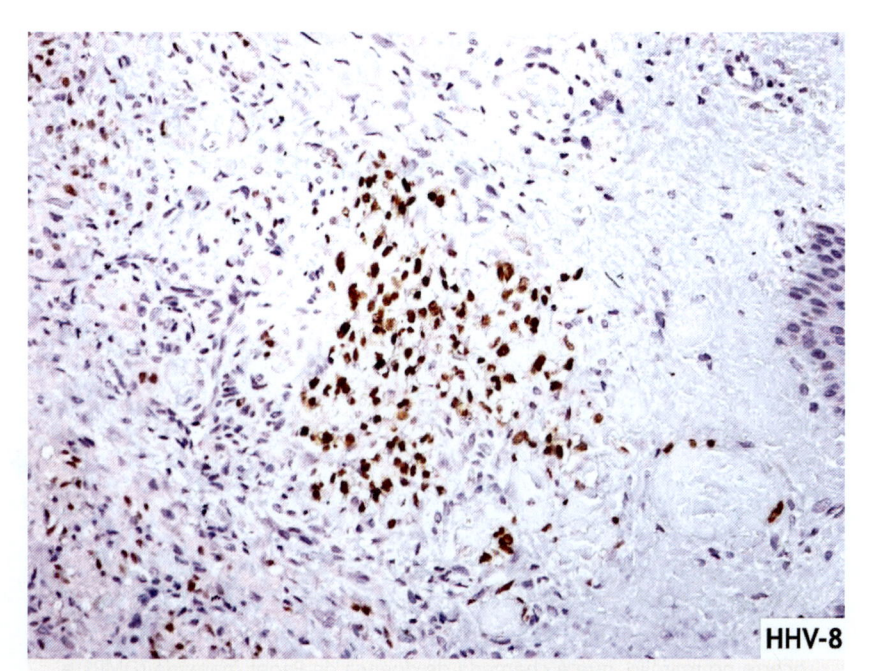

▲ Sarcoma de Kaposi clássico: imunohistoquímica positiva para herpes vírus 8.

 BIBLIOGRAFIA SUGERIDA

1. Cetin B, Aktas B, Bal O, Algin E, Akman T, Koral L, Kaplan MA, Demirci U, Uncu D, Ozet A. Classic Kaposi's sarcoma: a review of 156 cases. Dermatologica Sinica. 2018;36(4)185-189.
2. Cesarman E, Damania B, Krown SE, Martin J, Bower M, Whitby D. Kaposi sarcoma. Nat Rev Dis Primers. 2019;5:9.
3. Zagaria MAE. Treatment nuances for Kaposi sarcoma in older adults. US Pharm. 2018;43(8):8-11.

Doença de Paget

Definição

A doença de Paget (DP) é uma neoplasia intraepitelial incomum descrita pela primeira vez como ulceração mamilar associada a uma massa subjacente de carcinoma de mama. Existem dois subtipos diferentes de DP; uma ocorre no mamilo, que é chamada de doença de Paget mamária (DMP), e a outra ocorre em outros locais e é mais conhecida como doença de Paget extramamária (EMPD).

 EPIDEMIOLOGIA E ETIOPATOGÊNESE

A DPM é uma doença rara que corresponde a 1 a 4,3% de todos os cânceres de mama e está frequentemente associada a neoplasias intraductais, *in situ* ou invasivas. É mais predominante em mulheres na pós-menopausa, geralmente após sexta década de vida, mas também foi relatada em pacientes adolescentes e idosos. Pode afetar homens pacientes, embora mais raramente.

A incidência exata da EMPD não é conhecida, embora seja mais comum em mulheres caucasianas na pós-menopausa com idade média de 72 anos.

A origem da neoplasia ainda não é totalmente compreendida, existindo diversas hipóteses sobre a origem das células de Paget. Alguns autores sugerem que a EMPD tem origem intraepidérmica a partir de estruturas anexiais, especificamente de glândulas apócrinas ou células-tronco multipotentes na camada basal epidérmica. Por outro lado, acredita-se que a origem do

DPM seja um câncer intraductal que se espalhou por migração ascendente para o mamilo. Entre 93 e 100% dos casos estão associados com câncer de mama subjacente.

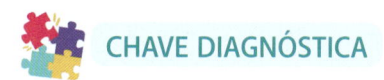

CHAVE DIAGNÓSTICA

Manifestações clínicas

A DPM tem início insidioso, evoluindo durante meses ou anos, na maior parte das vezes unilateralmente, começa no mamilo, depois se estende até a aréola e em casos mais avançados para a pele circundante, como lesões eczematoides, eritematosas, espessadas, úmidas ou crostosas, com bordas irregulares, por vezes com sensação de queimação e dor. Em estágios muito avançados, sanguinolentos, pode ser observada secreção serosa ou sanguinolenta.

A principal localização anatômica da EMPD é a vulva, seguida pela região perianal, escroto, pênis e axila.

Na maioria dos casos, é uma lesão intraepitelial não associada a qualquer lesão subjacente ou câncer distante. Existem, no entanto, diversas publicações que ligam a EMPD vulvar ao câncer da vulva e vagina, colo do útero e útero, bexiga, ovário, vesícula biliar, fígado, mama, cólon e reto. A localização anorretal está principalmente associada com carcinomas de estômago, mama e colorretal. A doença se apresenta como uma forma eritematosa em placa, com crescimento indolente, bordas muito bem definidas e presença de escamas finas que com o tempo tornam-se infiltradas. Pode ser assintomática ou apresentar vários graus de sensação de queimação e prurido.

Exames diagnósticos

O diagnóstico é realizado por meio do exame clínico e do exame histológico que se apresenta com a epiderme espessada, papilomatose, alargamento das cristas interpapilares, hiperqueratose ou paraqueratose na superfície, além das células de Paget características com citoplasma límpido e abundante. O exame imuno-histoquímico para diferenciação com outros tumores é necessário (antígeno carcinoembrionário (CEA), citoqueratina de baixo peso molecular (Cam 5.2) e citoqueratina 7 (CK7).

Exames subsidiários são importantes para a investigação de possível associação de outros tumores.

Diagnóstico diferencial

O diagnóstico diferencial se faz com doenças inflamatórias como psoríase invertida, dermatite atópica, dermatite de contato, líquen simples crônico e infecciosas como candidíase cutânea.

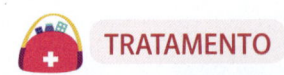

TRATAMENTO

Antes de qualquer medida terapêutica ser tomada, uma investigação completa e cuidadosa para detectar a presença ou ausência de malignidade associada é essencial, especialmente em casos com lesões perianais. Excisão cirúrgica com amplas margens e cirurgia micrográfica são as melhores opções de tratamento, porém as recidivas são frequentes devido à extensão subclínica da doença.

Terapia fotodinâmica, imiquimode creme na concentração de 5%, creme de 5-fluorouracila 5%, *laser* de CO_2 e associação de duas ou mais abordagens terapêuticas também podem ser utilizadas, com resultados variáveis. Como as recorrências são muito comuns, com qualquer uma das opções terapêuticas disponíveis, o monitoramento por longos períodos é obrigatório.

PÉROLAS CLÍNICAS

Alguns fatores indicam um prognóstico desfavorável na DP, entre eles: presença de tumor mamário palpável, linfonodos aumentados, tipo histológico de câncer de mama e pacientes com menos de 60 anos.

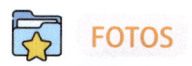 **FOTOS**

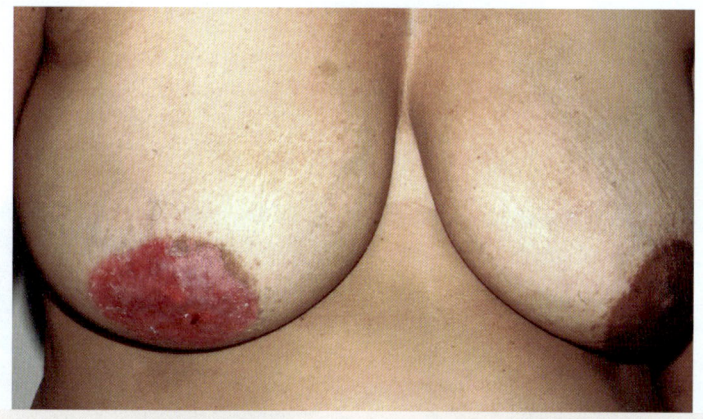

∧ Doença de Paget mamária: placa bem delimitada eritêmato-erosiva, que provocou perda da arquitetura normal do mamilo.

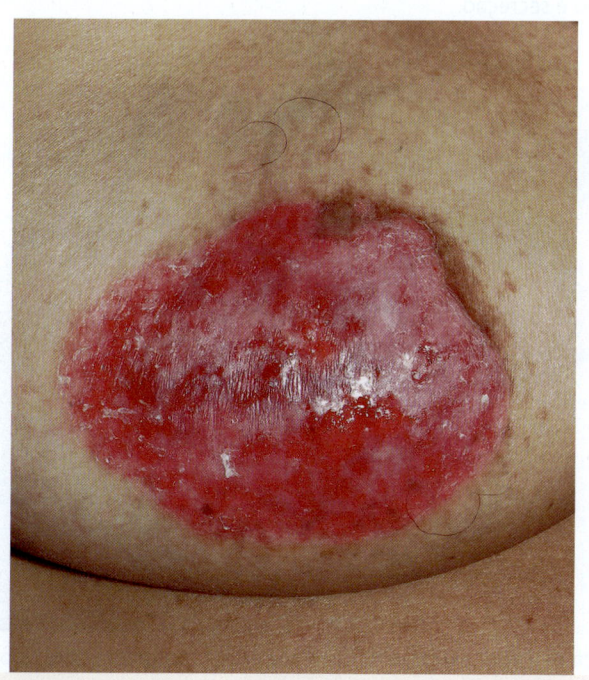

∧ Doença de Paget mamária: área localizada e infiltrada do mamilo.

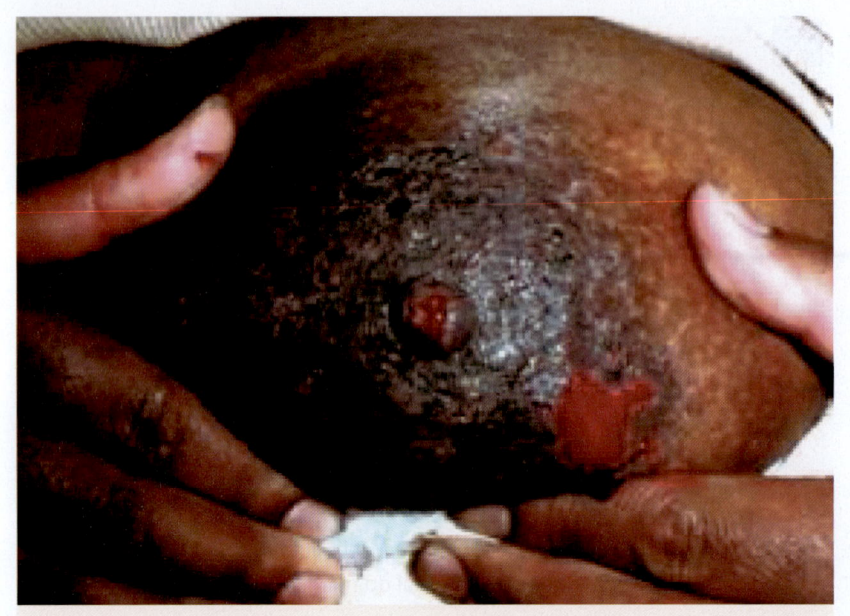

⋀ Doença de Paget mamária: área localizada e infiltrada do mamilo com exulceração e secreção.

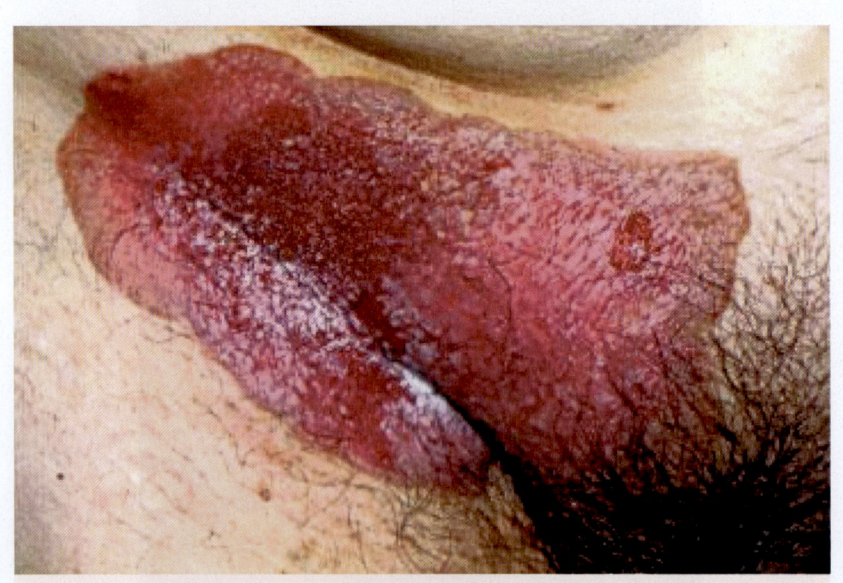

⋀ Doença de Paget extramamária: placa eritematosa com bordas bem definidas e superfície úmida e secretante.

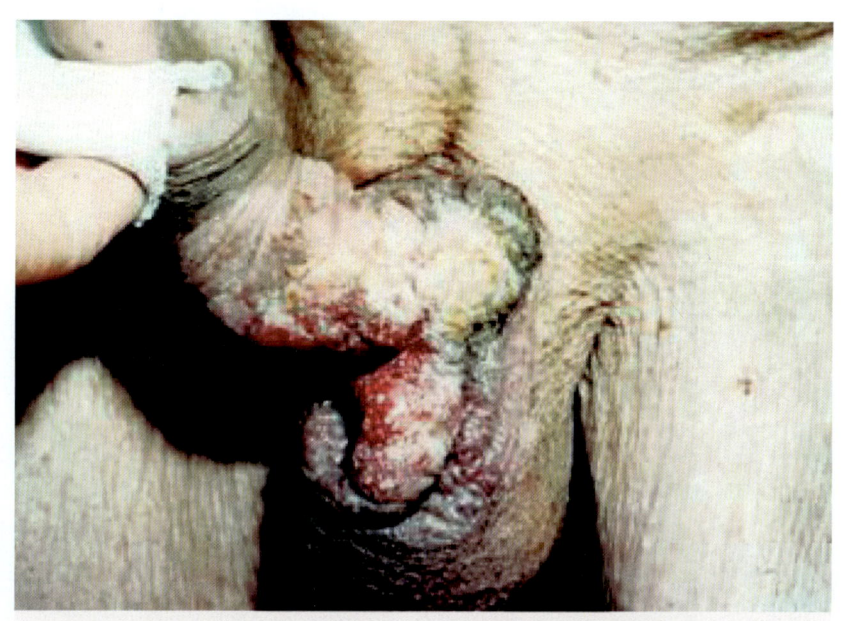

▲ Doença de Paget extramamária: placa eritematosa infiltrada com bordas bem definidas.

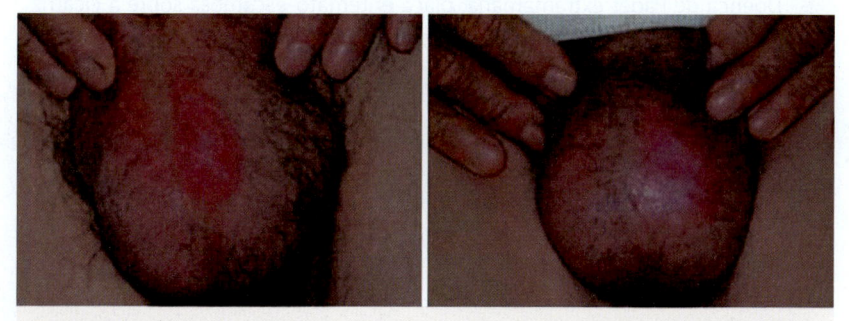

▲ Doença de Paget extramamária: placa eritematosa com bordas bem definidas antes e após terapêutica fotodinâmica (PDT) associada a imiquimode.

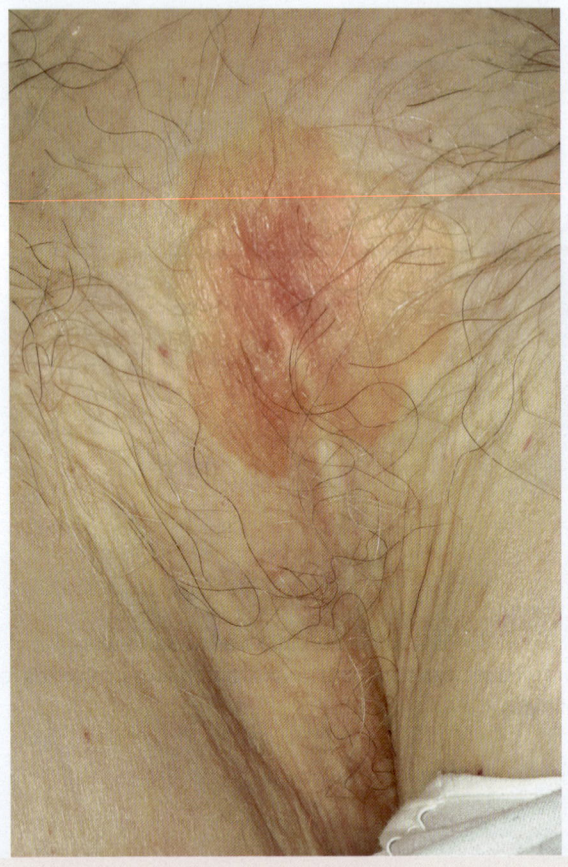

▲ Doença de Paget extramamária: placa eritêmato-escamosa sobre a cicatriz cirúrgica da exérese de lesão prévia, demonstrando a tendência a recidivas. Localização característica.

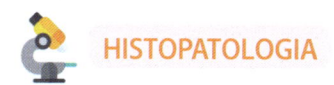

HISTOPATOLOGIA

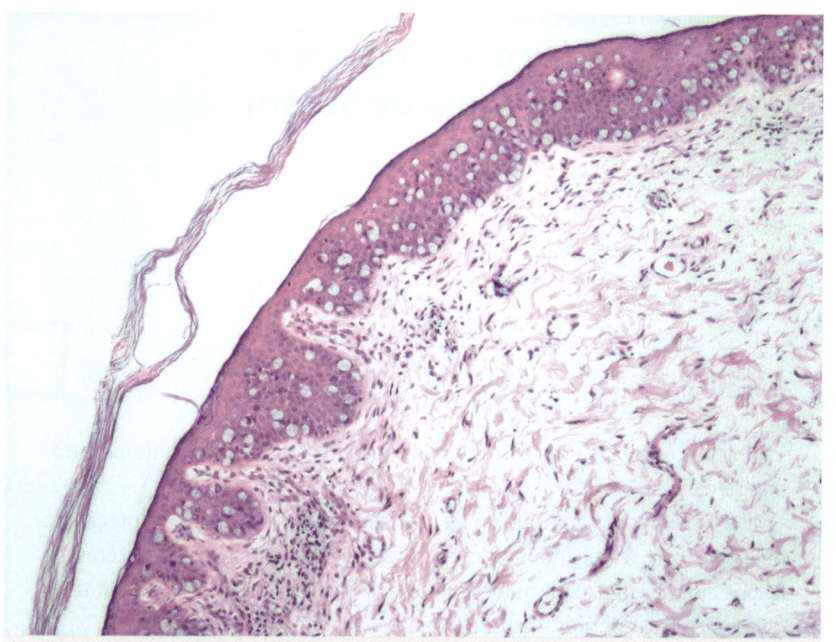

ᐱ Doença de Paget: presença de células de Paget (células de citoplasma pálido e de núcleo atípico) na epiderme.

BIBLIOGRAFIA SUGERIDA

1. Chanda JJ. Extramammary Paget's disease: prognosis and relationship to internal malignancy. J Am Acad Dermatol. 1985;13:1009-1014.
2. Lopes Filho LL, Soares Lopes IMR, Soares Lopes LR, Enokihara MSS, Michalany AO, Matsunaga N. Mammary and extramammary Paget's disease. An Bras Dermatol. 2015;90(2):225-31.
3. Tanaka VDA, Sanches Jr. JA, Torezan L, Niwa AB, Festa-Neto C. Mammary and extra-mammary Paget's: a study of 14 cases and the associated therapeutic difficulties. Clinics (São Paulo). 2009;64(6):599-606.

Micose fungoide e síndrome de Sèzary

Definição

A micose fungoide (MF) é um dos subtipos mais comuns de linfoma cutâneo de células T (LCCT).

MF é um linfoma não Hodgkin de células T maduras com apresentação na pele, mas com envolvimento potencial de linfonodos, sangue e vísceras. As lesões cutâneas incluem manchas ou placas que podem ser localizadas ou generalizadas, tumores e eritrodermia.

Esse grupo de distúrbios difere de outros LCCT primários em virtude de características clínicas e histopatologia únicas.

Síndrome de Sézary (SS) é apresentação eritrodérmica LCCT com características próprias com envolvimento leucêmico por células T malignas que normalmente apresentam o mesmo rearranjo de receptores de células T que o clone na pele. A SS pode apresentar-se de novo com envolvimento cutâneo, sanguíneo e nodal típico ou pode evoluir a partir de placa/placa ou MF eritrodérmica.

 ## EPIDEMIOLOGIA E ETIOPATOGÊNESE

A incidência de MF é aproximadamente de seis casos por milhão por ano, representando cerca de 4% de todos os casos de linfoma não Hodgkin.

A idade máxima de apresentação é de 55 a 60 anos, com uma proporção homem:mulher de 2:1; entretanto, parece que essa média de idade tem aumentado nos últimos anos. A doença é mais comum em populações negras.

Embora a MF seja uma doença que afeta principalmente doentes mais velhos, ela pode ser observada em indivíduos com menos de 35 anos de idade, com achados clínicos e evolução semelhantes.

A MF não é uma doença herdada geneticamente. Irmãos e filhos de pacientes com MF não apresentam risco substancialmente aumentado de desenvolver MF.

A causa da MF não é clara, mas a ativação do receptor de células T (TCR)/células T, a sinalização JAK-STAT alterada, anormalidades de *splicing* de RNA e alterações epigenéticas são características comuns.

- Genética: um espectro heterogêneo de anormalidades genéticas foi identificado em células LCCT, sobretudo deleções e translocações que envolvem diferentes cromossomos ou segmentos cromossômicos. Perfis de expressão gênica e perfis de microRNA sugerem que a MF e a síndrome de SS podem ser entidades separadas com patogênese diferente.
- Imunopatogênese: acredita-se que as células neoplásicas em MF e SS derivam de células T CD4+ de memória trópica da pele. Com base nos estudos que demonstram diferentes perfis moleculares de células T em MF e SS, levantou-se a hipótese de que MF e SS se originam de subconjuntos distintos de células T de memória.

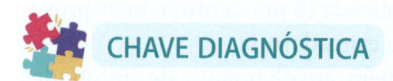

CHAVE DIAGNÓSTICA

Manifestações clínicas

Doentes com MF comumente apresentam lesões cutâneas persistentes e/ou lentamente progressivas, de tamanhos e formatos variados. As lesões cutâneas podem ser manchas ou placas localizadas ou generalizadas, tumores e/ou eritrodermia generalizada que, quando acompanhada de envolvimento leucêmico de células T malignas, é chamada de síndrome de Sèzary. A pele é frequentemente pruriginosa e a qualidade de vida do paciente pode ser profundamente afetada. Outras manifestações clínicas incluem infecções oportunistas, alopecia e, menos comumente, envolvimento de outros órgãos.

Período pré-micótico: um diagnóstico definitivo de MF é frequentemente precedido por um período "pré-micótico" que varia de meses a décadas, durante o qual o doente pode apresentar prurido e lesões cutâneas planas com descamação fina e superficial, sendo difícil o diagnóstico histopatológico. É a forma conhecida como parapsoríase, que, na grande maioria dos casos, permanece dessa maneira; a evolução para placas, nódulos e tumores ocorre em uma minoria dos doentes. A parapsoríase de longa evolução leva a aspecto de atrofia cutânea superficial e poiquilodermia.

Na forma clássica observam-se lesões eritematoescamosas não infiltradas, que podem evoluir ou coexistir com placas infiltradas e lesões nodulares, que podem evoluir para tumorações que podem vir a sofrer ulceração.

Há, porém, inúmeras variantes clínicas: formas hipocromiantes, purpúricas, granulomatosas, liquenoides, foliculares, eritrodérmicas, pigmentadas, com lesão única, acrais e até vesiculosas (regiões palmoplantares).

O prurido é um dos sintomas mais comuns e mais debilitantes dos pacientes com MF e sua gravidade aumenta com a evolução da doença. Não está necessariamente relacionado ao grau de envolvimento sanguíneo e pode estar associado a disfunções do sono, ansiedade e depressão.

Doença extracutânea

A probabilidade de desenvolver doença extracutânea, excluindo envolvimento do sangue periférico, correlaciona-se com a extensão do envolvimento da pele. A doença extracutânea, além do envolvimento de linfonodos, é rara entre pacientes com placa limitada ou doença em placa, relativamente incomum entre aqueles com placa generalizada (8 por cento) e mais provavelmente entre pacientes com tumores ou eritrodermia.

As manifestações extracutâneas incluem envolvimento de linfonodos regionais (aproximadamente 30% na MF), pulmões, baço, fígado e trato gastrointestinal. O envolvimento da medula óssea é raro, podendo acometer qualquer órgão, incluindo o sistema nervoso central; pode ocorrer nos estágios avançados da doença.

Exames diagnósticos

O diagnóstico é realizado por meio do exame clínico e do exame histológico.

O exame anatomopatológico demonstra células mononucleares atípicas de pequeno a médio porte, com núcleos cerebriformes infiltrando a derme superior, especialmente na junção dermoepidérmica, podendo estar presentes permeando a epiderme (epidermotropismo) ou formando agregados intraepidérmicos (microabscessos de Pautrier). Os microabscessos de Pautrier são patognomônicos, mas incomuns.

Pacientes com MF e envolvimento extenso da pele podem apresentar linfonodos aumentados, demonstrando achados histológicos de linfadenite dermatopática (reacional). O grau de substituição dos linfonodos por essas células atípicas pode ser descrito como um grau que tem significado prognóstico.

A detecção de células anormais no linfonodo é facilitada pelo uso de Southern blot ou análise de reação em cadeia da polimerase (PCR).

Células circulantes de Sézary: as células de Sézary são células mononucleares com núcleo cerebriforme. Naqueles pacientes com MF, um número aumentado de células de Sézary pode ser observado no sangue periférico.

A imunofenotipagem é usada para apoiar ou confirmar resultados da histologia de rotina. Determinar o imunofenótipo pode ser tecnicamente difícil. A sensibilidade e a especificidade variam, dependendo do tipo de tecido utilizado (seção congelada versus bloco de parafina), anticorpo utilizado e valor de corte selecionado. Na prática rotineira, a expressão de CD2, CD3, CD5 e CD7 são fatores-chave na determinação do imunofenótipo, enquanto outros marcadores ainda estão sob investigação. (Veja "Diagnóstico" a seguir.)

A imunofenotipagem da pele e do sangue periférico pode ajudar a distinguir a MF de infiltrados linfoides reativos ou inflamatórios na pele que apresentam marcadores de linfócitos maduros.

Rearranjo do gene do receptor de células T (TCR): os rearranjos do gene TCR podem ser detectados usando amplificação por PCR ou sequenciamento de próxima geração. Os testes de rearranjo genético são utilizados principalmente quando os resultados histológicos e de imunofenotipagem são duvidosos em pacientes cuja apresentação clínica é fortemente sugestiva de MF, e podem ser menos valiosos quando usados para determinar o prognóstico. Isso é de particular importância em pacientes com eritrodermia, uma vez que a morfologia muitas vezes não é diagnóstica nesse grupo de doentes. O exame de múltiplas biópsias do mesmo doente, obtidas simultânea ou consecutivamente de dois locais de pele anatomicamente distintos, geralmente, mas nem sempre, demonstra o mesmo rearranjo do gene TCR.

A presença de rearranjo de TCR entre clones de células T não é diagnóstica de MF. Em vez disso, a presença de tais anomalias é apenas um componente de um possível diagnóstico.

Exames laboratoriais, incluindo hemograma completo e triagem de análises químicas séricas (incluindo lactato desidrogenase (LDH) e estudos de imagem em pacientes selecionados colaboram no estadiamento da doença.

Diagnóstico diferencial

A MF normalmente se apresenta como uma erupção cutânea indolente com manchas ou placas eritematosas e escamosas, muitas vezes lembrando doenças cutâneas comuns, como eczema, psoríase, fotodermatite ou reações medicamentosas. Os tumores cutâneos observados em pacientes com MF também podem assemelhar-se aos tumores observados em outros linfomas cutâneos.

As formas eritrodérmicas frequentemente são confundidas de eritrodermias de base eczematosa, e muitas vezes essa distinção exata pode demorar muitos anos.

 TRATAMENTO

O tratamento da MF é baseado no estadiamento envolvendo o comprometimento da pele, linfonodos, vísceras e sangue.

Nas formas cutâneas puras podem ser utilizados tratamentos tópicos com corticosteroides, mecloretamina, retinoides tópicos, imiquimode tópico, bexaroteno tópico, radiação localizada (raios X ou *electro beam*) e fototerapia (UVB *narrowband*, PUVA).

Quando não há resposta ou é detectado comprometimento sistêmico podem ser utilizadas drogas sistêmicas isoladamente ou em combinação. Drogas utilizadas incluem bexaroteno, metotrexato em baixas doses, interferons, brentuximabe vedotina, mogamulizumabe, romidepsina e vorinostat. Em geral, os agentes que apresentam um perfil de segurança mais favorável, como o bexaroteno oral e o metotrexato em baixas doses, são preferidos aos agentes mais tóxicos como tratamento inicial.

PÉROLAS CLÍNICAS

A idade avançada no momento do diagnóstico de micose fungoide MF/SS não prediz piores resultados específicos da doença. Doentes idosos com doença em estágio inicial, envolvendo especificamente menos de 10% da superfície da pele com manchas, mas sem placas ou foliculotropismo, apresentam excelente prognóstico. No entanto, o desenvolvimento de LCT é um forte indicador prognóstico de baixa sobrevida em pacientes idosos com MF/SS.

 FOTOS

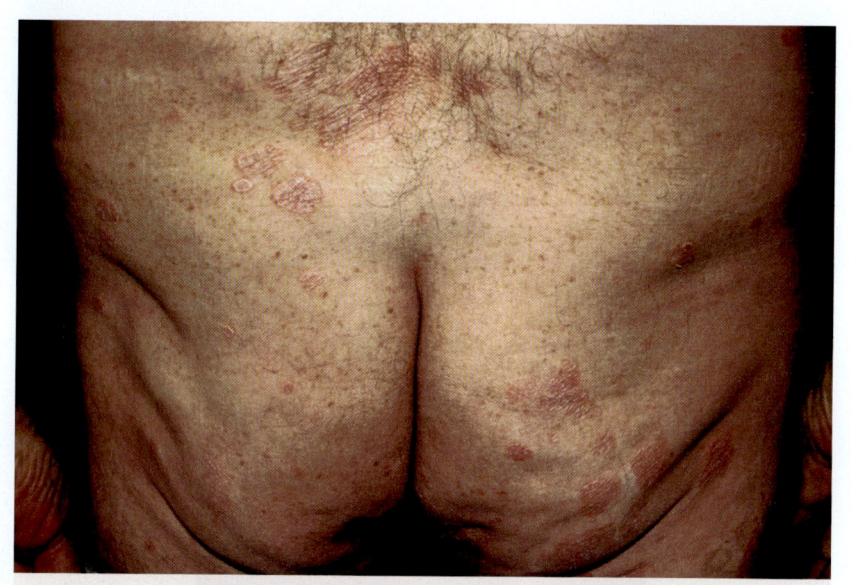

⋀ Micose fungoide em *patches*: lesões múltiplas, maculosas descamativas em área frequente.

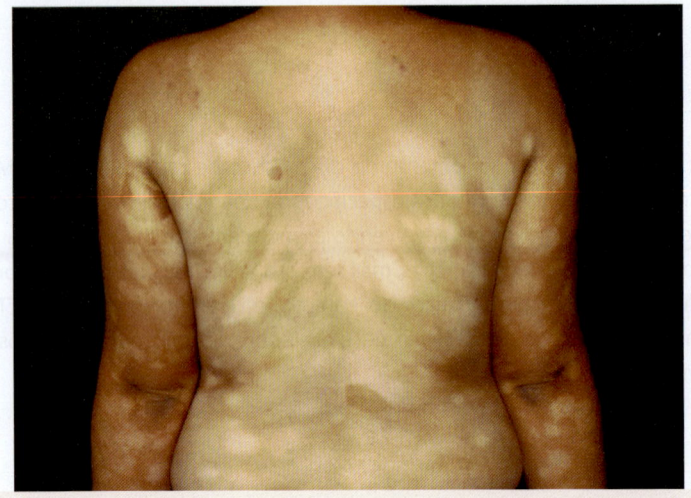

⋀ Micose fungoide hipocromiante: máculas hipocrômicas múltiplas com ligeira descamação.

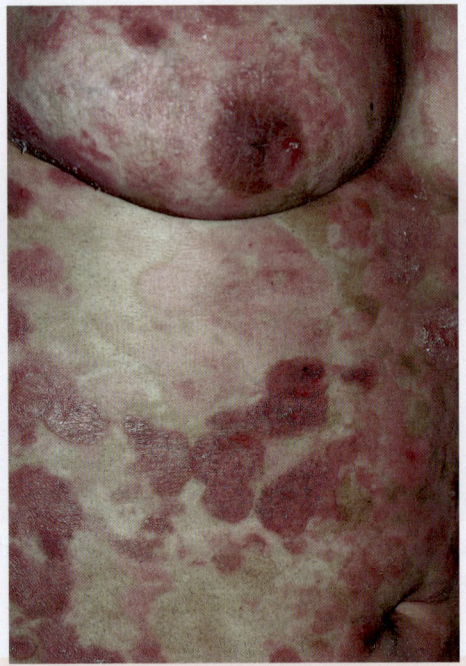

⋀ Micose fungoide: inúmeras placas apresentando diferentes estágios de infiltração.

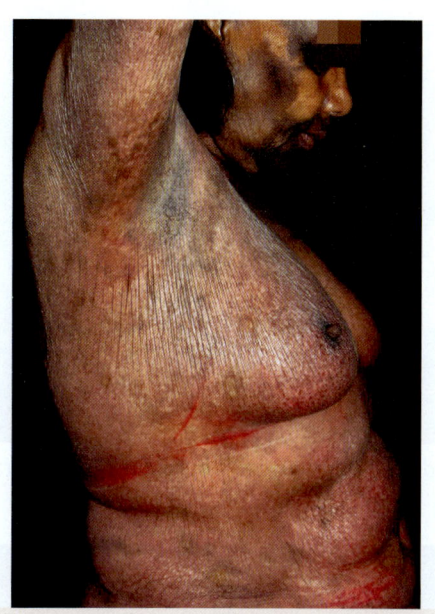

▲ Micose fungoide de apresentação poiquilodérmica: lesões atróficas eritematosas com telangiectasias e hiperpigmentação.

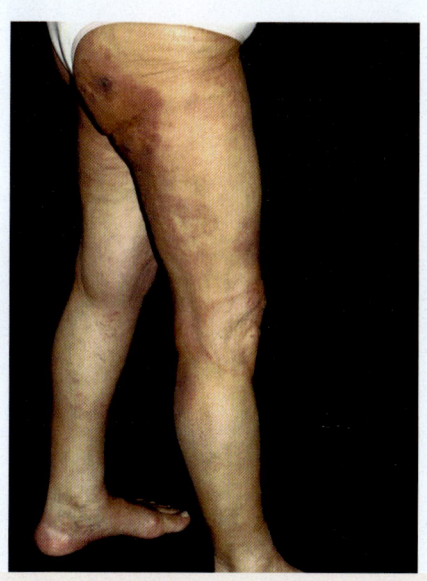

▲ Micose fungoide: inúmeras placas apresentando diferentes estágios de infiltração.

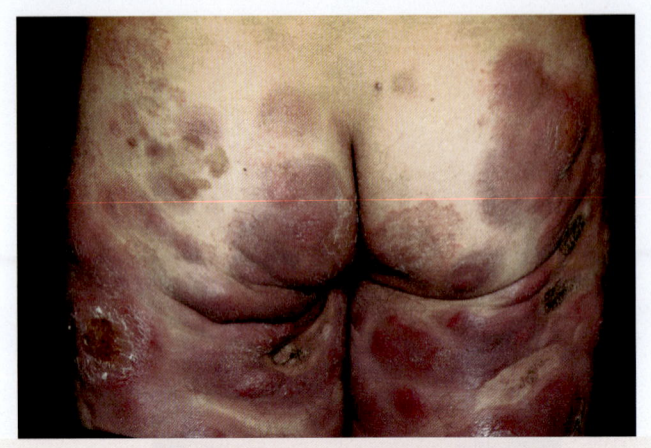

⋀ Micose fungoide: inúmeras placas já apresentando tumorações ulceradas.

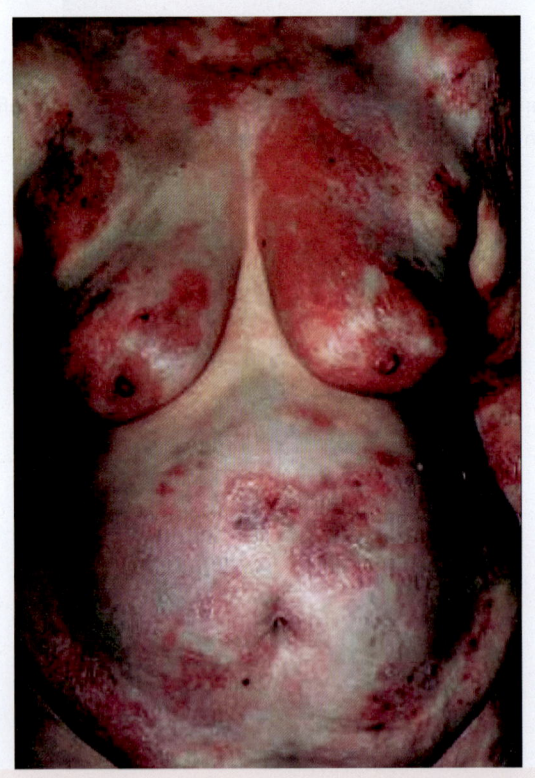

⋀ Micose fungoide: inúmeras placas apresentando diferentes estágios de in-filtração disseminados.

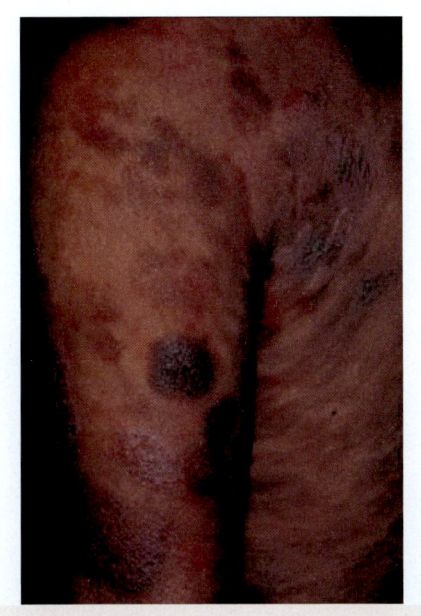

∧ Micose fungoide: inúmeras placas apresentando diferentes estágios de infiltração e início de tumoração.

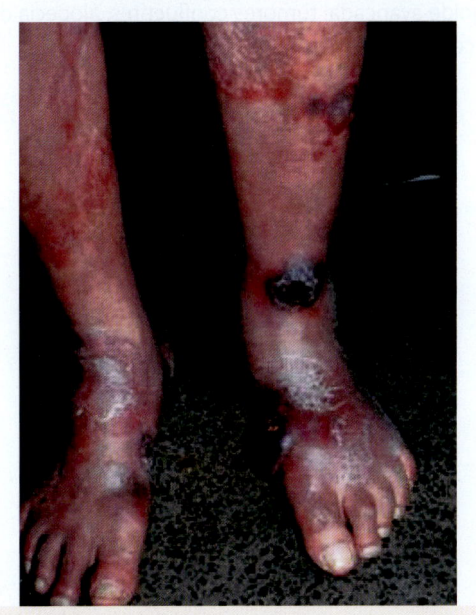

∧ Micose fungoide forma tumoral.

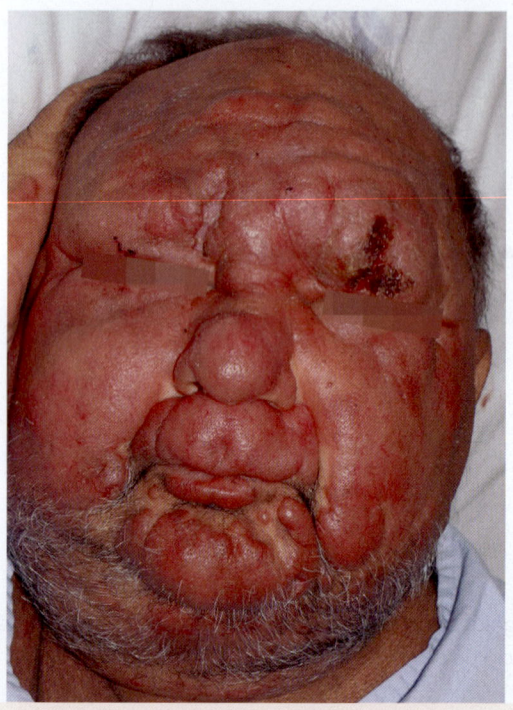

⌃ Micose fungoide avançada: tumores confluentes, alopecia do couro cabeludo e sobrancelhas; fácies leonina.

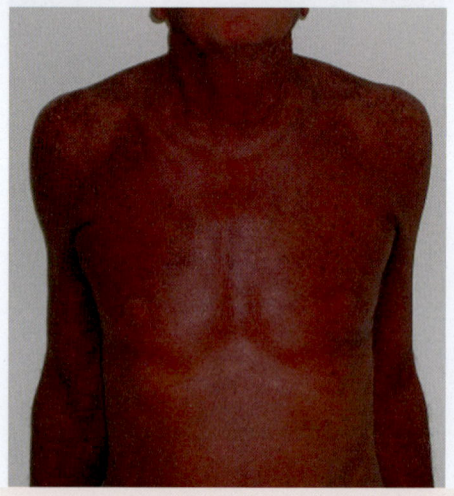

⌃ Micose fungoide forma eritrodérmica.

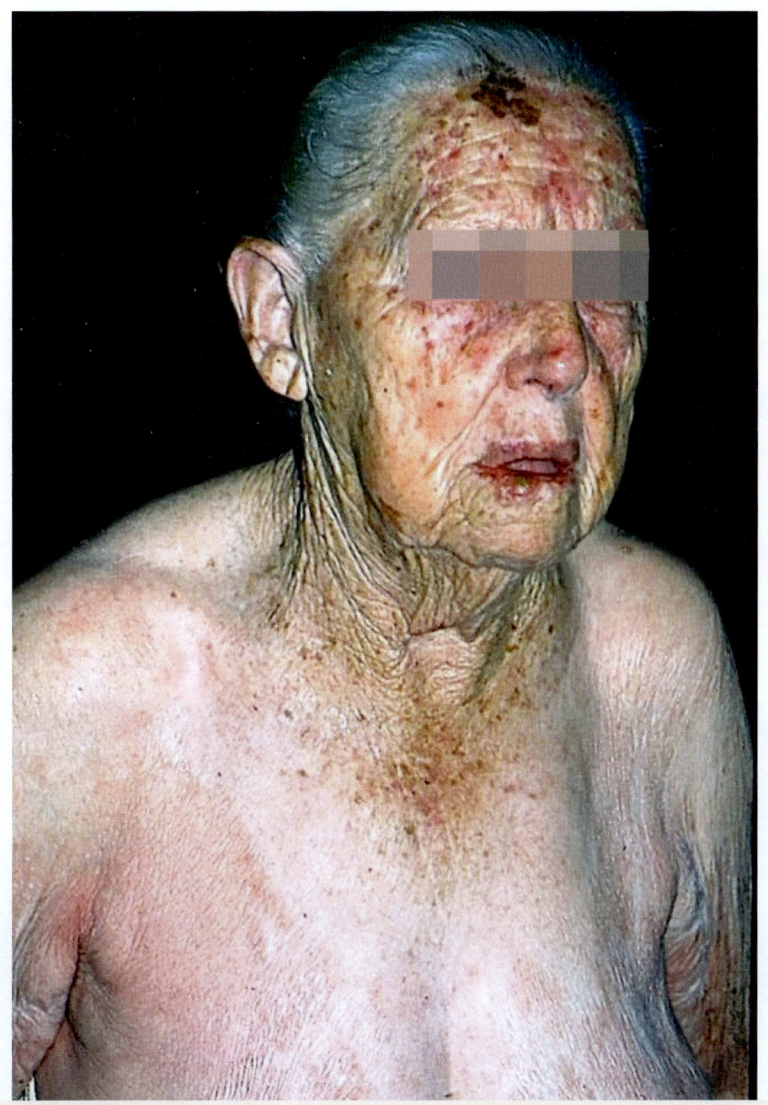

⌃ Múltiplas neoplasias: melanoma na fronte, queratoses solares (carcinomas superficiais por toda a face), carcinoma espinocelular no lábio inferior, placas de micose fungoide no tronco.

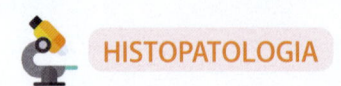 HISTOPATOLOGIA

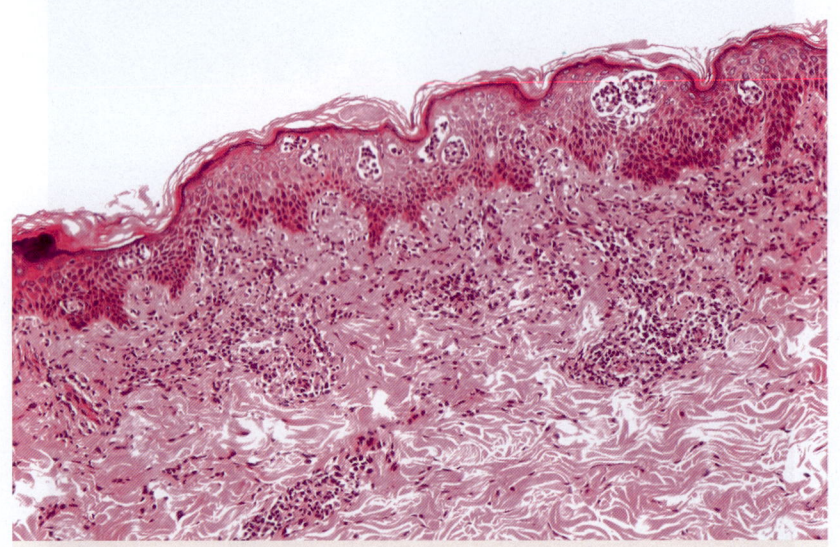

Λ Micose fungoide (HE): epidermotropismo de linfócitos, formando microabscessos de Pautrier.

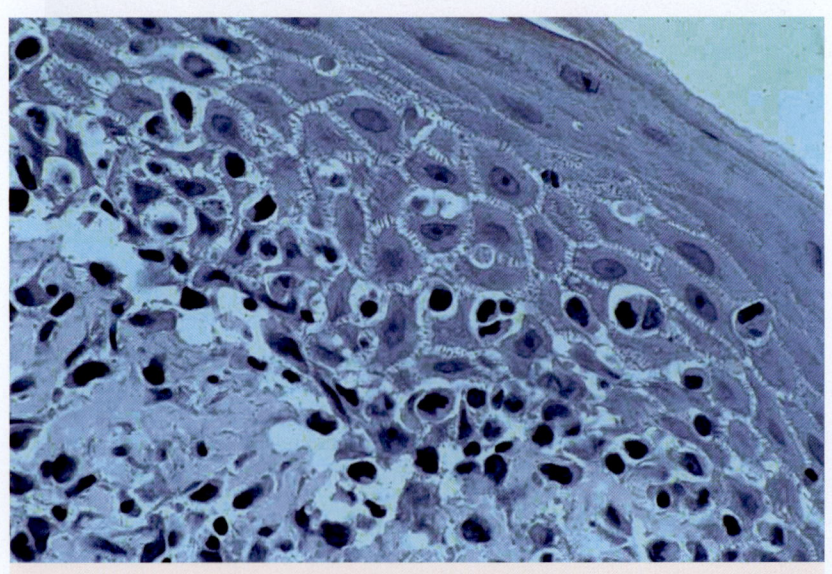

Λ Micose fungoide (HE): epidermotropismo de linfócitos.

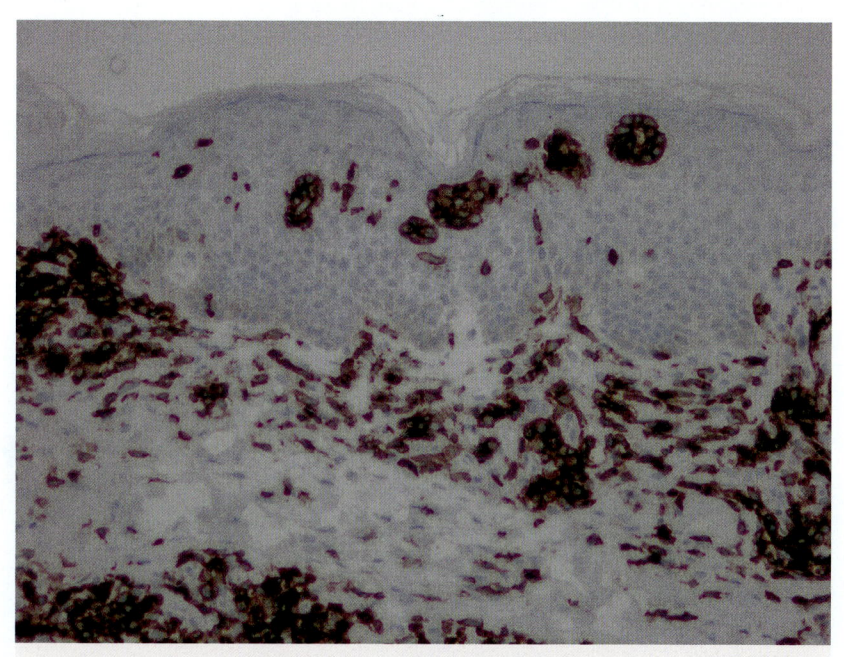

⋀ Micose fungoide (CD3): a imuno-histoquímica (anticorpo anti-CD3) evidencia que as células epidermotrópicas são linfócitos T.

 ## BIBLIOGRAFIA SUGERIDA

1. Hristov AC, Tejasvi T, Wicox RA. Mycosis fungoides and Sézary syndrome: 2019 update on diagnosis, risk-stratification, and management. Am J Hematol. 2019;94:1027-1041.
2. Kamijo H, Miyagaki T. Mycosis fungoides and Sézary syndrome: updates and review of current therapy. Curr Treat Options Oncol. 2021;7(22).
3. Yamashita T, Fernandes Abbade LP, Alencar Marques ME, Marques SA. Mycosis fungoides and Sézary syndrome: clinical, histopathological and immunohistochemical review and update. An Bras Dermatol. 2012;87(6):817-830.

Carcinoma sebáceo

Definição

O carcinoma sebáceo é um tumor de anexo maligno raro que se origina a partir da divisão celular descontrolada dos sebócitos. Localiza-se preferencialmente na cabeça e pescoço (70% dos casos), em especial na região periocular.

EPIDEMIOLOGIA E ETIOPATOGÊNESE

A incidência é maior em pacientes idosos, com média de idade entre a sexta e a sétima décadas de vida. A incidência do carcinoma sebáceo é maior em homens (58%), porém os tumores perioculares são mais frequentes no sexo feminino (63,3%).

A maioria dos carcinomas sebáceos ocorre de modo esporádico; entretanto, esse tumor pode estar associado a síndromes genéticas, como a síndrome de Muir-Torre. Quando localizados na região periocular, originam-se a partir das glândulas de Meibômio, glândulas de Zeis, da carúncula e da pele das sobrancelhas. Em outras topografias, originam-se de glândulas sebáceas do aparelho pilossebáceo ou ectópicas.

Os fatores de risco dessa neoplasia incluem a imunossupressão (transplante de órgãos sólidos, imunodeficiência humana adquirida), a exposição à radiação ultravioleta, a radioterapia prévia, as infecções virais (vírus do papiloma humano), o retinoblastoma familiar e a síndrome de Muir-Torre. Essa síndrome corresponde a uma doença genética autossômica dominante com penetrância e expressão variáveis devido a mutações no gene de reparo de DNA do tipo *"mismatch"* (MutL *Homolog* 1 [MLH-1], MutS *Homolog* 2 [MSH-2] [90% dos casos], MutS *Homolog* 6 [MSH-6], PMS1 *Homolog* 2 e *mismatch repair system component* [PMS-2]), resultando na ativação de oncogenes, na instabilidade de microssatélites e na inativação de genes supressores de tumor.

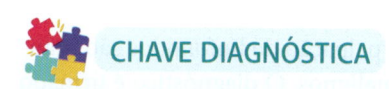

CHAVE DIAGNÓSTICA

Manifestações clínicas

O carcinoma sebáceo pode mimetizar outras neoplasias cutâneas, podendo resultar em um diagnóstico mais tardio e em um pior prognóstico. O tempo médio entre o surgimento da lesão e o diagnóstico definitivo é de 1 a 2,9 anos. Pode se apresentar como pápulas ou nódulos infiltrados, indolores, de coloração amarelada, com eritema associado, com ou sem ulceração. As lesões perioculares se localizam principalmente na pálpebra superior, local com maior quantidade de glândulas sebáceas. A face é o local mais acometido por esse tumor, sendo também descrito na região cervical, no tronco, nos membros, na vulva, na cavidade oral, na língua, nos lábios e, muito raramente, na glândula parótida.

A síndrome de Muir-Torre é caracterizada pela presença de tumores sebáceos benignos (adenoma sebáceo, epitelioma de células basais com diferenciação sebácea) ou malignos (carcinoma sebáceo), uni ou multicêntricos, sobretudo nas áreas extraoculares, associados a pelo menos uma malignidade interna (neoplasias gastrointestinais, sendo o câncer de cólon o mais comum, genitourinárias e do sistema nervoso central), na ausência de fatores de risco como imunossupressão e radioterapia prévia. Em geral, nessa doença, o carcinoma sebáceo é diagnosticado mais precocemente em relação aos tumores esporádicos, podendo ocorrer antes (22%), concomitante (6%) ou após (56%) o diagnóstico da neoplasia interna. Além do carcinoma sebáceo, outras neoplasias cutâneas são comuns nessa síndrome, como o queratoacantoma e o carcinoma basocelular com diferenciação sebácea. Nessa doença está envolvido o gene *MSH2* e em alguns casos *MHL1*, *MSH6* e *PMS2*.

O rastreamento para neoplasias nesses pacientes deve ser realizado mais precocemente, com uma periodicidade maior, e abranger mais sistemas, para que o seu diagnóstico seja rápido e o prognóstico do paciente seja melhor. Ademais, é indicado o aconselhamento genético nesses casos.

A taxa de recorrência local é de 9 a 36% em cinco anos e de metástase é de 1,8% nos tumores extraoculares e 12,5% nos carcinomas sebáceos perioculares. Os principais sítios de metástase são linfonodos, pulmões, fígado, ossos e sistema nervoso central. A taxa de mortalidade de um estudo norte-americano foi de 31%.

Exames diagnósticos

O exame dermatológico completo e a palpação de linfonodos são mandatórios em casos de tumores cutâneos malignos. O diagnóstico é firmado por meio do exame anatomopatológico, que pode ser confirmado pelo exame de imuno-histoquímica. Como a sua origem pode ser diversa, os achados histopatológicos e imuno-histoquímicos também podem variar, sendo comumente observados lóbulos sebáceos assimétricos e irregulares, com sebócitos com proliferação basaloide, citoplasma vacuolizado, hipercromasia, atividade mitótica elevada e atipia nuclear, além de necrose.

Pelo método de imuno-histoquímica, também é possível avaliar a perda de expressão dos genes associados ou não à síndrome de Muir-Torre. Pode-se rastrear usando testes imuno-histoquímicos para perda de expressão de proteína de reparo de incompatibilidade (*MLH1, MSH2, MSH6, PMS2*) ou testes de instabilidade de microssatélites via PCR. Essa síndrome também pode ser confirmada pelo teste de instabilidade de microssatélites por PCR e por testes genéticos.

O estadiamento deve ser realizado de acordo com as recomendações da 8ª edição do AJCC (American Joint Committee on Cancer), a classificação TNM. Os exames de imagem auxiliam na avaliação de tumores multifocais, em casos invasivos e de metástase. A pesquisa de linfonodo sentinela pode ser indicada para investigar metástases linfonodais pré-clínicas.

Diagnóstico diferencial

O carcinoma sebáceo faz diagnóstico diferencial com tumores benignos (hiperplasia sebácea, sebaceoma, adenoma sebáceo, nevo sebáceo, nevo nevocelular), malignos (carcinoma basocelular, carcinoma espinocelular, melanoma amelanótico, carcinoma de células de Merkel) e, quando localizado na pálpebra, com doenças inflamatórias (calázio, blefarite posterior, ceratite e blefaroconjuntivite).

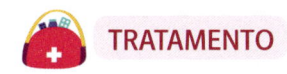

TRATAMENTO

O tratamento indicado para lesões localizadas é a exérese com margens amplas (1 cm) ou com avaliação de margens no intraoperatório, ou pela cirurgia micrográfica de Mohs. A radioterapia pode ser considerada como adjuvante em casos de invasão perineural, metástase linfonodal ou a distância, margens cirúrgicas positivas ou recorrência local. Pode ser indicada também em tratamentos paliativos em casos em que o paciente não apresenta condições clínicas para o tratamento cirúrgico. Tratamentos sistêmicos com quimioterapia e imunoterapia (pembrolizumabe, inibidor de *checkpoint* imunológico anti-PD1) podem ser indicados em casos de metástase.

PÉROLAS CLÍNICAS

O carcinoma sebáceo esporádico é uma doença que acomete principalmente a população geriátrica, com antecedente de fotoexposição intensa e imunossupressão. Esse tumor, localizado sobretudo na cabeça e pescoço, deve ser considerado como diagnóstico diferencial de outras lesões cutâneas, para que o seu diagnóstico seja precoce e, dessa forma, o prognóstico do paciente seja melhor.

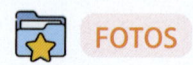

FOTOS

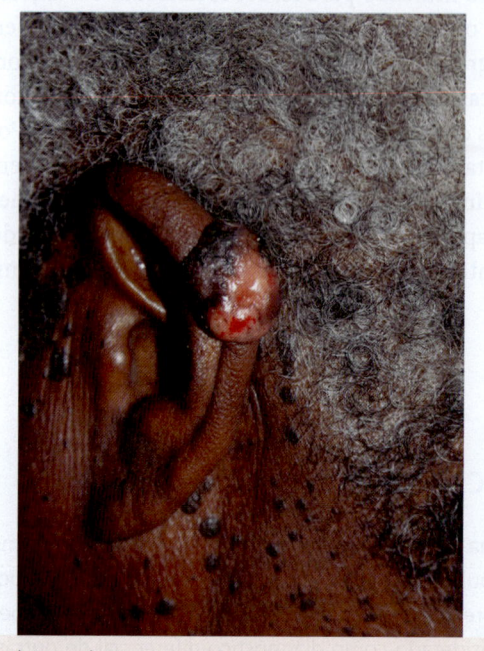

︿ Carcinoma sebáceo: lesão tumoral e ulcerada.

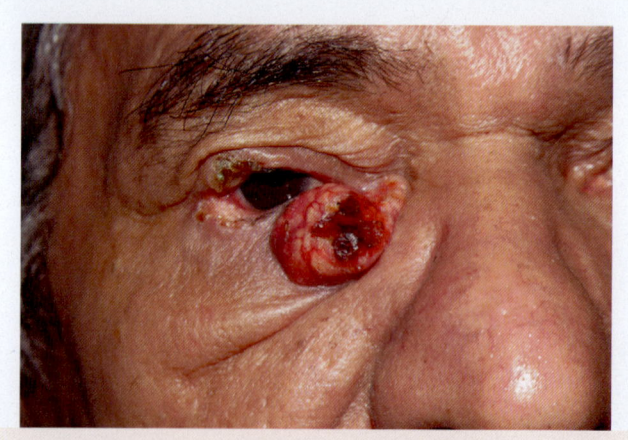

︿ Carcinoma sebáceo: nódulo tumoral com aspecto amarelado e infiltrado em localização comum.

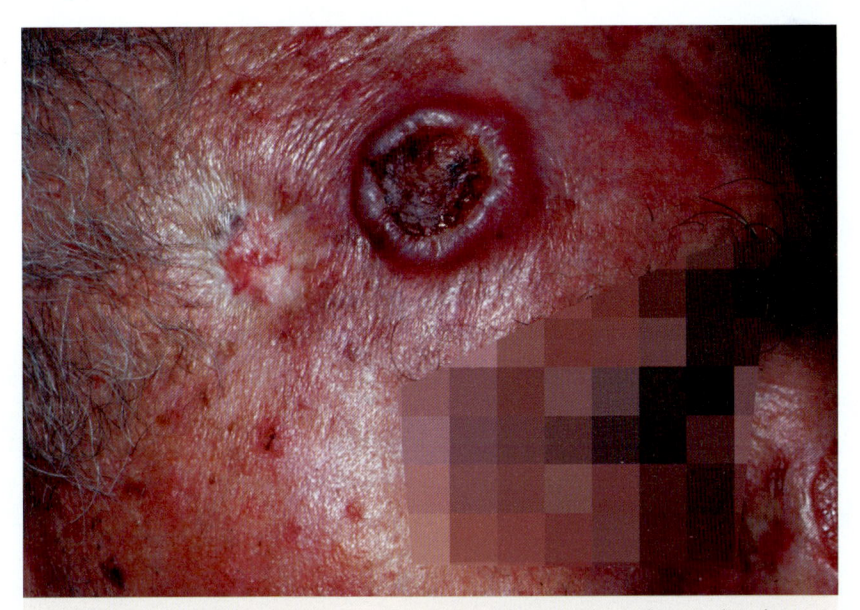

⌃ Carcinoma sebáceo: nódulo tumoral com aspecto ulcerado com bordas in-filtradas.

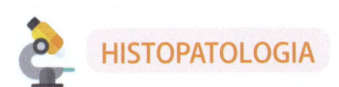

HISTOPATOLOGIA

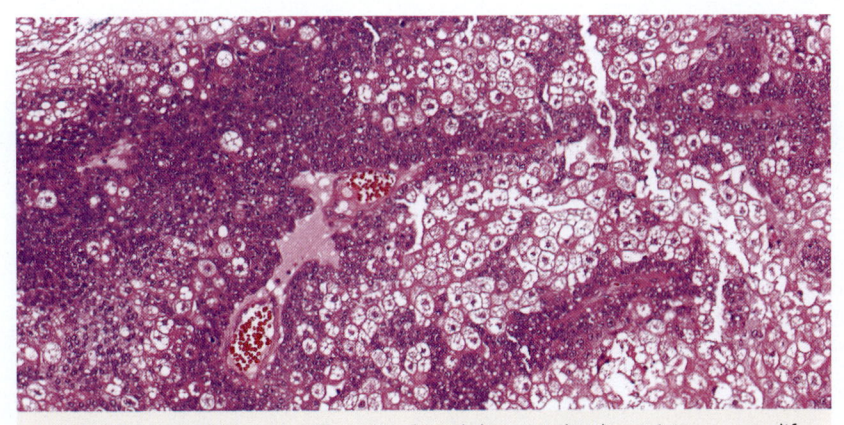

⌃ Carcinoma sebáceo: proliferação de células epitelioides atípicas com dife-renciação sebácea.

BIBLIOGRAFIA SUGERIDA

1. Dasgupta T, Wilson LD, Yu JB. A retrospective review of 1349 cases of sebaceous carcinoma. Cancer. 2009;115(1):158-165.
2. Owen JL, Kibbi N, Worley B, Kelm RC, Wang JV, Barker CA, et al. Sebaceous carcinoma: evidence-based clinical practice guidelines. Lancet Oncol. 2019;20(12):e699-e714.
3. Orr CK, Yazdanie F, Shinder R. Current review of sebaceous cell carcinoma. Curr Opin Ophthalmol. 2018;29(5):445-50.
4. Sargen MR, Starrett GJ, Engels EA, Cahoon EK, Tucker MA, Goldstein AM. Sebaceous carcinoma epidemiology and genetics: emerging concepts and clinical implications for screening, prevention, and treatment. Clin Cancer Res. 2021;27(2):389-393.

Metástases cutâneas

Definição

Metástases cutâneas de órgãos internos para a pele são raras, porém podem ser a primeira manifestação de disseminação metastática de uma malignidade interna ou anunciar a recorrência do câncer muito depois do tratamento de um tumor primário. Os padrões de metástases cutâneas variam entre mulheres e homens.

Na maioria das vezes, o doente já tem diagnóstico de neoplasia maligna quando é detectada a metástase cutânea. Entretanto, em até um terço dos casos, a metástase cutânea é identificada antes do tumor primário. A apresentação clínica é diversa e pode simular doenças inflamatórias, tumores benignos ou mesmo tumores malignos de pele.

 EPIDEMIOLOGIA E ETIOPATOGÊNESE

Há divergência na literatura sobre quais tumores metastatizam mais frequentemente para a pele. Estudos mais recentes indicam que o melanoma é o mais frequente, mas em alguns estudos clássicos essa neoplasia aparece apenas em quarto lugar, sendo os mais frequentes os tumores de mama, rim, ovário, bexiga, pulmão, cólon, reto e próstata.

Existe uma diferença epidemiológica de acordo com o sexo. No Brasil foi identificado que metástases cutâneas mais frequentes em mulheres tiveram origem em câncer de mama, intestino grosso e pulmão, enquanto nos homens a ordem de frequência foi câncer de pulmão, estômago e laringe.

É sabido que existem algumas áreas da pele onde o aparecimento de lesões metastáticas é mais frequente. A região anterior do tórax é o local mais comum, seguida por abdome, cabeça e pescoço (principalmente o couro cabeludo) e membros. Há uma clara predileção pelo local afetado, de acordo com o tumor primário (a mama metastatiza mais frequentemente para a parte anterior do tórax, enquanto os tumores do trato gastrointestinal acometem secundariamente o abdome).

A metástase é definida como o desenvolvimento de um tumor a alguma distância do sítio primário. Desenvolve-se predominantemente por invasão vascular (linfática ou hematogênica).

A fisiopatologia da metástase compreende os estágios de invasão local, intravasamento, sobrevivência na circulação, parada em órgão distante, extravasamento, formação de micrometástases e colonização metastática.

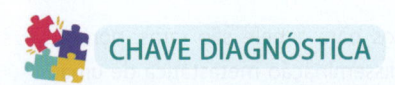

CHAVE DIAGNÓSTICA

Manifestações clínicas

As metástases cutâneas podem apresentar-se de inúmeras formas. Elas muitas vezes se apresentam como nódulos dérmicos ou subcutâneos indolores de crescimento rápido com epiderme sobrejacente intacta, podendo mimetizar uma dermatose inflamatória. As metástases também podem se apresentar como máculas, placas infiltradas ou endurecidas, lesões discoides, nódulos tumorais com telangiectasias, lesões bolhosas ou papuloescamosas, placas com cicatrizes ou tumores pigmentados. Um aspecto de lesões em diferentes níveis de profundidade na pele em uma mesma área (nódulos subcutâneos entremeados por lesões papulonodulares dérmicas e lesões dermoepidérmicas) é característico.

Embora não exista uma única característica diagnóstica que predomine, alguns padrões foram reconhecidos.

As metástases originadas do câncer de mama tendem a aparecer na parede torácica anterior, seja por extensão direta do tumor subjacente ou por disseminação linfática. O envolvimento cutâneo extenso do câncer de mama metastático pode simular celulite (carcinoma erisipeloide) ou uma armadura peitoral (carcinoma em couraça).

As metástases de câncer de pulmão na pele apresentam pior prognóstico. Embora possam acometer qualquer local da pele, acometem preferencialmente cabeça e pescoço, região anterior do tórax e abdome.

Dentre as neoplasias malignas do trato gastrointestinal, o adenocarcinoma colorretal é a que mais frequentemente leva a metástases cutâneas.

O envolvimento da pele pode ocorrer por contiguidade, disseminação linfática ou hematogênica, ou por disseminação ao longo de remanescentes embrionários, como o úraco. Por esse motivo, a pele do abdome é o sítio cutâneo mais frequentemente afetado, seguida pela região pré-sacral e perineal, sendo este último mais frequentemente relacionado ao câncer retal. Em um estudo, a maioria das metástases cutâneas surgiu nos locais de incisão cirúrgica da colectomia. No entanto, há relatos de disseminação para os mais diversos locais, como tórax, membros superiores e região de cabeça e pescoço. Quando a metástase atinge a região umbilical, é chamada de nódulo de Irmã Mary Joseph.

Não há apresentação clínica característica, a maioria aparecendo como lesões nodulares firmes, rosadas ou avermelhadas, que podem ulcerar.

No caso dos tumores gástricos, o abdome é o local mais comumente afetado e clinicamente pode apresentar nódulos, lesões semelhantes a erisipela ou cisto epidérmico.

Quanto a metástases cutâneas de neoplasias malignas de esôfago, pâncreas e fígado, as lesões foram identificadas em diferentes locais, como couro cabeludo, abdome e região do dorso. Clinicamente, são indistinguíveis de metástases de tumores de outras origens.

Dos cânceres do sistema urinário, o câncer renal é o mais comum. O carcinoma renal de células claras é o subtipo histopatológico mais comum.

A região da cabeça e pescoço é frequentemente afetada por metástases de carcinoma de células renais.

As metástases cutâneas de carcinoma de células renais apresentam-se como nódulos de crescimento rápido que podem ser normocrômicos ou mais caracteristicamente avermelhados. Isso se deve à alta vascularização tumoral e, portanto, pode ser confundido com hemangiomas, angiomas rubi ou granulomas piogênicos. A presença de metástase é um marcador de pior prognóstico e a expectativa de sobrevida é de cerca de seis meses.

Quanto à metástase cutânea de carcinoma urotelial de bexiga, na maioria dos casos o envolvimento cutâneo ocorre através da invasão direta do tumor, mas também pode ser secundário à disseminação vascular (linfática ou hematogênica) ou à implantação iatrogênica (após procedimentos como cistectomia). Portanto, a lesão costuma estar localizada no abdome inferior, pelve ou escroto. A apresentação clínica é inespecífica e pode ser como nódulos únicos ou múltiplos, placas infiltradas ou até mesmo com aspecto esclerosante.

Metástases cutâneas de tumores ginecológicos (excluindo mama) na maioria dos casos são derivadas de neoplasias malignas de ovário, mas também podem ter origem em câncer de colo uterino. Por razões anatômicas, o abdome (principalmente o umbigo) é o local mais acometido.

Exames diagnósticos

O diagnóstico de metástase cutânea é sempre feito por meio do exame anatomopatológico.

As metástases cutâneas frequentemente exibem padrões histológicos característicos do tumor primário causador subjacente.

Quando os tumores são pouco diferenciados ou anaplásicos, estudos imuno-histoquímicos de triagem podem ser muito úteis.

Uma vez estabelecido o diagnóstico, o doente deve ser acompanhado multidisciplinarmente, com encaminhamento à equipe de cirurgia e oncologia.

Diagnóstico diferencial

O diagnóstico diferencial é extremamente difícil de ser feito, pois a apresentação clínica é diversa e pode simular doenças inflamatórias, tumores benignos ou mesmo tumores malignos de pele.

 TRATAMENTO

No geral, o tratamento deve ser direcionado ao tumor primário. Como na maioria dos casos a presença de metástases cutâneas indica doença avançada, a terapia antineoplásica sistêmica costuma ser a opção terapêutica escolhida. No entanto, a terapia sistêmica pode ter eficácia reduzida nas lesões cutâneas, e as terapias dirigidas à pele têm função adjuvante.

PÉROLAS CLÍNICAS

Mais de um terço dos casos de metástases cutâneas são identificadas antes do tumor primário.

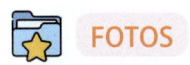
FOTOS

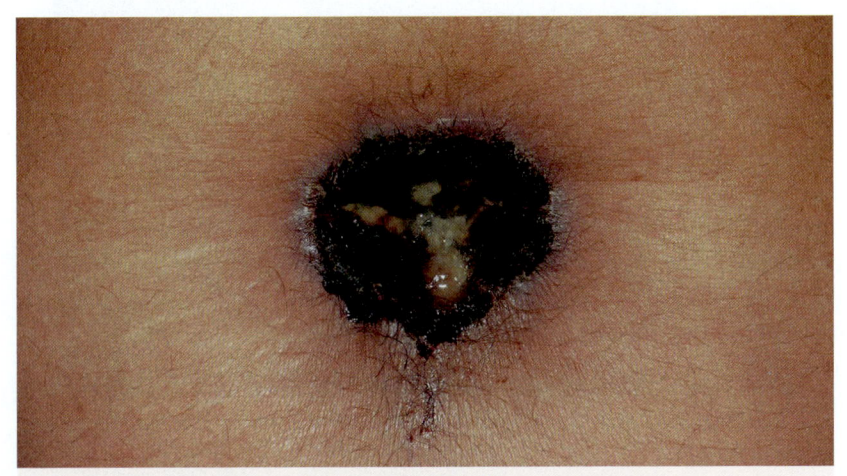

∧ Nódulo da Sister Mary Joseph: dá-se esse nome à metástase de um câncer intra-abdominal na cicatriz umbilical.

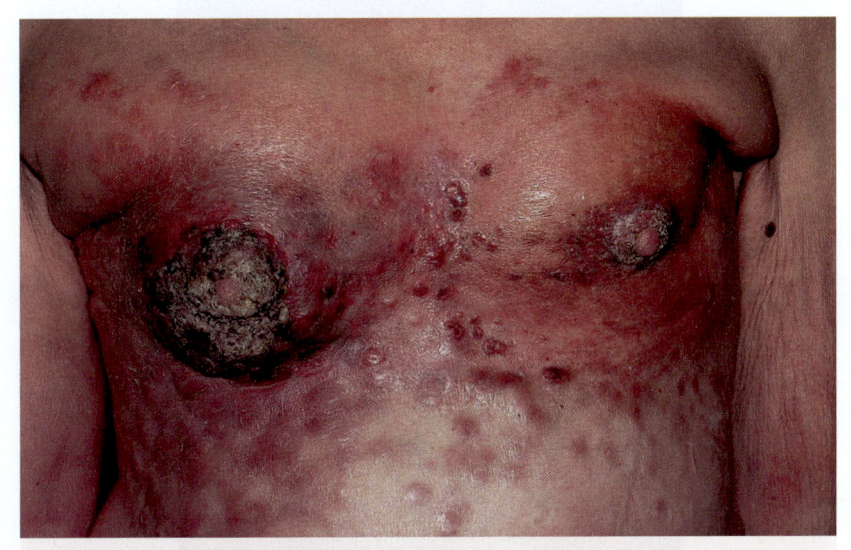

∧ Carcinoma *em cuirasse:* é a progressão para a pele de um carcinoma mamário provocando extensa esclerose. Observam-se nódulos, esclerose e retrações cutâneas.

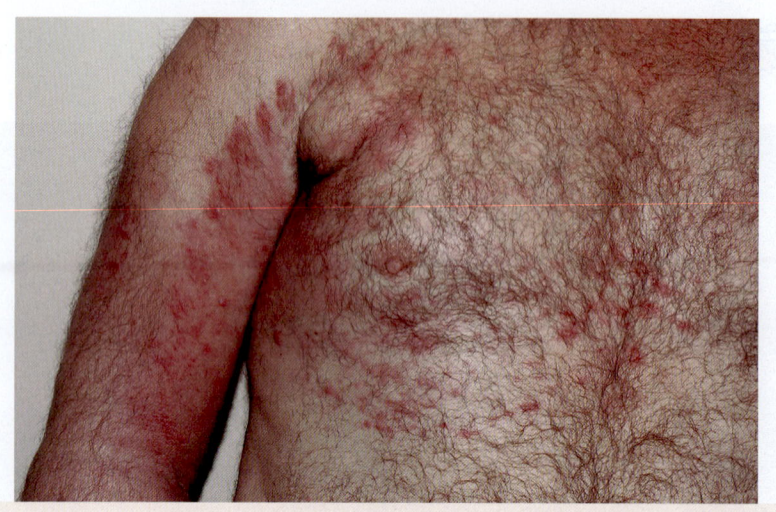

∧ Metástases cutâneas: ocasionalmente assumem configuração segmentar.

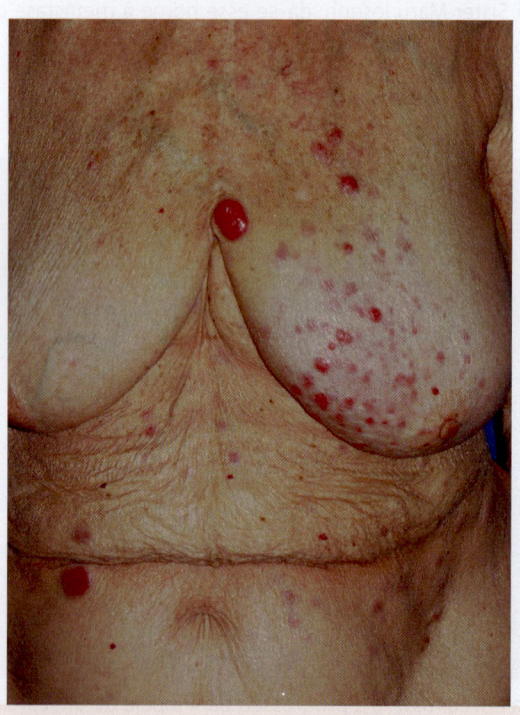

∧ Metástases cutâneas: pápulas e nódulos de diferentes tamanhos e em diferentes níveis de profundidade na pele.

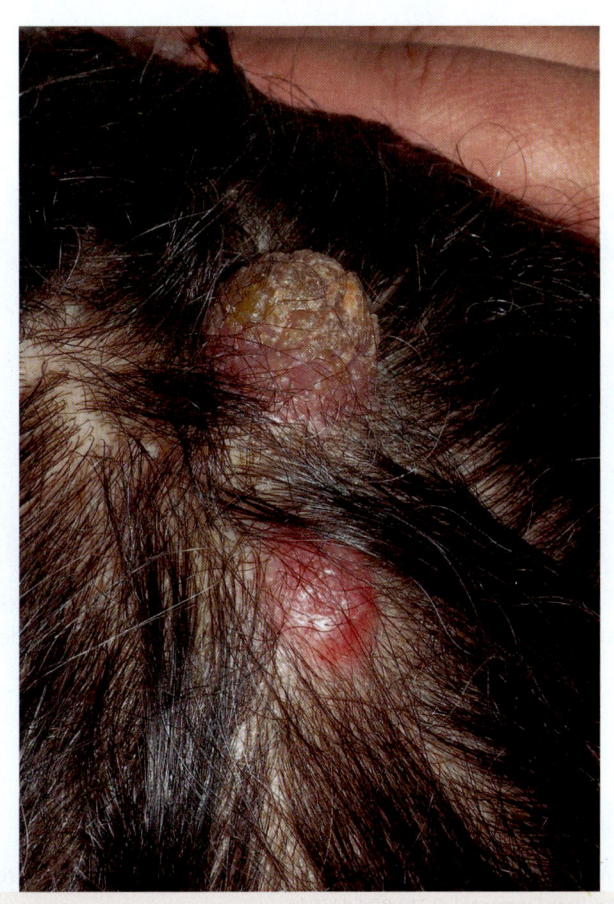

▲ Metástases cutâneas. Localização característica.

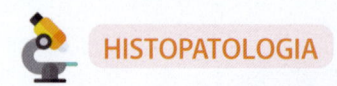 HISTOPATOLOGIA

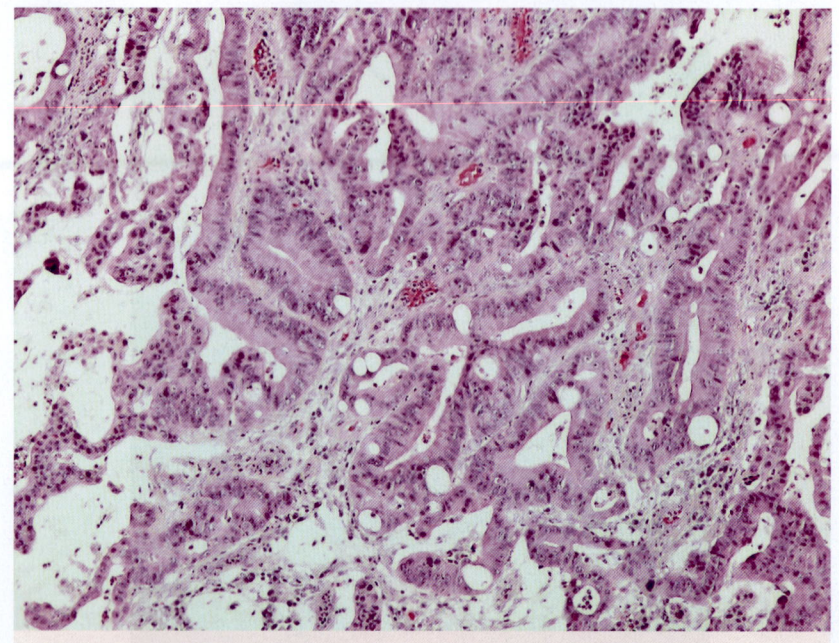

⋏ Metástase de adenocarcinoma de padrão intestinal infiltrando a derme.

 BIBLIOGRAFIA SUGERIDA

1. Sittart JA, Senise M. Cutaneous metastasis from internal carcinomas: a review of 45 years. An Bras Dermatol. 2013;88:541-544.
2. Souza BC, Miyashiro D, Pincelli MS, Sanches JA. Cutaneous metastases from solid neoplasms. An Bras Dermatol. 2023;98(5):571-579.
3. Wong CYB, Helm MA, Kalb RE, Helm TN, Zeitouni NC. The presentation, pathology, and current management strategies of cutaneous metastasis. N Am J Med Scl. 2013;5(9):499-504.

PARTE 3

Dermatoses inflamatórias

Rosácea e rinofima

Definição

Rosácea é uma doença inflamatória crônica, de causa desconhecida, que acomete a unidade pilossebácea, mais frequentemente a região centrofacial (bochechas, mento, nariz e fronte) e as glândulas palpebrais. É caracterizada por episódios recorrentes de rubor, eritema persistente, pápulas/pústulas evoluindo para eritema telangiectásico. Pode cursar com alterações fimatosas, ocorrendo principalmente no nariz (rinofima).

 ## EPIDEMIOLOGIA E ETIOPATOGÊNESE

A rosácea geralmente começa entre os 30 e os 50 anos de idade, mas pode ocorrer em qualquer idade. A taxa de prevalência global da rosácea foi estimada em 5,5% da população adulta. Além disso, os homens e as mulheres foram igualmente afetados. A rosácea é mais frequentemente observada em populações com pele clara; contudo, em indivíduos com fototipos mais escuros, provavelmente não é reconhecida e é subdiagnosticada, pois o eritema e a telangiectasia são mais difíceis de discernir.

Foram relatadas possíveis associações de rosácea com risco aumentado de doenças cardiovasculares, gastrointestinais, neurológicas, autoimunes e psiquiátricas e um maior risco de câncer. Se essas associações têm uma relação causal requer mais avaliação.

As vias inflamatórias atuais relevantes para a patogênese da rosácea incluem a desregulação do sistema imunológico (inato, adaptativo, inflamassoma) e mecanismos neurocutâneos.

A suscetibilidade genética com reatividade imunológica modificada é sugerida pela associação de rosácea com polimorfismos de nucleotídeo único em genes associados ao principal complexo de histocompatibilidade. A ativação imune inata e adaptativa pode ser desencadeada por micróbios, incluindo espécies *Demodex* e várias bactérias, incluindo *Bacillus oleronius* e *Staphylococcus epidermidis*.

Os mecanismos neurocutâneos na rosácea refletem a reatividade à mudança de temperatura, exercício, UV, alimentos condimentados e álcool. Essas alterações podem ser mediadas pelo potencial receptor transitório (TRP) anquirina e subfamílias vaniloides. Receptores específicos de subfamílias podem responder a diferentes gatilhos externos, levando à liberação de neuropeptídeos vasoativos (substância P, peptídeo ativador da adenilato ciclase hipofisária, calcitonina peptídeo relacionado ao gene). Os nervos sensoriais também expressam TLR2 e PAR2 e podem perpetuar a ativação desses mecanismos.

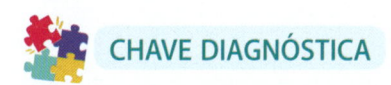

CHAVE DIAGNÓSTICA

Manifestações clínicas

Pacientes com rosácea têm a tendência à ruborização facial (*flushing, couperose*) a estímulos como calor, frio, vento, álcool e alimentos quentes. Com o tempo esse eritema se torna persistente, podendo cursar com telangiectasias afetando a área centro facial (rosácea eritemato-telangiectásica). Nessas áreas surgem pápulas e pústulas de caráter mais inflamatório (rosácea pápulo-pustulosa), podendo ocorrer placas eritemato-edematosas infiltrativas particularmente nas regiões mentonianas e nasais (rosácea infiltrativa nodular). Quando o quadro é agudo com intensa reação inflamatória, nódulos e abscessos é chamada de pioderma facial.

Mais da metade dos doentes de rosácea apresentam manifestações oculares incluindo secura, sensação de corpo estranho, fotofobia, conjuntivite, blefarite e, em casos raros, ceratite, que podem comprometer a visão.

Rinofima é o intumescimento progressivo do nariz em homens de mais de 40 anos e frequentemente associado à rosácea. Deve-se a progressiva hiperplasia de glândulas sebáceas e tecido conectivo associado a alterações vasculares.

Outros tipos de fima incluem gnatofima (queixo), metofima (fronte), otofima (orelhas) e blefarofima (pálpebras).

Exames diagnósticos

O diagnóstico é clínico e o exame anatomopatológico pode auxiliar. Comumente encontra-se um infiltrado inflamatório linfo-histiocitário perifolicular com ocasionais granulomas e vasos dilatados. Em casos mais intensos, a inflamação granulomatosa é mais evidente. *Demodex* é frequentemente observado no folículo piloso.

Diagnóstico diferencial

O diagnóstico diferencial é realizado nas fases iniciais com lúpus eritematoso e carcinoide, principalmente com a dermatite perioral por corticoides fluorados, acne vulgar e na fase infiltrativa nodular com iododerma, bromoderma e tubercúlides.

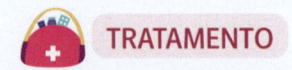 **TRATAMENTO**

Cuidados gerais

Evitar substâncias irritantes tópicas (soluções alcoólicas irritativas e sabões), utilizar hidratantes e filtros solares leves e evitar fatores desencadeantes como sol, vento, alimentação condimentada, bebidas alcoólicas, comida muito quente e alimentos ou bebidas que contenham cafeína (chá, café).

Medicações tópicas

Para o eritema podem ser utilizadas brimonidina e oximetazolina tópicas.

No tratamento das pápulas e pústulas topicamente podem ser utilizados ácido azelaico, ácido tranexâmico, ivermectina, metronidazol e minociclina.

Quando existe uma associação com *Demodex* pode ser indicado benzoato de benzila.

Medicações sistêmicas

A terapia sistêmica normalmente é utilizada em associação às terapias tópicas.

Na redução da inflamação utiliza-se a doxiciclina (modificada) 40 mg/dia como primeira escolha e também podem ser utilizadas minociclina e isotretinoína.

Os betabloqueadores orais, como carvedilol (12,5 mg, 2x ao dia) e propranolol, podem ser úteis para tratar eritema e rubor persistentes por antagonizar os efeitos da estimulação do nervo simpático e catecolaminas circulantes.

Alguns estudos mostram a eficácia da hidroxicloroquina (200 mg/dia) por modular a resposta imune dos mastócitos.

Laser e luz pulsada

Terapia com *laser* e luz intensa pulsada tem evidência de qualidade baixa a moderada e é recomendada no eritema e principalmente telangiectasia no tratamento da rosácea.

Terapias emergentes

Inúmeros ensaios estão sendo realizados com imunobiológicos no tratamento da rosácea. As drogas utilizadas são: secuquinumabe (inibidor da IL-17) e eremumabe (inibidor das calcitonina).

Terapia na rosácea fimatosa

Para os fimas, quando inflamados, recomenda-se doxiciclina oral e isotretinoína oral; para os casos não inflamado ou fima fibrótica, modalidades físicas de tratamento, como lixamento mecânico ou ablação com *laser* de CO_2, são recomendadas.

PÉROLAS CLÍNICAS

Os adultos mais velhos apresentam sintomas de rosácea mais graves, ao mesmo tempo que apresentam uma pele mais sensível e frágil do que os pacientes mais jovens; portanto, os tratamentos de rosácea para pacientes idosos exigem um equilíbrio entre o fornecimento de potência adequada e, ao mesmo tempo, a minimização da irritação da pele e outros efeitos adversos.

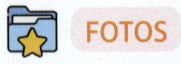 FOTOS

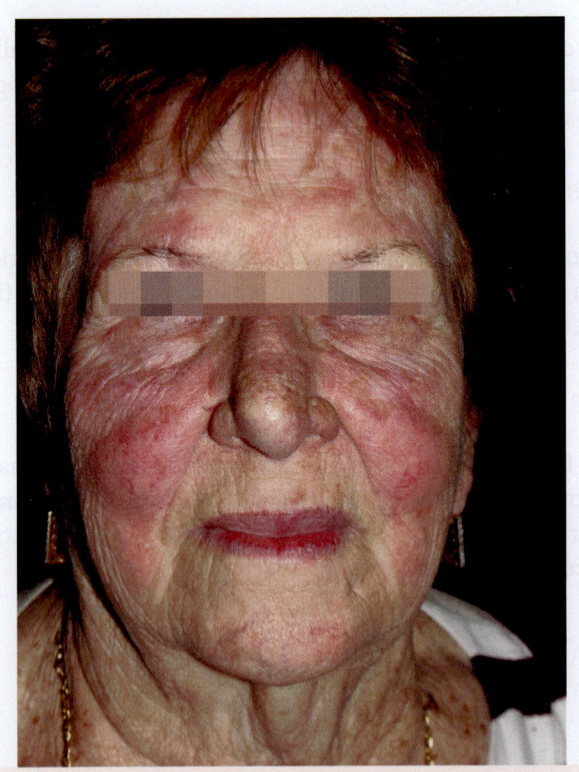

⌃ Rosácea: eritema e telangiectasia na região malar (*couperose*).

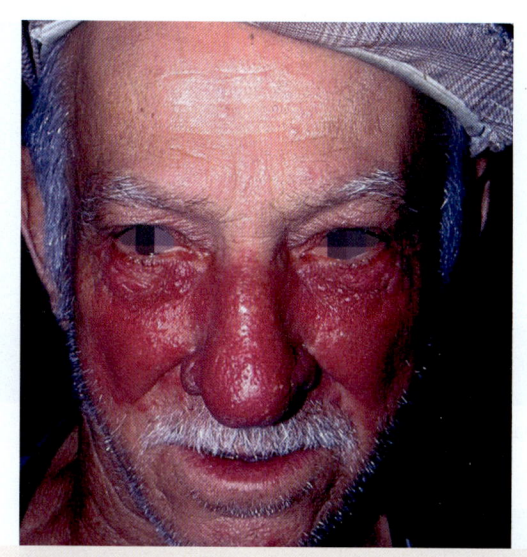

⋏ Rosácea: eritema, telangiectasias, pápulas e pústulas no nariz e na região malar. Discreto aumento de volume do nariz – início de rinofima.

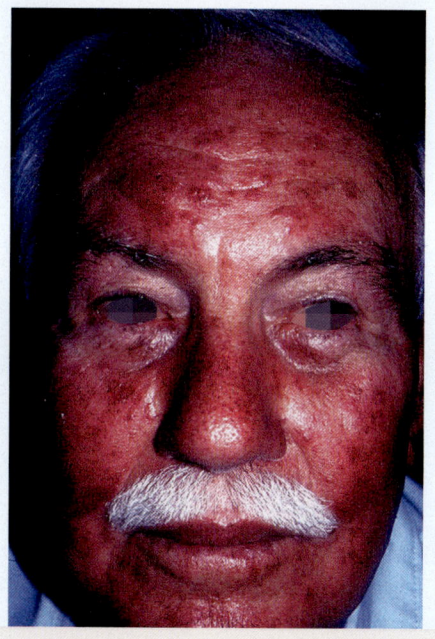

⋏ Rosácea: eritema, telangiectasias, pápulas e pústulas na região malar e na fronte.

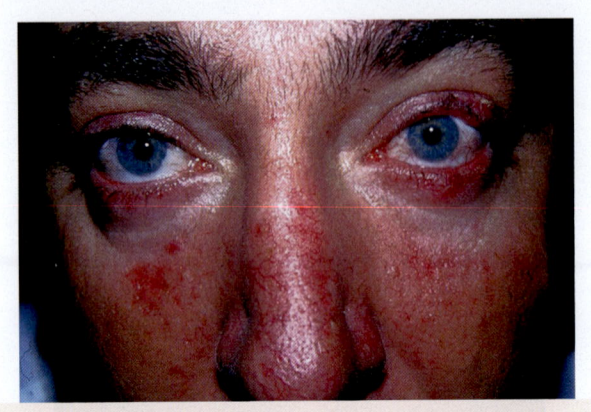

⋀ Blefarite na rosácea.

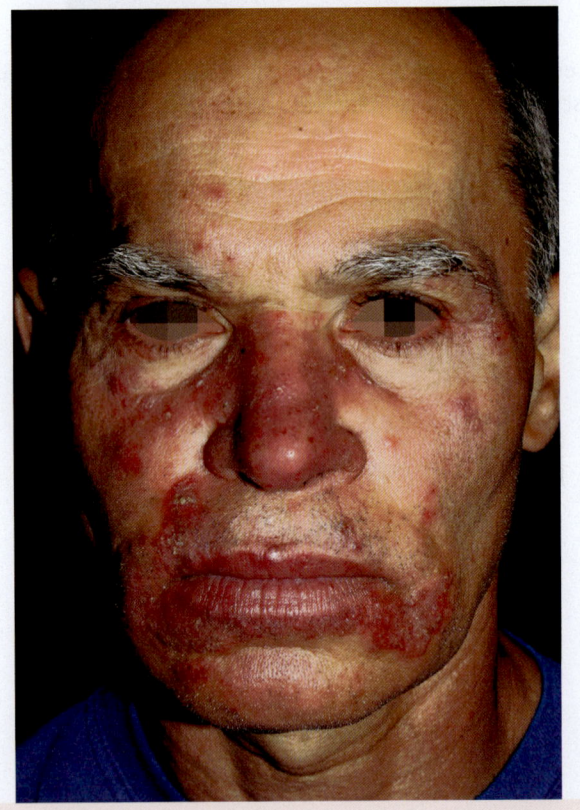

⋀ Rosácea: eritema, telangiectasias, pápulas e pústulas com comprometimento no mento.

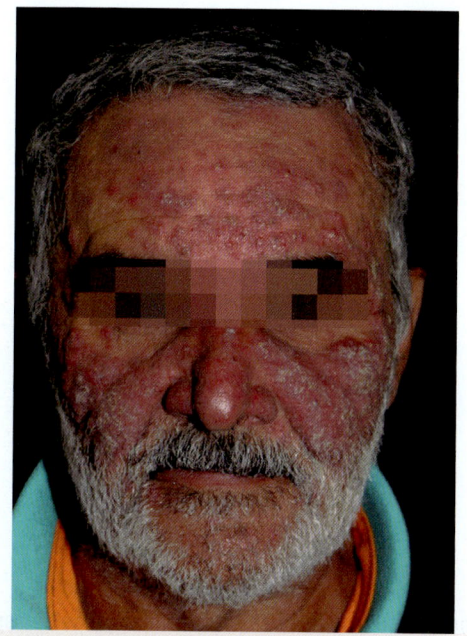

∧ Rosácea: forma intensa chamada de pioderma facial.

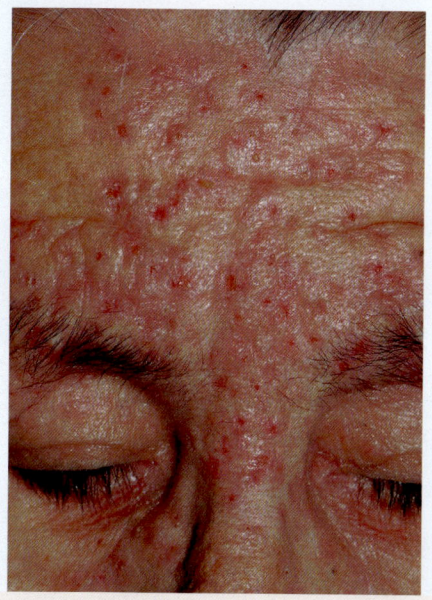

∧ Acne necrótica: pápulas com necrose central e cicatrizes.

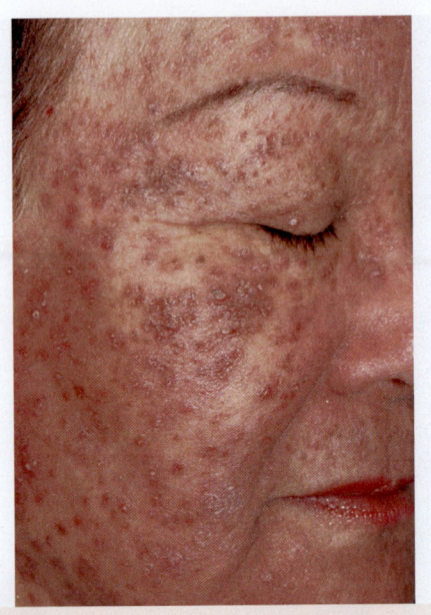

⌃ Rosácea granulomatosa: inúmeras pápulas infiltradas de aspecto sarcoídeo.

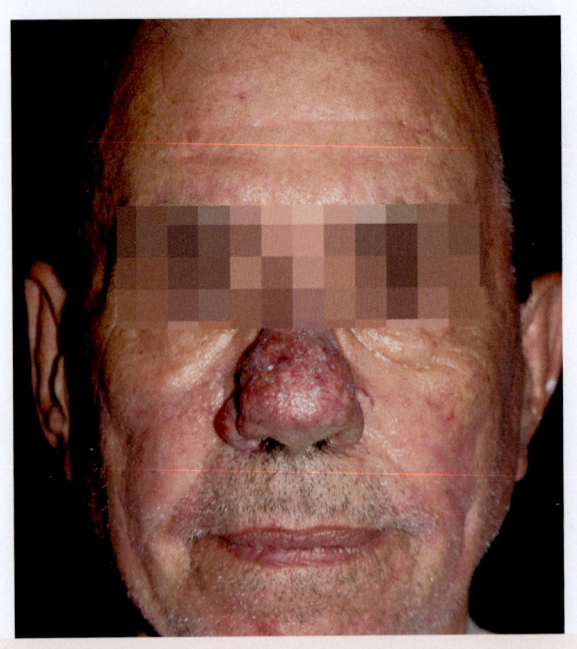

⌃ Rinofima: entumescimento nasal.

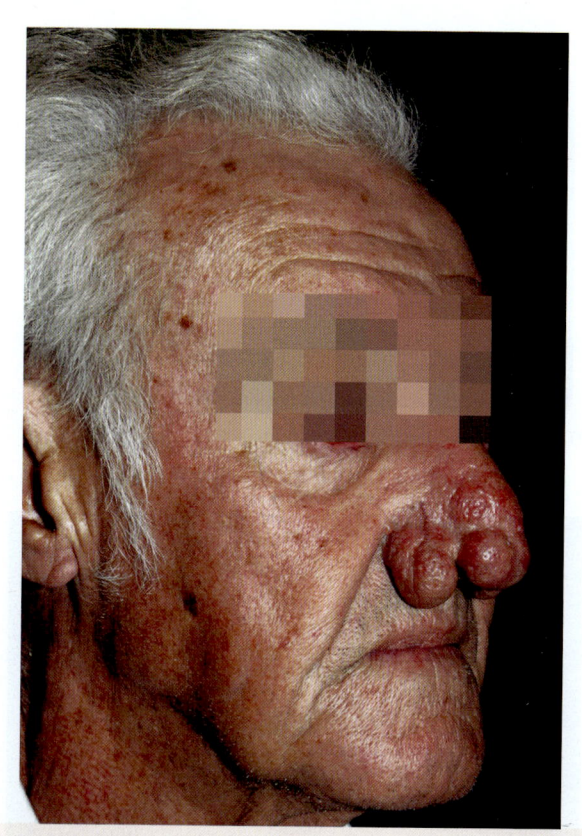

⋀ Rinofima: hipertrofia, hiperplasia das glândulas sebáceas e tecido conjuntivo.

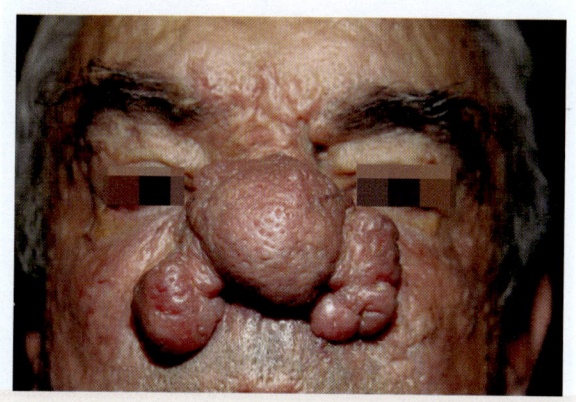

⋀ Rinofima: aspecto fimatoso exuberante do nariz.

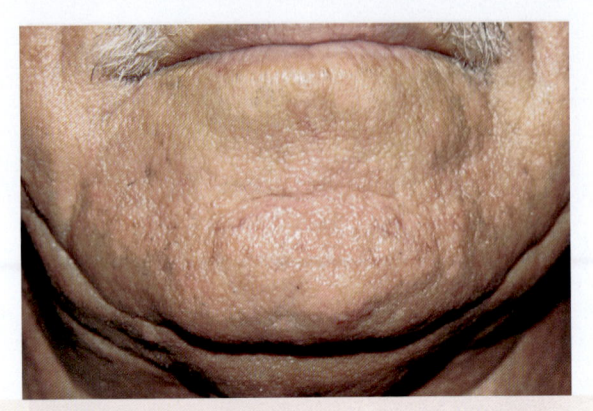

▲ Gnatofima: fima da região mentoneana.

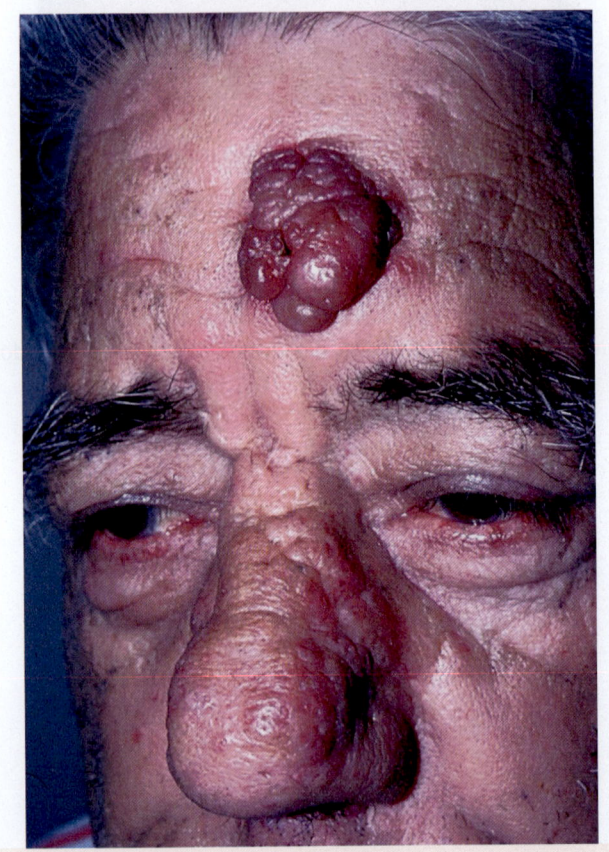

▲ Rosácea ocular, rinofima e metofima.

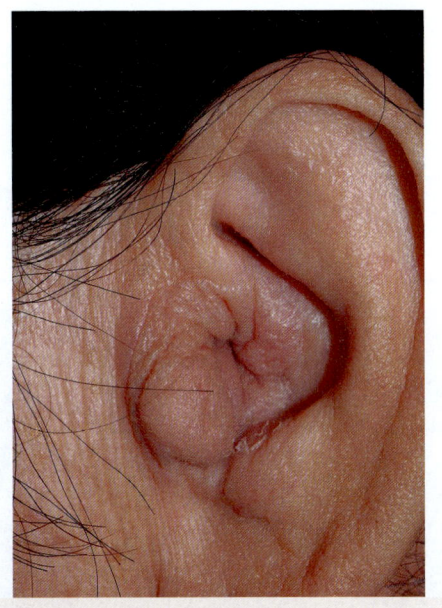

⌃ Otofima: fima do pavilhão auricular.

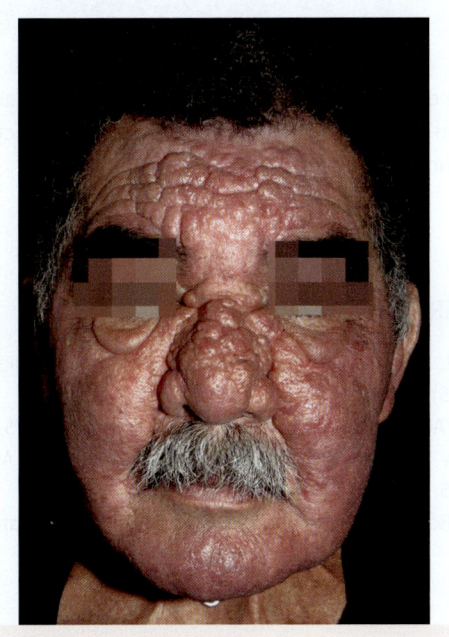

⌃ Acometimento fimatoso de toda a face.

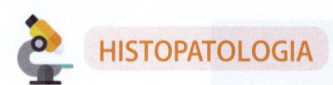
HISTOPATOLOGIA

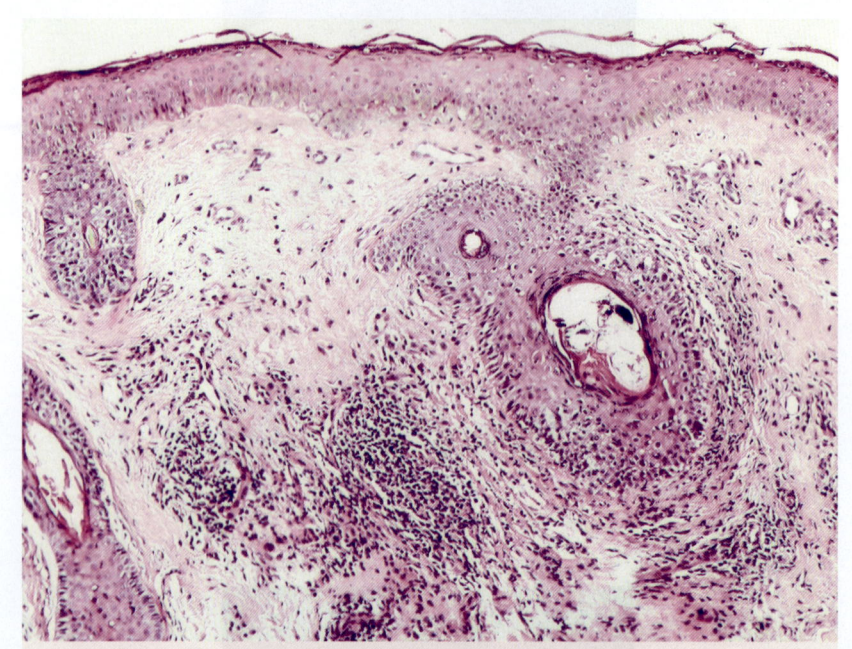

⋀ Rosácea: pele com infiltrado linfo-histiocitário perivascular superficial e perifolicular, com ectasia dos capilares sanguíneos (telangiectasias) e presença de *Demodex* no folículo piloso.

BIBLIOGRAFIA SUGERIDA

1. Lee JJ, Chien AL. Rosacea in older adults and pharmacologic treatments. Drugs Aging. 2024;41(5):407-421.
2. van Zuuren EJ, Arents BWM, van der Linden M, Vermeulen S, Fedorowicz Z, Tan J. Rosacea: new concepts in classification and treatment. Am J Clin Dermatol. 2021;22:457-465.
3. Zhang H et Al. Rosacea treatment: review and update. Dermatol Ther (Heidelbeb). 2021;11:13-24.

Xerose cutânea e eczema asteatósico

Definição

Xerose cutânea é o ressecamento da pele por perda hídrica na sua superfície, provocado por mecanismos intrínsecos, genéticos e ambientais. À medida que envelhecemos, aumenta a predisposição da nossa pele para a xerose.

A xerose cutânea predispõe ao desenvolvimento de uma dermatite de contato irritativa asteatótica, também chamada de eczema xerótico, dermatite de inverno ou eczema craquelé.

EPIDEMIOLOGIA E ETIOPATOGÊNESE

Para adultos mais velhos, a prevalência da xerose é bastante comum, com prevalência que varia de 29,5 a 58,3%.

A causa exata da xerose não é totalmente compreendida; existem vários mecanismos intrínsecos, genéticos e ambientais que contribuem para este problema. À medida que envelhecemos, aumenta a predisposição da nossa pele para a xerose. Uma combinação entre diminuição do teor de retenção de água na superfície cutânea com produção de sebo diminuída, com alterações no processo de queratinização e no conteúdo lipídico no estrato córneo que ocorre na pele envelhecida, deve estar implicada.

A xerose cutânea tem sido associada a polifarmácia no idoso, especificamente o uso de diuréticos, agentes hipocolesterólicos, antiandrogênios e cimetidina.

Existem relatos de eczema asteatótico correlacionados com condições sistêmicas subjacentes, como malignidade, hipotireoidismo e desnutrição.

As alterações na barreira epidérmica, determinadas pela xerose no idoso, fazem que a pele envelhecida necessite de mais tempo para sua regeneração; e isso é um passo importante no desenvolvimento da dermatite de contato irritante, que é o eczema ou dermatite asteatósica.

Somados a isso, fatores irritantes, como aplicação inadequada de produtos de higiene pessoal, como uso extensivo de sabonetes e produtos de limpeza, banhos e duchas frequentes, especialmente com água muito quente e a prática de lavagem intensiva, podem agravar essa condição. Outros fatores exógenos comuns de irritação são a temperatura e as condições climáticas, especialmente o ar seco.

As recentes investigações sobre a resposta imune a irritantes levaram a uma visão mais complexa da dermatite asteatósica. Exposição a irritantes causa um processo inflamatório por comprometimento inespecífico de queratinócitos e leva à expressão de receptores de integrina e molécula de adesão intercelular com produção de interleucina (IL)-6, IL-8, IL-2, fator-α necrose tumoral, fator estimulador de colônias de granulócitos e macrófagos e IL-1β.

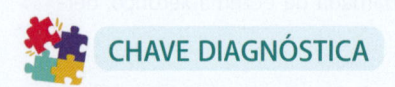

CHAVE DIAGNÓSTICA

Manifestações clínicas

A pele xerótica se apresenta ressecada e por vezes com aspecto ictiosiforme, comprometendo mais intensamente a face de extensão dos membros e flancos. Nos pés, costuma levar a uma hiperqueratose acompanhada de fissuras, principalmente na região dos calcâneos. A prevalência de prurido pode chegar a 40% dos pacientes, e além da queixa notam-se escoriações em áreas de fácil acesso, incluindo tronco, parte inferior das costas, braços e pernas. Coçar a pele pode causar complicações graves de infecção secundária ou ulceração e feridas crônicas.

Sem os devidos cuidados, o processo evolui e a pele fica com o aspecto craquelado e depois eczematoide, com intenso prurido.

Exames diagnósticos

O diagnóstico é clínico e com associação frequente entre a xerose cutânea e o eczema. O exame anatomopatológico pode ser utilizado e apresenta alterações semelhantes a outros quadros eczematosos.

Diagnóstico diferencial

O diagnóstico diferencial é realizado com quadros eczematosos como dermatite de estase, dermatite de contato e eczema numular.

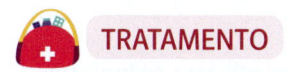 **TRATAMENTO**

Xerose cutânea

A chave para o controle da xerose é restaurar a barreira danificada do estrato córneo e manter o teor de humidade.

Alterar a umidade ambiente: uso de umidificadores, regulagem exata do ar condicionado.

Mudar os hábitos de banho: banho frequente em água quente com sabonetes agressivos irá irritar ainda mais a pele e danificar a barreira epidérmica. É importante aconselhar pacientes, familiares e cuidadores sobre técnicas de banho que podem melhorar a xerose, mas ainda manter a qualidade de vida. Os pacientes podem tomar banho diariamente por 10 minutos (chuveiro ou imersão total do corpo) com água morna. A água quente deve ser evitada de qualquer maneira.

A escolha do sabonete é tão importante quanto a frequência do banho. O sabonete remove os emolientes naturais da pele, secando e irritando ainda mais a pele. Um sabonete hidratante suave ou um substituto do sabonete, de preferência sem perfume.

Aplicar emolientes: a água está retida e se movendo dinamicamente dentro do estrato córneo. Fatores hidratantes naturais ligam fortemente a água dentro do corneócito. Níveis baixos desses fatores se correlacionam com xerose em um adulto mais velho. Os emolientes imitam os componentes lipídicos da pele e, assim, ajudam a reter a água no estrato córneo.

Os emolientes podem ser divididos em cremes, pomadas, géis, pastas e preparações líquidas. Cada tipo de preparação contém emulsificantes, gorduras e óleos, umectantes, conservantes antimicrobianos, antioxidantes e agentes quelantes. Gorduras e óleos comuns usados em emolientes incluem lanolina, óleos minerais, ceras, ácidos graxos, triglicerídeos e ésteres de cadeia longa. Os umectantes contribuem para a capacidade de retenção de água de um emoliente. Os conservantes inibem qualquer bactéria introduzida durante o processo de fabricação; parabenos são comumente usados.

Os emolientes devem ser aplicados rotineiramente, esfregando-os suavemente na pele dentro de 3 minutos após terminar o banho, porque há algumas evidências de que isso ajudará a reter a umidade na pele. Na realidade, o melhor emoliente é aquele que o paciente provavelmente usa todos os dias e com frequência.

Eczema asteatósico

Além dos cuidados acima nas lesões eczematosas utilizam-se topicamente corticosteroides de baixa e média potência, tacrolimus ou pimecrolimus.

PÉROLAS CLÍNICAS

Evite recomendar óleos de banho para idosos pelo risco de escorregarem nas banheiras.

A dermatite de contato é comum em idosos que usaram vários tratamentos para a xerose.

Os sensibilizantes mais comuns contidos nos emolientes são: bálsamo do Peru, lanolina, propilenoglicol, parabenos, formaldeídos, fragrâncias, vitamina E e *aloe vera*.

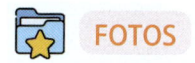

FOTOS

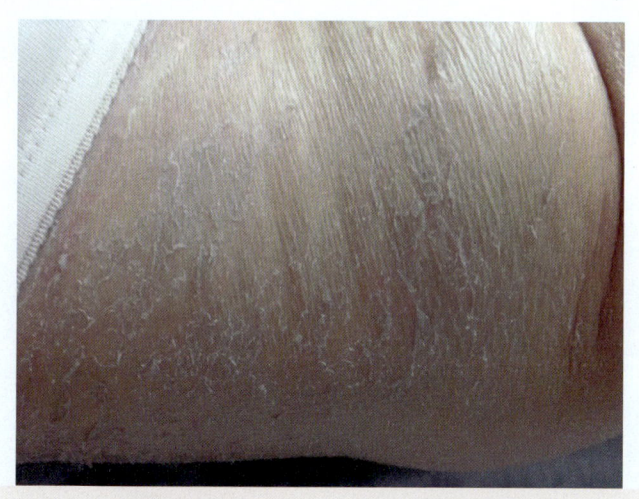

⌃ Asteatose: pele xerótica ressecada com descamação superficial.

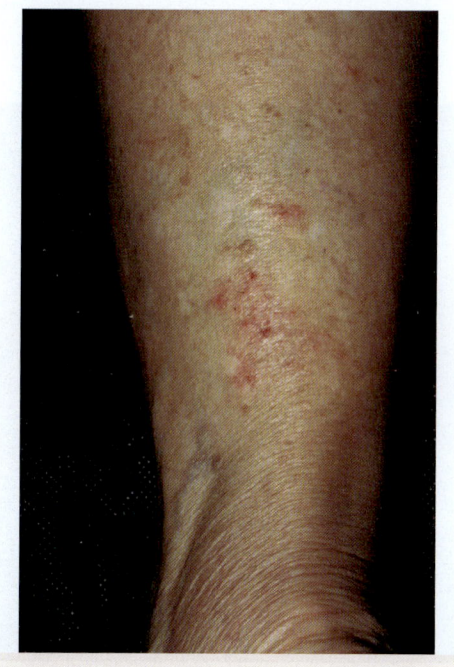

⌃ Asteatose: pele xerótica ressecada e já apresentando alguns pontos ecze-matosos.

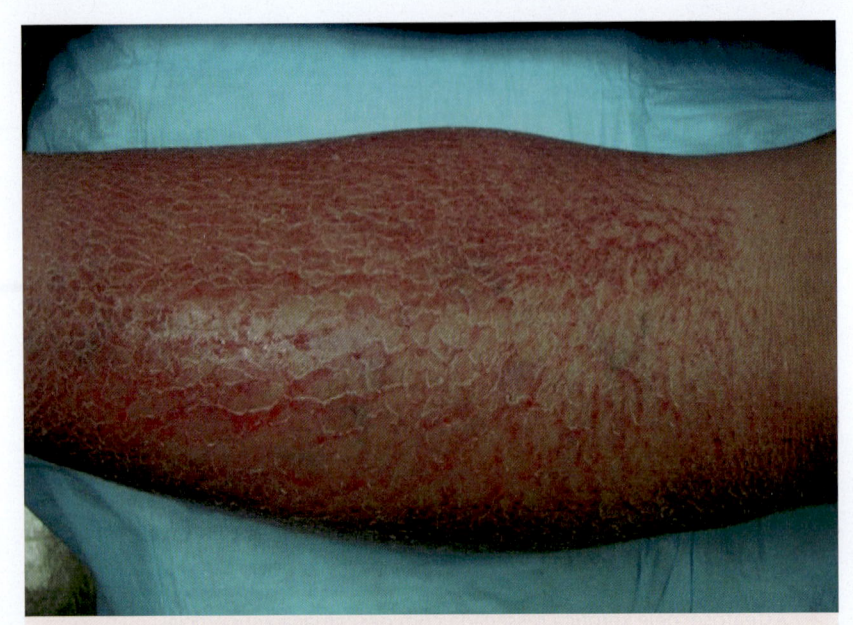

▲ Xerose cutânea intensa com aspecto ictiosiforme.

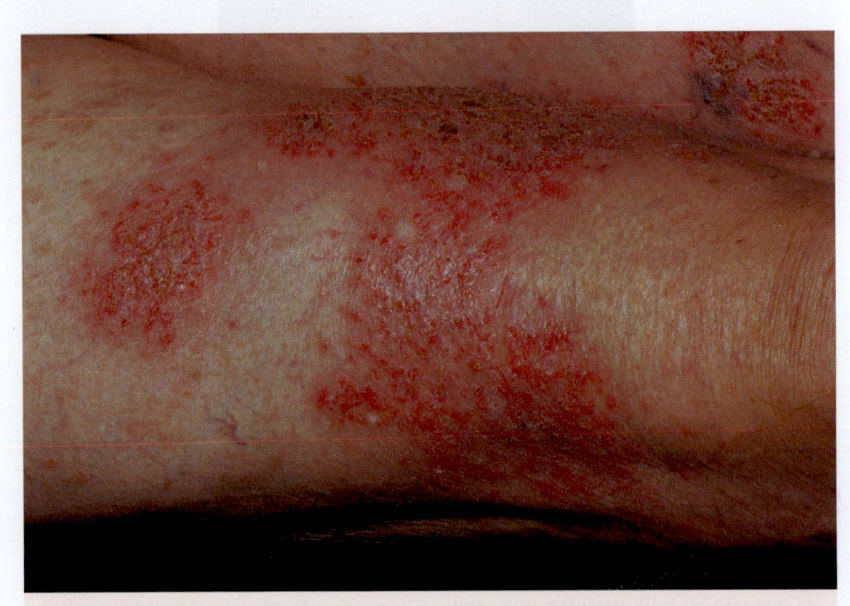

▲ Xerose cutânea já acompanhada de eczema asteatósico.

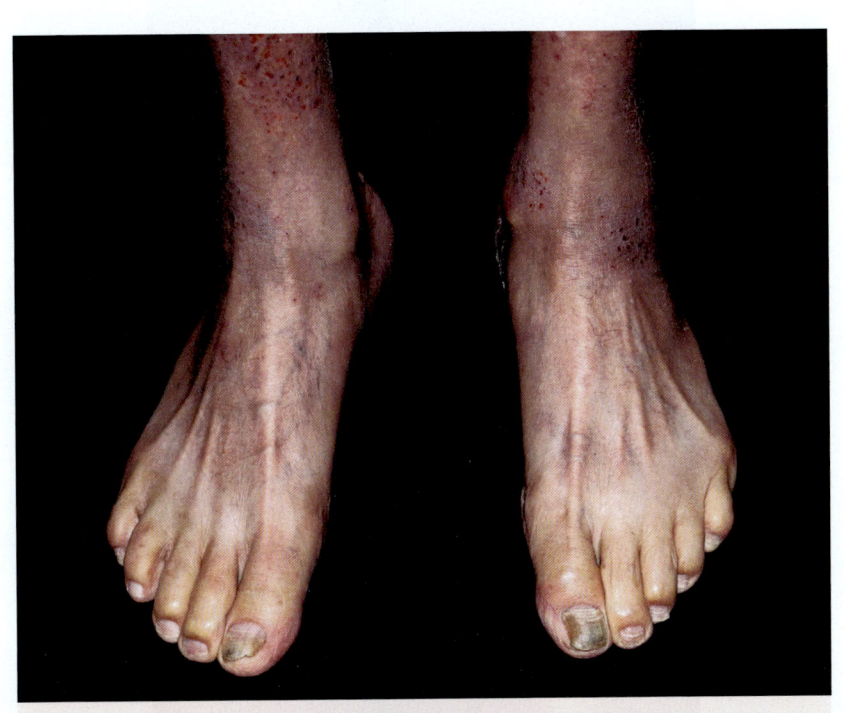

∧ Xerose cutânea já acompanhada de eczema asteatósico.

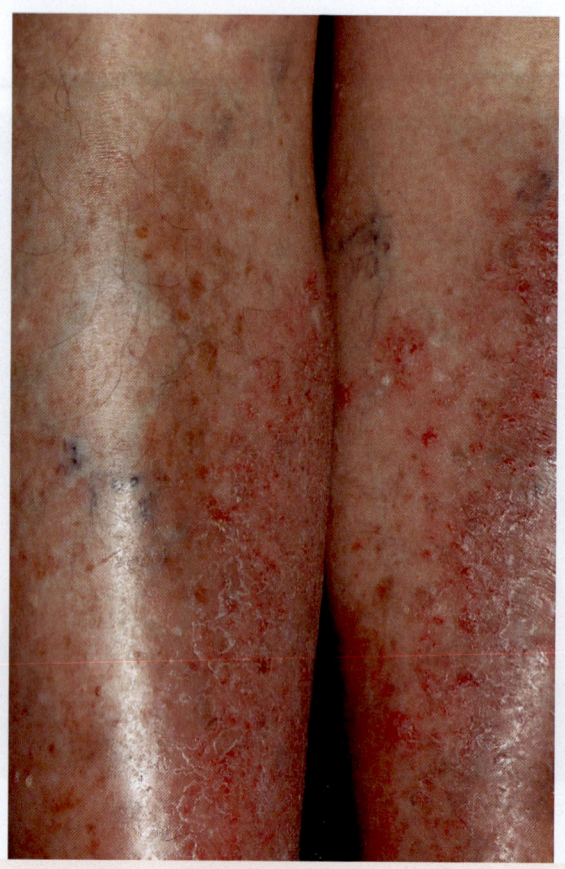

▲ Xerose cutânea com eczema asteatósico.

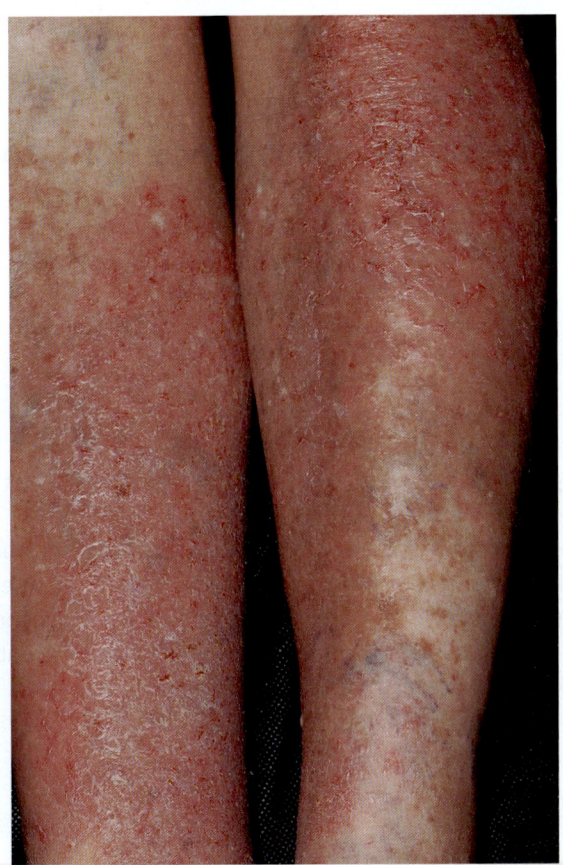

▲ Xerose cutânea com eczema asteatósico frequente nos membros inferiores.

 BIBLIOGRAFIA SUGERIDA

1. Park JS, Saeidian AH, Youssefian L, Hsu S, Vahidnezhad H, Uitto J. Acquired ichthyosis, asteatotic dermatitis or xerosis? An update on pathoetiology and drug-induced associations. J Am Acad Derm Venereol. 2023;1:47-56.
2. Seyfarth F, Schliemann S, Antonov D, Elsner P. Dry skin, barrier function, and irritant contact dermatitis in the elderly. 2011;29:31-36.
3. White-Chu EF, Reddy M. Dry skin in the elderly: complexities of a commun problem. Clinics in Dermatol. 2011;29:37-42.

Eczema ou dermatite de contato

Definição

O envelhecimento da pele envolve diversas alterações imunológicas e estruturais que aumentam o risco de inúmeras doenças de pele, como a dermatite de contato. A dermatite de contato é caracterizada por uma inflamação da pele causada por uma interação entre a pele e agentes externos e é dividida em dermatite de contato irritante e alérgica.

 ## EPIDEMIOLOGIA E ETIOPATOGÊNESE

A dermatite de contato de origem irritante e alérgica é a razão de 6% a 10% de todas as consultas dermatológicas, e testes de contato realizados em idosos mostraram positividade que variam de 33 a 64%.

A disfunção do sistema imunológico envelhecido (imunossenescência) é um processo complexo e multifatorial que ocorre dentro dos componentes adaptativos e inatos da resposta imune associados à mudança da integridade estrutural e bioquímica da pele. A imunossenescência também está associada com a idade *versus* influência de fatores externos, como exposição cumulativa à luz ultravioleta, tabagismo e poluição levando a um "envelhecimento inflamatório". Acredita-se que ambos sejam os principais fatores por trás do aparecimento de doenças inflamatórias da pele dos idosos. Como resultado, idosos são mais facilmente sensibilizados a alérgenos, seja por irritação primária seja por sensibilização.

A dermatite de contato por irritação primária é provocada por agentes externos que levam a um dano tecidual (ação cáustica de substâncias irritantes). O mecanismo é diverso e se faz por meio da remoção de lipídeos cutâneos, alteração na retenção de água e dano nas membranas celulares dos queratinócitos, levando a liberação de citocinas inflamatórias.

As substâncias mais comuns são: sabões, detergentes, desinfetantes, xampus, solventes, plantas, pesticidas etc.

Nos idosos o eczema xerótico, irritação por incontinência urinária ou de fezes são exemplos de dermatite de contato por irritação primária.

A dermatite de contato alérgica ou por sensibilização corresponde a uma reação imunológica do tipo IV. Possui uma fase (via aferente) em que a substância química (hapteno) entra em contato com a pele e é o fator desencadeante. Uma fase de elicitação, quando o indivíduo previamente sensibilizado entra em contato com o antígeno e os linfócitos previamente sensibilizados reagem contra o antígeno e desenvolvem uma reação inflamatória (24 a 48 horas); e a fase de resolução, quando termina a reação inflamatória (citocinas liberadas que inibem os linfócitos T).

Os alérgenos mais comumente detectados incluem: níquel, bálsamo do peru, antibacterianos tópicos, aceleradores da borracha, fragrâncias e perfumes, antissépticos domésticos, parafenilenodiamina e dicromato de potássio.

As úlceras nas pernas representam uma condição crônica que afeta mais de 1,7% da população com mais de 65 anos e muitos apresentam um risco muito elevado de alergia de contato em decorrência de múltiplas medicações tópicas aplicadas. Em torno de 72% desses doentes tiveram teste de contato positivo para as substâncias utilizadas para esse tratamento.

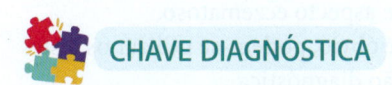

CHAVE DIAGNÓSTICA

Manifestações clínicas

- Dermatite de contato por irritação primária: caracteriza-se por quadro de eritema, ressecamento e crostículas restrito às áreas de contato com o agente químico. A intensidade do quadro é proporcional à intensidade e à frequência do contato com o agente irritante. É comum em indivíduos que lavam as mãos várias vezes devido à ocupação, hábito ou comportamento compulsivo. Em idosos, é comum ocorrer no tronco e nos membros por perda da proteção lipídica associada a uso excessivo de sabonetes, e também uso indevido de escabicidas para tratar prurido de outras causas. Outra região comumente afetada é aquela recoberta por fraldões em indivíduos idosos, pelo acúmulo de urina.

- Dermatite de contato por sensibilização: é necessário um período de sensibilização. Uma vez sensibilizado o indivíduo, breve novo contato com o alérgeno poderá desencadear o surto eczematoso. As lesões se caracterizam como eczema agudo (eritema, edema, exsudação, vesículas), subagudo (crostas e escamas) ou crônico (liquenificação), inicialmente na área de contato com a substância alergizante; posteriormente, por mecanismo imunológico de sensibilização, é frequente aparecerem lesões semelhantes à distância do local de contato. O prurido é constante e a delimitação e localização do processo eruptivo são fatores importantes para seu diagnóstico.

As áreas mais comumente acometidas incluem a face (cosméticos, tintura de cabelos, esmaltes de unha), lobo da orelha (brincos de metal), região próxima ao umbigo (botões metálicos), dorso dos pés (couro) e antebraços (tinturas de cabelo).

As reações fotoalérgicas e fototóxicas se caracterizam pela presença de lesões eczematosas em áreas expostas à luz. É necessária para o desencadeamento da reação, incidência da luz solar sobre a substância desencadeante. Esta pode chegar à pele por via exógena (tópica) ou endógena.

Exames diagnósticos

O diagnóstico é clínico e se apresenta como um quadro agudo, subagudo ou crônico de eczema. De maneira geral, as lesões limitam-se às áreas de contato. O exame anatomopatológico é de aspecto eczematoso.

Em casos em que o agente causal não é óbvio, podem-se utilizar os testes de contato ou *patch test* para a confirmação diagnóstica.

Diagnóstico diferencial

O diagnóstico diferencial se faz com outras dermatoses, levando em conta sempre o sítio anatômico. Couro cabeludo com dermatite seborreica, tinha capitis, psoríase, na face dermatite seborreica, atópica, rosácea, doença do conectivo, mãos e pés com disidrose e psoríase, áreas intertriginosas com intertrigo irritativo, bacteriano ou fúngico e psoríase invertida e generalizada com dermatite atópica, psoríase e penfigoide bolhoso.

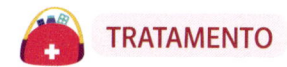

TRATAMENTO

O mais importante é o afastamento do agente causal, porém nem sempre é simples de se descobrir. Nos casos de dermatite de contato por irritação primária, como as dermatites das áreas de fraldas, podem ser utilizados cremes ou pomadas de barreira para evitar o contato.

O tratamento das lesões ativas eczematosas é realizado conforme a fase do eczema.

Nas fases agudas podem ser utilizados banhos calmantes como solução de Burow ou água de Alibour e corticosteroides tópicos em forma de cremes. Na fase subaguda e crônica, cremes ou pomadas de corticosteroides. A segunda opção ou em áreas onde não é recomendado o uso de corticosteroides fortes com face e dobras é utilizar os inibidores da calcineurina (tacrolimus ou pimecrolimus) ou inibidores da januskinase.

No caso de reações severas utilizam-se os corticosteroides sistêmicos e menos frequentemente ciclosporina e metotrexato.

PÉROLAS CLÍNICAS

A dermatite de contato em idosos, mesmo durante a fase aguda, pode apresentar relativamente pouca vesiculação ou inflamação, enquanto a descamação é regularmente uma característica proeminente em todas as fases. Espessamento, hiperpigmentação e liquenificação ocorrem rapidamente e o prurido geralmente é pronunciado. As erupções alérgicas e irritantes tendem a persistir e a ser mais resistentes à terapia em indivíduos idosos do que em pessoas mais jovens.

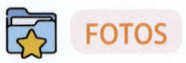 FOTOS

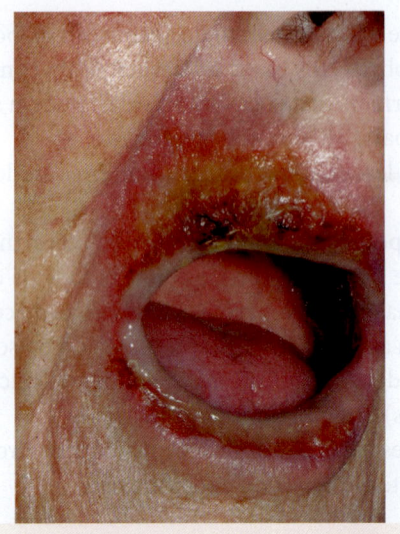

∧ Dermatite de contato irritativa: uso de creme de 5-fluoracil para o tratamento de fotodano. Eritema, necrose e erosões.

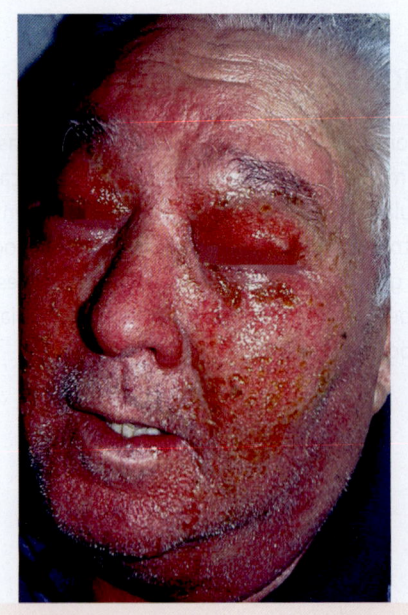

∧ Dermatite de contato fase aguda.

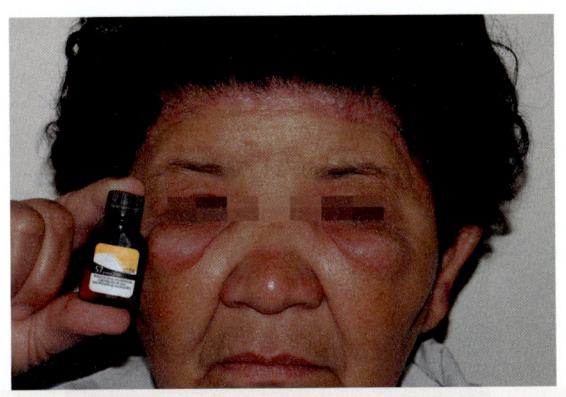

⌃ Dermatite de contato alérgica. Eritema, edema e crostas. Causa: tintura de cabelo (parafenilenodiamina).

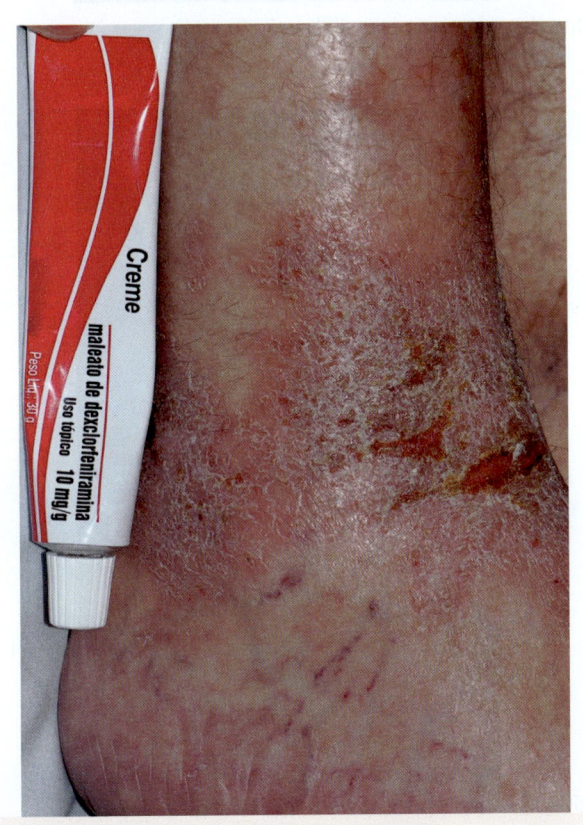

⌃ Dermatite de contato por anti-histamínico tópico.

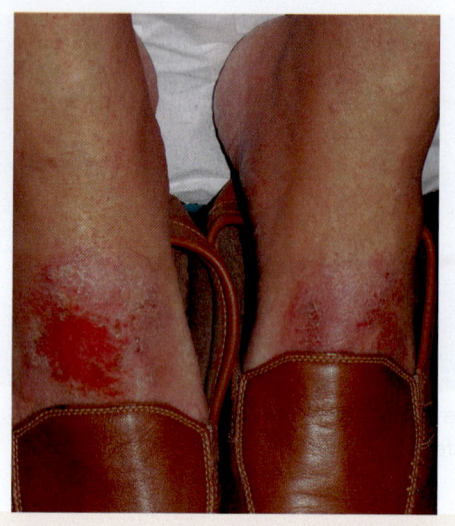

▲ Dermatite de contato por sensibilização (couro).

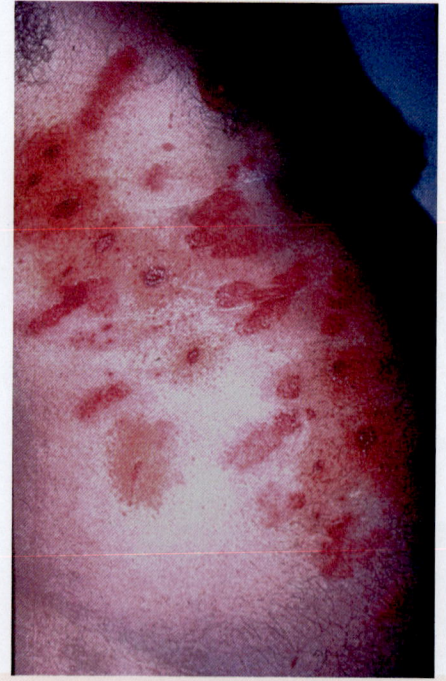

▲ Dermatite de contato por esparadrapo.

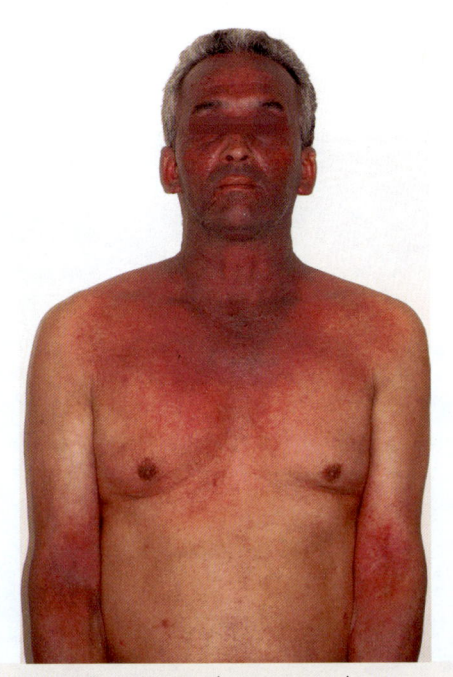

⌃ Dermatite de contato fotoalérgica (prometazina).

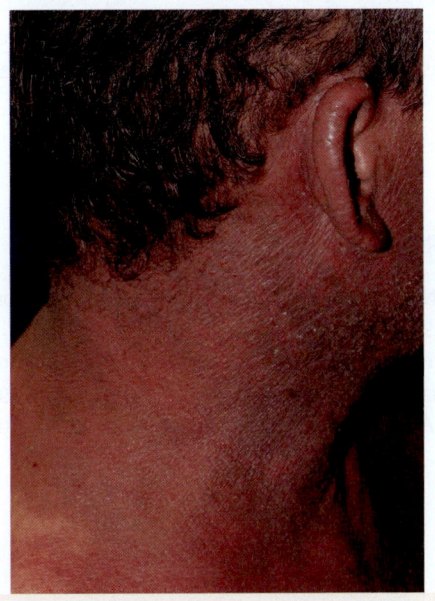

⌃ Dermatite de contato fotoalérgica (prometazina).

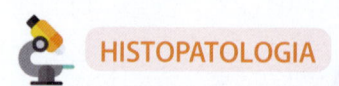 HISTOPATOLOGIA

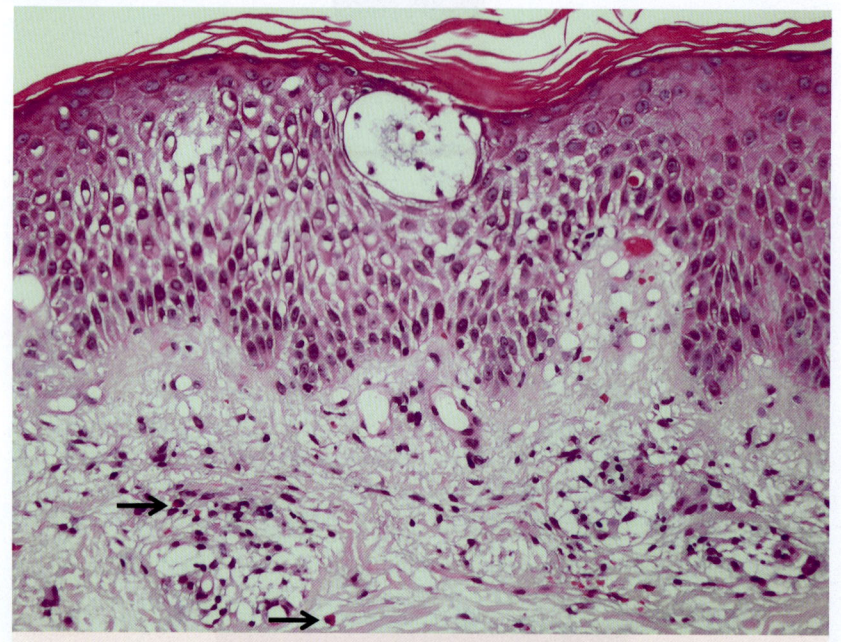

⌃ Dermatite de contato: espongiose da epiderme e derme com infiltrado inflamatório perivascular superficial com eosinófilos (setas pretas).

 BIBLIOGRAFIA SUGERIDA

1. Balato A, Balato N, Di Costanzo L, Ayala F. Contact sensitization in the elderly. Clin Dermatol. 2011;29:24-30.
2. Lima AL, Timmermann V, Illing T, Elsner P. Contact dermatitis in the elderly: predisposing factors, diagnosis, and management. Drugs Aging. 2019;36(5):411-417.
3. Johnson H, Yu J. Allergic contact dermatitis in older adults. Cur Dermatol Reports. 2023;12:279-284.

Líquen simples crônico

Definição

Líquen simples crônico ou neurodermite ou neurodermatite circunscrita é uma forma de dermatose reativa decorrente do ato incontrolável de se coçar, levando à liquenificação, que perpetua o ciclo espessamento cutâneo-coçadura. Pode ser localizado ou generalizado.

 ## EPIDEMIOLOGIA E ETIOPATOGÊNESE

Estima-se que o líquen simples crônico ocorra em aproximadamente 12% da população. A prevalência mais elevada ocorre tipicamente entre o meio e o final da idade adulta, nos idosos a ocorrência é de 2 a 5%. O distúrbio é mais prevalente em mulheres do que em homens, numa proporção de 2:1.

Vários estudos relacionaram o líquen simples crônico a fatores emocionais, que muitas vezes resultam em coceira repetida e cíclica como forma de suprimir distúrbios psicológicos. Na maioria dos casos está ligada a ansiedade e obsessão compulsiva.

Os estímulos exógenos que levam ao início do ciclo ao prurido pode ser uma picada de inseto ou irritantes ou sensibilizantes químicos ou físicos. A pele atópica é mais suscetível ao desenvolvimento do líquen simples crônico.

O mecanismo exato do desenvolvimento de alguns pacientes de líquen simples crônico ainda é desconhecido. Pode existir uma relação potencial entre o tecido neural central e periférico e os mediadores inflamatórios na percepção do prurido e no desenvolvimento de alterações observadas no líquen simples crônico. O fator emocional é de grande importância.

O líquen amiloide é considerado uma variante do líquen simples crônico, em que o ato de coçar leva à necrose dos queratinócitos e, eventualmente, à formação de amiloide na derme papilar. A coceira crônica parece ser a causa e não o resultado dos depósitos de amiloide e o tratamento deve ser direcionado à melhora do prurido.

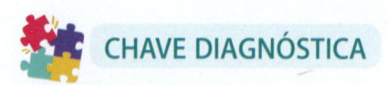 **CHAVE DIAGNÓSTICA**

Manifestações clínicas

O líquen simples crônico pode se apresentar como lesões únicas ou múltiplas e, embora possam ocorrer em qualquer localização, quase sempre aparecem em áreas de fácil acesso, incluindo cabeça, pescoço, braços, couro cabeludo, órgãos genitais e tornozelo. O sintoma predominante é o prurido intenso. O quadro dermatológico é de placa liquenificada caracterizada por acentuação dos sulcos naturais da pele, espessamento e hiperpigmentação, principalmente na periferia da lesão. Essas placas podem variar em tamanho entre áreas.

- Líquen amiloide: as lesões se apresentam como pápulas cor da pele ou pigmentadas e por vezes hiperqueratósicas, múltiplas, podendo formar placas.

Exames diagnósticos

O diagnóstico inclui exame físico, histórico médico completo e sintomas relatados. O teste de contato pode eliminar possíveis reações alérgicas devido à dermatite de contato como causa das lesões. Se o líquen simples crônico estiver na área genital, um exame micológico deve ser realizado para excluir tinea cruris ou candidíase. Biópsias de pele podem ser realizadas para excluir doenças como psoríase. Exames de sangue também podem ser realizados; por exemplo, níveis séricos elevados de imunoglobulina, e apoiam o diagnóstico de uma diátese atópica subjacente. O fator emocional é de grande importância.

Diagnóstico diferencial

O diagnóstico diferencial é feito com todas as outras formas de eczema crônico (dermatite atópica, dermatite de contato, eczema numular, eczema de contato), psoríase e líquen plano.

 TRATAMENTO

- Medidas gerais: conscientização do paciente para não se coçar e se necessário encaminhamento psicológico.
- Tratamento sistêmico: a redução do prurido pode ser feita com anti-histamínicos sedantes por terem um resultado antipruriginoso, sedante e hipnótica, como hidroxizine e cetirizine, de preferência à noite.
- Transtornos de ansiedade podem ser dados ansiolíticos (benzodiazepínicos) e no estado obsessivo compulsivo com depressão podem ser utilizados antidepressivos tricíclicos.
- Tópico: corticosteroides tópicos de alta potência com ou sem oclusão ou em áreas restritas infiltração de triancinolona 4 a 5 mg/mL (10 a 20 mg cada 15 dias).

Podem ainda ser utilizados tacrolimus e pimecrolimus tópicos e nos casos refratários fototerapia.

PÉROLAS CLÍNICAS

Em estudos recentes, pacientes com líquen simples crônico exibiram os seguintes traços de personalidade: habilidades sociais deficientes, falta de flexibilidade, maior tendência para evitar a dor, maior dependência dos desejos de outras pessoas e uma natureza mais obediente em comparação com grupos de controle.

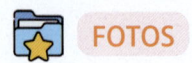 **FOTOS**

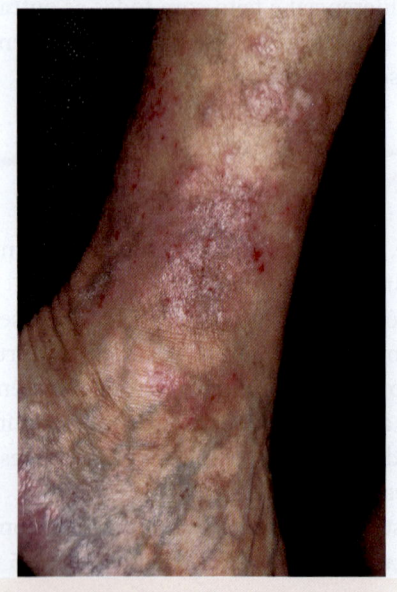

∧ Líquen simples crônico: placa liquenificada.

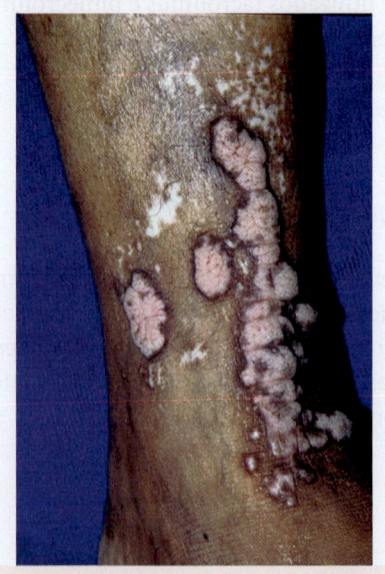

∧ Líquen simples crônico: lesões em placas liquenificadas e queratósicas.

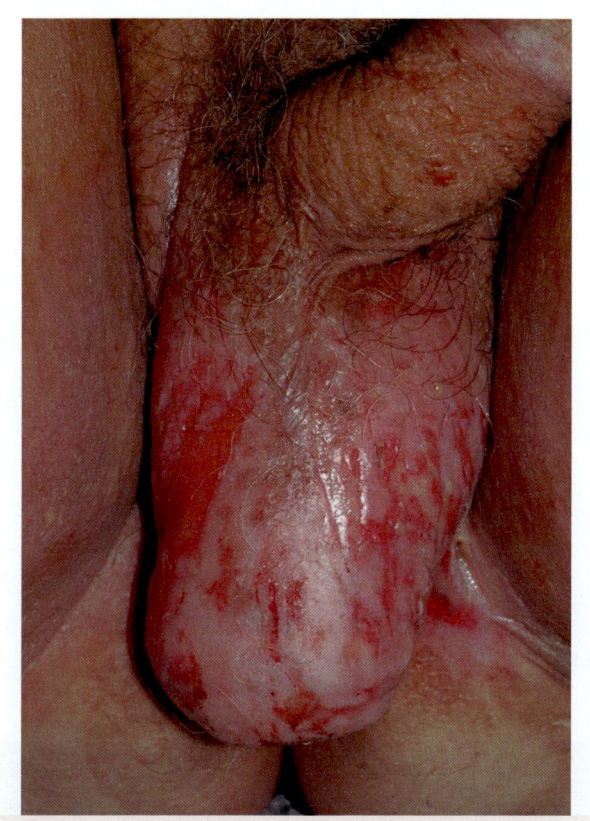

∧ Líquen simples crônico: lesões liquenificadas frequentemente acometem a região escrotal.

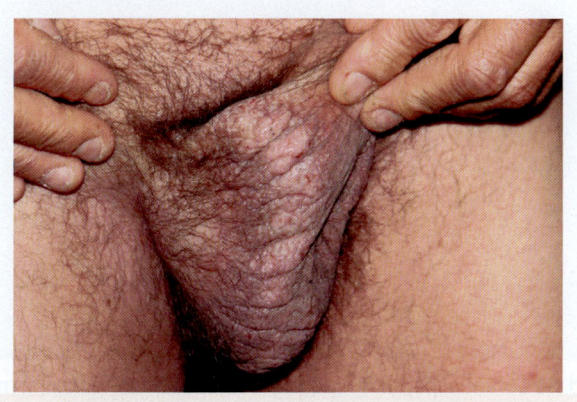

∧ Líquen simples crônico: lesões liquenificadas na região escrotal.

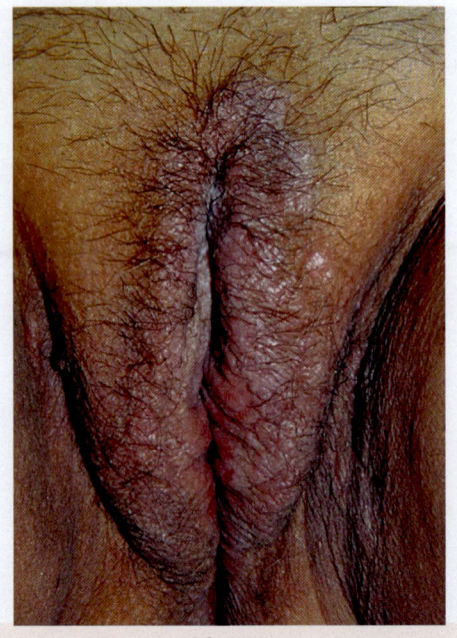

∧ Líquen simples crônico do genital feminino.

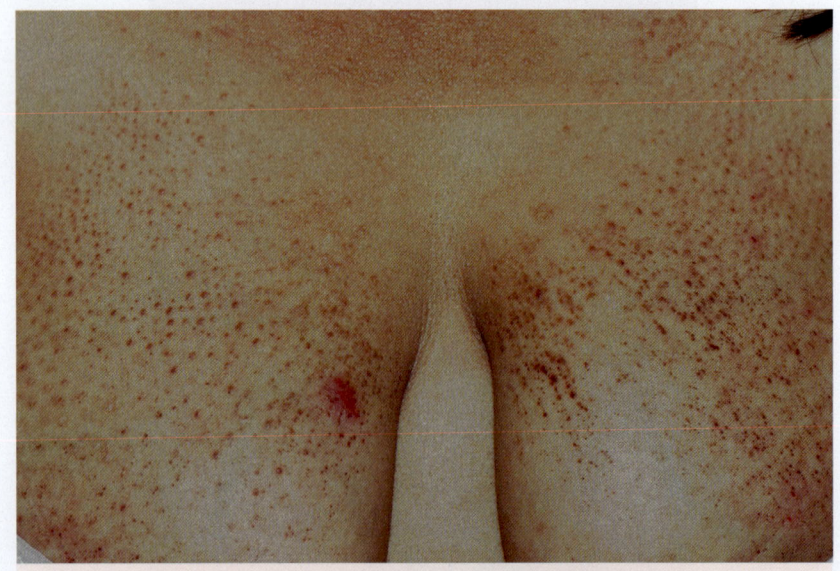

∧ Amiloidose cutânea: pápulas hiperpigmentadas queratósicas formando cordões.

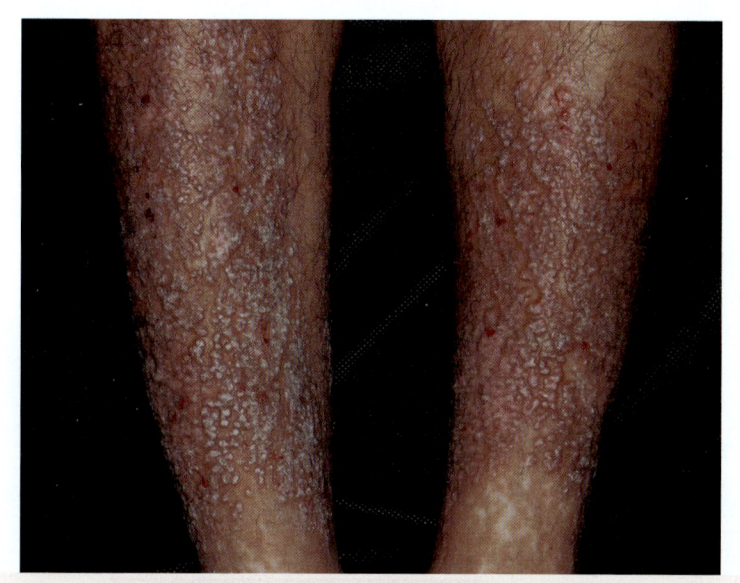

∧   Líquen amiloide: pápulas formando placas queratósicas acastanhadas.

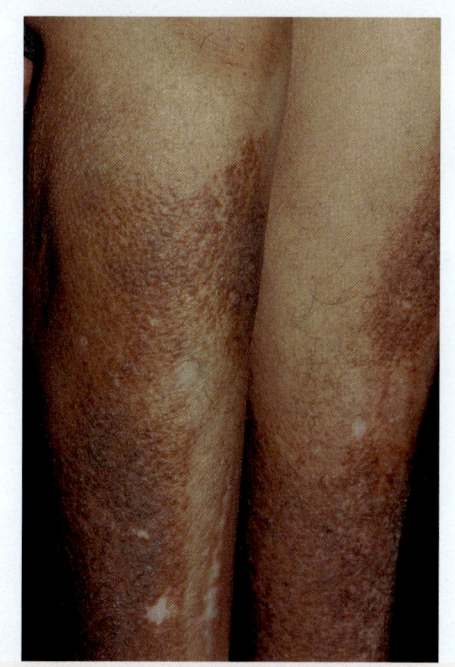

∧   Líquen amiloide: mesma característica da foto anterior.

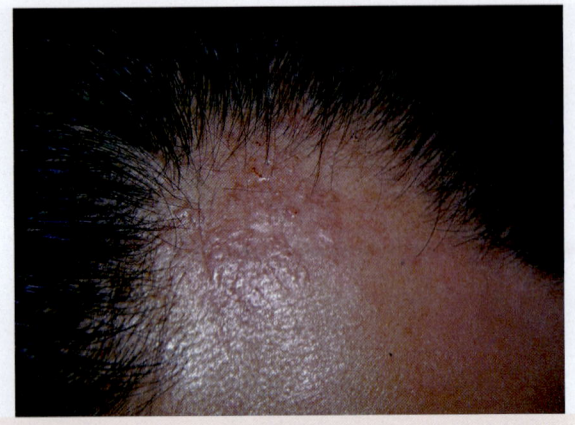

▲ Amiloidose cutânea: pápulas formando placa.

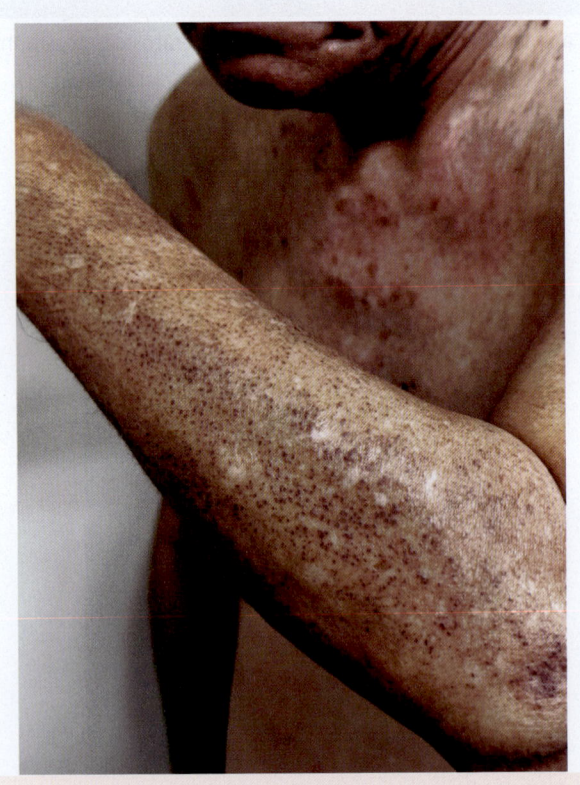

▲ Amiloidose papulosa: pápulas hiperpigmentares isoladas e múltiplas.

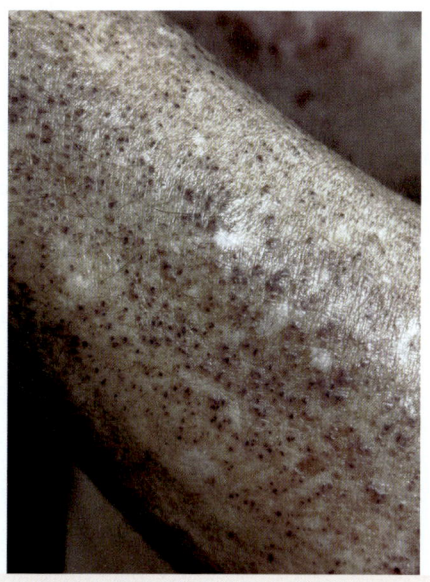

∧ Detalhe da lesão da foto anterior.

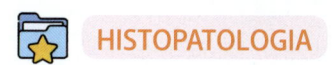

HISTOPATOLOGIA

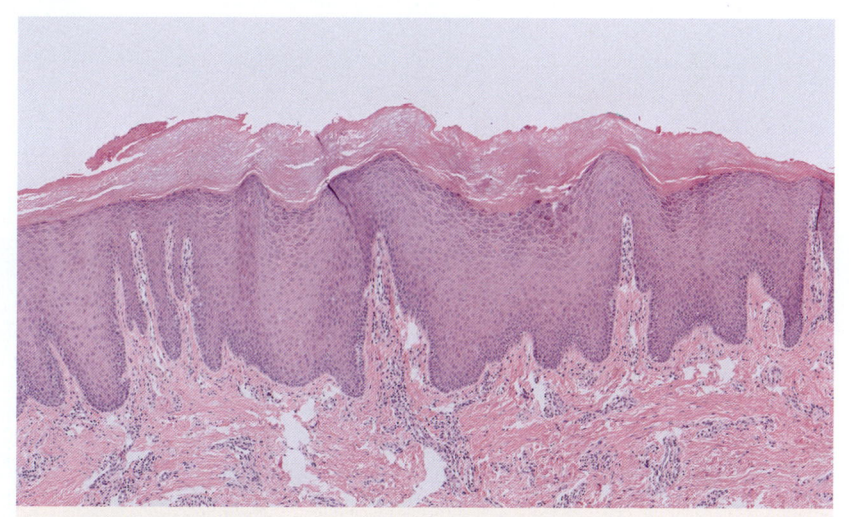

∧ Líquen simples crônico: hiperortoqueratose, hipergranulose, acantose regular, com alongamentos dos cones epiteliais e fibroplasia do colágeno superficial da derme.

BIBLIOGRAFIA SUGERIDA

1. Altunay IK, Özkura E, Uğurera E, Baltanb E, Aydınc C, Serin E. More than a skin disease: stress, depression, anxiety levels, and serum neutrophins in lichen simplex chronicus. An Bras Dermatol. 2021;96(6):700-705.
2. Charita A, Badri T, Harris BW. Lichen simplex chronicus. StatPearls Publishing; 2024.
3. Liau YH, Lin C-C, Tsai P-P, Shen W-C, Sung F-C, Kao C-H. Increased risk of lichen simplex chronicus in people with anxiety disorder: a nationwide population-based retrospective cohort study. Br J Dermatol. 2014;170(4):890-4.
4. Weyers W, Bonczkowitz M, Diaz-Cascajo C, Schill WB. Lichen amyloidosis: a consequence of scratching. J Am Acad Derm. 1997;37(6):923-928.

Erupções liquenoides: líquen escleroatrófico

Definição

O líquen escleroso e atrófico (LEA) é uma doença inflamatória crônica de etiologia desconhecida, provavelmente imunomediada, que afeta o tecido mucocutâneo. Acredita-se que fatores genéticos, infecciosos, autoimunes, hormonais e ambientais desempenhem um papel em sua patogênese.

 ## EPIDEMIOLOGIA E ETIOPATOGÊNESE

LEA pode ocorrer em qualquer idade e afeta ambos os sexos. Contudo, as mulheres são mais comumente afetadas (3:1). História familiar de LEA foi descrita em 8,7% das mulheres afetadas por essa condição. Há uma apresentação historicamente bimodal bem conhecida de LEA vulvar, com um primeiro pico em meninas pré-púberes (média: 7,6 anos) e um segundo durante a peri e pós-menopausa (idade média: 52,6 anos). No entanto, pode afetar mulheres de qualquer idade. Pelo contrário, o início do LEA genital masculino é relativamente estável, com um primeiro pico pós-puberal durante a terceira década e um segundo após os 60 anos.

A prevalência e a incidência exatas do LEA são subestimadas. A incidência estimada de LEA em ambos os sexos é de 0,1 a 0,3%.

A etiologia e patogênese da LS ainda não estão totalmente elucidadas. Existe uma predisposição genética e familiar no LEA, enquanto traumas frequentes, estado hormonal e certos medicamentos também podem desempenhar um papel na patogênese.

LEA é uma doença imunomediada mediada por T *helper* tipo 1 (Th1) e dependente de miR-155. Embora tenham sido descritos autoanticorpos contra a proteína 1 da matriz extracelular e BP180, ainda não está claro se eles representam uma parte precisa da patogênese da LS. Há também uma expressão particular de genes associados à remodelação tecidual e um estresse oxidativo exacerbado que pode levar a cicatrizes e malignidade.

Fatores de risco

São considerados fatores de risco no desenvolvimento do LEA traumas e infecções crônicas (HPV, borrélias, hepatite C, HTLV1). Embora controverso, alterações hormonais como hipoestrogenismo, diminuição da alfa-5-redutase e contracepção. Associação com algumas drogas, como carbamazepina, pembrolizumabe, nivolumabe, ipilimumabe e betabloqueadores.

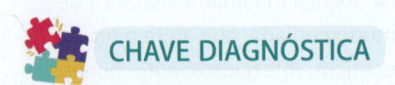

CHAVE DIAGNÓSTICA

Manifestações clínicas

As lesões de LEA são manchas planas, de cor marfim, que podem coalescer em manchas finas e enrugadas ou hiperceratóticas. Eritema adjacente e fenômeno de Koebner também podem ser observados. Outros sinais típicos são escoriações e fissuras. O LEA pode comprometer qualquer parte da pele ou mucosa, porém, em 85% dos casos, a mucosa genital está envolvida, e lesões extragenitais são observadas apenas em cerca de 15 a 20% dos casos. As lesões extragenitais muitas vezes aparecem simultaneamente com lesões genitais, mas em 6% dos casos apenas foram relatadas formas extragenitais. Raramente acomete a mucosa oral.

Líquen esceroso feminino

As manifestações iniciais na região anogenital em mulheres podem ser inespecíficas e incluem prurido, sensação de queimação, eritema e edema na região periclitoral. Posteriormente, ocorrem lesões atróficas, fissuras e erosões. As fissuras são frequentemente localizadas entre o clitóris e a uretra e nos sulcos interlabiais, levando à disúria. A progressão da doença pode causar cicatrizes, que são observadas em 80% das pacientes adultas do sexo feminino. A cicatrização geralmente resulta na fusão ou mesmo na reabsorção completa dos pequenos lábios e na perda do capuz do clitóris, levando a dispareunia importante.

Líquen escleroso masculino

As manifestações clínicas do LEA nos homens geralmente estão localizadas na glande e no prepúcio, enquanto o envolvimento da área perianal é raro. Os sintomas típicos incluem prurido e dor, às vezes acompanhados de disúria. Clinicamente observam-se cicatrizes escleróticas esbranquiçadas tipo porcelana na porção distal do prepúcio. Essa cicatriz leva a fimose no prepúcio anteriormente retrátil ou aderências do prepúcio à glande do pênis. Além das lesões prepuciais, pode existir o comprometimento da região perifrenular da glande. Em alguns casos podem estar presentes erosões, úlceras e até lesões bolhosas, podendo comprometer o meato uretral acompanhado de disúria e fluxo urinário deficiente e estenose meatal.

Manifestações extragenitais

São raras e encontradas principalmente em mulheres. A extensão do envolvimento extragenital varia de pequena área bem definida a erupção generalizada, localizada principalmente na área submamária, pescoço, ombros, parte interna das coxas, punhos e parte superior das costas.

As lesões clínicas geralmente aparecem como pápulas coalescentes poligonais branco-marfim assintomáticas ou levemente pruriginosas. Tampões semelhantes a comedão ou depressões uniformemente espaçadas, correspondentes a óstios apêndices na superfície das placas, são característicos da LS extragenital. Essas depressões e tampões podem desaparecer com o tempo, deixando placas lisas de cor branca como porcelana.

Exames diagnósticos

O exame clínico das lesões características porcelânicas e o fenômeno de Koebner auxiliam muito o diagnóstico; contudo, o padrão ouro é o exame anatomopatológico muito característico (orto-hiperqueratose, atrofia epidérmica, degeneração dos queratinócitos basais, colágeno homogeneizado na derme superior e infiltrado inflamatório perivascular e em forma de faixa na derme).

Alguns autores citam a dermatoscopia e a microscopia confocal como auxiliares diagnósticos.

Diagnóstico diferencial

O diagnóstico diferencial depende muito da localização comprometida, mas pode ser confundida com morfeia, líquen plano, vitiligo, dermatite de contato, neoplasia intraepitelial, líquen simples crônico, candidíase, leucoplasia, atrofia pós-menopausa, balanite plasmocitária e lúpus eritematoso.

 TRATAMENTO

- Tópicos: corticosteroides potentes (clobetasona), inibidores da calcineurina (tacrolimus e pimecrolimus), retinoides tópicos, vitamine E, estrógenos tópicos, progesterona de 2 a 8% tópica, ciclosporina tópica e adalimumabe intralesional.
- Fototerapia: recomenda-se aplicação de UVA1 ou UVB-*narrow band* ou PUVAterapia. Também é descrita a terapia fotodinâmica.
- Sistêmicos: esporadicamente recomendada apenas nas formas generalizadas ou refratárias ao tratamento tópico padrão.

  Corticosteroides pulsados em altas doses combinados com terapia com metotrexato em baixas doses melhoraram a condição clínica dos pacientes. Também são utilizados retinoides, ciclosporina, hidroxicloroquina, sulfassalazina, vitamina D e baricitinibe.
- Outras terapêuticas: cirurgia nos casos das complicações escleróticas, laserterapia, ultrassom focado, terapias regenerativas com plasma rico em plaquetas.

PÉROLAS CLÍNICAS

O LEA nas áreas genitais apresenta risco de transformação neoplásica em carcinoma espinocelular (CEC). O CEC vulvar foi observado em 3,5 a 7% das mulheres com LEA vulvar. Portanto, é necessária a detecção precoce de lesões pré-malignas e um acompanhamento ao longo da vida. O CEC peniano foi estimado em 4 a 13,4% dos casos da forma mucosa masculina. Doze por cento de todos os CEC penianos são inteiramente decorrentes de LEA, enquanto se descobriu que 29,4% deles surgiram em combinação com HPV confirmado histologicamente.

📁 FOTOS

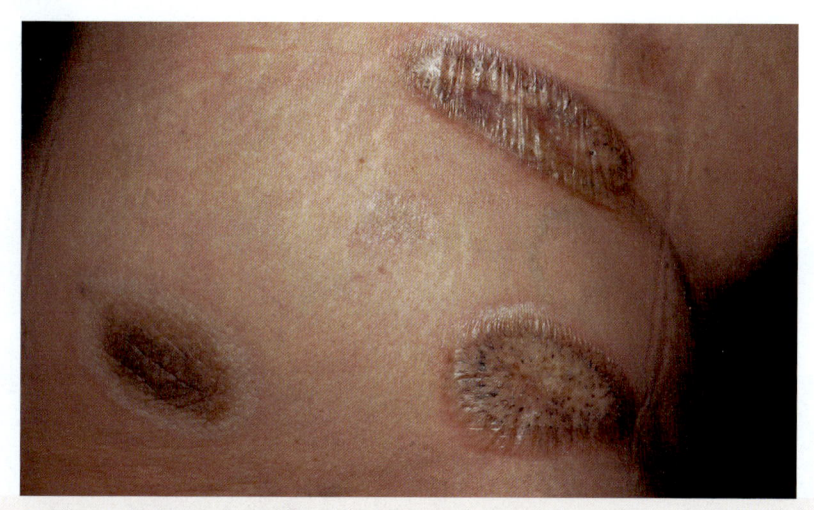

⋀ Líquen escleroso e atrófico: placas escleróticas de superfície atrófica e brilhante apresentando, em sua superfície, espículas córneas foliculares. Lesões localizadas no flanco.

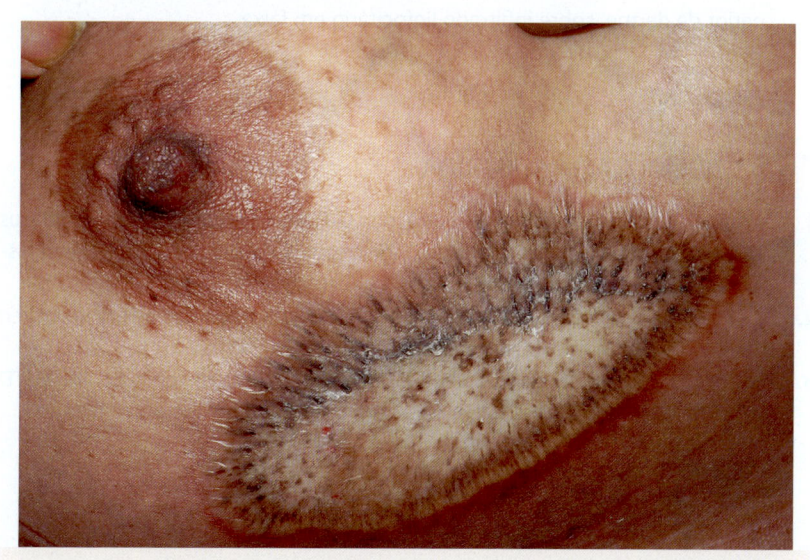

⋀ Líquen escleroso e atrófico: grande placa em localização característica.

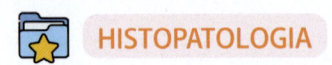 **HISTOPATOLOGIA**

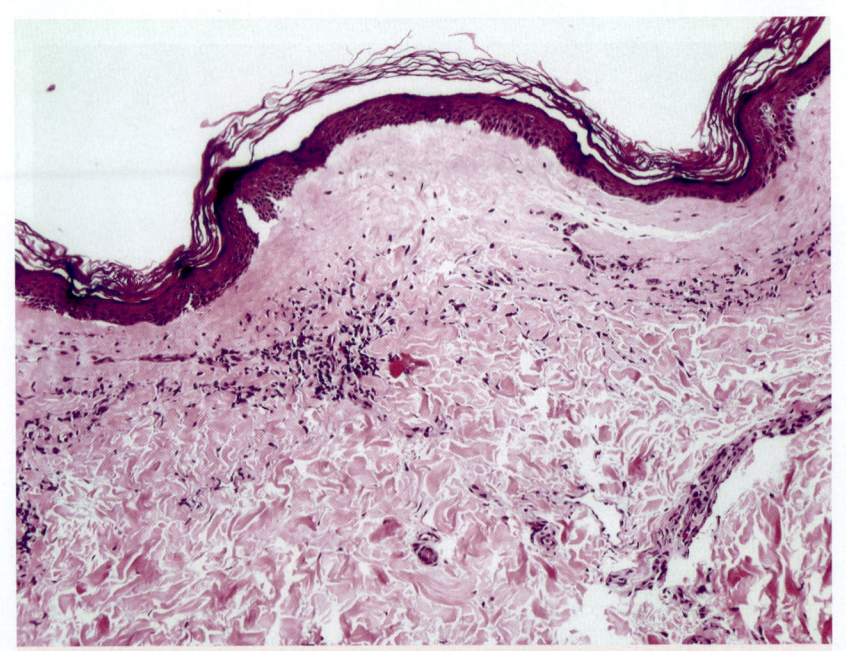

∧ Líquen escleroso: esclerose e homogeneização do colágeno da porção superior da derme, sobre infiltrado linfocitário em faixa.

 BIBLIOGRAFIA SUGERIDA

1. Dahlman-Ghozlan K, Hedblad MA, von Krogh G. Pene lichen sclerosus et atrophicus treated with clobetasol dipropionate 0,05% cream: A retrospective clinical and histopathologic study. J Am Acad Dermatol. 1999;40(3):451-457.
2. De Luca DA, Papara C, Vorobyev A, Staiger H, Bieber K, Thaçi D, Ludwig RJ. Lichen sclerosus: The 2024 update. Front Med (Lausanne). 2023.
3. Yesudian PD, Sugunendran H, Bates CM, Mahony CO. Lichen sclerosus. Int S STD AIDS. 2005;16(7):465-73.

6

Erupções liquenoides: líquen plano

Definição

Líquen plano (LP) é uma doença inflamatória que compromete a pele e as membranas mucosas sem causa conhecida. A condição aparece como pápulas e placas pruriginosas e violáceas, mais comumente encontradas nos punhos, parte inferior das costas e tornozelos. Tem curso natural variável e pode desaparecer espontaneamente dentro de 1 a 2 anos; entretanto, as recorrências são comuns.

EPIDEMIOLOGIA E ETIOPATOGÊNESE

Acredita-se que o LP represente 0,4 a 1,2% de todos os encaminhamentos dermatológicos. Acomete sobretudo adultos (maior incidência entre os 30 e 60 anos) de qualquer sexo e origem étnica e pode ter um componente familiar.

O líquen plano é uma doença idiopática e parece representar uma doença autoimune mediada por células T. A teoria predominante é que a exposição a um agente exógeno, como um vírus, medicamento ou alérgeno de contato, altera os autoantígenos epidérmicos, levando à ativação de células T citotóxicas. Os autoantígenos alterados reagem de maneira cruzada com os autoantígenos normais nos queratinócitos basais, resultando em direcionamento às células T e apoptose.

Vários agentes têm sido associados ao desenvolvimento do líquen plano, dentre eles a associação com vírus, especialmente o vírus da hepatite C e o vírus covid-19 e sua vacina.

O líquen plano oral está correlacionado com alergias de contato (mercúrio, cobre e ouro).

Um grande número de medicamentos está associado ao líquen plano. Os medicamentos mais comumente associados incluem antimaláricos, inibidores da enzima de conversão da angiotensina, betabloqueadores, anti-inflamatórios não esteroides, diuréticos tiazídicos, quinidina, inibidores do fator de necrose tumoral α e ouro.

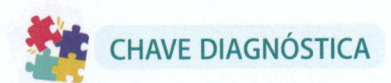 **CHAVE DIAGNÓSTICA**

Manifestações clínicas

O LP cutâneo na sua forma clássica se apresenta como uma erupção papuloescamosa, poligonal com superfície achatada, violácea de tamanhos variados, e caracterizada pelas estrias clássicas de Wickham. Frequentemente é acompanhado pelo fenômeno isomórfico de Koebner.

A distribuição das lesões é variável, geralmente está localizada nas extremidades, mas podem adotar configuração blaschkoide, intertriginosa ou em um dermátomo e raramente pode ser generalizada.

Entretanto, existem inúmeros padrões diferentes da apresentação clássica. O LP hipertrófico, ulcerativo, tipo penfigóideo bolhoso, pigmentoso, inverso e actínico.

As variantes clínicas são descritas a seguir.

- LP mucoso: doença da mucosa crônica, recidivante e conferindo uma morbidade maior do que muitas de suas lesões cutâneas homólogas.
- Afeta mais da metade de todos os pacientes com líquen plano e frequentemente é o único sinal de apresentação, mais comumente observado na boca, mas também pode ser encontrado nos lábios, esôfago, glande do pênis, vulva ou vagina.
- LP oral: apresenta vários subtipos: reticular, erosivo, papular, semelhante a placa, atrófico e bolhoso. Reticular é a forma mais comum e apresenta-se como linhas brancas e rendadas assintomáticas, frequentemente observadas na mucosa bucal bilateral. As formas erosiva e atrófica são

comumente associadas a uma dor ardente exacerbada por alimentos quentes ou condimentados.

- LP genital: pode comprometer tanto o homem como a mulher. No pênis afeta a glande, geralmente apresenta uma configuração anular. Na vulva e na vagina apresenta-se como uma variante erosiva que leva a cicatrizes e estenoses como sequelas.
- LP ungueal: geralmente compromete múltiplas unhas sem necessariamente envolver a pele circundante. Os primeiros sinais incluem adelgaçamento da lâmina ungueal e sulcos longitudinais. O envolvimento contínuo leva à formação de cicatrizes na matriz ungueal, à formação de pterígio dorsal, às unhas lixadas (traquioníquia) e possivelmente à perda completa da lâmina ungueal.
- LP pilar: apresenta-se como pápulas e máculas foliculares eritematosas, levando à alopecia cicatricial progressiva. Compromete principalmente a parte anterior do couro cabeludo e as sobrancelhas.

Exames diagnósticos

O exame clínico é de grande importância, sobretudo na apresentação clássica. A presença das estrias de Wickham e o sinal do Koebner auxiliam muito o diagnóstico.

O exame histopatológico é o padrão ouro e característico (dermatite de interface acompanhado do espessamento do extrato córneo, destruição da camada basal e aparência das cristas epiteliais em dente de serra).

Presença de queratinócitos apoptóticos perto da camada basal, chamados corpos coloides que florescem na imunofluorescência direta.

Diagnóstico diferencial

Inúmeras doenças dermatológicas são confundidas com LP. Dentre elas, lúpus eritematoso, líquen simples crônico, sífilis secundária, doença do enxerto *versus* hospedeiro, pitiríase rósea, psoríase e líquen escleroso e atrófico.

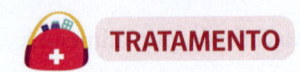 **TRATAMENTO**

Líquen plano na forma clássica

Tópicos:

- Corticosteroides tópicos de média a alta potência são a escolha padrão de tratamento de primeira linha para essa finalidade (clobetasol, fluocinolona, betametasona e triancinolona), este último também administrado como injetável intradérmico em casos persistentes de LP cutâneo hipertrófico. A aplicação de esteroides tópicos só pode ser viável se o envolvimento da área de superfície corporal for < 10% a 15%, acima do qual as opções sistêmicas podem ser preferíveis.

Sistêmicos:

- Corticosteroides sistêmicos, sejam orais ou intramusculares, podem ser usados para casos de LP extensos, muitas vezes utiliza-se a prednisona na dose de 30 a 60 mg/dia por um período de tratamento de duração variável, dependendo da gravidade e refratariedade clínica.
- Retinoides sistêmicos têm sido utilizados com sucesso na PL cutânea, sendo a acitretina o medicamento mais utilizado.

Fototerapia:

- Tem sido usada por seus complexos efeitos imunossupressores em dermatoses inflamatórias, incluindo LP cutânea. Um estudo de coorte retrospectivo sugeriu que UVB-NB e psoraleno mais fototerapia com luz ultravioleta A (PUVA) têm eficácia clínica comparável, embora UVB-NB seja preferido devido ao seu modo de administração mais conveniente e favorável perfil de segurança.

Líquen plano oral

- Corticosteroides tópicos e sistêmicos. Quando tópicos podem ser utilizados em orabase ou ser injetados por via intralesional. Quando sistêmicos (geralmente com glicocorticoides orais), podem ser considerados em casos de gravidade suficiente ou que permanecem refratários aos tratamentos tópicos.

- Inibidores tópicos da calcineurina: são utilizados o tacrolimus e pimecrolimus; este último com melhores resultados clínicos.
- Retinoides tópicos e sistêmicos. Retinoides são utilizados por exercerem suas propriedades imunomoduladoras por efeitos diretos nas células T por meio do receptor nuclear do ácido retinoico. Os retinoides tópicos são uma alternativa no LP oral não erosivo.
- Retinoides sistêmicos, como o etretinato e a isotretinoína, têm sido utilizados no tratamento da LP oral, mas a sua relação benefício-risco é subótima.

Líquen plano genital

O tratamento da LP genital é, em princípio, semelhante ao da sua contraparte da mucosa oral. O principal objetivo da terapia é prevenir ou minimizar cicatrizes, sinéquias e estenose vaginal em mulheres e fimose em homens. A aplicação intravaginal de emolientes pode ajudar a reduzir a fricção e a dor, enquanto formulações de corticosteroides em espuma e supositórios podem ser usadas na doença anal.

Em casos de doença genital grave e resistente ao tratamento, a terapia sistêmica (oral) com corticosteroides pode ser usada na forma de um curso de redução gradual seguido de terapia tópica de manutenção. Os retinoides tópicos são irritantes e raramente tolerados em doenças erosivas (ano)genitais.

Líquen plano pilar

O objetivo no tratamento de LP folicular ou líquen plano pilar e suas variantes é interromper o processo inflamatório o mais cedo possível para minimizar a perda de células-tronco do folículo piloso epitelial por meio de apoptose induzida por inflamação, enquanto controla os sintomas associados e aguarda a remissão clínica espontânea.

Corticosteroides tópicos potentes e ultrapotentes são frequentemente usados com eventual terapia intralesional com corticosteroides.

Nas formas agressivas e graves são utilizados esteroides sistêmicos (30-80 mg diários de prednisona ou equivalente) e, por vezes, ciclosporina sistêmica (3-10 mg/kg/dia).

Líquen plano ungueal

No LP ungueal, há uma escassez significativa de tratamentos baseados em evidências. O objetivo de prevenir ou minimizar cicatrizes permanentes está no mesmo nível da LP folicular, e é igualmente importante interromper o processo inflamatório o mais rápido possível para alcançar o melhor resultado geral.

Corticosteroides intralesionais, tópicos e sistêmicos são preferidos como primeira linha de tratamento; a alitretinoína também foi relatada como benéfica.

Tratamentos futuros

Drogas imunobiológicas (adalimumabe, etanercept, infliximabe, alefacept, basiliximabe, efalizumabe e erituximabe).

PÉROLAS CLÍNICAS

Até hoje é discutível se a alopecia frontal fibrosante é uma variante do líquen plano pilar ou uma doença independente.

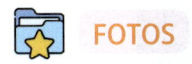 **FOTOS**

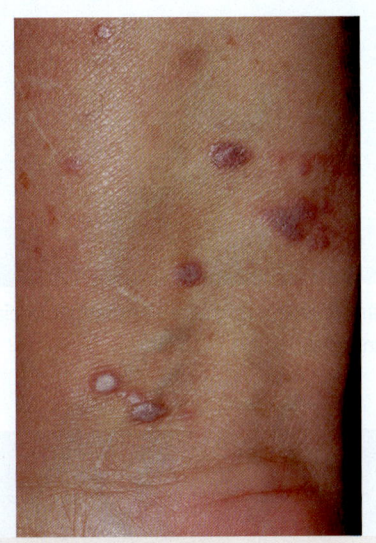

∧ Líquen plano: pápulas poligonais violáceas na região anterior do punho, localização preferencial.

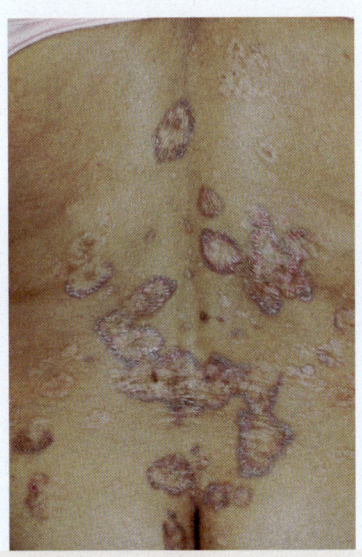

∧ Líquen plano em idoso: caso de evolução crônica, com progressão centrífuga do processo, levando a atrofia central.

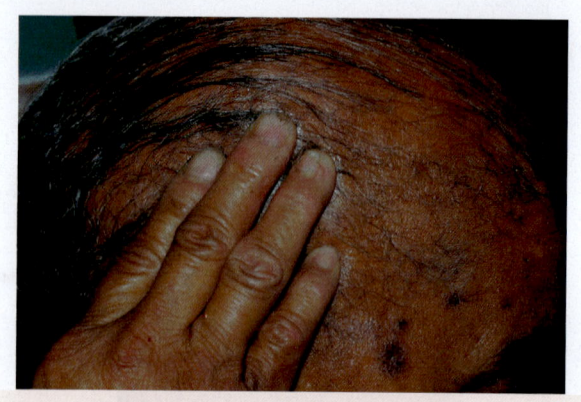

∧ Líquen plano cutâneo, pilar e ungueal. Pápulas, alopecia cicatricial e destruição do pterígio ungueal.

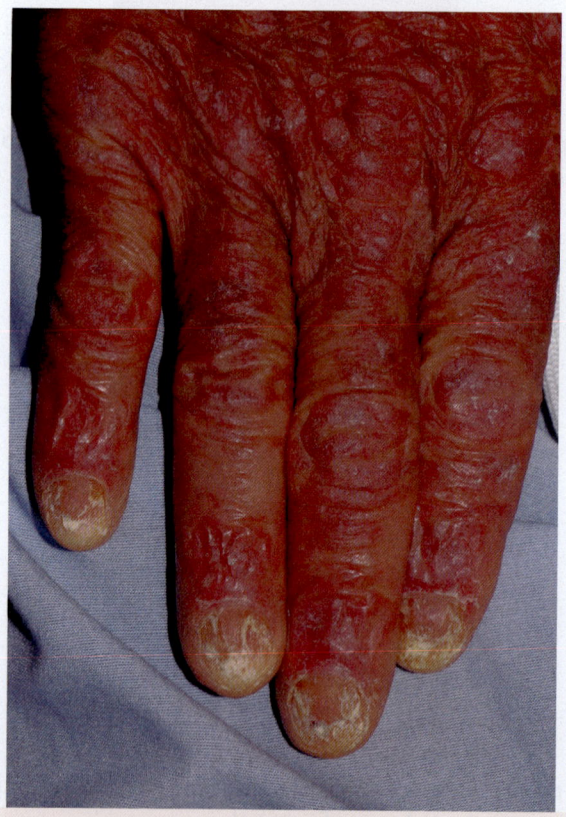

∧ Líquen plano: pápulas violáceas e distrofia ungueal.

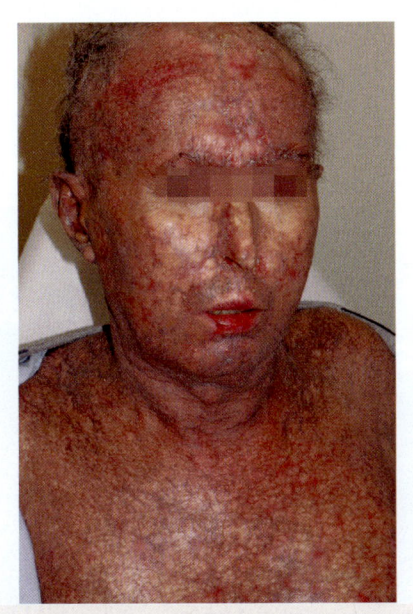

∧ Líquen plano: caso extenso e crônico, levando a intensa atrofia e poiquilodermia, além de alopecia e lesões mucosas.

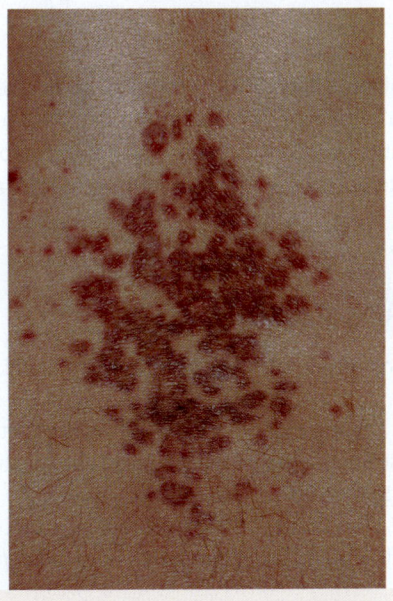

∧ Líquen plano: a região sacral é localização característica da doença.

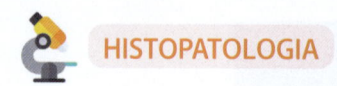

HISTOPATOLOGIA

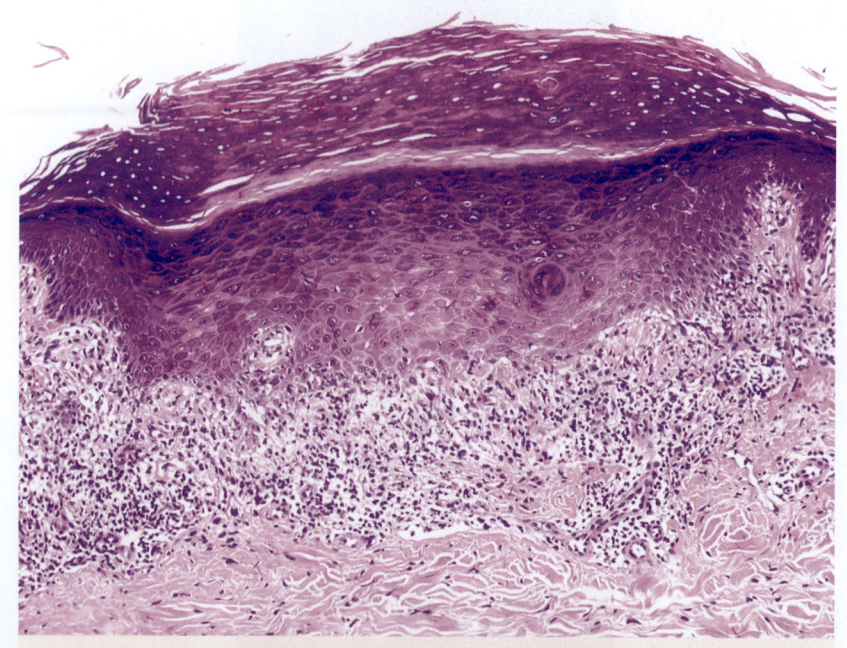

⌃ Líquen plano: hiperortoqueratose, hipergranulose, acantose irregular em "dentes de serra" e degeneração hidrópica da camada basal da epiderme, com queratinócitos apoptóticos. Na derme há infiltrado linfocitário superficial, em faixa, que obscurece a junção dermoepidérmica.

BIBLIOGRAFIA SUGERIDA

1. Arnold LA, Krishnamurthy K. Lichen planus. Treasure Island: StatPearls Publishing. 2024.
2. Tziotzios C, Brier T, Lee JYW, Saito R, Hsu CK, Bhargava K, et al. Lichen planus and lichenoid dermatoses: conventional and emerging therapeutic strategies. J Am Acad Dermatol. 2018;79(5):807-818.
3. Tziotzios C, Lee JYW, Brier T, Saito R, Hsu CK, Bhargava K, et al. Lichen planus and lichenoid dermatoses: clinical and molecular basis. J Am Acad dermatol. 2018;79(5):789-804.

Dermatite seborreica

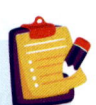

Definição

A dermatite seborreica é uma doença inflamatória comum e crônica, de caráter constitucional, particularmente prevalente em idosos. O uso de termos variados como seboríase, dermatite seborreica, eczema seborreico, caspa e *pitiriasis capitis* reflete a natureza complexa dessa condição.

 EPIDEMIOLOGIA E ETIOPATOGÊNESE

Embora acometa crianças, adolescentes e adultos jovens, a dermatite seborreica é uma dermatose prevalente nos idosos, tanto que o número crescente desses idosos na população levará a um aumento ainda maior da doença nas décadas seguintes.

Apesar de sua frequência, ainda há muita controvérsia em relação à sua patogênese.

Contaminação da pele por leveduras *Malassezia* tem sido implicada, com base na observação da sua presença na pele afetada e na resposta terapêutica aos agentes antifúngicos. Há também a proposição de que a presença de *Malassezia* é incidental, sendo secundária à dermatose inflamatória primária que resultou em aumento da renovação celular, descamação e inflamação na epiderme.

A presença de fatores de suscetibilidade do hospedeiro permite a transição do *M. furfur* para a sua forma patogênica, podendo estar associada à resposta imunitária e à inflamação.

Existem alguns fatores de risco que predispõem a dermatite seborreica: idade, sexo masculino, aumento da atividade das glândulas sebáceas, imunodeficiência (linfoma, transplante renal, HIV-AIDS), doenças neurológicas (Parkinson, acidente vascular cerebral, demência de Alzheimer, depressão, disfunção autonômica), exposição a drogas (antagonistas da dopamina, imunossupressores, PUVA [psoralênicos + UVA] e lítio) e fatores físicos (baixa umidade e temperatura ambiente).

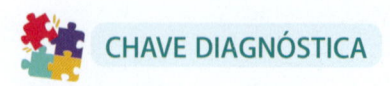

CHAVE DIAGNÓSTICA

Manifestações clínicas

Caracteriza-se por lesões eritêmato-escamosas caracterizadas pela descamação de caráter graxento. A distribuição das lesões é a característica clínica mais importante da dermatite seborreica, ocorrendo mais comumente no couro cabeludo, região retroauricular, sobrancelhas, sulco nasogeniano, pré-esternal e mediodorsal, e nessas duas últimas as lesões tendem a assumir aspecto policíclico. Dermatite seborreica é causa comum de otite externa e blefarite.

As lesões são, em geral, assintomáticas; quando ocorre prurido, esse é discreto. Agudização do quadro frequentemente está associada a infecção secundária.

O início súbito e grave deve ser um sinal de alerta para quadro de imunossupressão (HIV-AIDS).

A chamada "caspa", ou *pitiriasis capitis* não deve ser confundida com a dermatite seborreica, sendo essa uma condição inflamatória, e aquela, uma condição fisiológica devida ao acúmulo de escamas formadas por queratinócitos resultantes do *turnover* normal da pele e que não são adequadamente removidas na lavagem.

Exames diagnósticos

O diagnóstico é clínico, podendo ser utilizado o exame anatomopatológico como auxiliar.

Diagnóstico diferencial

O principal diagnóstico diferencial é feito com psoríase. A chamada "seboríase" trata-se ou de uma dermatite seborreica com escamas mais pronunciadas ou de psoríase localizada na topografia seborreica, e não uma entidade intermediária entre as duas doenças. Além deste devem ser levados em conta os diagnósticos de pitiríase rósea, candidíase e dermatofitose quando comprometerem as dobras e a dermatite infectiva (associada ao HTLV).

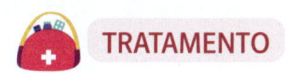 **TRATAMENTO**

Tópico

A abordagem para o tratamento da dermatite seborreica varia de acordo com a distribuição e gravidade da doença; no entanto, o tratamento tópico ainda é considerado o padrão ouro.

Podem ser utilizados cremes ou loções a base de corticosteroides, inibidores da calcineurina, ceratolíticos, antifúngicos e a rotação de medicamentos é benéfica e associada a menos efeitos adversos.

No caso do couro cabeludo a opção é por loções ou xampus à base de cetoconazol, ciclopirox, piritionato de zinco, hidrocortisona e alcatrão isolados ou em associação.

Sistêmico

O tratamento oral deve ser considerado para doença generalizada ou refratária, e o tratamento padrão utiliza as propriedades antifúngicas e anti-inflamatórias do cetoconazol (monitorar a função hepática), itraconazol (verificar interações medicamentosas do CYP450; pode piorar a insuficiência cardíaca) e fluconazol (ajustar a dose de acordo com a função renal). O itraconazol tem o maior efeito anti-inflamatório, enquanto a terbinafina oral pode ser mais eficaz que o fluconazol oral na forma grave da doença. A isotretinoína em dose baixa não é inferior ao padrão de tratamento tópico, mas é comumente associada a efeitos colaterais mucocutâneos significativos. Antibióticos locais ou sistêmicos podem ser utilizados se houver impetiginização.

PÉROLAS CLÍNICAS

No tratamento da dermatite seborreica, os efeitos colaterais associados aos corticosteroides tópicos devem ser atenuados pelo uso intermitente de potências apropriadas ao local ou preparações poupadoras de esteroides, como pimecrolimus tópico a 1%. Outra estratégia é empregar o efeito anti-inflamatório inerente dos antifúngicos tópicos, estimado como equivalente a 1% de hidrocortisona.

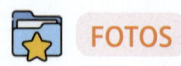

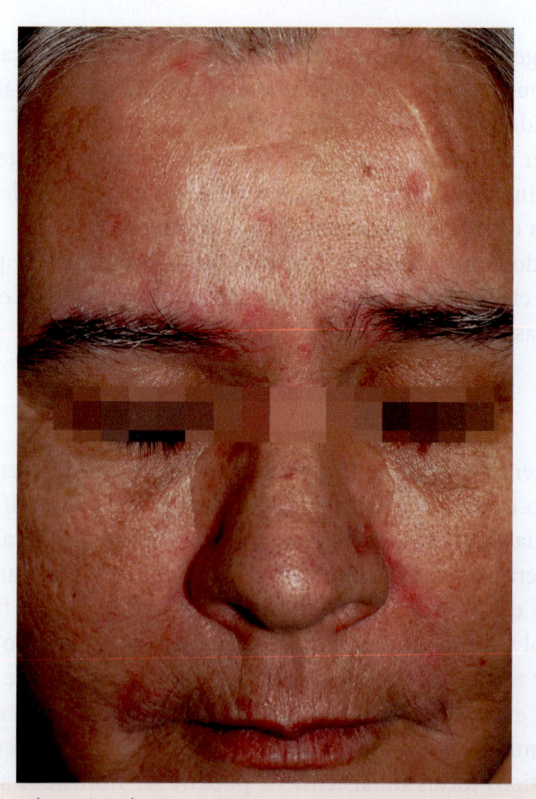

⌃ Dermatite seborreica: lesões eritematoescamosas graxentas na localização característica.

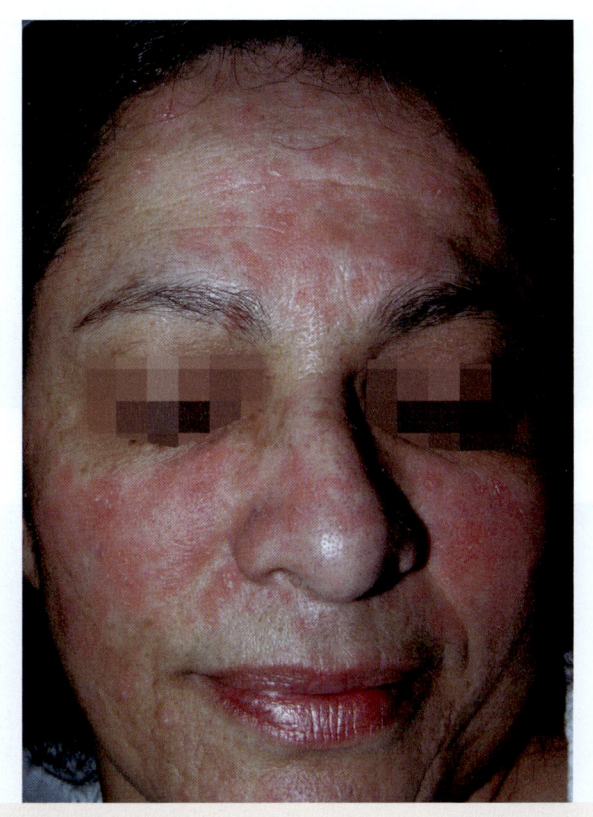

^ Dermatite seborreica: caso exuberante.

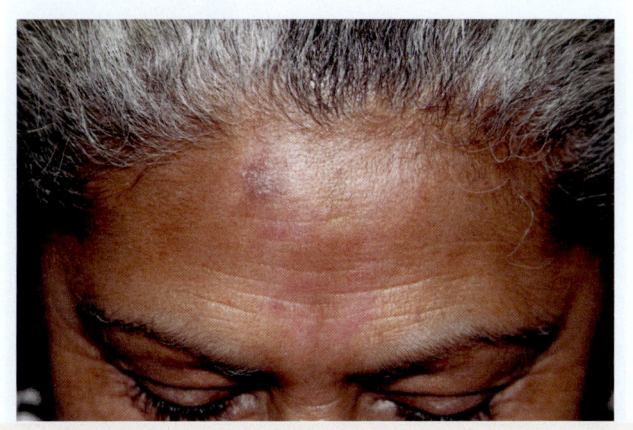

^ Dermatite seborreica: notar as lesões eritematoescamosas graxosas.

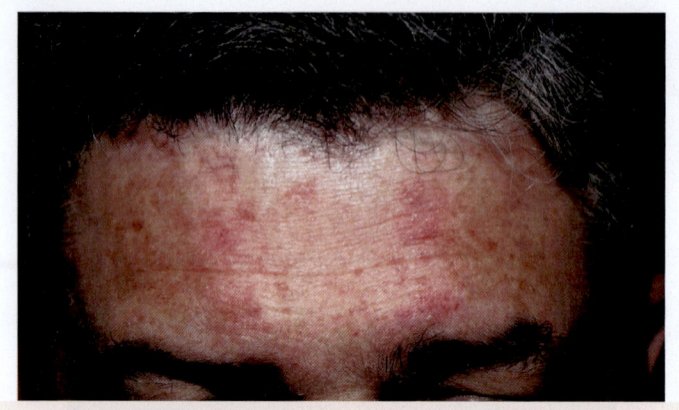

∧ Dermatite seborreica: couro cabeludo e sobrancelhas.

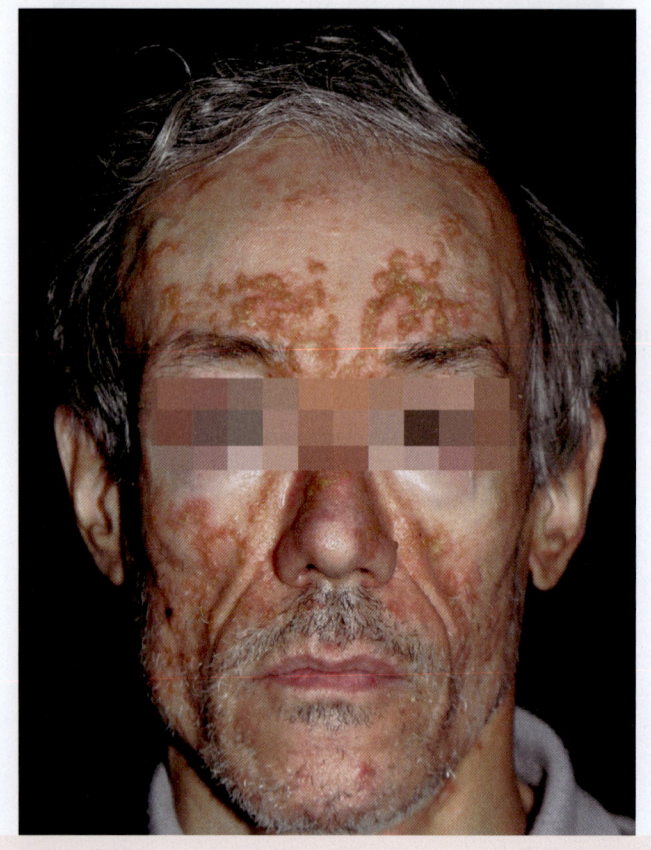

∧ Dermatite seborreica: caso exuberante.

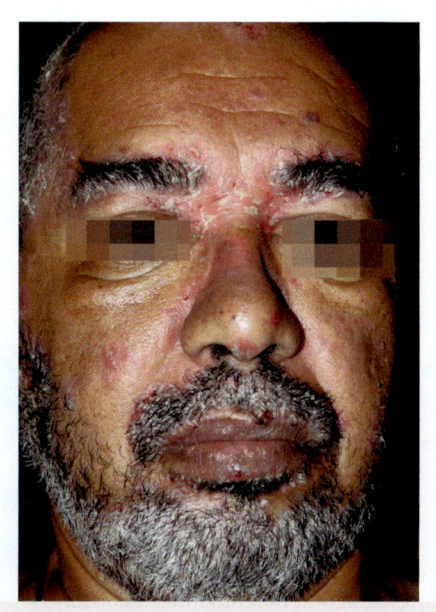

▲ Dermatite seborreica: caso extenso comprometendo quase toda a face.

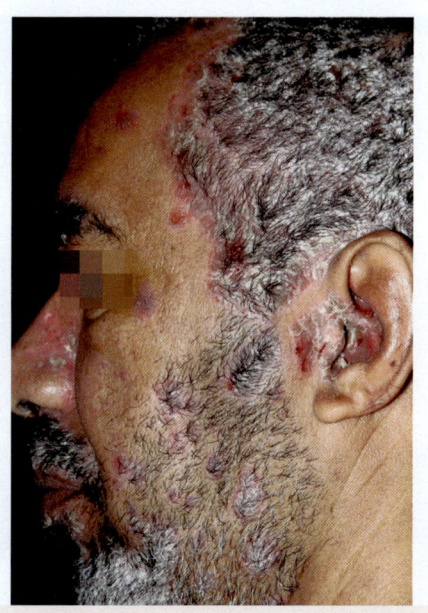

▲ Dermatite seborreica: caso anterior com comprometimento do pavilhão auricular.

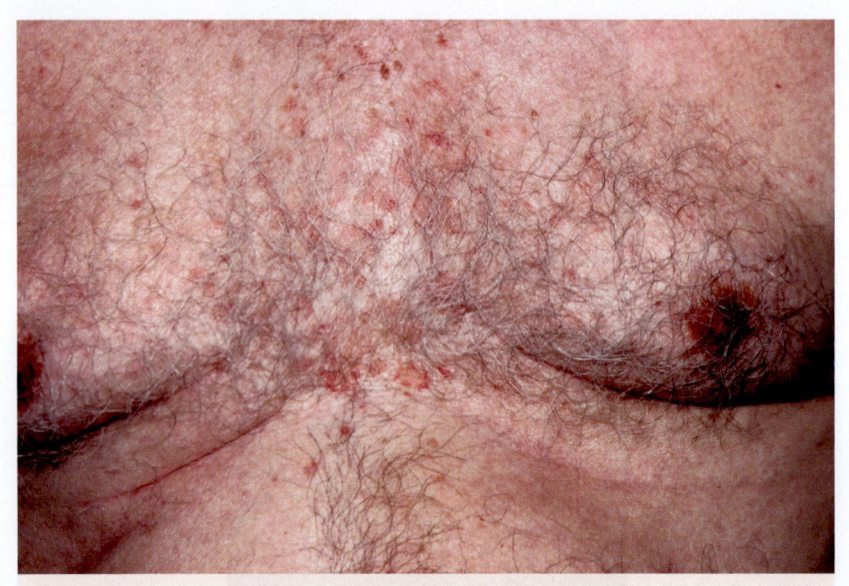

⌃ Dermatite seborreica: acometimento intertriginoso.

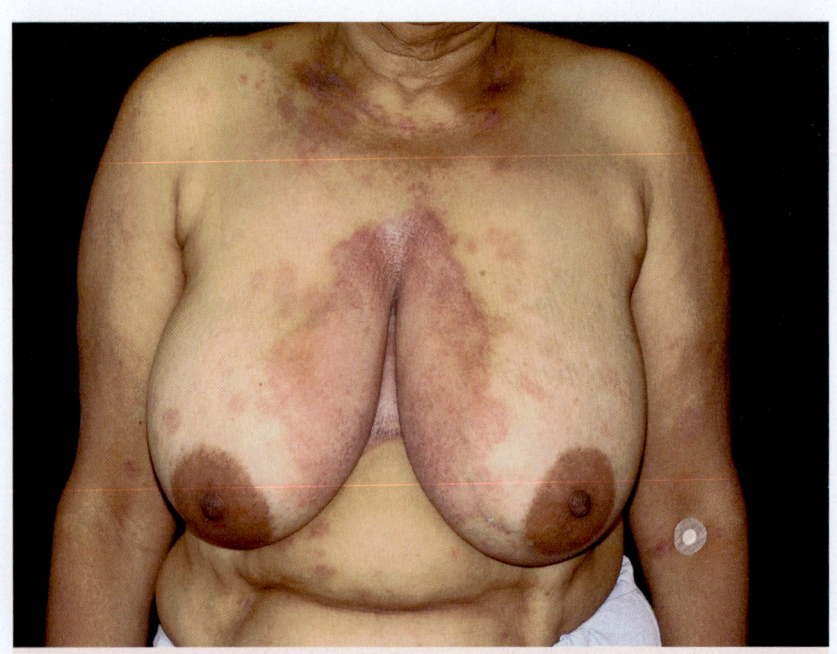

⌃ Dermatite seborreica: acometimento intertriginoso.

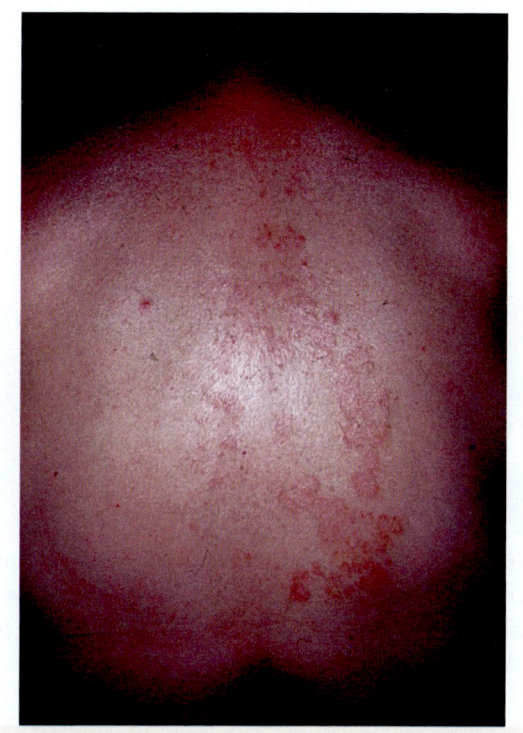

⋏ Dermatite seborreica: lesões figuradas no dorso.

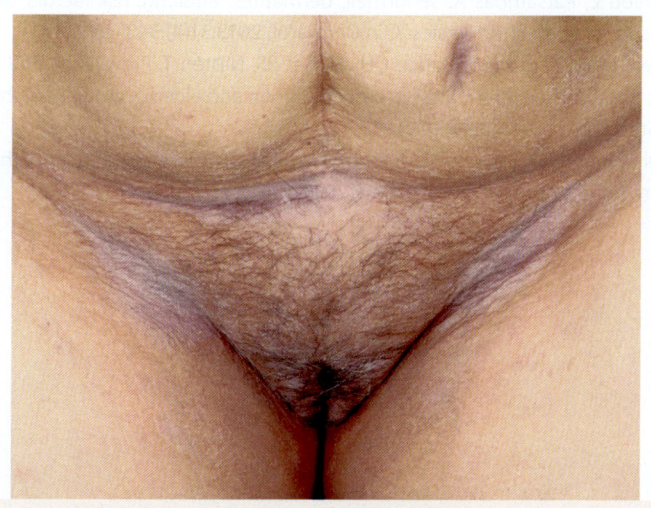

⋏ Dermatite seborreica: acometimento intertriginoso.

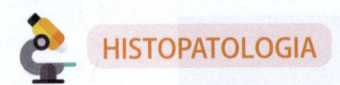

HISTOPATOLOGIA

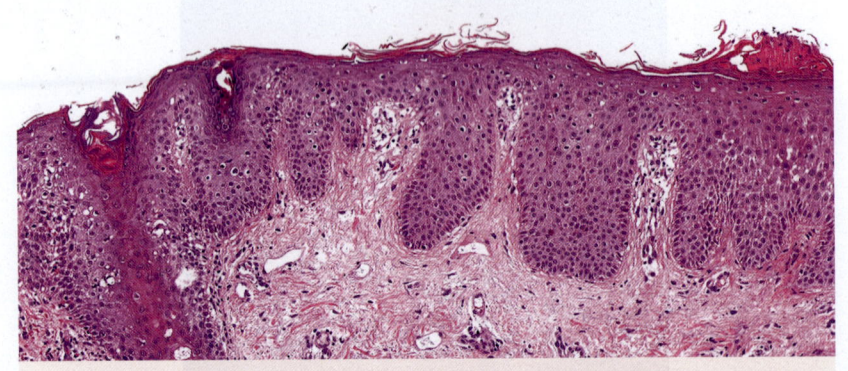

∧ Dermatite seborreica: espongiose, serocrostas intracórneas e paraqueratose. Em fases crônicas, como a representada, observa-se acantose da epiderme. Folículos pilosos podem estar acometidos, com serocrostas e paraqueratose na região do óstio folicular.

BIBLIOGRAFIA SUGERIDA

1. Dessinioti C, Katsambas A. Seborrheic dermatites: etiology, risk factors, and treatments: facts and controversies. Clin Dermatol. 2013;31(4):343-351.
2. Sanders MGH, Pardo LM, Franco OH, Ginger RS, Nijsten T. Prevalence and determinants of seborrheicndermatitis in a middle-aged and elderly population: the Rotterdan Study. Brit J Dermatol. 2018;178(1):148153.
3. Sowell J, Pena SM, Elewski BE. Seborrheic dermatitis in older adults: pathogenesis and treatment options. Drugs Aging. 2022;39(5):315-321.

8

Psoríase

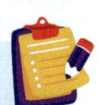

Definição

Além da pele, pode comprometer articulações e pode estar associada a doenças sistêmicas, o que faz que a população idosa ganhe mais importância (mais associações de doenças sistêmicas, tratamento com risco aumentado de efeitos adversos por polifarmácia e imunossenescência).

 EPIDEMIOLOGIA E ETIOPATOGÊNESE

No Brasil, estima-se que a prevalência da psoríase esteja entre 1,10% e 1,51%; porém, nos idosos, sobe para entre 1,71% a 2,84%. Estima-se que 13% dos pacientes com psoríase apresentam os primeiros sintomas após os 60 anos de idade, e aproximadamente 15% desse subgrupo desenvolvem doença moderada a grave.

A psoríase se associa a doenças sistêmicas como doença de Crohn, uveíte, distúrbios psiquiátricos e doença hepática gordurosa não alcoólica. Pacientes com psoríase também apresentam maior prevalência de síndrome metabólica, caracterizada por obesidade, hipertensão arterial sistêmica, *diabetes mellitus* tipo II, dislipidemia e risco aumentado de desenvolver doenças cardiovasculares.

A patogênese da psoríase é complexa e não totalmente elucidada. A ativação excessiva de partes do sistema imunológico adaptativo é considerada central para a patogênese da psoríase. Nas etapas iniciais da patogênese da psoríase, uma variedade de tipos de células, incluindo células dendríticas plasmocitoides, queratinócitos, células T *natural killers* e macrófagos, secreta citocinas que ativam células dendríticas mieloides. Uma vez ativadas, essas células liberam IL-12 e IL-23. A IL-12 induz a diferenciação de células T virgens em células TH1. A IL-23 é fundamental para a sobrevivência e proliferação de células TH17 e TH22. Células TH1 secretam interferon gama (IFN-γ) e TNF-α; as células TH22 secretam IL-22; e células TH17 secretam IL-17, IL-22 e TNF-α. Entre essas vias, na ativação mediada por IL-23 acredita-se que a via TH17 seja predominante. A sinalização de IL-23 é mediada intracelularmente via Tyk2-Jak2 e STAT3, o que leva à transcrição dos principais mediadores inflamatórios. Essas citocinas levam a proliferação de queratinócitos e aumento da expressão de mediadores angiogênicos e moléculas de adesão endotelial e infiltração de células imunes na pele lesionada.

O conhecimento da patogenia da doença hoje se torna essencial para o uso de novas drogas terapêuticas (imunobiológicos).

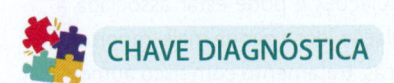

CHAVE DIAGNÓSTICA

Manifestações clínicas

Tal como acontece nas outras idades, psoríase crônica em placas constitui a forma mais comum de psoríase observada em pacientes idosos. A apresentação clínica é de placas bem demarcadas, eritematosas ou rosa salmão com espessas escamas prateadas sobre o couro cabeludo e superfícies extensoras das extremidades.

Algumas formas clínicas de psoríase têm implicações especiais em pacientes idosos.

A psoríase inversa, ou psoríase flexural, pode ocorrer com maior frequência, em especial naqueles obesos. As áreas afetadas incluem as áreas de flexão das regiões inguinal e axilar, as dobras de gordura abdominal e, nas mulheres, os sulcos inframamários. Pacientes idosos acamados também podem estar predispostos a essa condição devido à imobilidade e à oclusão persistente no corpo ao se dobrar.

A psoríase pustulosa generalizada aguda (lesões pustulosas generalizadas) e a psoríase eritrodérmica (eritema intenso generalizado com descamação discreta) são importantes por serem formas graves e potencialmente fatais. As complicações potenciais incluem insuficiência cardíaca de alto débito, distúrbios eletrolíticos e sintomas sistêmicos como febre, calafrios e mal-estar. Esses pacientes devem ser hospitalizados para tratamento e monitoramento hospitalar. Fatores precipitantes importantes a serem considerados em idosos incluem infecções, sobretudo do trato respiratório superior, corticosteroides sistêmicos, hipocalcemia e medicamentos como salicilatos e anti-inflamatórios não esteroides (AINEs).

Artrite psoriática afeta de 5 a 8% dos pacientes com psoríase. A prevalência de artrite psoriática aumenta com a idade e parece ser maior entre pacientes com psoríase mais grave e naqueles com envolvimento ungueal. A artrite psoriática pode ser gravemente incapacitante, o que terá implicações importantes para a terapia desses pacientes. Outras doenças articulares relacionadas com a idade, como a osteoartrite, podem agravar ainda mais a situação.

A psoríase induzida por medicamentos pode desempenhar um papel proeminente nos idosos. Isso ocorre porque os pacientes idosos estão predispostos à polifarmácia em decorrência de outras comorbidades concomitantes. Os mais citados são: antimaláricos, betabloqueadores, lítio, anti-inflamatórios não esteroides, trazodona, interferon alfa, terfenadina, genfibrozil, tetraciclinas e penicilinas.

Comorbidades associadas à psoríase

Pacientes com psoríase grave ou que desenvolvem psoríase em idade jovem correm maior risco de comorbidades cardiometabólicas com inflamação vascular e doença aterosclerótica coronariana de alto risco do que a população em geral. São vistos com frequência síndrome metabólica, caracterizada por obesidade, hipertensão arterial sistêmica, *diabetes mellitus* tipo II, dislipidemia e risco aumentado de desenvolver doenças cardiovasculares.

Pacientes com psoríase também apresentam risco aumentado de outras comorbidades, como depressão, ansiedade e ideação suicida.

A psoríase associa-se a uma prevalência quatro vezes maior de doenças inflamatórias intestinais, em comparação com a população em geral, uveítes e doença hepática gordurosa não alcoólica.

Exames diagnósticos

Além da clínica característica, pode ser realizada a confirmação pelo exame anatomopatológico.

Diagnóstico diferencial

Os diagnósticos diferenciais são realizados dependendo das regiões acometidas com dermatite atópica, dermatite seborreica, onicomicoses, onicodistrofias do idoso, tinhas, sarna norueguesa, sífilis secundária, eczemas crônicos, micose fungoide, pitiríase rubra pilar erupções medicamentosas.

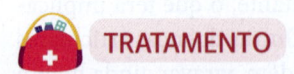

TRATAMENTO

Tópicos

Utilizados quando houver um comprometimento cutâneo de até 5%.

- Corticosteroides tópicos na forma de creme ou pomada, de potência variada, dependendo da localização (nunca se deve utilizar corticosteroides potentes na face e dobras). Estes podem estar associados ao ácido salicílico ou aos análogos da vitamina D ou inibidor da calcineurina na mesma formulação ou isolados.
- Análogos da vitamina D tópicos (calcipotriol).
- Inibidores tópicos da calcineurina (tacrolimus e pimecrolimus).
- Preparações com *tars* (derivados de coaltar) são muito utilizados em forma de xampu na psoríase do couro cabeludo.

Fototerapia

Utilizados em casos moderados e graves. Contudo, no paciente idoso, as seguintes questões devem ser consideradas antes de iniciar a fototerapia. O paciente deve ser ambulante e estar disposto a frequentar até três sessões ambulatoriais por semana para tratamento na fase inicial. Ser fisicamente capaz de permanecer em pé na cabine de luz fechada por até 15 minutos por sessão. Outras contraindicações incluem malignidades cutâneas prévias ou existentes, o uso concomitante de medicamentos fotossensibilizantes, como tiazidas ou amiodarona, e a presença de catarata precoce.

Os principais tipos de fototerapia utilizados para tratar a psoríase incluem UV-B de banda estreita, UV-B de banda larga, UV-B ou psoraleno e UV-A (PUVA). Em geral, o tratamento com UV-Bi de banda estreita é preferível ao de banda larga, porque é mais eficaz. O uso de UV-B de banda estreita também é preferido ao PUVA porque tem um perfil de segurança mais favorável.

Tratamento sistêmico

Comprometimento de mais de 10% da superfície cutânea, casos recalcitrantes, graves, psoríase pustulosa, eritrodermia, psoríase artropática, comprometimento severo das unhas.

Metotrexato (antagonista do folato)

Particularmente benéfico para pacientes com artrite psoriática e pode ser usado como monoterapia na psoríase eritrodérmica ou pustulosa.

Como é excretado por via renal, doses menores podem ser necessárias em idosos devido ao declínio relacionado à idade na depuração de creatinina ou doença renal associada. A toxicidade da medula óssea é a mais grave em curto prazo, pois pode ser fatal. O uso concomitante de baixas doses de ácido fólico tem sido recomendado como uma abordagem para limitar a toxicidade. A toxicidade hepática é o efeito adverso mais comum em longo prazo. Em pacientes idosos com fatores de risco para cirrose hepática, como histórico de consumo excessivo de álcool atual, testes de função hepática anormais persistentes ou histórico de doença hepática, incluindo hepatite B ou C crônica, é aconselhável que seja realizada uma biópsia hepática ou uso de outra medicação.

O metotrexato pode ser administrado como injeção intramuscular semanal, o que pode ser útil em pacientes idosos que não conseguem cumprir o regime posológico oral semanal ou que apresentam dificuldades de deglutição.

Interage com muitas drogas e é preciso ter cuidado principalmente com anti-inflamatórios não hormonais, outros inibidores da utilização de folato, trimetoprima-sulfametoxazol ou inibidores da secreção tubular renal.

Acitretina

Retinoide sistêmico que tem sido usado no tratamento da psoríase eritrodérmica e da psoríase pustulosa isoladamente ou em terapia combinada com fototerapia UVB ou PUVA.

Cuidado especial nos idosos pela possível elevação dos níveis lipídicos séricos, em especial triglicerídeos e colesterol. Efeitos adversos mucocutâneos incômodos, como ressecamento da mucosa, descamação da pele, xerose, alopecia difusa, olhos secos e distrofia ungueal, são relativamente comuns e podem ser inaceitáveis para o paciente com xerose preexistente. O tratamento inicia-se com doses baixas, começando com 25 mg por dia ou em dias alternados, pode ser suficiente.

Ciclosporina

É eficaz no tratamento da psoríase em placas grave e recalcitrante, mas pode ser usada em todas as variantes da psoríase, incluindo a artropatia psoriásica.

Pode ser usado como monoterapia de curto prazo por 1 a 2 meses, especialmente em crises agudas de doenças. A terapia combinada ou como parte de uma abordagem rotativa ou sequencial com outros agentes sistêmicos também pode ser útil. Hipertensão e disfunção renal foram as duas complicações mais graves da terapia.

O principal efeito adverso em longo prazo é a nefrotoxicidade dose-dependente secundária à fibrose intersticial e à atrofia tubular renal. Assim, a ciclosporina é contraindicada em pacientes idosos com hipertensão não controlada ou insuficiência renal, bem como naqueles com infecção aguda e malignidades ativas. Outros efeitos adversos relevantes para o paciente idoso incluem desequilíbrios eletrolíticos, como hipercalemia e hipomagnesemia, dores de cabeça, tremores, hiperplasia gengival, níveis elevados de colesterol e triglicerídeos e hipertricose.

Outros agentes

Imunossupressores menos frequentes incluem tacrolimo e micofenolato de mofetil.

Outros antimetabólitos, como a tioguanina e a azatioprina, podem ter certo papel, mas a supressão da medula óssea ocorre em doses eficazes em muitos pacientes. Esses agentes podem ser úteis em pacientes nos quais o metotrexato, os retinoides ou a ciclosporina estão contraindicados.

Imunobiológicos

Os produtos biológicos utilizados para tratar a psoríase em placas moderada a grave representam um dos avanços terapêuticos mais significativos na área de dermatologia. As quatro classes de produtos biológicos usados para tratar a psoríase são inibidores de TNF, inibidor de IL-12/23, inibidores de IL-17 e inibidores de IL-23. Produtos biológicos que inibem o TNF-α, p40IL-12/23 e IL-17 são aprovados pela Food and Drug Administration dos Estados Unidos para tratar a artrite psoriática. Todos os produtos biológicos usados para tratar a psoríase são administrados por via subcutânea, exceto o infliximabe. No geral, não há taxas aumentadas de infecções graves ou malignidades internas em pacientes com psoríase tratados com produtos biológicos. Os efeitos adversos que ocorrem em taxas ligeiramente mais altas que o placebo e são comuns a todos os produtos biológicos incluem reação no local da injeção, nasofaringite e infecções do trato respiratório superior.

- Inibidores de TNF-α: infliximabe, certolizumabe, adalimumabe e etanercepte.

    São contraindicados em diversas populações: pessoas com tuberculose ativa, insuficiência cardíaca congestiva avançada, infecção por hepatite B ou doenças desmielinizantes, incluindo esclerose múltipla. Pacientes com tuberculose latente podem ser tratados concomitantemente com um inibidor de TNF-α, desde que também estejam em tratamento para tuberculose latente.
- Inibidor IL-12/23: ustecinumabe.
- Inibidores de IL-17: secuquinumabe, ixequizumabe, bimequizumabe e brodalumabe.
- Inibidores de IL-23: guselcumabe, tildrakizumabe e risanquizumabe.

PÉROLAS CLÍNICAS

Em metanálise realizada, os autores concluíram que em todas as classes a eficácia dos produtos biológicos entre pacientes adultos não idosos e pacientes idosos foi semelhante. Eventos adversos e infecções ocorreram com frequência semelhante entre os dois grupos, porém mais graves nos idosos, o que levou a maior descontinuação nessa faixa etária. Como os pacientes idosos têm maior taxa de comorbidades e uma vulnerabilidade inicial aumentada, os médicos devem continuar a ser prudentes na triagem antes de iniciar medicamentos biológicos e monitorar os pacientes mais de perto.

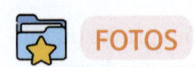

FOTOS

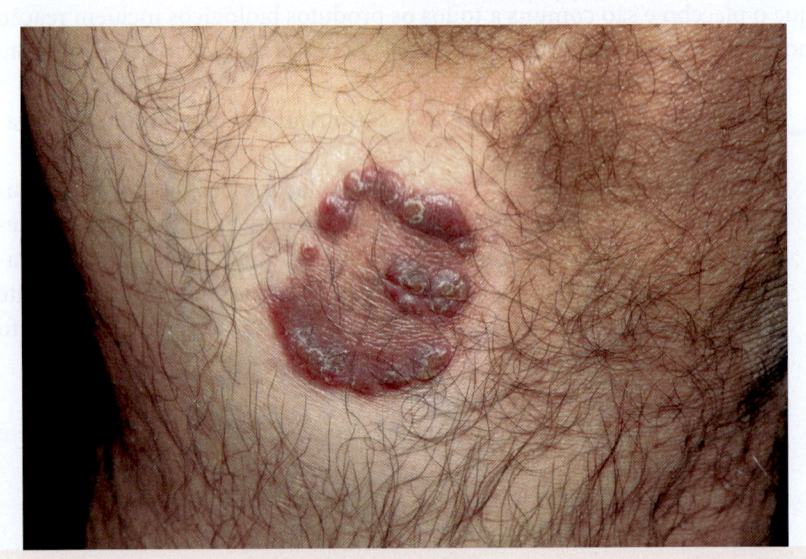

∧ Placa de psoríase típica eritematoescamosa.

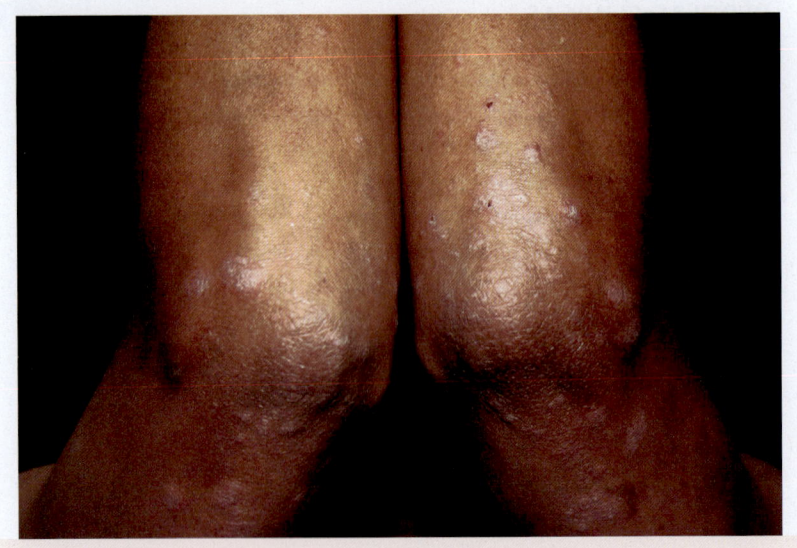

∧ Psoríase em áreas de comprometimento típico.

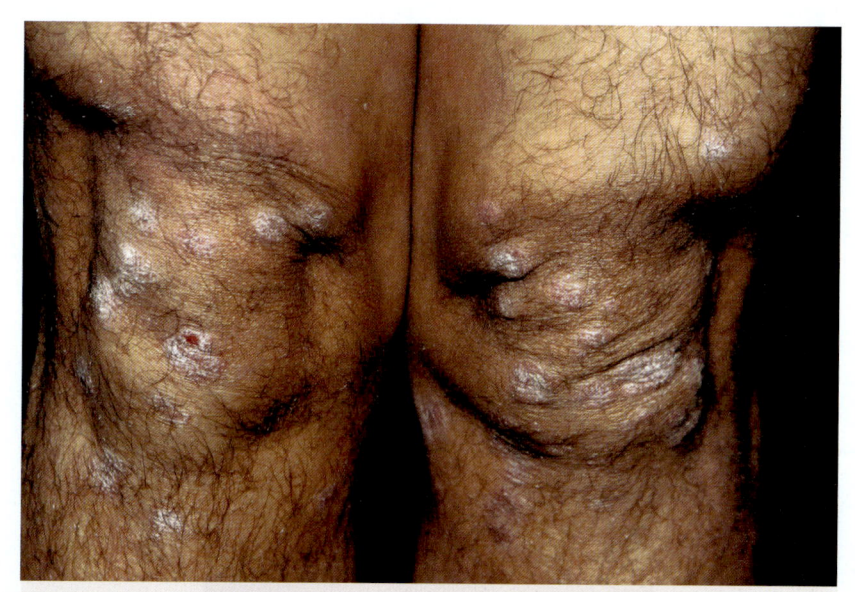

∧ Psoríase em áreas de comprometimento típico.

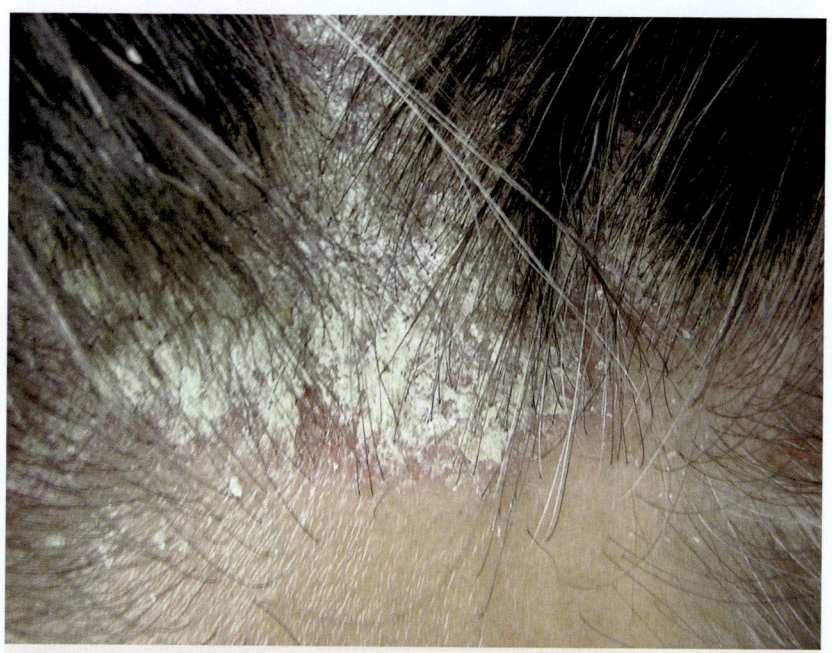

∧ Psoríase: placa eritematoescamosa no couro cabeludo.

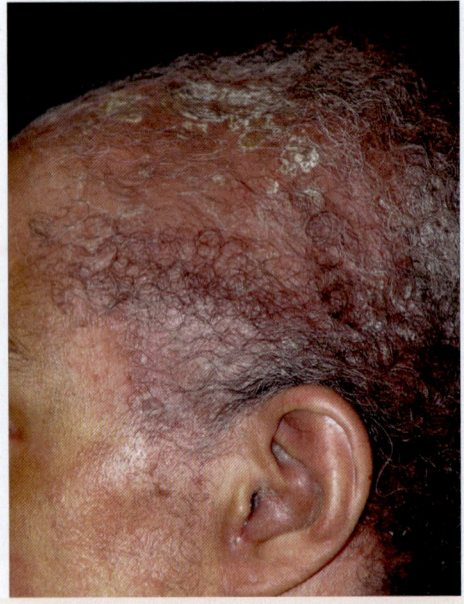

▲ Psoríase: placas eritematoescamosas no couro cabeludo e pavilhão auricular.

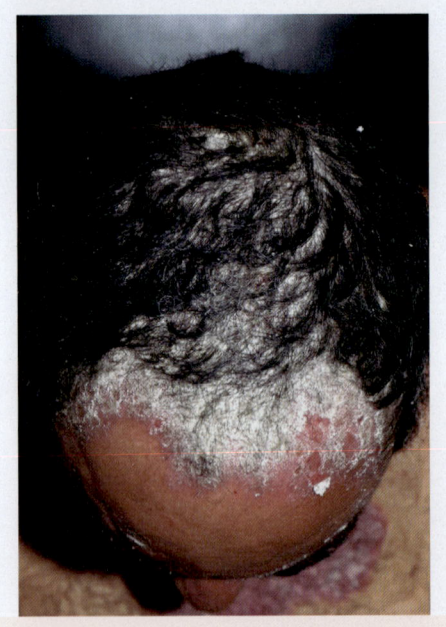

▲ Psoríase: placas disseminadas eritematoescamosas no couro cabeludo.

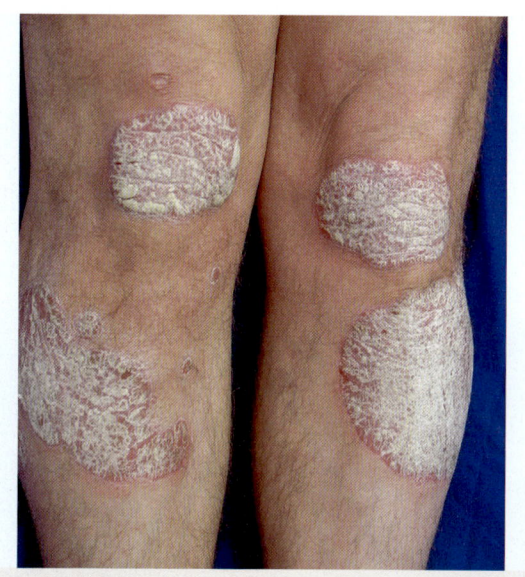

∧ Psoríase em áreas de comprometimento típico.

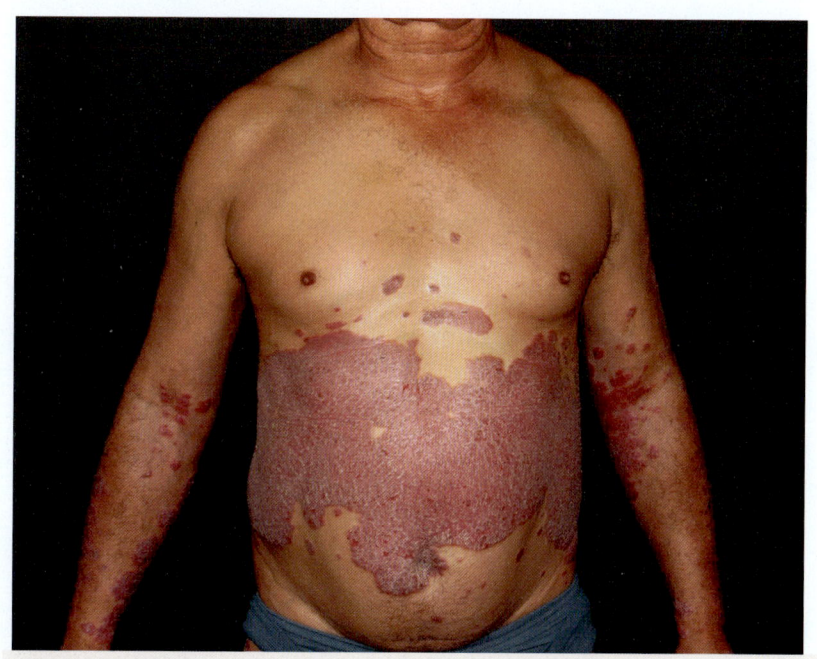

∧ Psoríase em áreas extensas.

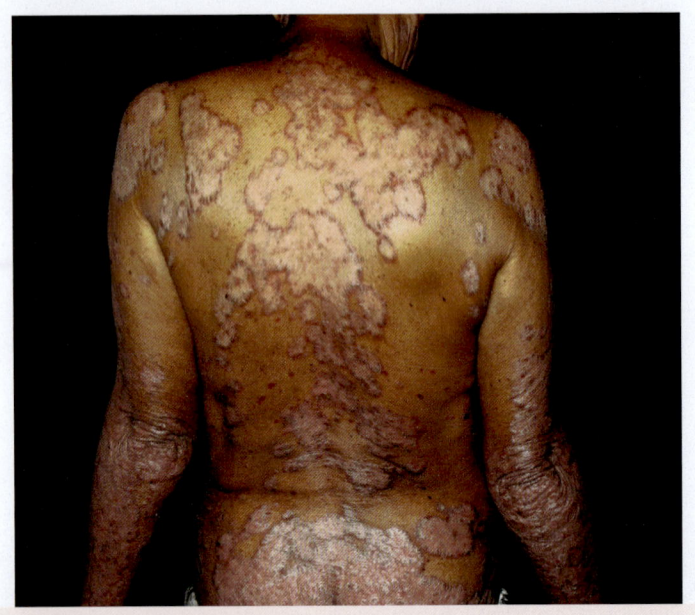

∧ Psoríase em áreas extensas disseminadas.

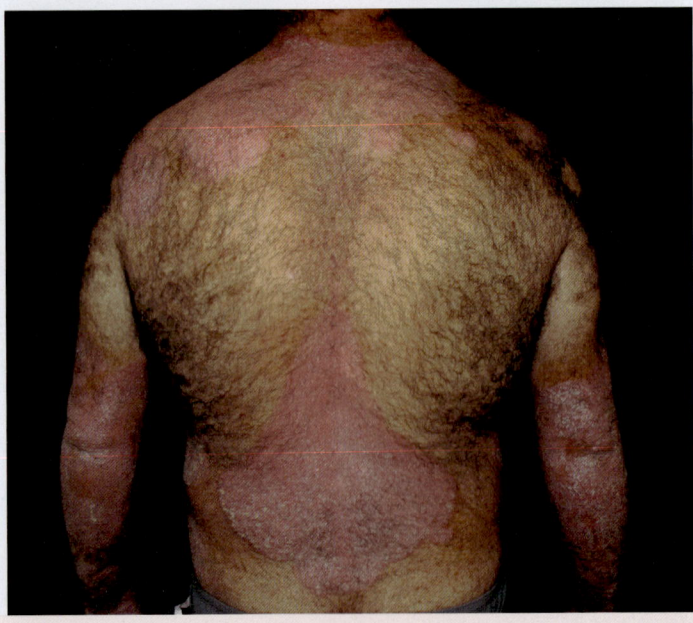

∧ Psoríase em áreas extensas disseminadas.

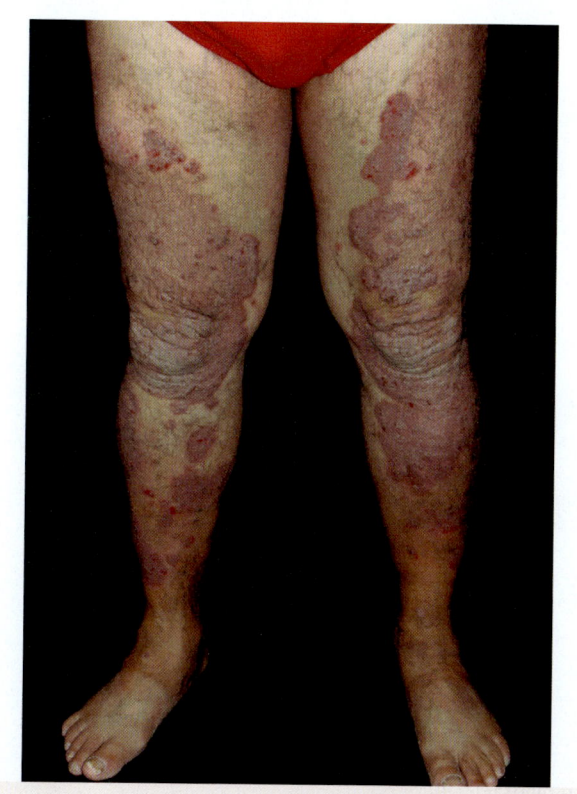

⌃ Psoríase: placas eritematoescamosas bem delimitadas.

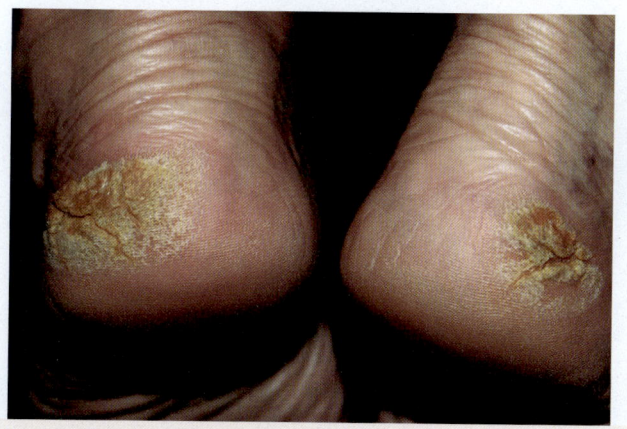

⌃ Psoríase na região do calcâneo.

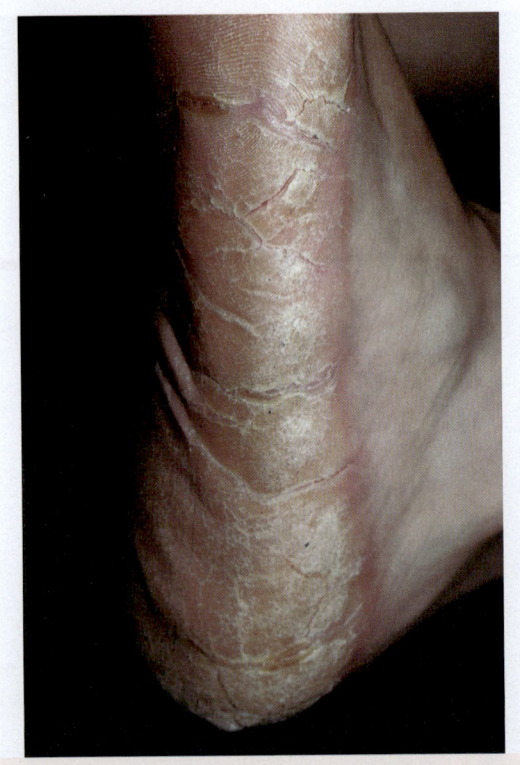

⌃ Psoríase plantar.

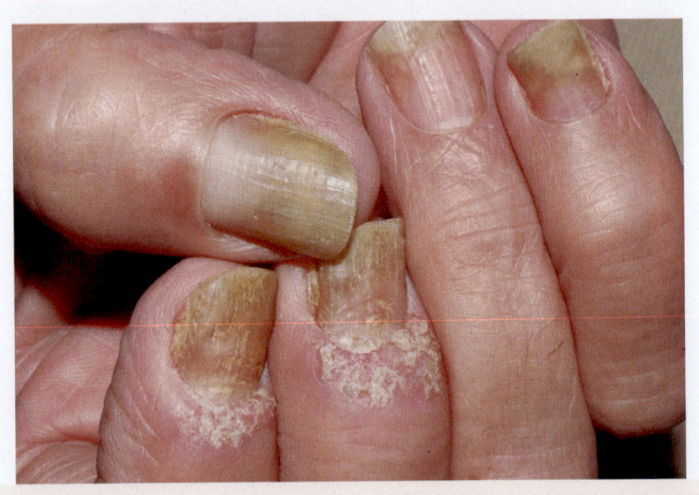

⌃ Psoríase ungueal.

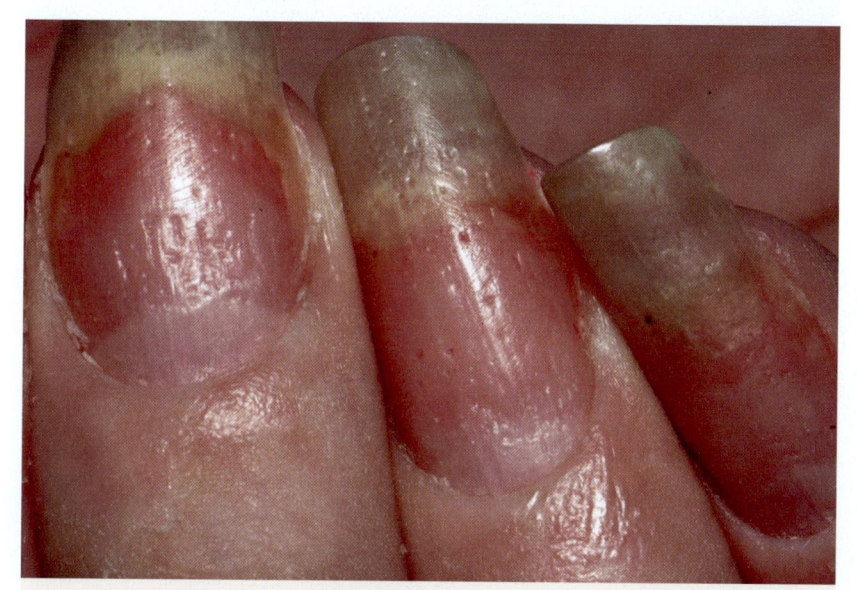

▲ "Pits" ungueais característicos da psoríase.

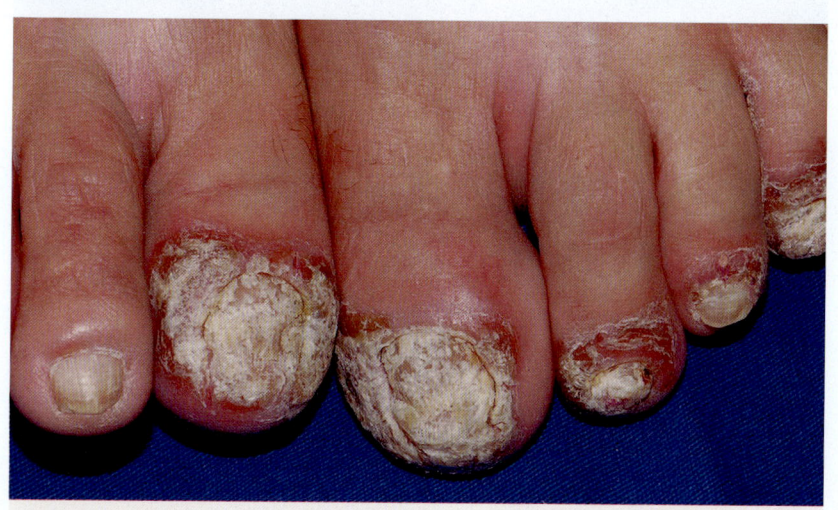

▲ Psoríase ungueal.

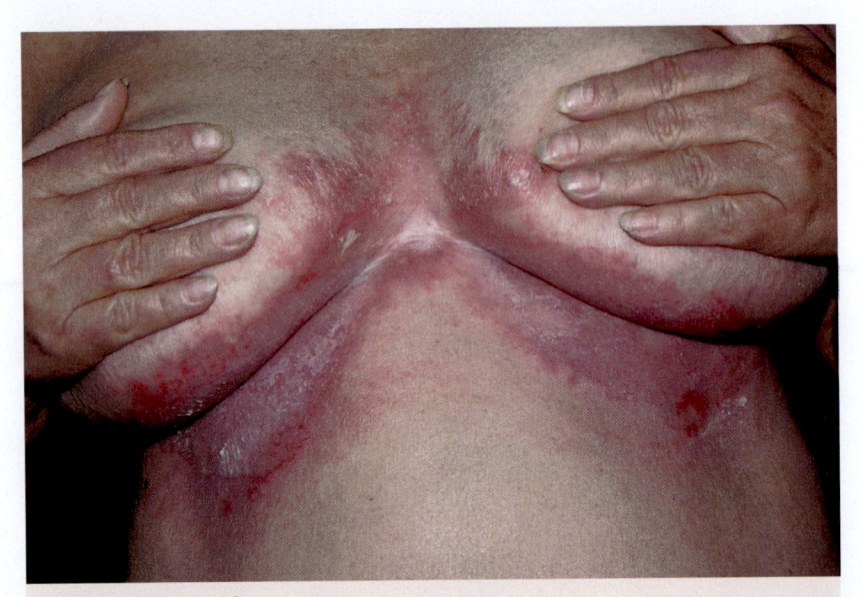

▲ Psoríase invertida.

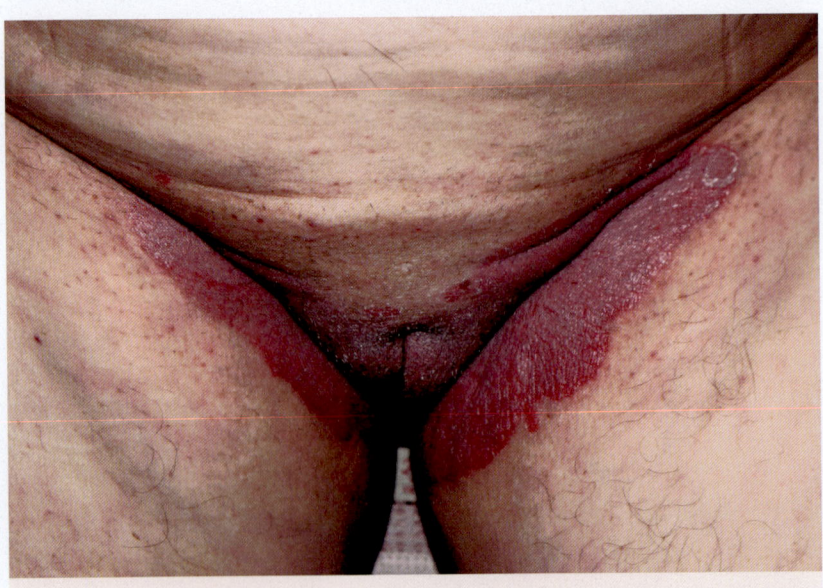

▲ Psoríase invertida.

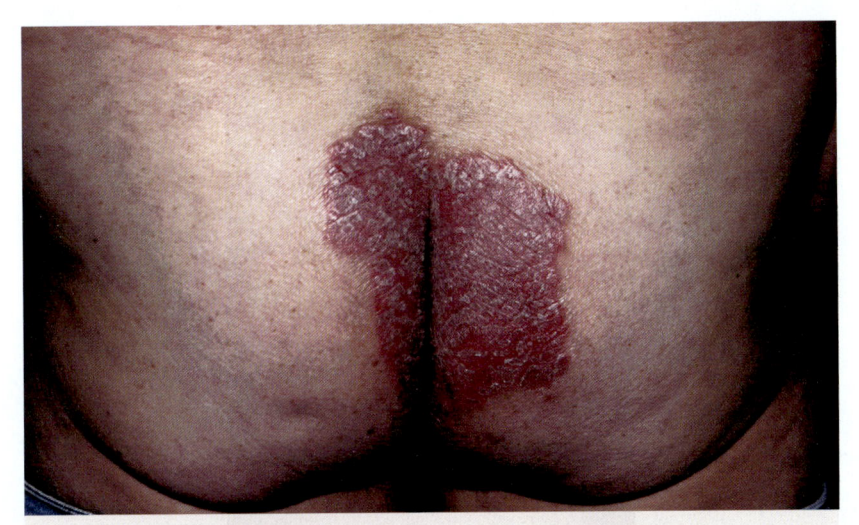

▲ Psoríase invertida.

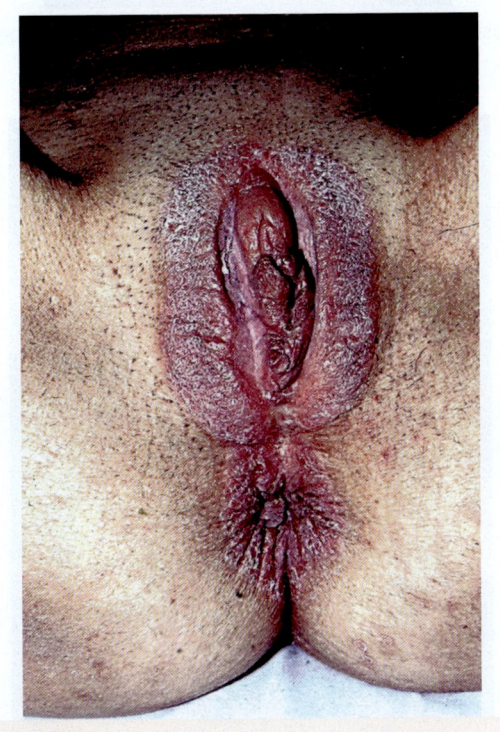

▲ Psoríase invertida.

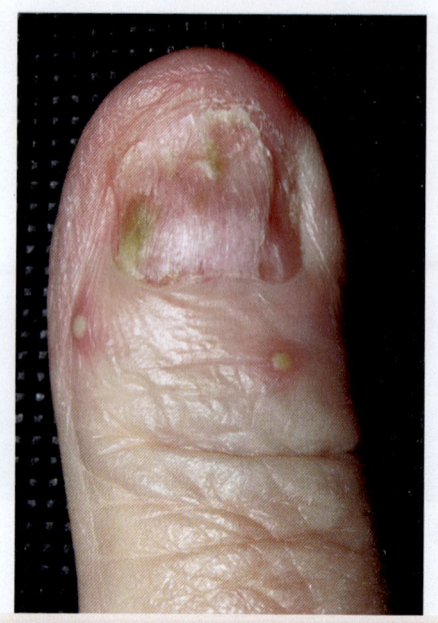

▲ Psoríase pustulosa acral – acrodermatite contínua de Hallopeau.

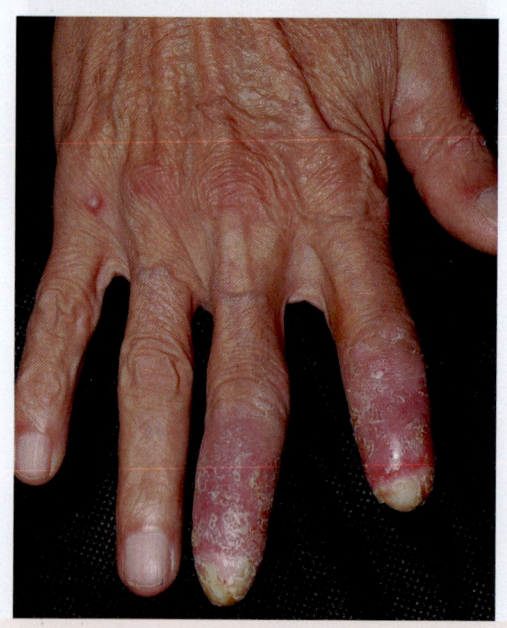

▲ Psoríase pustulosa acral – acrodermatite contínua de Hallopeau.

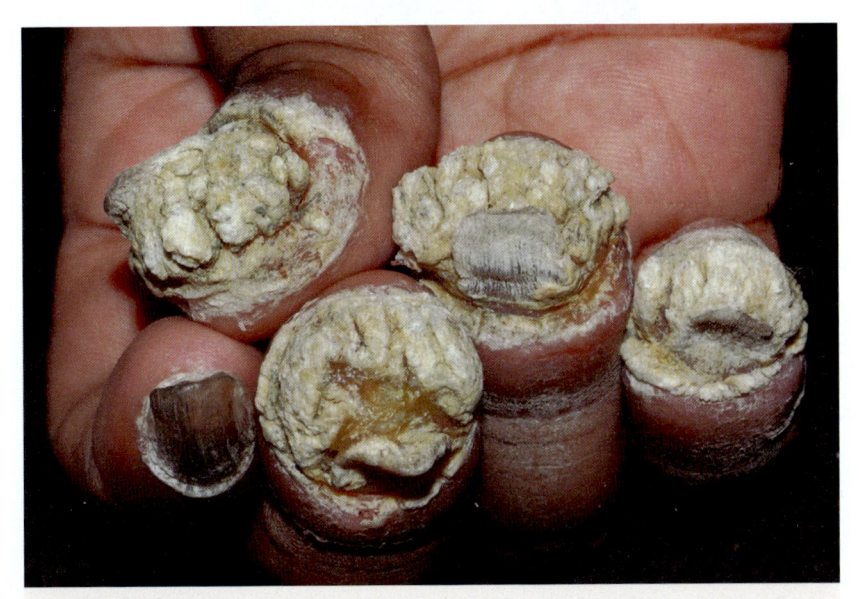

⌃ Psoríase ungueal.

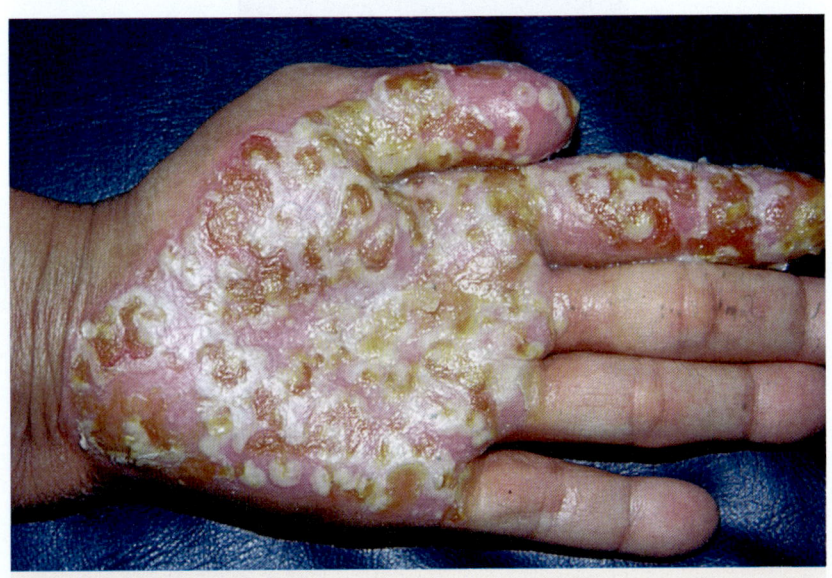

⌃ Psoríase pustulosa palmar.

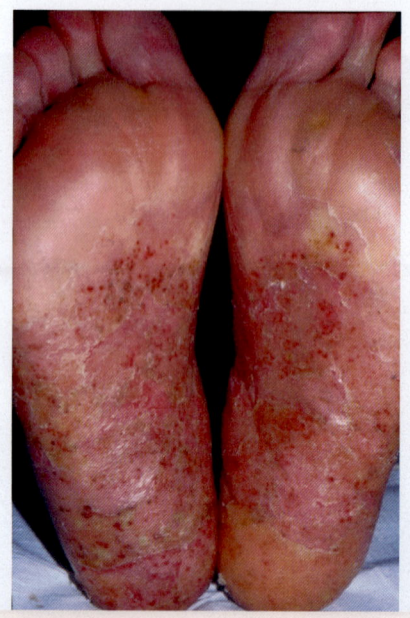

∧ Psoríase pustulosa plantar.

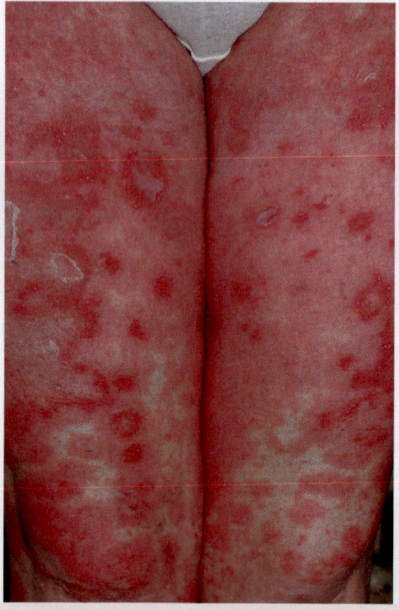

∧ Psoríase pustulosa disseminada. Lesões confluentes formando anéis – "impetigo herpetiforme".

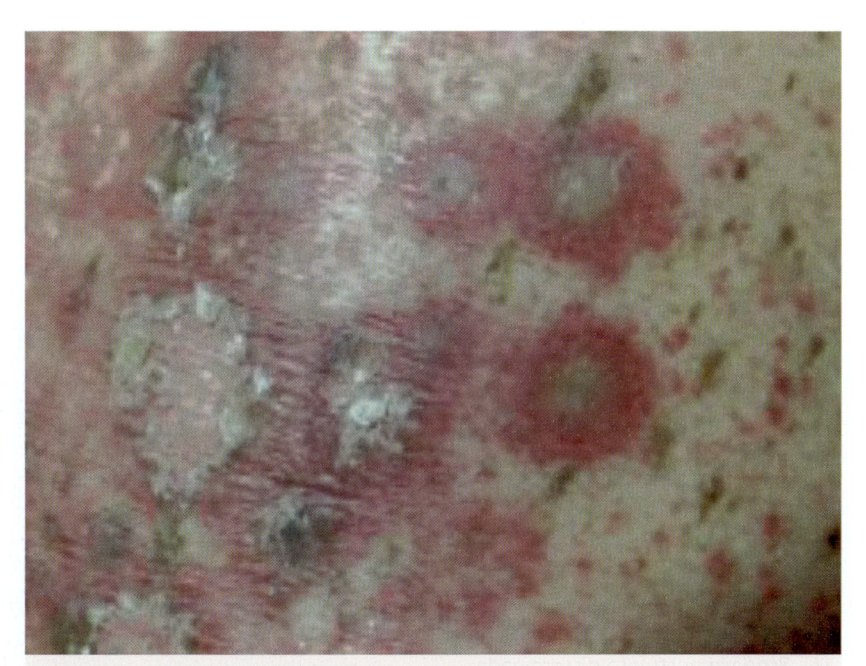

∧ Psoríase pustulosa disseminada.

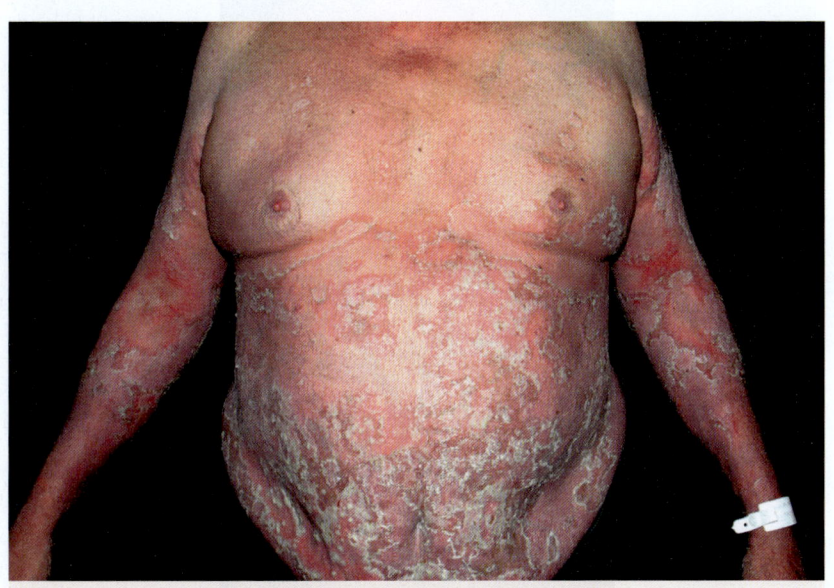

∧ Psoríase pustulosa disseminada.

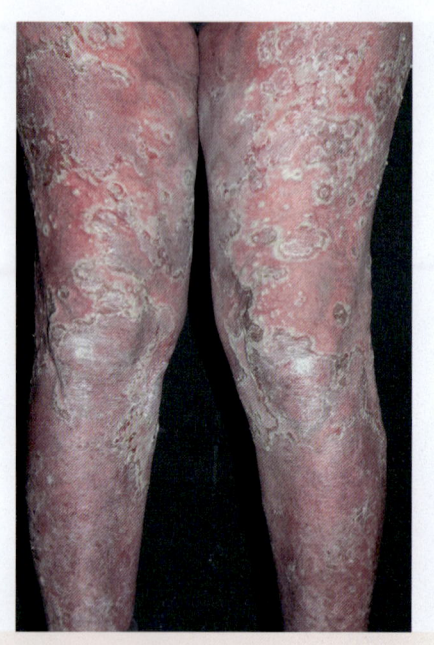

▲ Psoríase pustulosa disseminada.

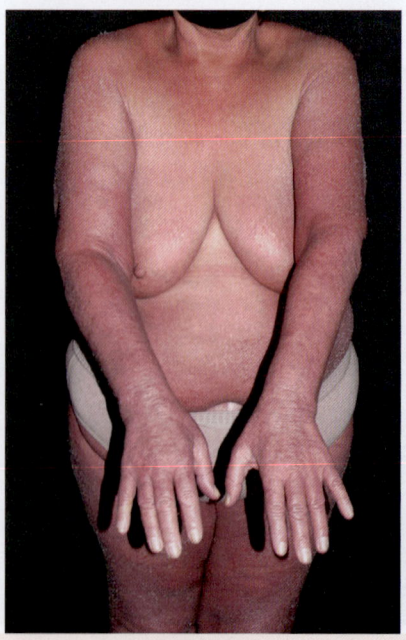

▲ Psoríase eritrodérmica: acometimento de todo o tegumento.

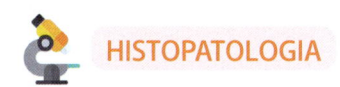

HISTOPATOLOGIA

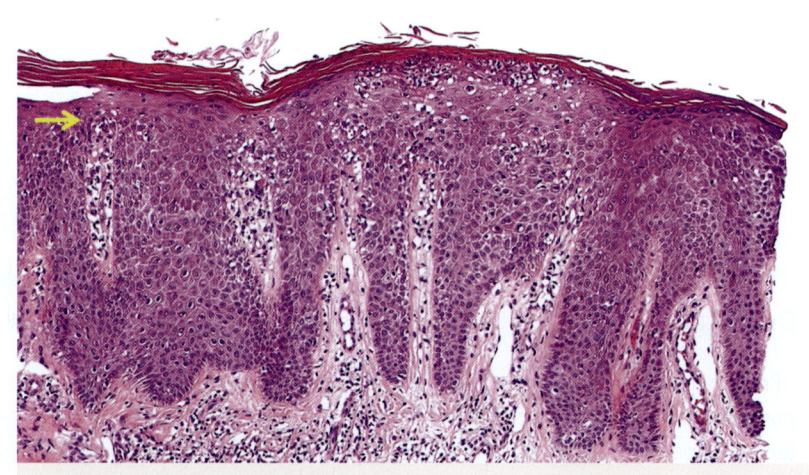

∧ Psoríase: hiperparaqueratose contínua, com neutrófilos intracórneos e intramalpighianos, hipogranulose e acantose regular, com alongamento dos cones epiteliais e adelgaçamento do epitélio suprapapilar (seta amarela). A derme apresenta ectasia dos capilares sanguíneos superficiais.

BIBLIOGRAFIA SUGERIDA

1. Armstrong AW, Read C. Pathophysiology, clinical presentation, and treatment of psoriasis. Review. JAMA. 2020;323(19):1945-1960.
2. Phan C, Sigal M-L, Estève E, Reguiai Z, Barthélémy H, Beneton N, et al. Psoriasis in the elderly: epidemiological and clinical aspects, and evaluation of patients with very late onset psoriasis. JEADV. 2016;30(1):78-82.
3. Sandhu VK, Ighani A, Fleming P, Lynde CW. Biologic treatment in elderly patientes with psoriasis: a sistemic review. J Cutan MedSurg. 2020;24(2):174-186.
4. Yusipovitch G, Tang MBY. Practical management of psoriasis in elderly. Drugs Aging. 2002;19(11):847-863.

Prurigo nodular

Definição

Prurigo nodular é uma doença inflamatória crônica da pele, caracterizada por nódulos hiperqueratóticos intensamente pruriginosos que comprometem as superfícies extensoras das extremidades e do tronco com grande impacto na qualidade de vida do paciente. Classifica-se atualmente entre as psicodermatoses.

EPIDEMIOLOGIA E ETIOPATOGÊNESE

Acomete mais frequentemente adultos (dos 50 aos 61 anos de idade), de ambos os sexos, com ligeira predominância das mulheres. Está associado a taxas aumentadas de distúrbios da saúde mental (ansiedade e depressão), endócrinos (diabetes, tireoidite, síndrome metabólica), gastrintestinais (doença celíaca, doença de Crohn, retrocolite ulcerativa), cardiovasculares e renais (doença renal crônica), deficiência de ferro e anemia, bem como HIV e malignidade (linfomas Hodgkin e não Hodgkin e menos frequentes tumores sólidos).

A carga de comorbidades sistêmicas no prurigo nodular muitas vezes excede a de outras doenças inflamatórias da pele (isto é, dermatite atópica ou psoríase).

Acredita-se que a patogênese do prurigo nodular seja um padrão de reação cutânea causado por ciclos viciosos de coceira crônica seguida de coceira repetida. A patogênese exata permanece desconhecida. No entanto, estudos anteriores mostram que a interação significativa e a desregulação entre as células imunes e os circuitos neuronais desempenham papéis importantes na sua patogênese.

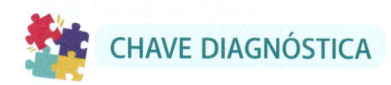

CHAVE DIAGNÓSTICA

Manifestações clínicas

Caracteriza-se por nódulos hiperceratósicos muitas vezes pigmentados, intensamente pruriginosos em número variável, agrupados e distribuídos simetricamente nas superfícies extensoras das extremidades e tronco, mas que podem afetar qualquer área do corpo. A escoriação e a formação de crostas são sinais secundários comuns de um ciclo de coceira intratável, com prurido tão grave em alguns pacientes que também pode resultar em sangramento. O prurido é uma característica necessária, embora alguns pacientes também possam apresentar dor em queimação ou ardência.

Exames diagnósticos

O diagnóstico é realizado pelas características clínicas. O exame histopatológico demonstra características similares às do líquen simples crônico, do qual o prurigo nodular pode ser considerado uma variante, mas ainda mais exuberantes.

As possibilidades de associações com doenças sistêmicas devem ser investigadas.

Diagnóstico diferencial

O diagnóstico diferencial deve ser feito com escabiose, dermatose acantolítica transitória, penfigoide bolhoso e epidermólise bolhosa pruriginosa.

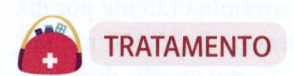

TRATAMENTO

Terapia tópica

A terapia tópica de primeira linha é o corticoide de alta potência, que pode ser utilizado sob oclusão ou na forma de injeções intralesionais (10 mg/mL de triancinolona).

Os anestésicos tópicos são outra opção alternativa de tratamento antipruriginoso (loção de pramoxina a 1%, amitriptilina tópica, *spray* de lidocaína e cremes anestésicos tópicos compostos).

Agentes tópicos não esteroides, incluindo inibidores tópicos da calcineurina, derivados da vitamina D e capsaicina.

Fototerapia

A terapia com luz ultravioleta reduz o prurido por meio de seus efeitos anti-inflamatórios. Das terapias de luz ultravioleta disponíveis, a terapia de luz ultravioleta B de banda estreita, 2 a 3 vezes por semana, é considerada terapia de primeira linha. A PUVA (luz ultravioleta A + psoraleno) demonstra alguma eficácia.

Terapia sistêmica

É utilizada no caso de refratariedade ao tratamento citado acima. As opções sistêmicas incluem:

- Imunossupressores (metotrexato 15 a 20 mg/semana, ciclosporina 2 a 5 mg/kg/dia).
- Gabapentinoides (agentes direcionados especificamente à patogênese neural da transmissão da coceira, que se estende desde a inervação neural na pele até o gânglio da raiz dorsal, atravessando a medula espinhal até o cérebro): gabapentina 300 mg/dia, pré-gabalina 75 mg/dia como doses iniciais e vão se ajustando dependendo da necessidade.
- Receptores da neuroquinina-1: aprepitante, serlopitante.
- Medicamentos moduladores de receptores opioides com agonista opioide kappa/mu misto: nalbufina e butorfanol, naltrexona (50 mg) também demonstrou efeitos antipruriginosos.
- Antidepressivos: paroxetina (10 mg por dia durante 3 dias seguida de dose de manutenção de 20-60 mg por dia), fluvoxamina (25 mg por dia durante 3 dias seguida de dosagem de manutenção de 50-150 mg por dia), duloxetina (30-60 mg/dia) e amitriptilina (60 mg por dia durante 3 semanas, seguida de 30 mg por dia durante 2 semanas e 10 mg por dia durante 1 semana).

Terapias emergentes

- Anticorpo humanizado contra IL-31: nemolizumabe de 0,5 mg/kg de peso corporal.
- KPL-716 é um anticorpo monoclonal do receptor beta da oncostatina (OSM).
- Antagonistas do receptor de IL-4: dupilumabe.

PÉROLAS CLÍNICAS

Embora os doentes costumem apresentar lesões predominantemente na face extensora, o prurigo nodular pode apresentar comprometimento generalizado; no entanto, a parte superior das costas é comumente poupada por não ser alcançada pela mão ("sinal da borboleta").

O prurigo nodular é uma condição de prurido não histaminérgico, e a terapia com agentes anti-histamínicos geralmente é ineficaz, exceto por suas propriedades sedativas, e não é recomendada.

 FOTOS

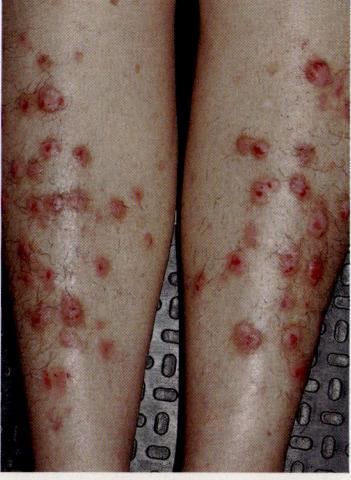

⌃ Prurigo nodular: lesões papulonodulares com superfície escoriada.

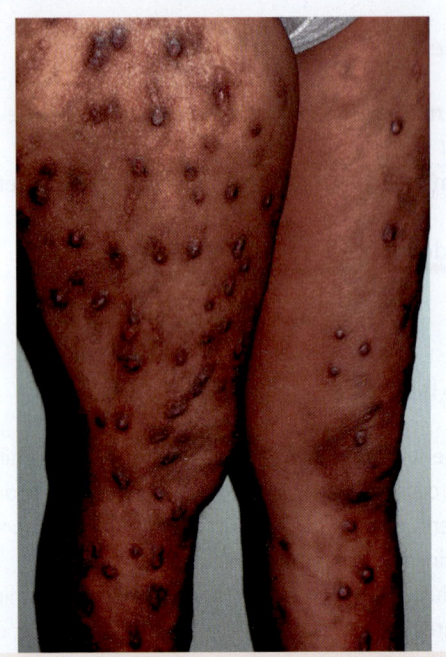

⋏ Prurigo nodular: inúmeros elementos papulonodulares liquenificados e escoriados.

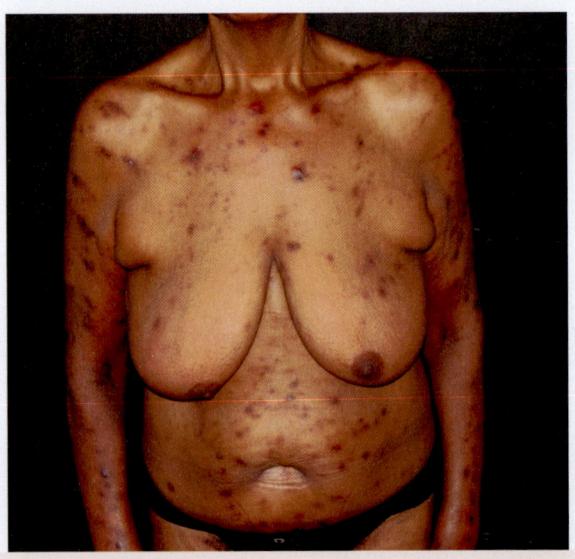

⋏ Prurigo nodular: lesões papulonodulares liquenificadas e escoriadas.

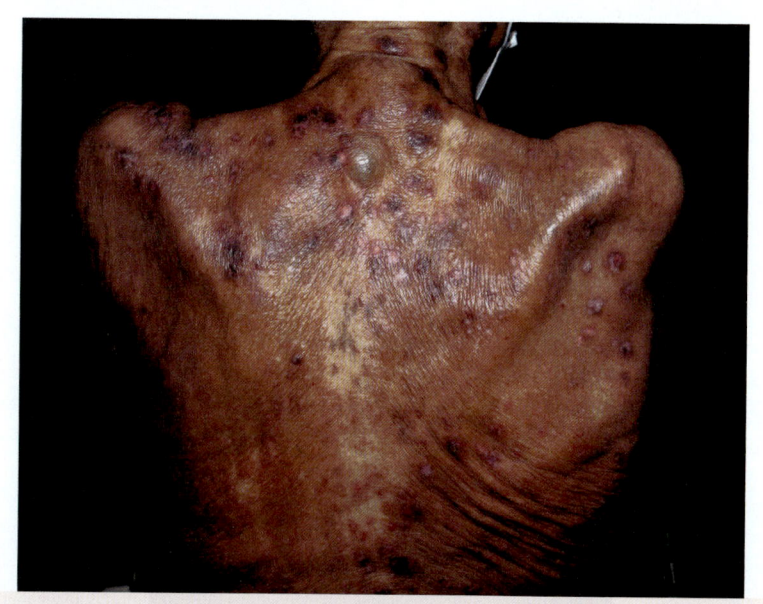

Prurigo nodular: lesões papulonodulares liquenificadas e escoriadas.

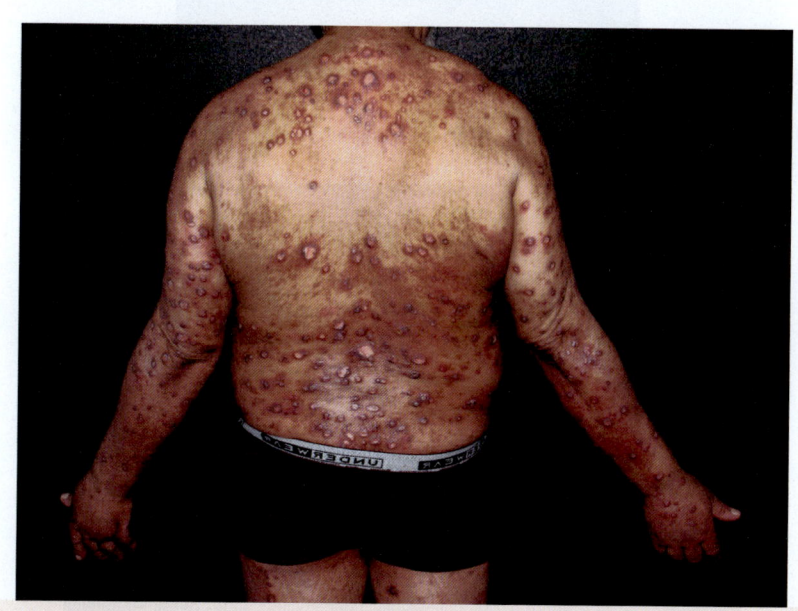

Prurigo nodular: notar o comprometimento de áreas onde fica ao alcance das mãos.

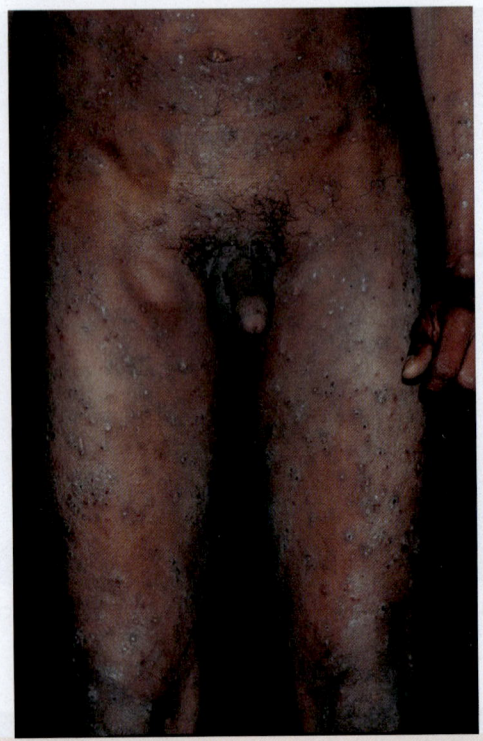

∧ Prurido linfadênico secundário a linfoma. Notar a linfedenomegalia importante na região inguinocrural.

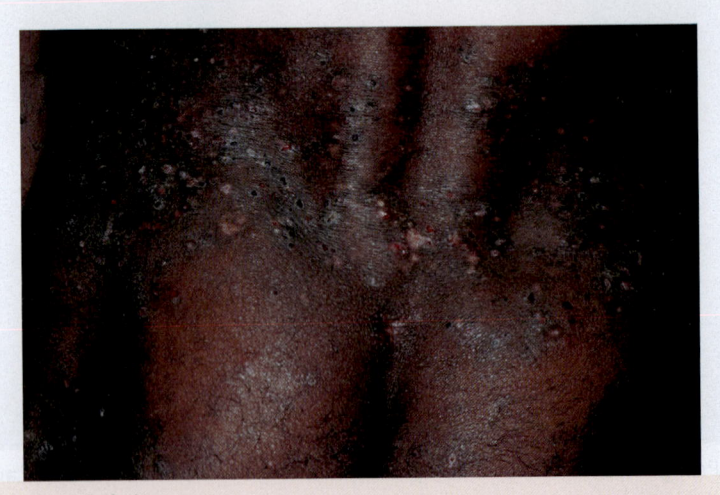

∧ Prurido linfadênico.

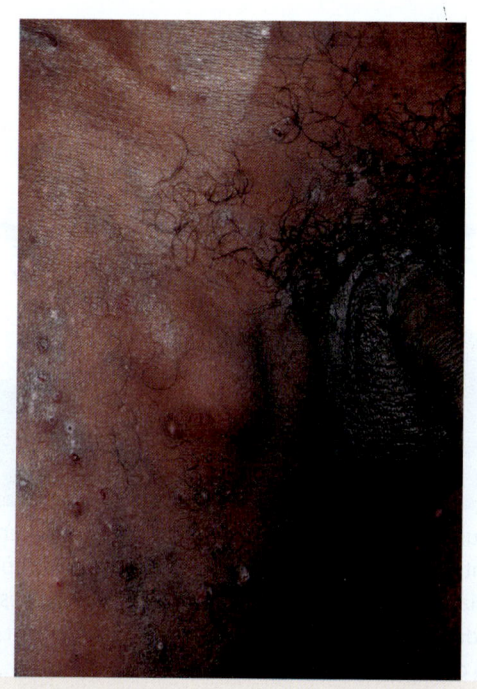

⌃ Prurido linfadênico secundário a linfoma. Notar a linfedenomegalia importante na região inguinocrural.

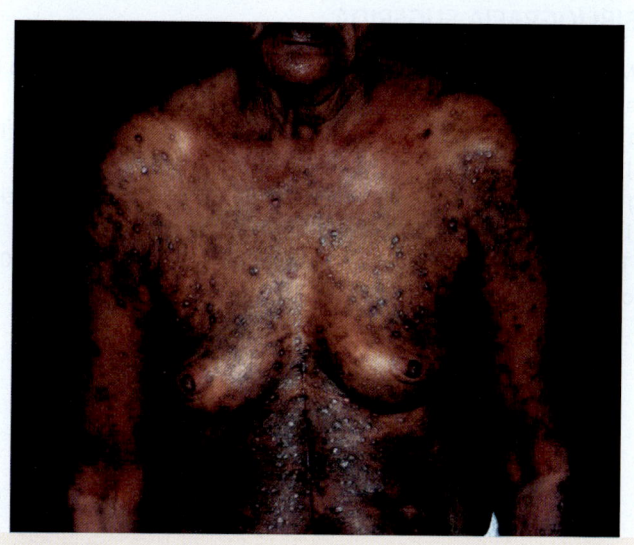

⌃ Prurido linfadênico.

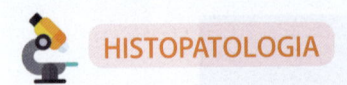

HISTOPATOLOGIA

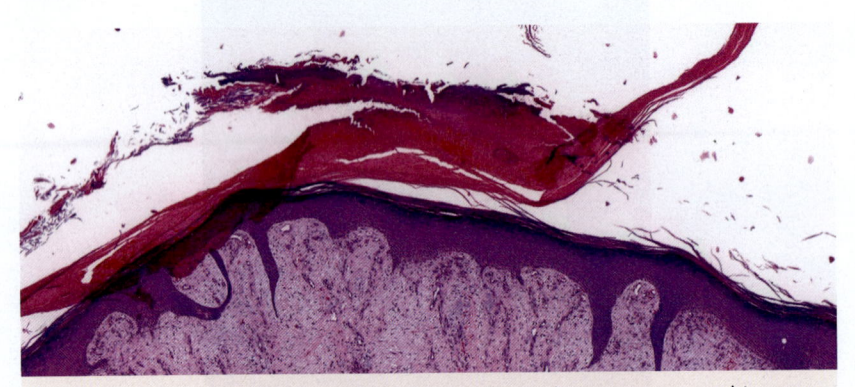

⌃ Prurigo nodular: hiperortoqueratose, com focos de paraqueratose, hipergranulose, acantose irregular da epiderme e derme com fibroplasia do colágeno e verticalização dos capilares sanguíneos superficiais. Neste caso, nota-se a presença de crostas hemáticas intracórneas, que podem ser decorrentes do processo de escoriação pelo prurido.

BIBLIOGRAFIA SUGERIDA

1. Giura MT, Viola R, Fierro MT, Ribero S, Ortoncelli M. Efficacy of dupilumab in prurigo nodularis in elderly patient. Dermatol Ther. 2020;33(1):e13201.
2. Huang AH, Williams KA, Kwatra SG. Prurigo nodularis: epidemiology and clinical features. J Am Acad Dermatol. 2020;83(6):1559-65.
3. Huang AH, Williams KA, Kwatra SG. Prurigo nodularis: epidemiology and clinical features. J Am Acad Dermatol. 2020;83(6):1567-75.
4. Satoh T, Yokozeki H, Murota H, Tokura Y, Kabashima K, Takamori K, et al. 2020 guidelines for diagnosis and treatment of prurigo. J Dermatol. 2021;00:1-18.

PARTE 4

Infestações e infecções

Escabiose

Definição

A escabiose é uma infestação causada pelo ácaro *Sarcoptes scabiei var. hominis*, parasita humano obrigatório. O ácaro fêmea penetra na pele humana por meio de túneis cavados no estrato córneo e põe seus ovos até que eclodem em 2 a 5 dias, gerando larvas que evoluem para ninfas e então para ácaros adultos em 10 a 17 dias, quando emergem para a superfície da pele. Essa doença parasitária é altamente contagiosa e a transmissão ocorre pelo contato direto entre humanos, pele com pele. Longe do corpo humano, o ácaro sobrevive entre 24 e 36 horas e é resistente a álcool e a sabonete; portanto, pode ser transmitido via fômites. A sarna dos animais não é contagiosa para o ser humano, salvo em casos excepcionalíssimos.

 EPIDEMIOLOGIA E ETIOPATOGÊNESE

Anualmente, infesta entre 200 e 300 milhões de indivíduos, sendo maior a incidência em crianças e em idosos, especialmente em países com menor desenvolvimento socioeconômico. Os fatores predisponentes para essa infestação são: crianças e idosos, má higiene, desnutrição, pobreza, aglomerações (institucionalização), promiscuidade, menor acesso ao sistema de saúde, demência e imunodeficiências. No entanto, casos leves e iniciais são frequentemente observados em indivíduos com boa higiene. É causa frequente de procura por atendimento médico em pronto-atendimentos e em ambulatórios.

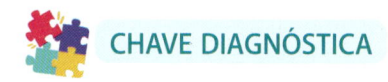

CHAVE DIAGNÓSTICA

Manifestações clínicas

Os sinais e sintomas se iniciam após 2 a 4 semanas do primeiro contato com o ácaro, porém em casos de reinfestações os sintomas podem se iniciar em 1 a 3 dias. O quadro clínico se caracteriza por prurido intenso, sobretudo à noite, com pápulas eritematosas, pequenas lesões lineares e serpiginosas, que representam túneis cavados pelo ácaro na epiderme, associados às pápulas, que se localizam preferencialmente nos interdígitos das mãos, face volar dos punhos, face extensora dos cotovelos e joelhos, axilas, abdome, glúteos, região inguinal e genital. Em geral, a face é poupada. O prurido é decorrente da reação de hipersensibilidade ao ácaro. As lesões podem ser modificadas tanto pela escoriação, formando erosões, crostas e escamas, como por infecção secundária.

Variantes clínicas:

- Escabiose nodular (lesões nodulares eritematosas, muito pruriginosas, sobretudo na região genital e axilar, decorrentes de reação de hipersensibilidade, que pode ocorrer após a cura da escabiose).
- Sarna norueguesa ou crostosa: observam-se crostas esbranquiçadas disseminadas associadas a placas hiperqueratóticas com fissuras e nódulos, compostas por centenas a milhares de ácaros, com pouco ou nenhum prurido. Tem maior incidência em idosos e crianças pequenas, devido a uma menor resposta imunológica protetora e menor grau de escoriação, que poderia remover os ácaros mecanicamente. O quadro pode ser disseminado, evoluindo para uma eritrodermia. Pode ocorrer distrofia ungueal associada a alta carga de parasitas.
- Escabiose bolhosa (presença de vesículas e pústulas, mais comum em crianças e idosos, decorrentes de infecção secundária, reação ide, autoeczematização e de produção de anticorpos contra antígenos da zona de membrana basal alterados por enzimas do ácaro).

Em quadros extensos ou com infecção secundária associada, pode ocorrer linfonodomegalia associada. As complicações mais comuns são as infecções secundárias por *Staphylococcus aureus* e *Streptococcus pyogenes*, infecção por herpes simples em casos de sarna norueguesa, piora de dermatoses pruriginosas, prurido pós-escabiose. A escabiose piora a qualidade de vida do paciente devido aos seus sintomas e à estigmatização da doença.

Exames diagnósticos

O diagnóstico é clínico e pode ser confirmado pela pesquisa direta microscópica de *Sarcoptes*, em que pápulas de diversas topografias devem ser raspadas com cureta ou lâmina de bisturi e o material, após preparado com óleo mineral ou hidróxido de potássio, avaliado por microscopia óptica, sendo possível visualizar a fêmea do ácaro, seus cíbalos e ovos. Em geral, na escabiose clássica, o número de ácaros que infestam o paciente é baixo e, portanto, um exame negativo não exclui essa hipótese diagnóstica.

O exame histopatológico também permite a identificação desses componentes na epiderme, além de infiltrado inflamatório dérmico composto por eosinófilos, histiócitos e linfócitos. Em casos de sarna norueguesa, além de inúmeros ácaros em vários estágios de evolução, há acantose, paraqueratose e espongiose.

O uso da dermatoscopia pode auxiliar no diagnóstico da escabiose, sendo possível verificar a presença de estruturas triangulares pequenas e acastanhadas (cabeça ou *capitulum*) com 2 pares de patas anteriores e estruturas lineares serpiginosas (túneis), pequenas estruturas ovoides dentro do túnel (ovo) e larvas dentro dos ovos. Os pacientes podem ainda apresentar eosinofilia persistente durante as infestações.

Diagnóstico diferencial

Os diagnósticos diferenciais da escabiose no idoso incluem: dermatites eczematosas, dermatite de contato, prurigos, farmacodermia, exantema viral, dermatite seborreica, picadas de insetos, varicela, *tinea corporis*, foliculite, doença de Grover, psoríase, dermatite herpetiforme, mastocitose, líquen plano e delírio de parasitose.

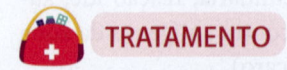 **TRATAMENTO**

O objetivo do tratamento é a eliminação do ácaro, a prevenção de outras infestações, o alívio dos sintomas e evitar complicações.

O tratamento tópico com permetrina a 5%, loção ou creme, deve ser aplicado à noite em todo o corpo, abaixo do pescoço, e removido após 8 a 14 horas. Esse processo deve ser repetido 1 a 2 vezes com intervalo de 1 semana, pois a permetrina não elimina os parasitas protegidos pelos ovos.

Outra opção de tratamento tópico é com enxofre precipitado a 6% em vaselina semissólida.

O tratamento sistêmico com ivermectina 200 µg/kg dose única deve ser repetido 1 a 2 vezes com intervalo de 1 semana, pois, assim como a permetrina, não é ovicida. Ela é indicada em casos de infestações em instituições, quando o tratamento tópico é inviável.

Em casos de sarna norueguesa, o tratamento combinado de tópico com sistêmico por período mais prolongado deve ser indicado. Ademais, pode ser indicado o uso de queratolíticos tópicos (ureia a 10% ou ácido lático a 5%) associados, para remoção das áreas de hiperqueratose.

As reações de hipersensibilidade, como a escabiose nodular, podem ser tratadas com corticoides tópicos, anti-histamínicos após o tratamento com o acaricida.

Devem ser realizados cuidados adicionais, como a lavagem e limpeza de todos os fômites (roupas de cama, banho, objetos de uso pessoal) com água quente (> 50°C) e secos com ar quente ou fechados a vácuo. Todos os contactantes próximos devem ser tratados, mesmo que assintomáticos.

O indivíduo deve ser isolado de modo a evitar contato e a transmissão dessa infestação.

PÉROLAS CLÍNICAS

Os idosos compõem um grupo de risco para a escabiose, em especial aqueles que são institucionalizados ou que apresentam algum tipo de deficiência cognitiva ou física, que impeçam uma higiene adequada e que não conseguem se escoriar. A incidência de sarna norueguesa nessa população é mais comum. O tratamento com permetrina a 5% tópico é indicado em todos os casos, porém, quando há dificuldade do seu uso, o tratamento com ivermectina via oral deve ser associado.

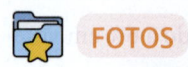 FOTOS

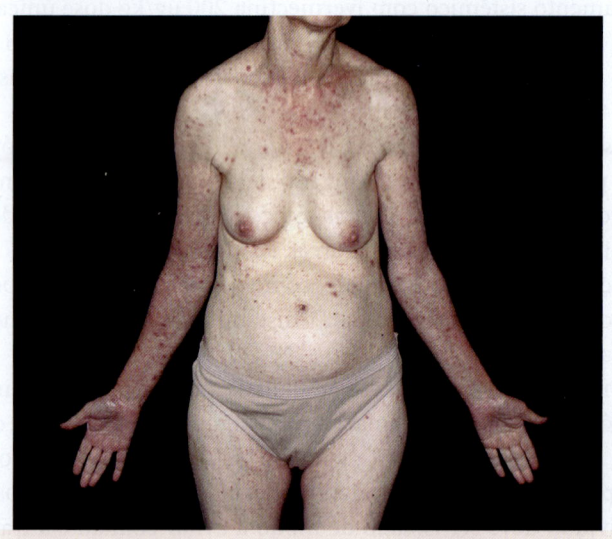

⌃ Escabiose: pápulas encimadas por crostas em áreas características.

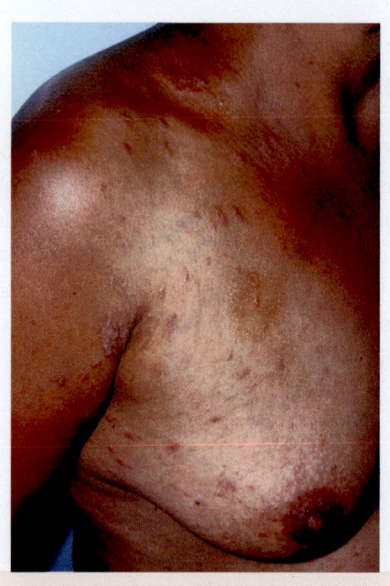

⌃ Escabiose: inúmeras pápulas de conformação oblonga ou linear. São os "túneis escabióticos", muito característicos, mas raramente observados.

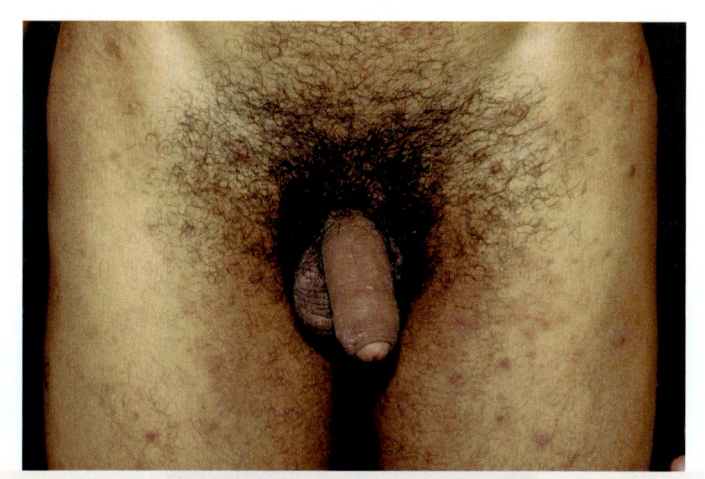

⌃ Escabiose nodular: nódulos eritematosos na região escrotal acompanhados de lesões típicas no corpo do pênis.

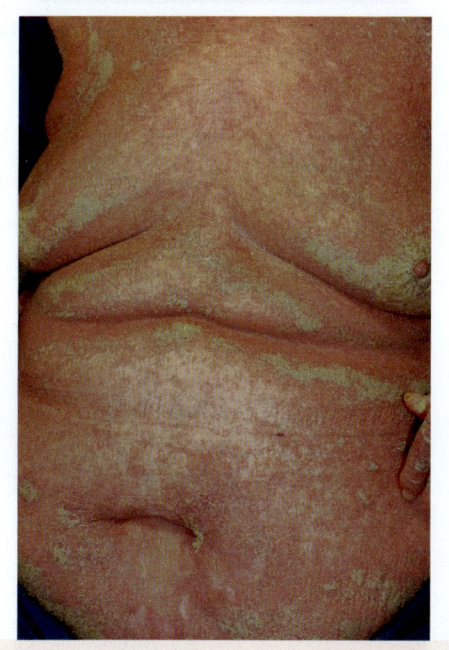

⌃ Escabiose: "sarna norueguesa". Eritema difuso e placas intensamente quera-tósicas. Infestação maciça pelo *S. scabiei*. Quadro observado mais frequen-temente relacionado a doenças neuropsiquiátricas e situações de compro-metimento imunológico.

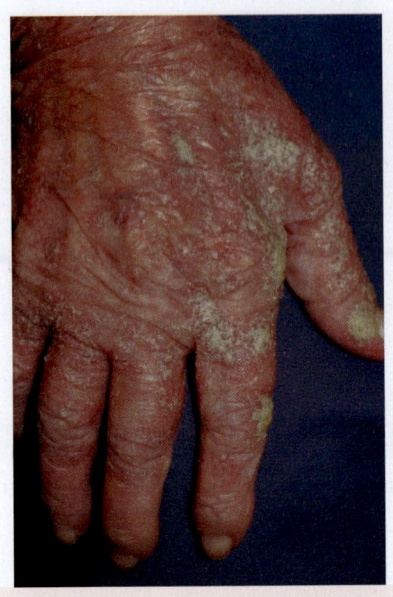

▲ Escabiose: "sarna norueguesa". Detalhe das lesões queratósicas.

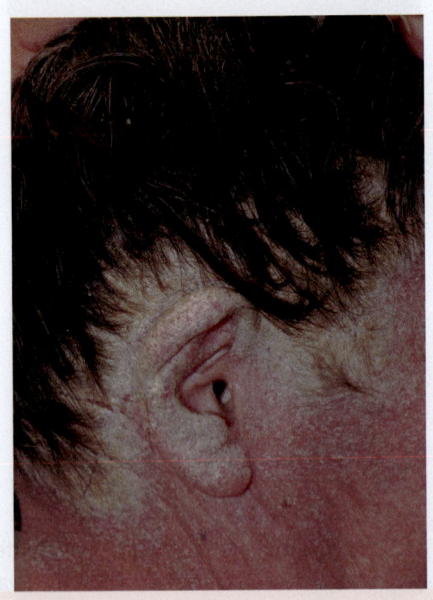

▲ Escabiose: "sarna norueguesa". A face, as orelhas e o couro cabeludo estão extensamente acometidos.

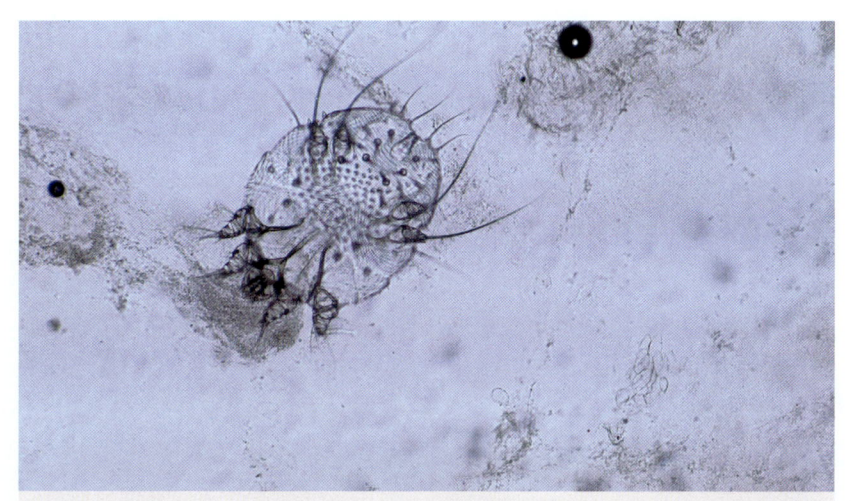

∧ Exame direto: presença do ácaro (sarcóptes).

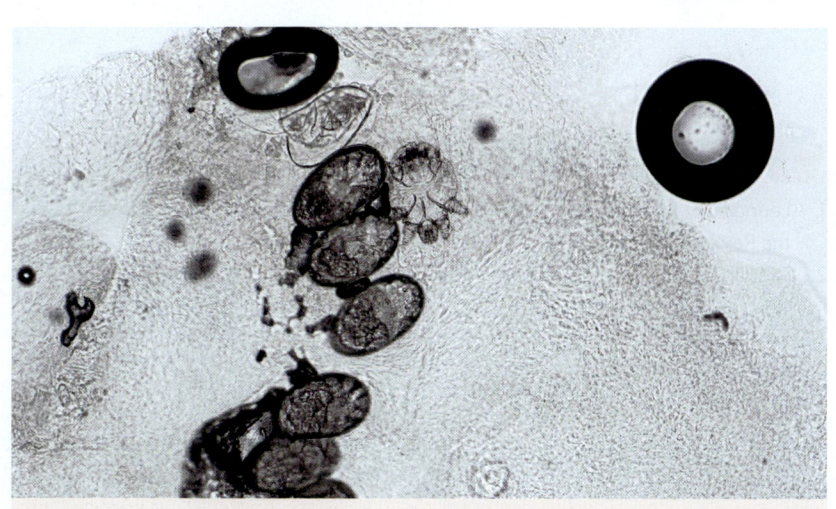

∧ Exame direto: presença dos ovos com o nascimento do ácaro.

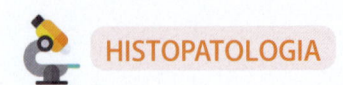
HISTOPATOLOGIA

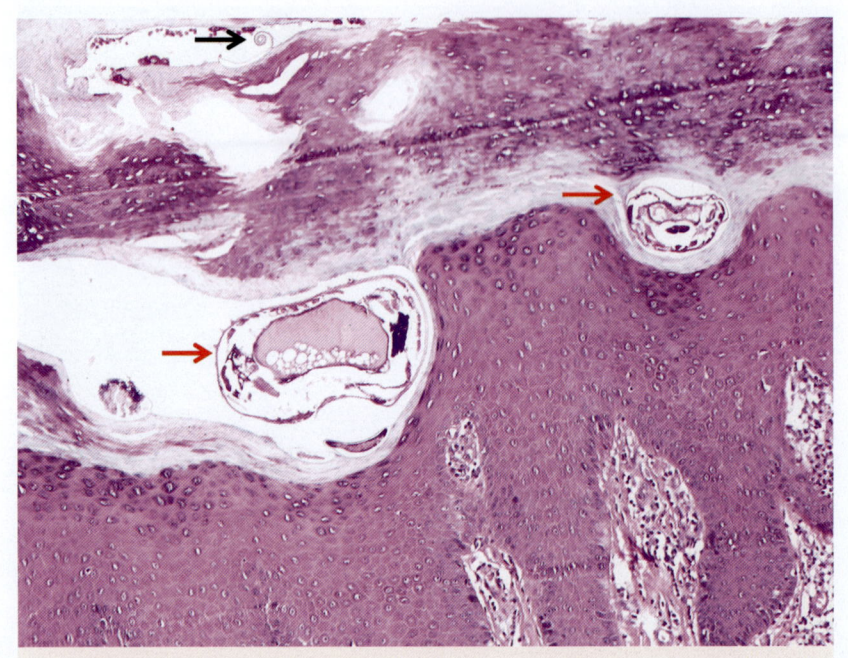

∧ Escabiose: ácaros (seta vermelha) e ovos (seta preta) na porção intracórnea da epiderme.

BIBLIOGRAFIA SUGERIDA

1. Leung AKC, J Lam JM, Leong KF. Scabies: a neglected global disease. Current Pediatric Reviews. 2020;16:33-42.
2. Tan HH, Goh Cl. Parasitic skin infections in the elderly. Drug & Aging. 2001;18(3):165-176.

Micoses superficiais: candidíase cutânea

Definição

As candidíases são micoses, superficiais ou profundas, causadas por fungos do gênero *Candida* sp. Podem acometer praticamente qualquer órgão, e os processos inflamatórios envolvidos variam desde inflamação aguda, supurativa, até a inflamação granulomatosa.

 ## EPIDEMIOLOGIA E ETIOPATOGÊNESE

As candidíases são causadas por leveduras do gênero *Candida* sp., sendo a espécie mais comum a *C. albicans*.

As candidíases são consideradas infecções oportunistas, já que as diversas espécies de cândida são constituintes da biota normal do ser humano. Na vigência de fatores predisponentes, pode então aparecer a doença.

Os fatores de risco mais comuns para essa infecção são o *diabetes mellitus*, obesidade, uso tópico e sistêmico de corticosteroides, de antibióticos de amplo espectro, de imunossupressores, pacientes internados e acamados ou oclusão prolongada com calor e umidade.

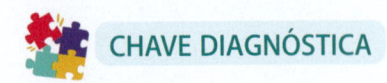

CHAVE DIAGNÓSTICA

Manifestações clínicas

- Intertrigo das flexuras: acomete as áreas flexurais e aquelas em que há oclusão e umidade persistentes, bem como atrito, que pode gerar maceração e erosões. O quadro clínico é caracterizado pela presença de lesões eritematosas brilhantes, bem delimitadas, rodeadas por pequenas pústulas íntegras ou dessecadas. Em idosas é comum ocorrer na prega mamária.
- Queilite angular: observam-se inicialmente eritema e maceração na comissura labial provocados por acúmulo de saliva, ocasionado pelo aumento das pregas comissurais que aparecem com a idade e piorado pela diminuição do tamanho das gengivas após extração dentária e consequente mal ajuste das próteses dentárias. A partir daí ocorre a infecção.
- Candidíase oral: observam-se placas esbranquiçadas destacáveis e eritema em várias localizações pela mucosa oral. É favorecida por uso de próteses dentárias (principalmente em idosos que não as removem antes de dormir), diabetes, xerostomia e uso de medicações tópicas com corticosteroides na mucosa oral.
- Balanite candidiática: ocorre eritema e pústulas no folheto interno do prepúcio e glande, favorecido por diabetes mal controlado (glicosúria), sendo bom indicador clínico dessa condição.
- Vulvite candidiática: associada a prurido vulvar e a secreção vaginal esbranquiçada.
- Candidíase de decúbito: acomete indivíduos que permanecem restritos ao leito sem mobilização, ocorrendo oclusão da pele do dorso pelo lençol. Quadro favorecido pelo uso de múltiplos antibióticos, que ocasiona seleção da microbiota, favorecendo a candidíase. Observa-se extensa área eritematosa brilhante no dorso, rodeada por pápulo-pústulas.
- Paroníquia: ocorre em indivíduos que permanecem muito tempo com as mãos molhadas, ocorrendo perda da cutícula e inflamação da região da matriz ungueal, com eritema, edema, dor local e onicodistrofia e infecção.

Exames diagnósticos

O diagnóstico é feito com o exame micológico direto com KOH 10 a 20% a partir do raspado das lesões, sendo positivo quando há pseudo-hifas com blastoconídeos na amostra. A cultura desse mesmo material pode ser realizada em ágar Sabouraud, sendo verificado o crescimento de uma colônia de aspecto cremoso, branco-amarelada, úmida, lisa ou rugosa.

Diagnóstico diferencial

Os diagnósticos diferenciais são intertrigo simples, dermatite seborreica, psoríase invertida, dermatofitose e eritrasma.

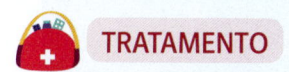 **TRATAMENTO**

Deve-se sempre identificar e corrigir os fatores predisponentes para cada caso; em contrário, a recidiva da infecção é a regra.

O tratamento preconizado é o uso de antifúngicos tópicos (azólicos, nistatina ou imidazólicos) e para casos mais extensos e resistentes é indicado o uso de antifúngicos sistêmicos (itraconazol, fluconazol ou cetoconazol). Em casos em que a inflamação é muito intensa, pode-se se associar um corticosteroide tópico de baixa potência para aliviar os sintomas.

Deve-se manter as áreas acometidas sempre secas e limpas, com proteção contra maceração e uso de talcos com ação antifúngica.

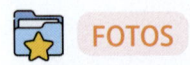 FOTOS

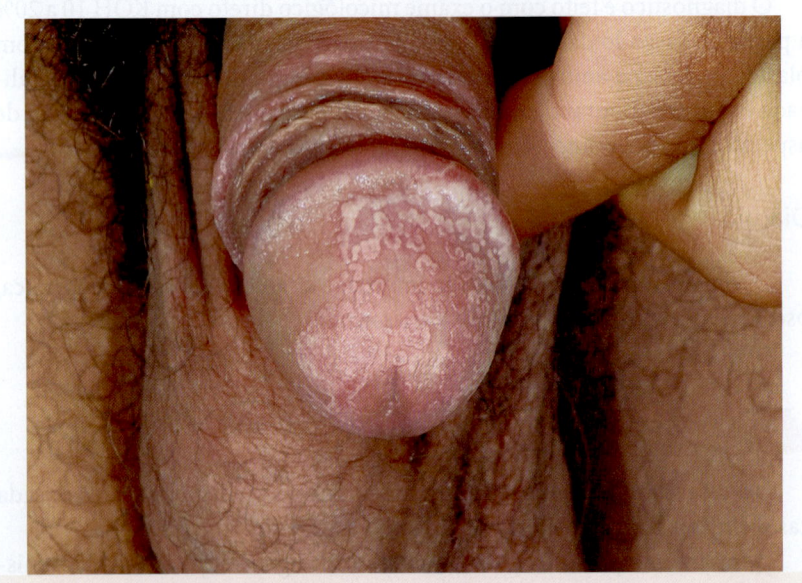

∧ Balanite moniliática: eritema e áreas esbranquiçadas figuradas.

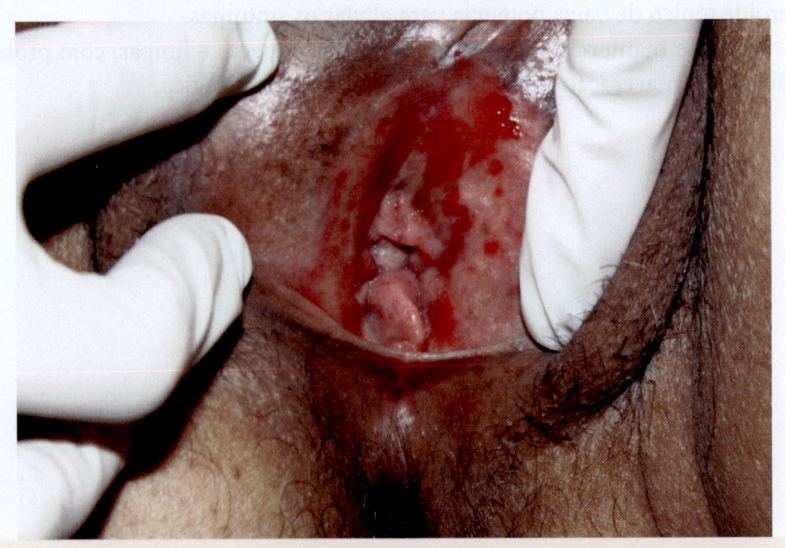

∧ Vulvite moniliática: lesões eritematosas isoladas e agrupadas.

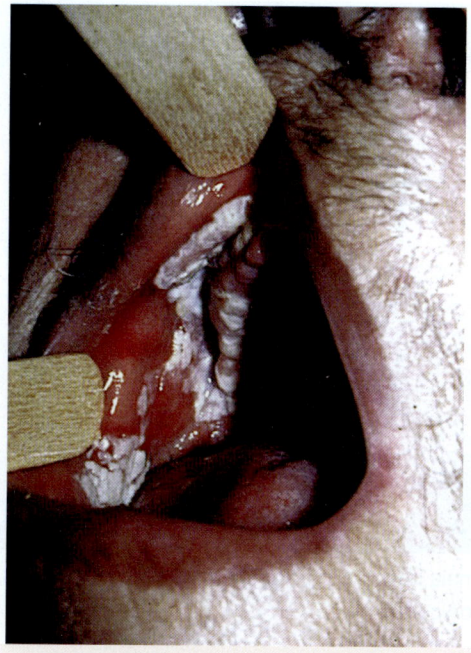

ꕷ Candidíase oral: placas esbranquiçadas cremosas e destacáveis. Doente diabética.

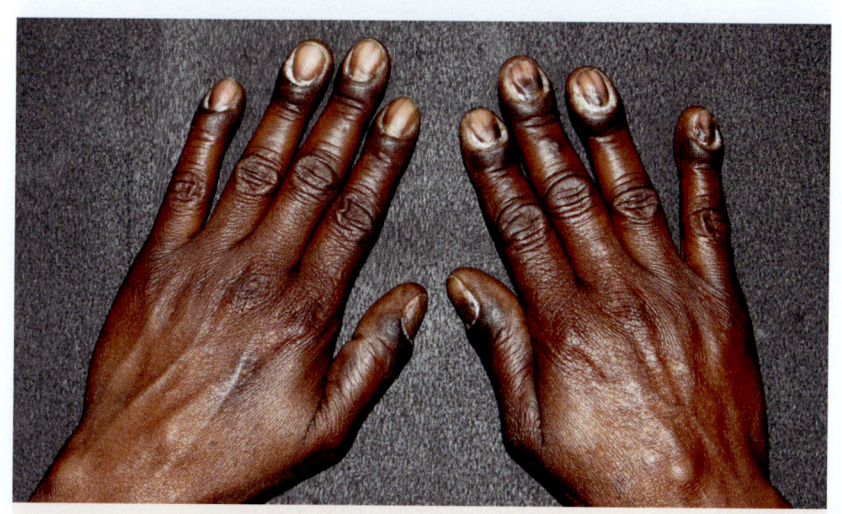

ꕷ Paroníquia mais infecção por *Candida*. Perda das cutículas, tumefação periungueal e onicodistrofia.

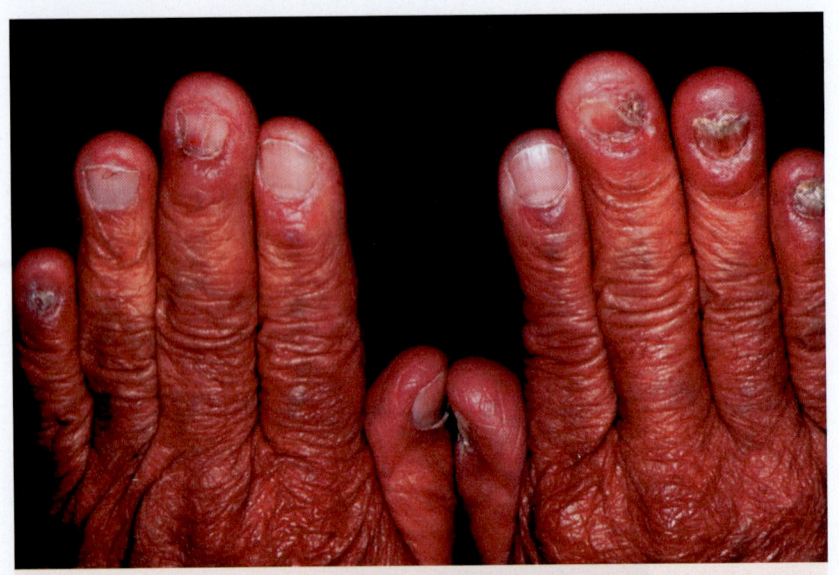

∧ Paroníquia mais infecção por *Candida*. Perda das cutículas, tumefação periungueal e onicodistrofia.

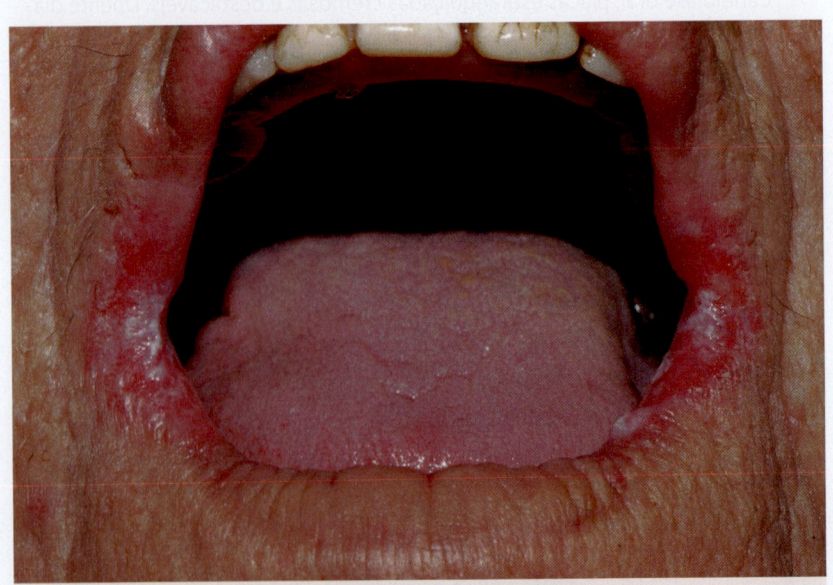

∧ Queilite angular: aspecto macerado e erosivo das comissuras labiais. *Candida* é comumente isolada dessas lesões. Quadro agravado pelo uso de prótese dentária mal adaptada.

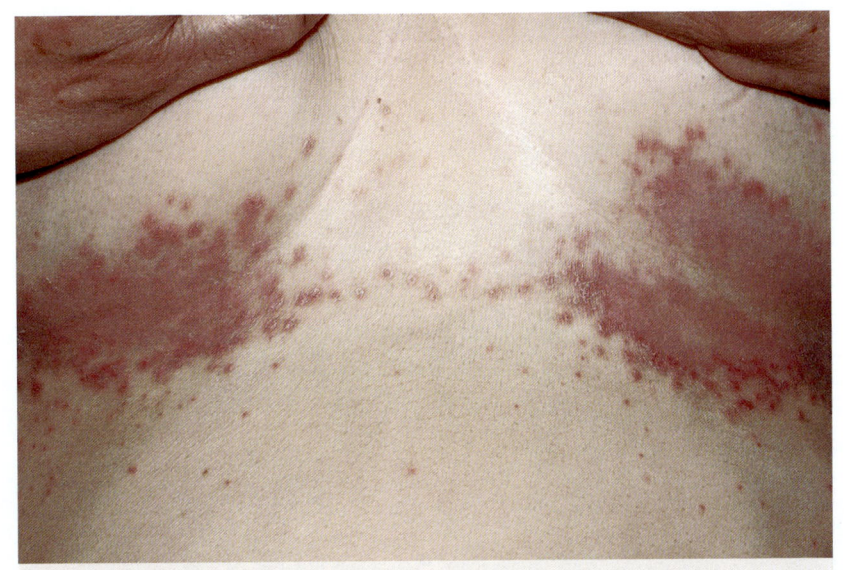

∧ Intertrigo por *Candida*: lesões vesiculosas descamativas localizadas e agrupadas em região intertriginosa.

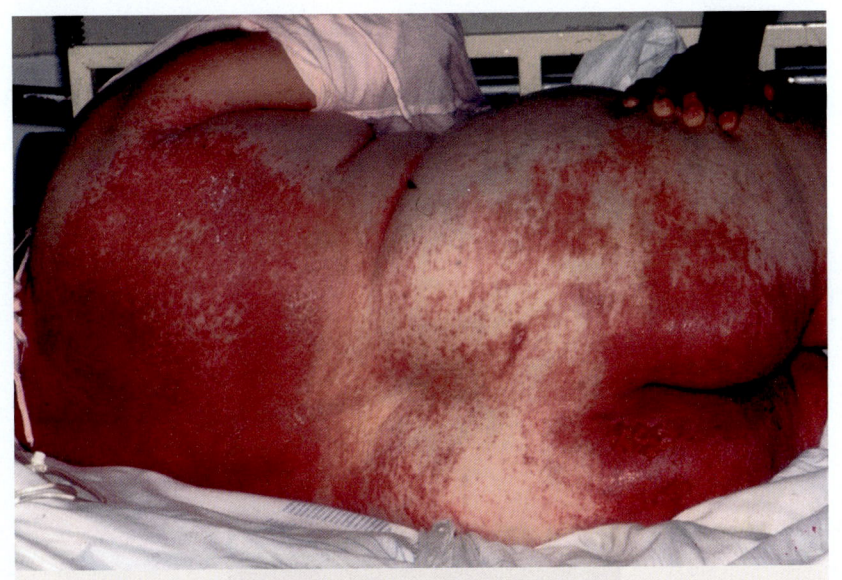

∧ Candidíase de decúbito: lesões típicas em áreas úmidas e quentes e em áreas de contato prolongado com o leito.

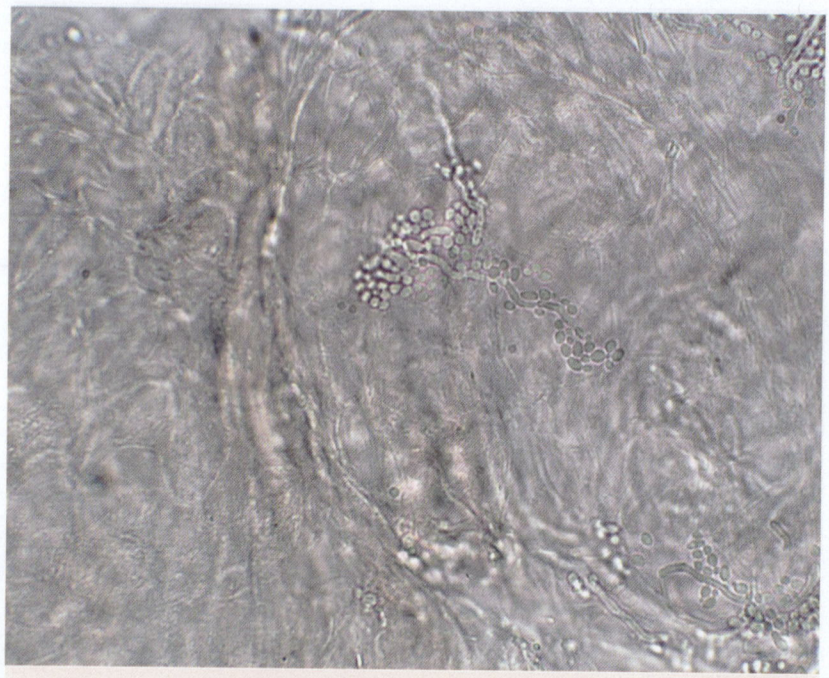

⌃ Exame micológico direto: blastoconídeos de leveduras com os pseudofila-
mentos.

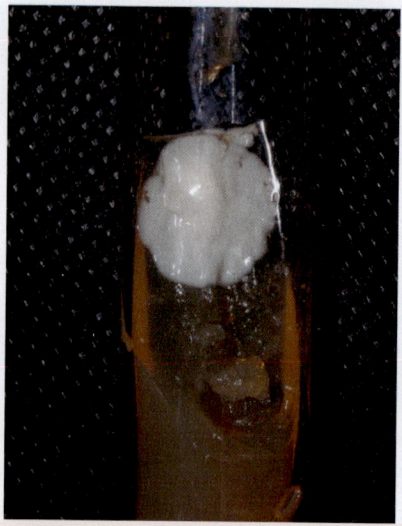

⌃ Cultura de *Candida albicans*.

BIBLIOGRAFIA SUGERIDA

1. Castro MCR, Ramos-E-Silva M. Cutaneous infections in the mature patient. Clin Dermatol. 2018;36:188-196.
2. Laube S. Skin infections and ageing. Ageing Res Rev. 2004;3:69-89.
3. Shaikh S, Nellore A. Cutaneous fungal infections in older adults. Clin Geriatr Med. 2024;40:131-146.

3

Micoses superficiais: dermatofitoses

Definição

São infecções superficiais causadas por um grupo de fungos denominados dermatófitos. Os dermatófitos são fungos com afinidade bioquímica pela queratina; portanto, acometem a pele, os pelos e as unhas.

EPIDEMIOLOGIA E ETIOPATOGÊNESE

As dermatofitoses ou tinhas são causadas mais comumente pelos agentes *Trichophyton* sp. (*T. rubrum* e *T. mentagrophytes*), *Microsporum* sp. (*M. canis*) e *Eoidermophyton* sp. (*E. floccosum*). São fungos que se alimentam de queratina e que podem ser transmitidos pelo contato com outros humanos (antropofílicos), com animais (zoofílicos) ou com o ambiente (geofílicos) contaminados.

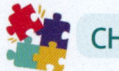

CHAVE DIAGNÓSTICA

Manifestações clínicas

- Tinha do pé (*tinea pedis*): infecção primária por dermatófitos que ocorre nos pés, podendo ser classificada em interdigital (maceração e eritema interdigital, que pode ser acompanhada por fissuras), em mocassim (eritema e descamação que acomete as plantas e as laterais dos pés, como um sapato do tipo mocassim) e inflamatória ou vesicobolhosa (vesículas, bolhas, descamação e eritema nas plantas).

- Tinha do corpo, das mãos e inguinal (*tinea corporis, manum e cruris*): ocorrem lesões características com placas eritematodescamativas com bordas papulosas ativas, expansão centrífuga e centro tendendo a cura, que acometem diversas áreas do corpo. Em casos de uso de corticoterapia tópica sobre as lesões, pode ocorrer alterações morfológicas dificultando o seu diagnóstico, formando lesões denominadas *tinea* incógnita, caracterizadas pela ausência de escamas e presença de pústulas.
- Tinha do couro cabeludo: acometimento do couro cabeludo, que pode evoluir com quadros de alopecia cicatricial em casos inflamatórios (*kerium*). Essa manifestação é frequente na criança, rara no adulto e pela imunossupressão natural pode aparecer no idoso.
- Onicomicoses: são causadas principalmente por fungos dermatófitos (90% dos casos) e acometem sobretudo os háluxes. As onicomicoses também podem ser causadas por leveduras (*Candida* sp.) ou fungos não dermatófitos (*Scytalidium* sp., *Scopulariopsis* sp., *Fusarium* sp. e *Aspergillus* sp.).

As onicomicoses podem ser classificadas em (1) subungueal lateral e distal, forma mais comum (75 a 85% dos casos), caracterizada pelo aumento da espessura da unha, com hiperqueratose subungueal associada, alteração de coloração e onicólise, acometendo principalmente os háluces; (2) branca superficial, que se apresenta como áreas esbranquiçadas de aspecto poroso na superfície das unhas; (3) sunbungueal proximal.

A velocidade de crescimento das unhas dos idosos é reduzida. Idosos têm maior incidência de onicomicose em relação aos jovens.

Os fatores de risco para onicomicose são idade avançada, sexo masculino, antecedente pessoal de *diabetes mellitus*, imunossupressão e doença vascular periférica.

As complicações associadas à onicomicose são infecções secundárias sobretudo em pacientes diabéticos (erisipela, celulite recorrente, úlceras e gangrena).

Exames diagnósticos

O diagnóstico é feito com o exame micológico direto com KOH 10 a 20% a partir do raspado das lesões, sendo positivo quando há filamento de dermatófitos na amostra. A cultura desse mesmo material pode ser realizada em ágar Sabouraud.

Diagnóstico diferencial

O diagnóstico diferencial de onicomicoses são a infecção por *Pseudomonas* sp., dermatite de contato, psoríase, líquen plano ungueal e trauma. Em muitos casos, há concomitâncias dessas patologias com a *tinea unguium*.

Já outras formas de *tinea* têm como diagnósticos diferenciais a psoríase, a dermatite seborreica, o eczema, o eritema anular centrífugo e o eczema disidrótico.

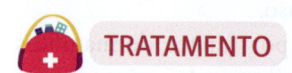

TRATAMENTO

Antifúngicos tópicos são a primeira linha de tratamento. Os imidazólicos mais antigos, como clotrimazol e miconazol, devem ser aplicados duas vezes ao dia. Os imidazólicos de segunda geração, como o cetoconazol e o isoconazol, assim como as alilamidas (terbinafina), podem ser aplicados apenas uma vez ao dia. O tempo de tratamento é de 2 a 4 semanas, mantendo o uso por 1 semana após o desaparecimento das lesões. O tratamento sistêmico também é indicado em casos refratários a tratamentos tópicos, doença disseminada, *tinea capitis* e em casos de imunossupressão.

O uso de agentes queratolíticos (ácido salicílico e ácido lático) pode ser um adjuvante em casos em que há hiperqueratose nas áreas acometidas.

Em casos de onicomicose, o uso de antifúngicos via oral é considerado o tratamento padrão outro. A terbinafina 250 mg diária demonstrou maiores taxas de cura quando comparada ao itraconazol, à griseofulvina e ao fluconazol. Ademais, o seu perfil de segurança é melhor, uma vez que apresenta menos interação medicamentosa com outras drogas. A dose deve ser corrigida em casos de doença renal crônica com *clearance* menor que 50 mL/min. O tempo de tratamento varia de acordo com a velocidade de crescimento da unha, sendo um período menor para as unhas das mãos em relação ao dos pés. É importante ressaltar que a terbinafina não é eficaz no tratamento de infecções por leveduras. Em casos de contraindicação para uso de antifúngicos sistêmicos, pode-se utilizar o ciclopirox a 8% ou azólicos tópicos, com resultados bem menos satisfatórios.

Cuidados locais são muito importantes durante e após o tratamento: secar bem os pés após o banho, evitar o uso do mesmo sapato em dias consecutivos, manter os calçados sempre limpos e secos, uso de talcos antifúngicos, uso de antifúngicos tópicos como manutenção, evitar compartilhar instrumentos de manicure e pedicure.

PÉROLAS CLÍNICAS

Tinea pedis e *tinea unguium* são as infecções fúngicas mais comuns em idosos. O seu tratamento é indicado, pois podem servir como porta de entrada para infecções mais graves, como erisipela e celulite.

 FOTOS

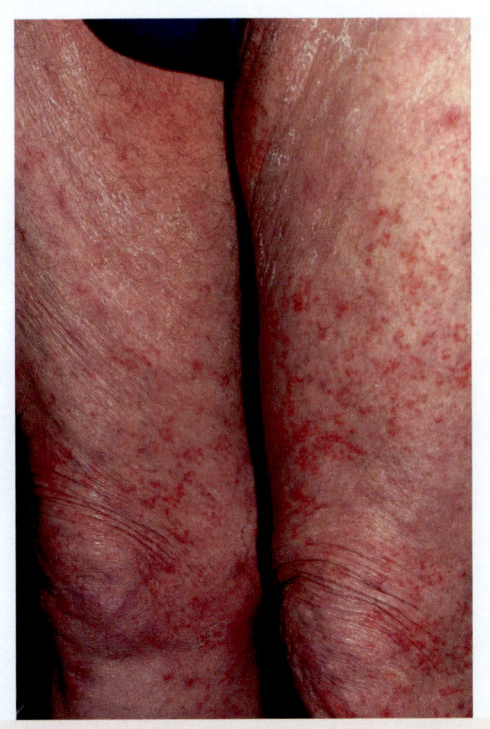

▲ Dermatofitose: *tinea corporis*. O quadro é mascarado pela imunossupressão (diabetes) e uso de cremes contendo corticosteroides.

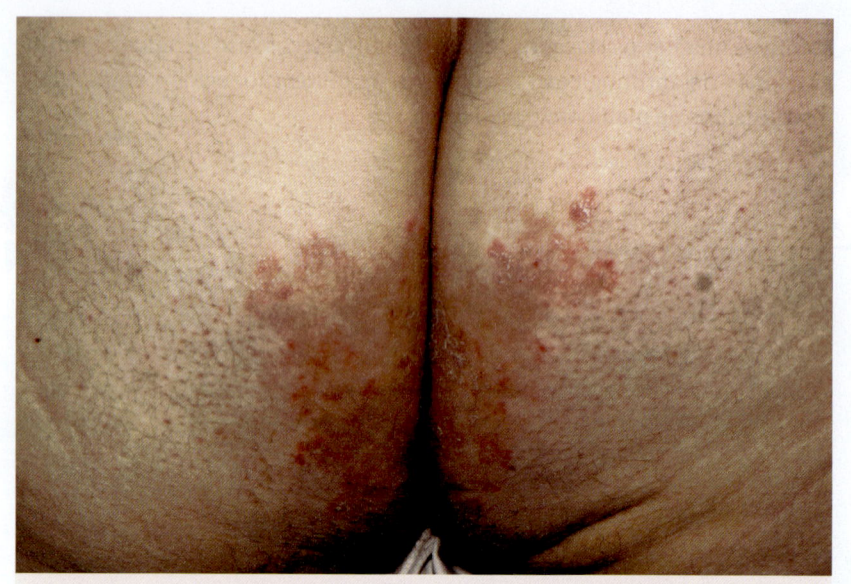

∧ Tinha na região glútea.

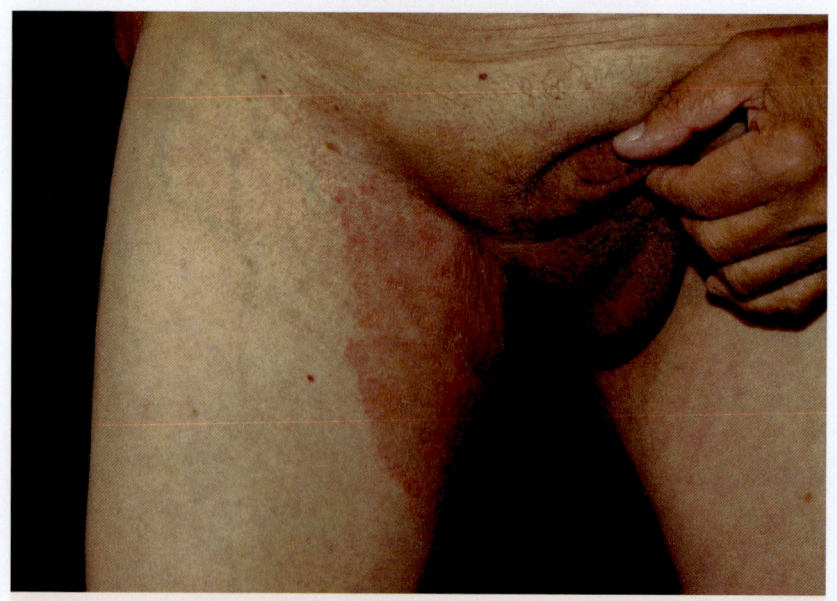

∧ Tinha crural: eritema e descamação com borda circinada.

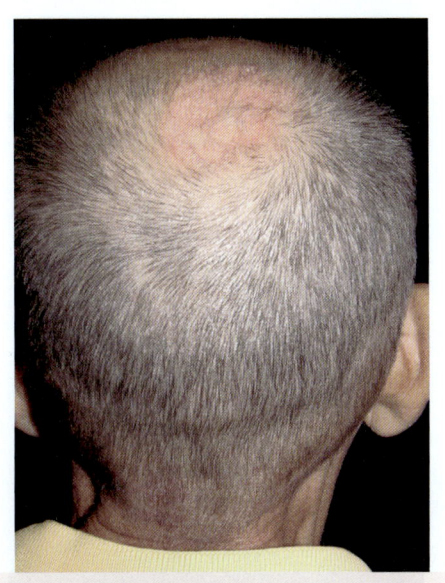

⌃ Tinha do couro cabeludo do idoso.

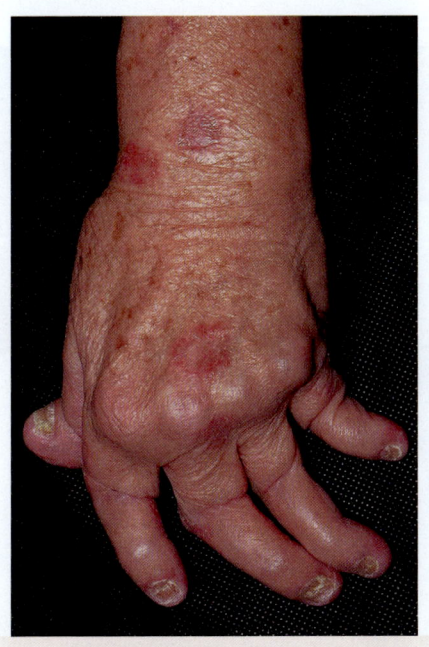

⌃ Dermatofitose: *tinea corporis* e onicomicose. Lesões intensas agravadas pelo uso prolongado de drogas imunossupressoras para artrite reumatoide.

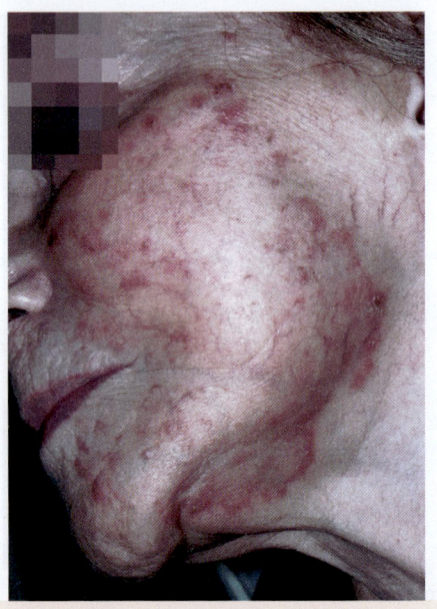

∧ Tinha da face: notar as bordas circinadas.

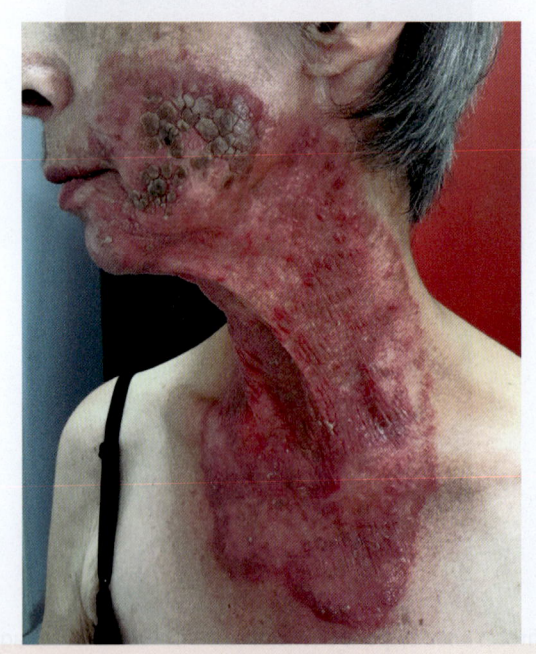

∧ Tinha do corpo extensa em paciente diabética.

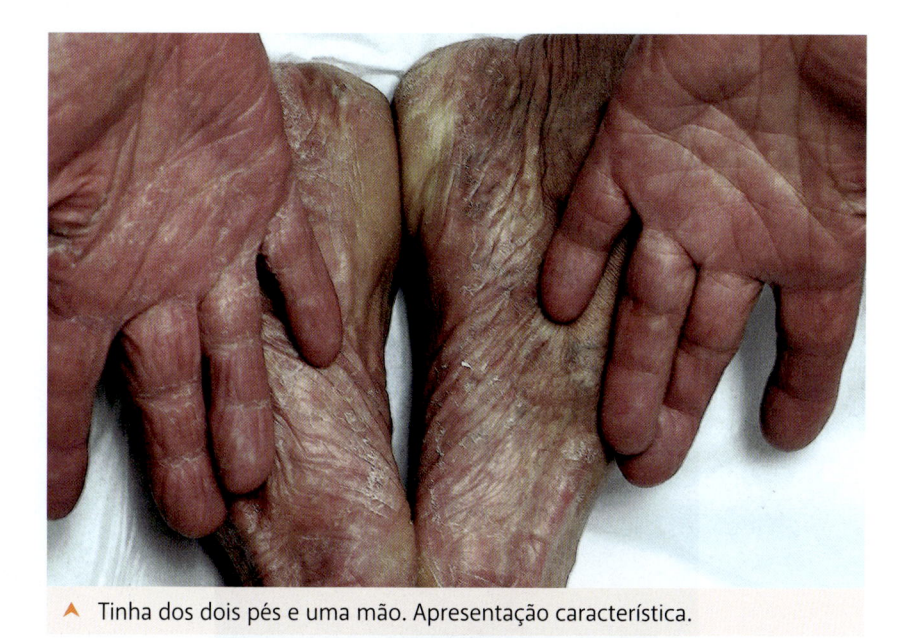

∧ Tinha dos dois pés e uma mão. Apresentação característica.

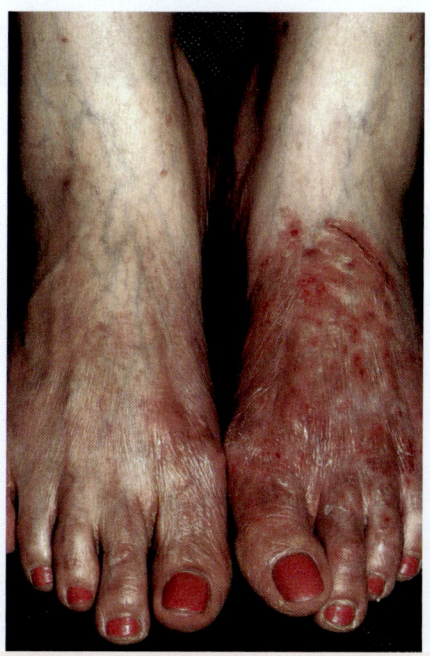

∧ Iatrogenia: uso de corticoide tópico.

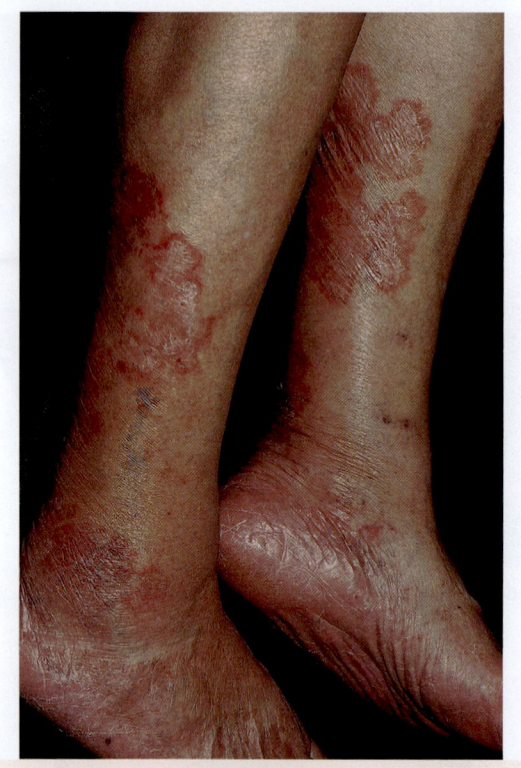

∧ Tinha extensa no diabético.

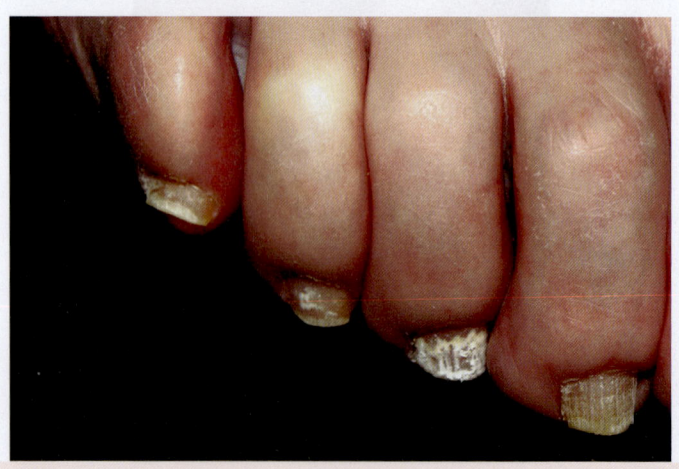

∧ Onicomicose superficial pelo *Trichophyton mentagrophytes* (leuconíquia).

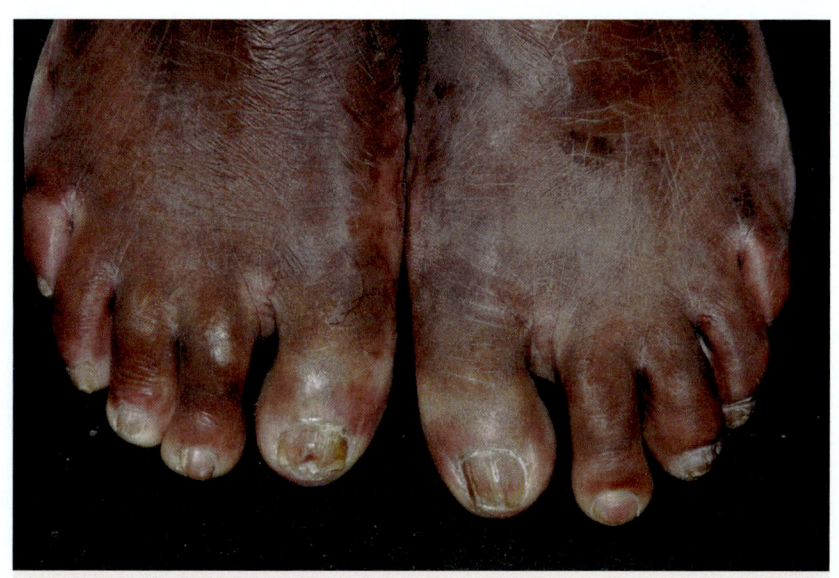

▲ Onicomicose: onicólise e queratose por *T. rubrum*.

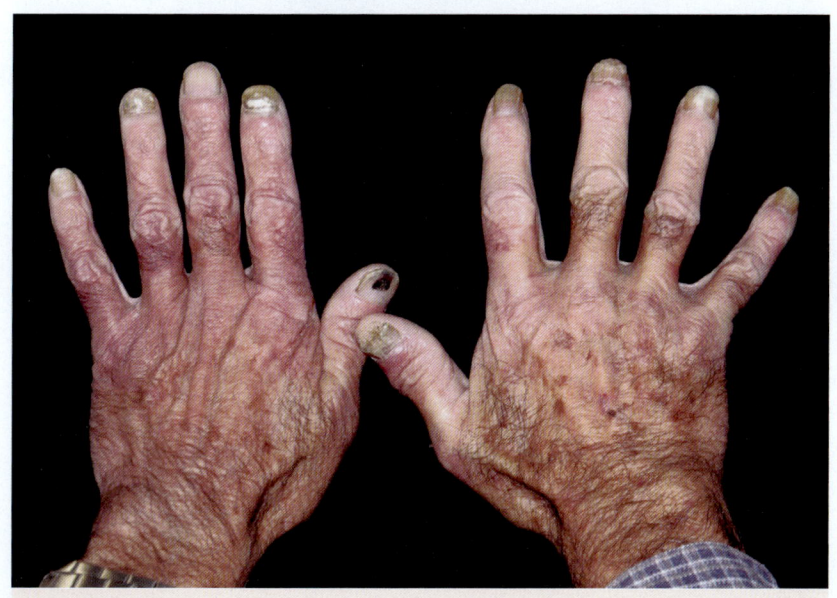

▲ Onicomicose.

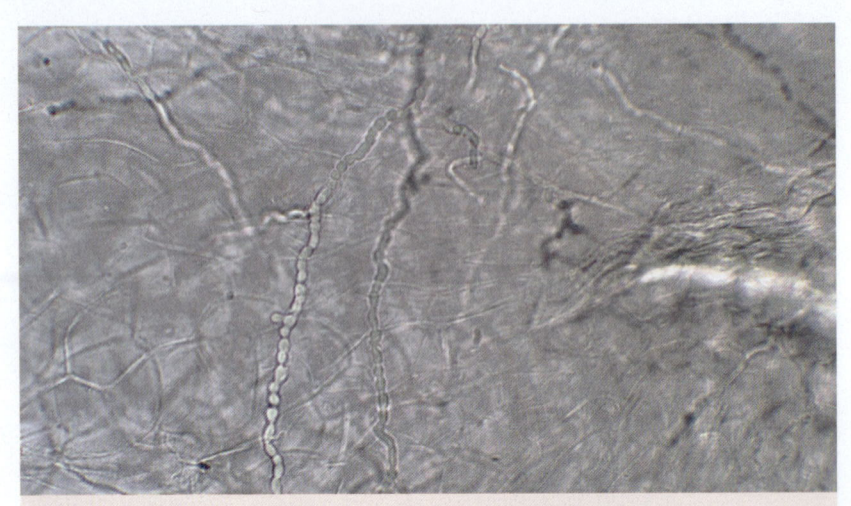

∧ Exame micológico direto: presença de dermatófito septado.

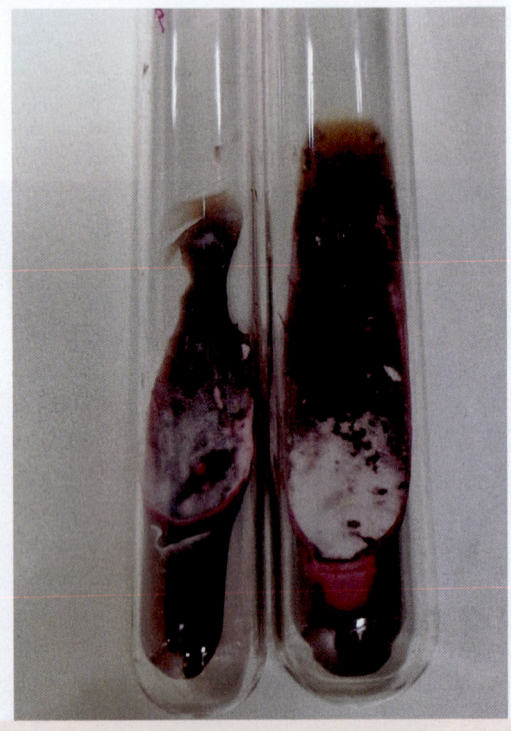

∧ Cultura positiva para *T. rubrum*. Cultura algodonosa que tinge o meio de cultura de cor vinho-tinto.

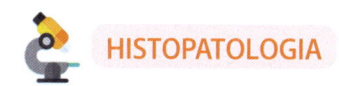

HISTOPATOLOGIA

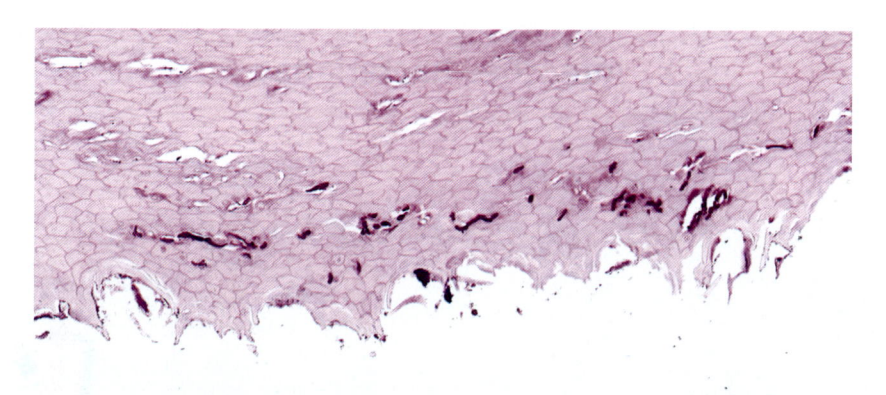

▲ Onicomicose: presença de hifas fúngicas intracórneas na lâmina ungueal observadas à coloração de PAS (*Periodic Acid-Schiff*).

BIBLIOGRAFIA SUGERIDA

1. Castro MCR, Ramos-E-Silva M. Cutaneous infections in the mature patient. Clin Dermatol. 2018;36:188-196.
2. Laube S. Skin infections and ageing. Ageing Res Rev. 2004;3:69-89.
3. Shaikh S, Nellore A. Cutaneous fungal infections in older adults. Clin Geriatr Med. 2024;40:131-146.

4

Infecções bacterianas

Definição

Doenças infecciosas cutâneas têm alta prevalência na população idosa – alterações associadas à senescência resultam em mudanças da barreira cutânea, com afinamento da epiderme, redução da velocidade do *turnover* celular e maior perda de água transepidérmica, alteração da microbiota da pele e redução da resposta imune cutânea, em especial da imunidade celular, favorecendo a ocorrência infecções. Ademais, fatores associados a senilidade, como a presença de comorbidades (sobretudo *diabetes mellitus*), o uso de medicações e a desnutrição aumentam não apenas o risco, mas também a gravidade das infecções nessa população.

Infecções bacterianas em idosos costumam ser mais comuns e mais graves, provocam maior índice de hospitalização e mortalidade, além de apresentarem características atípicas do ponto de vista clínico, laboratorial, agentes etiológicos, tratamento e controle da infecção. Além disso, em casos de alterações cognitivas (*delirium*), os pacientes podem ter dificuldade em comunicar seus sintomas, o que atrapalha e atrasa o diagnóstico.

 EPIDEMIOLOGIA E ETIOPATOGÊNESE

Bactérias Gram-positivas são os principais agentes etiológicos de infecções cutâneas, como o *Staphylococcus aureus* (*S. aureus*) e o *Streptococcus* beta-hemolítico do grupo A. A infecção pelo *Streptococcus pyogenes* está associada a inúmeras complicações devido à produção de toxinas, que podem causar glomerulonefrite pós-estreptocócica e febre reumática.

A resistência bacteriana a antibióticos tem sido motivo de preocupação, e há o aumento de casos de infecções comunitárias por *S. aureus* resistentes à meticilina (MRSA), o que limita ainda mais a escolha da droga a ser utilizada.

Idosos com mais de 65 anos são 25% mais colonizados por bactérias Gram-negativas como o *Proteus mirabilis* e a *Pseudomonas aeruginosa* em relação aos jovens. Outras bactérias que causam infecções e são mais comuns nessa faixa etária são o *Enterococcus faecalis* e a *Klebisiella* sp.

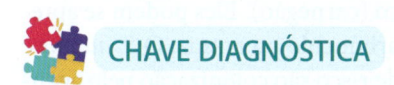

CHAVE DIAGNÓSTICA

Manifestações clínicas

Infecções bacterianas são mais comuns em idosos, incluindo impetigo, ectima, celulite, erisipela, fasciíte necrotizante, foliculite, furunculose e infecções de feridas crônicas.

As infecções bacterianas em idosos podem ter sinais e sintomas atípicos, como a ausência de febre, poucos sinais flogísticos no local da infecção e menor elevação de marcadores inflamatórios como a proteína C-reativa. Podem apresentar inicialmente confusão mental aguda, anorexia e fraqueza.

Impetigo

Corresponde a uma infecção bacteriana superficial contagiosa causada principalmente pelo *S. aureus* e pelo *S. pyogenes*. Setenta por cento dos casos se apresentam como áreas eritematosas brilhantes e arredondadas com erosões recobertas por crostas melicéricas, com lesões satélites ao redor, localizadas ao redor nas narinas, boca e em feridas. Podem apresentar prurido e dor local e estar associadas a linfonodomegalia regional e leucocitose. Alguns casos podem se apresentar com vesículas e bolhas flácidas, decorrentes da produção de toxinas pelo *S. aureus*. Os fatores de risco para essa infecção são a dermatite atópica, diabetes tipo II e diálise.

Foliculite

É a infecção do aparelho pilossebáceo que ocorre principalmente no couro cabeludo, região cervical, área da barba, axilas, glúteos e membros. Os fatores de risco são o trauma e a irritação local. Apresenta-se como pápulas e pústulas eritematosas foliculares dolorosas que podem evoluir para abscessos, celulite e destruição folicular com cicatrizes. O agente etiológico mais comum é o S. *aureus*, mas outros agentes, como a *Pseudomonas aeruginosa*, *Escherichia coli*, *Enterobacter* sp., além de fungos como a *Candida* sp., o *Pityrosporum ovale* e dermatófitos, podem causar a foliculite. Pode-se fazer diagnóstico diferencial com inflamações do aparelho pilossebáceo não infecciosas em decorrência de sua irritação física ou química.

Furúnculo

É caracterizado pela infecção profunda do aparelho pilossebáceo com a formação de um nódulo eritemato-edematoso doloroso, com ponto de flutuação e eliminação de conteúdo necrótico (carnegão). Eles podem se apresentar agrupados, sendo denominados carbúnculo ou antraz. O S. *aureus* é o principal agente etiológico e os fatores de risco são colonização pelo agente patogênico, escoriações, escabiose, desnutrição, *diabetes mellitus*, uso de corticosteroides e imunossuprimidos. A colonização da pele pelo S. *aureus* é responsável pelos casos de furúnculos de repetição (furunculose).

Erisipela

Trata-se de uma dermolinfangite estreptocócica. É uma infecção cutânea que acomete a derme superficial, caracterizando-se por placa eritematoedematosa bem delimitada, associada a dor e calor, unilateral. Em casos graves podem ocorrer bolhas e até necrose (5% dos casos) e é comum observar o aspecto de casca de laranja (*peau d'orange*). Localizações comuns incluem a orelha, a face e as pernas. Sintomas sistêmicos podem acompanhar o quadro cutâneo. O seu principal agente etiológico é o *Streptococcus pyogenes* e a infecção pode ser recorrente, pois em geral, após a resolução, permanece o linfedema, fator que favorece a recidiva. Há risco aumentado de erisipela e celulite nos membros inferiores em pacientes com *tinea pedis* e *tinea ungium*. Ademais, a pele do idoso apresenta maior fragilidade, com edema, escoriações, fissuras e *skin tears* que podem ser portas de entrada para essas infecções.

Celulite

Corresponde à infecção bacteriana da derme profunda e do tecido celular subcutâneo, apresentando-se clinicamente como uma placa eritematoedematosa mal delimitada, com calor local e dor, podendo estar associada a vesículas, erosões, púrpura, abscesso, necrose, linfangite e linfonodomegalia regional. Ocorre mais comumente nos membros inferiores, geralmente unilateral, sendo as possíveis portas de entrada para a bactéria causadora, as lesões secundárias a traumas, úlceras crônicas, linfedema, picadas de insetos, dermatofitose e outras dermatoses (eczema). Em casos mais graves, pode estar associada a sintomas sistêmicos e evoluir para sepse. Os diagnósticos diferenciais são a dermatite de contato alérgica, a dermatite de estase e a trombose venosa profunda, e neste último caso a ultrassonografia com Doppler venoso do membro acometido pode auxiliar no diagnóstico. A obesidade, obstruções linfáticas, safenectomia, úlceras crônicas e a insuficiência venosa são fatores de risco para esse tipo de infecção. Quadros de celulite podem ser recorrentes, estar associados a tromboflebite e linfedema crônico.

Infecção de úlceras crônicas

Como o pé diabético e úlceras de pressão são mais comuns em idosos e geralmente a infecção é causada por múltiplos agentes, incluindo bactérias Gram-negativas e anaeróbios, como *Bacterioides fragilis*, *Peptostreptococcus* sp. e *Clostridium* sp.

Fasciíte necrotizante

É uma infecção grave em que há a necrose do tecido celular subcutâneo e da fáscia por bactérias Gram-negativas e anaeróbias, como a *Pseudomonas aeruginosa*, a *Escherichia coli*, a *Klebisiella pneumoniae*, *Clostridium perfringens* e *Clostridium welchii*. Acomete com mais frequência indivíduos diabéticos e imunocomprometidos. Apenas 10% dos casos são causados por *Streptococcus* do grupo A. Os membros inferiores proximais são a topografia mais comumente acometida; e quando há o acometimento da região perineal e da região escrotal, é denominada gangrena de Fournier. A infecção pode se iniciar a partir de uma piodermite, de traumas com penetração de material contaminado, associado a doenças intestinais ou sem aparente porta de entrada. O quadro clínico se inicia com dor intensa, desproporcional aos achados clínicos, que podem estar ausentes inicialmente. Com a evolução, há edema, eritema, bolhas, crepitação, equimose, necrose e eliminação de secreção purulenta. Com a evolução da necrose, a dor e a sensibilidade local podem ser reduzidas. Sintomas sistêmicos como febre, toxemia e outros sinais de sepse podem estar presentes. O quadro evolui rapidamente e pode resultar em falência de múltiplos órgãos, síndrome do choque tóxico e óbito (30 a 58% dos casos). Os fatores de risco para essa infecção são a presença de feridas, irradiação, cirurgias prévias, neoplasia intestinal, abscessos perianais, trauma abdominal penetrante, úlceras de pressão com necrose associada, infecções vulvovaginais, *diabetes mellitus*, etilismo e desnutrição.

Exames diagnósticos

O diagnóstico é, quase sempre, clínico.

A coleta de material da superfície das lesões abertas com *swab* ou aspiração do conteúdo de abscessos e bolhas ou biópsia das lesões podem ser realizadas e encaminhadas para cultura de microrganismos com o objetivo de identificar o agente etiológico e para avaliação de sensibilidade aos antibióticos por meio do antibiograma. Em casos mais graves, deve-se realizar a hemocultura para auxiliar na identificação do agente etiológico.

Em casos de suspeita de infecções estreptocócicas, pode ser solicitada a pesquisa de anticorpo antiestreptolisina O (ASLO) sérico.

Em casos de fasciíte necrotizante, exames de imagem podem confirmar a presença de gás na região acometida e a extensão do quadro.

Diagnóstico diferencial

Diagnósticos diferenciais variam de acordo com a apresentação da piodermite. Deve-se sempre considerar outros agentes etiológicos em casos de suspeita de infecção.

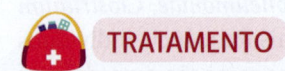 **TRATAMENTO**

Os objetivos do tratamento são a cura da infecção, uma escolha segura de antibiótico, redução de dias de internação, quando necessária, e de complicações. Os cuidados locais devem ser realizados com higienização frequente das lesões, com remoção das crostas e curativos.

O tratamento com antibiótico deve ser instaurado assim que é feita a suspeita diagnóstica. Inicialmente, deve-se utilizar antibióticos de amplo espectro, que devem ser desescalonados com o resultado do antibiograma. A escolha do antibiótico deve ser feita de maneira cautelosa, sendo necessário considerar as múltiplas comorbidades dos idosos, interações medicamentosas e o risco de toxicidade maior nessa população. Ademais, deve-se levar em conta o seu contexto social e se há algum tipo de limitação física ou econômica para que o seu tratamento tenha sucesso.

Os casos de impetigo localizados podem ser tratados com antibióticos tópicos 2 a 3 vezes ao dia por 7 a 10 dias, com cobertura para Gram-positivos (mupirocina a 2% ou ácido fusídico a 2%), além de limpeza local, com remoção das crostas. Em casos mais extensos, é indicado o uso de antibióticos sistêmicos. Sugere-se a avaliação dos contactantes e o seu tratamento e descontaminação para evitar reexposição ao agente etiológico. A descontaminação deve ser realizada com antibiótico tópico, aplicado ao redor de todos os orifícios do corpo (narinas, orelhas, boca, ânus, umbigo), além das regiões periungueais, 3x ao dia, por 10 dias. Casos de furunculose de repetição e seus contactantes também devem fazer a descolonização com antibiótico tópico a fim de evitar recorrência.

Os furúnculos não devem ser inicialmente drenados, pois o material necrótico muitas vezes ainda não está liquefeito. A aplicação de compressas mornas várias vezes ao dia promove liquefação, superficialização e eliminação espontânea do carnegão.

Nos casos de celulite e erisipela, o antibiótico de escolha deve cobrir bactérias Gram-positivas, como o *Staphylococcus* sp. e o *Streptococcus* sp., como as penicilinas, macrolídeos, cefalosporinas de primeira geração e tetraciclinas. Casos graves, com sintomas sistêmicos, vômitos e celulite em sítios específicos (celulite periorbitária) devem ser internados e tratados com medicação endovenosa. O tratamento deve durar pelo menos 10 dias e em casos de associação com úlceras crônicas, deve ser prolongado por 3 a 4 semanas. Em casos de celulites e erisipelas de repetição (2 ou mais episódios em 3 anos), a profilaxia com penicilina benzatina 1.200.000 UI intramuscular a cada 2 semanas é recomendada. Ademais, casos de *tinea pedis* e onicomicose devem ser tratados, bem como as feridas crônicas.

Casos mais graves de infecções *Streptococcus* sp. devem ser tratados com clindamicina, pois essa droga inibe a síntese proteica e, portanto, a produção de toxinas bacterianas.

Em imunossuprimidos e com doença renal ou hepática, a cobertura para agentes Gram-negativos e anaeróbios deve ser considerada, uma vez que nesses casos a infecção por vários agentes pode ocorrer.

Doentes com infecção extensa, acometimento de áreas nobres, queda do estado geral, principalmente aqueles com comorbidades, como o *diabetes mellitus*, devem ser hospitalizados e tratados com medicação endovenosa.

Todo abscesso deve ser drenado e o tecido necrótico desbridado. Casos de fasceíte necrotizante devem ser tratados com desbridamento cirúrgico extenso de modo emergencial, além da antibioticoterapia endovenosa de amplo espectro. O uso de câmaras hiperbáricas também pode auxiliar no tratamento desses pacientes, além de suporte nutricional.

PÉROLAS CLÍNICAS

Idosos têm maior risco de infecções cutâneas bacterianas, além de maior gravidade, falha terapêutica e evolução desfavorável. Dessa forma, a prevenção, o diagnóstico precoce e o tratamento adequados são importantes para evitar infecções recorrentes, hospitalizações, desenvolvimento de resistência a antibióticos, eventos adversos, desfechos desfavoráveis e assim melhorar a qualidade de vida dessa população.

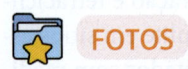 FOTOS

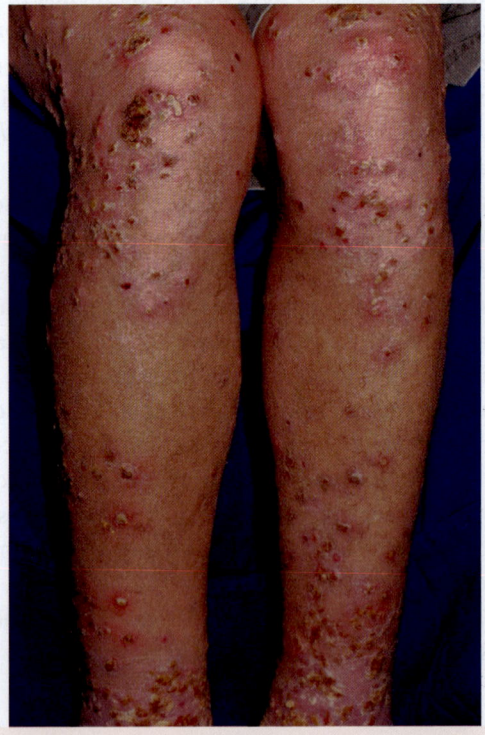

∧ Impetigo e foliculite: inúmeras pústulas íntegras e dessecadas.

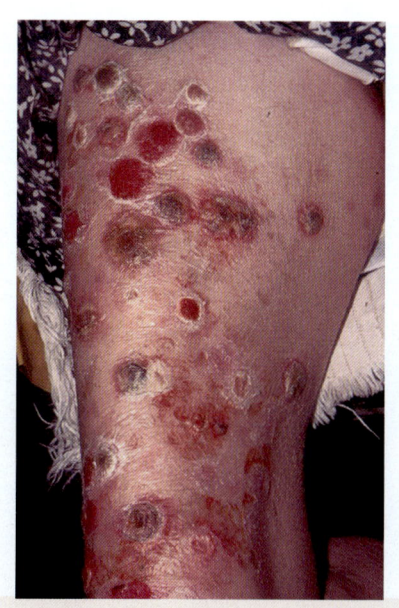

∧ Impetigo bolhoso: bolhas superficiais íntegras e rotas com presença de crostas.

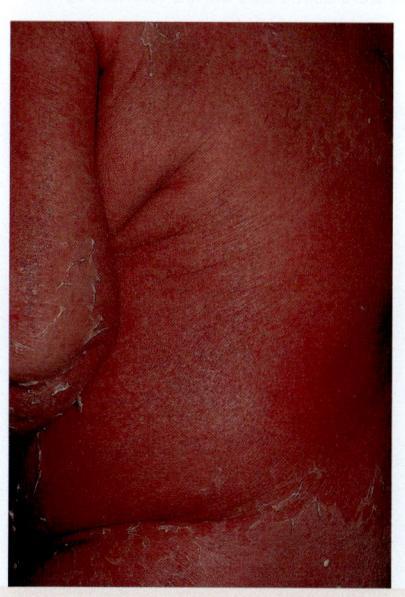

∧ Pele escaldada estafilocócica: eritema generalizado e descamação lamelar. Doente com insuficiência renal.

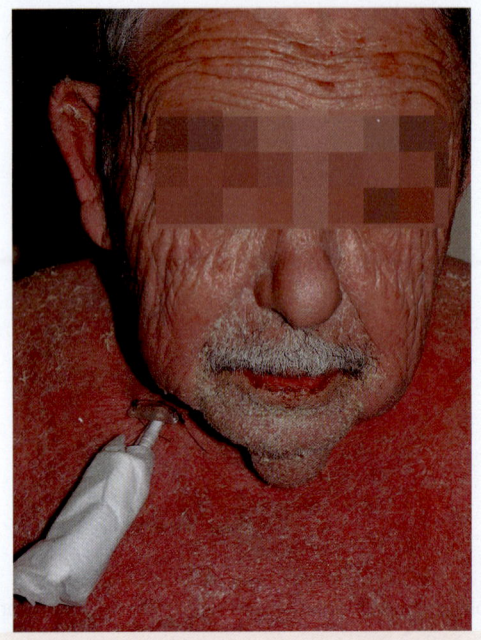

∧ Pele escaldada estafilocócica: mesmo paciente da imagem anterior. Esfoliação superficial da pele associada à insuficiência renal.

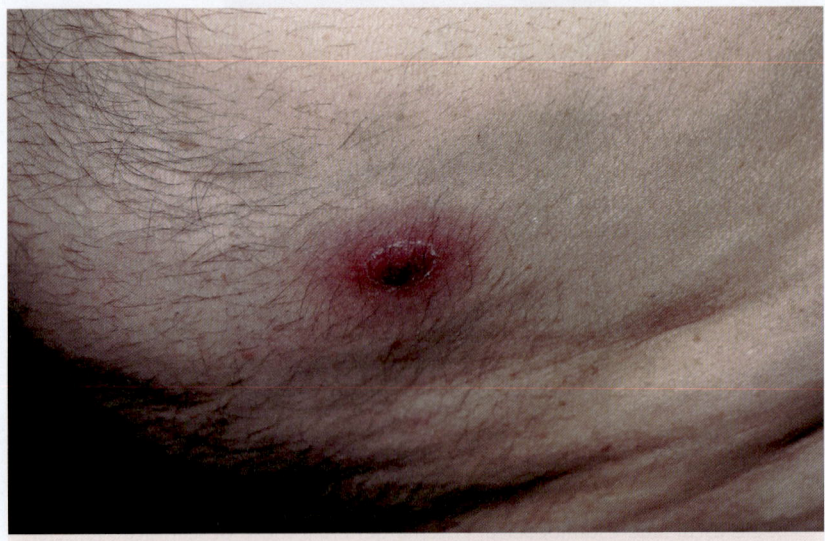

∧ Furúnculo: nódulo profundo eritematoso com orifício central.

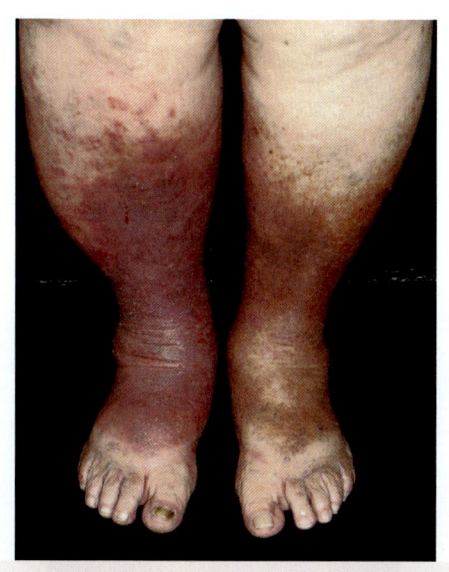

⋀ Linfedema crônico com erisipela em uma das pernas formando lesão bem demarcada, característica importante.

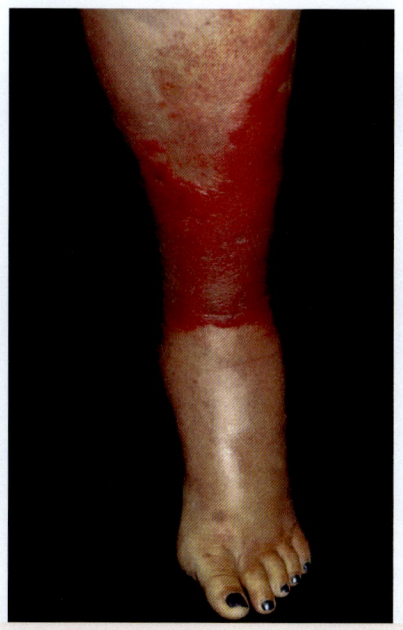

⋀ Erisipela: eritema, edema e calor local.

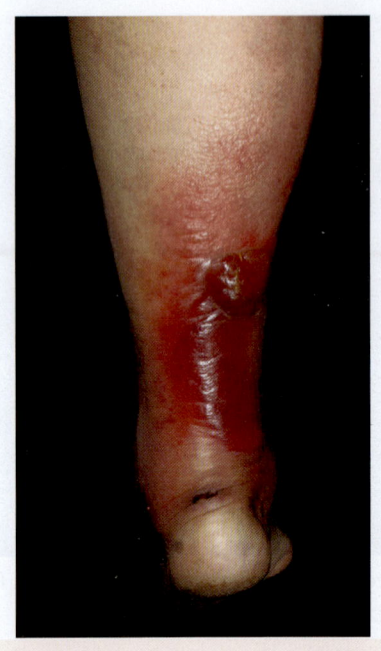

⋏ Erisipela bolhosa: presença de bolhas sobre a área inflamatória.

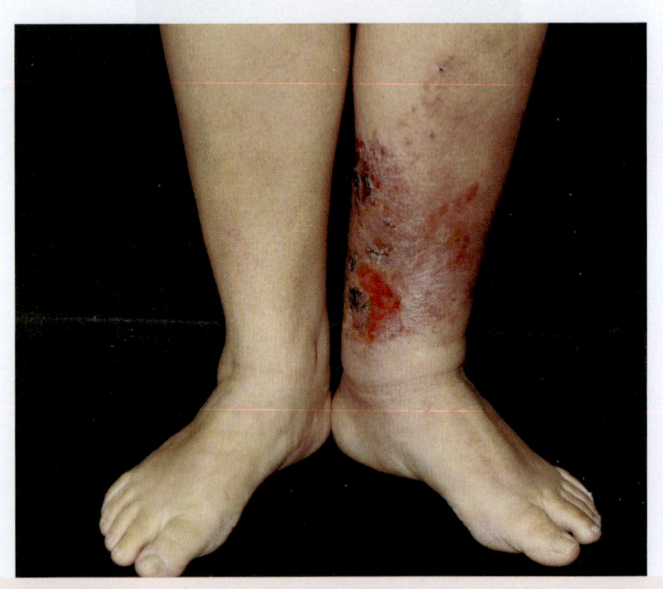

⋏ Erisipela bolhosa.

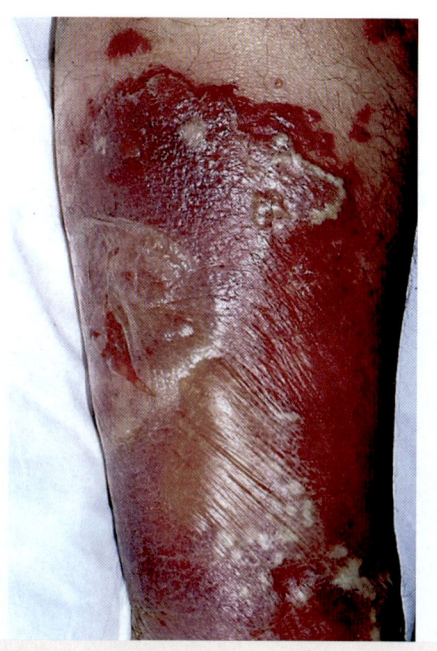

⌃ Erisipela bolhosa.

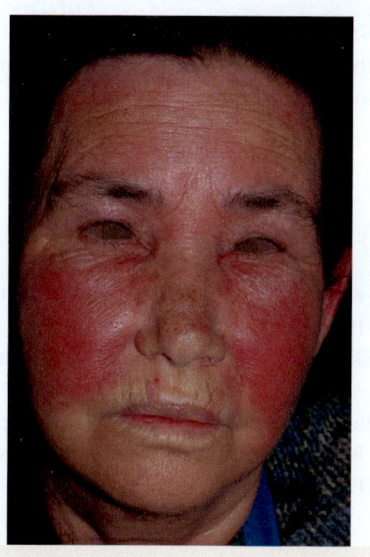

⌃ Erisipela: eritema e edema em placas bem delimitadas. Aparecimento súbito, acompanhado de dor e febre.

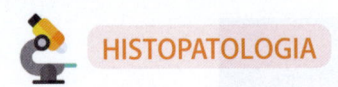
HISTOPATOLOGIA

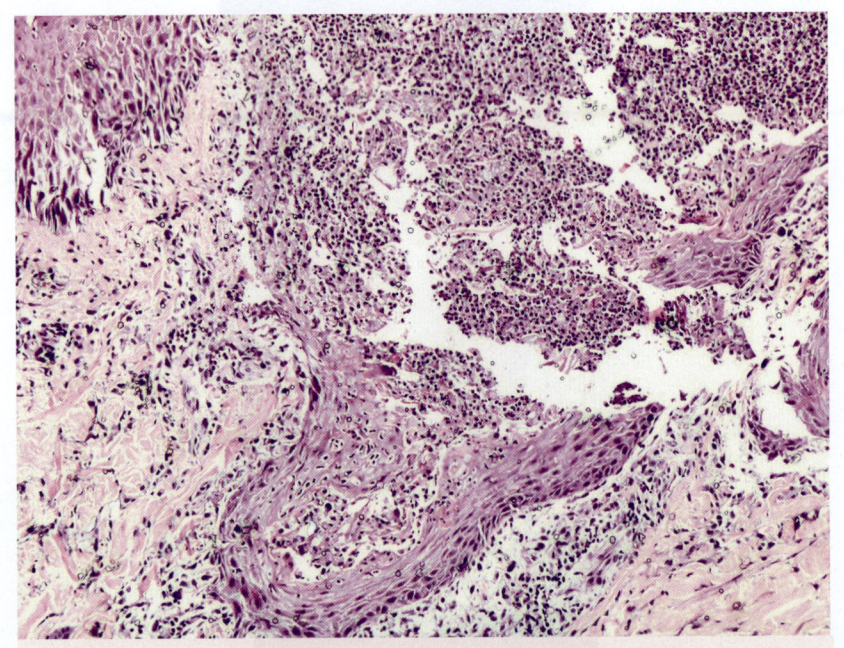

∧ Foliculite supurativa: infiltrado inflamatório rico em neutrófilos levando à ruptura do folículo piloso.

BIBLIOGRAFIA SUGERIDA

1. Castro MCR, Ramos-e-Silva M. Cutaneous infections in the mature patient. Clin Dermatol. 2018;36:188-196.
2. Falcone M, Tiseo G. Skin and soft tissue infections in the elderly. Curr Opin Infect Dis. (2023);36:102-108.
3. Laube S. Skin infections and ageing. Ageing Res Rev. 2004;3:69-89.
4. Maher E, AnokhinA. Bacterial skin and soft tissue infections in older adults. Clin Geriatr Med. 2024;40:117-130.

Infecções virais – herpes-zóster

Definição

O herpes-zóster representa a reativação do vírus da varicela-zóster, em geral adquirido na infância, e que permaneceu muitos anos em latência. É uma infecção viral que tem elevada incidência com o aumento da faixa etária. Os idosos têm maior incidência de herpes-zóster e apresentam sintomas mais graves e complicações em relação às outras faixas etárias.

EPIDEMIOLOGIA E ETIOPATOGÊNESE

O herpes-zóster é causado pela reativação aguda do vírus da varicela--zóster (VZV), ou herpes vírus tipo III, que se encontrava latente em um gânglio da raiz nervosa sensorial, responsável pela inervação da área acometida. A primo-infecção geralmente ocorre na infância, causando a varicela. A reativação do vírus pode ser desencadeada por redução da resposta imune celular secundária à imunossupressão. O risco de desenvolver o herpes-zóster durante a vida é de 30% na população geral.

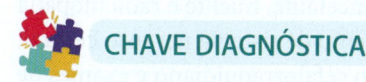

CHAVE DIAGNÓSTICA

Manifestações clínicas

O quadro clínico é caracterizado por um período prodrômico com dor aguda unilateral de tipo neurítica, com queimação, hiperestesia, prurido ou parestesia na região correspondente ao dermátomo afetado (diagnósticos diferenciais dependendo da área acometida: enxaqueca, angina, abdome agudo) em decorrência da lesão do nervo periférico acometido. O quadro evolui em poucos dias, surgindo vesículas agrupadas sobre base eritematosa distribuídas em um dermátomo, unilateralmente. Podem evoluir com pústulas, erosões e necrose. Em geral, em 2 a 3 semanas, formam-se crostas e deixam de ser contagiosas. Em casos raros, a pele é poupada, ocorrendo apenas o quadro de dor (zoster *sine herpete*). É mais comum o acometimento de dermátomos torácicos (> 50%), seguido pelos trigeminal (10 a 20%).

De particular interesse é o acometimento do ramo oftálmico do nervo trigêmeo (herpes-zóster oftálmico). Nesse quadro, as lesões acometem a porção anterior do couro cabeludo, fronte e pálpebras. A dor é intensa pelo acometimento meníngeo. A presença de lesões se estendendo para a ponta nasal em casos de zóster oftálmico (sinal de Hutchinson) indica compromisso do ramo nasociliar, responsável também pela inervação sensitiva do olho, podendo levar a uveíte, ceratite e conjuntivite, sendo importante a avaliação por um oftalmologista, uma vez que pode evoluir com perda de visão.

Comprometimento eventual de fibras motoras pode ocorrer, levando a quadros de assimetria da parede abdominal, dificuldade de esvaziar a bexiga e outros.

Já a ativação viral no VII par craniano resulta na síndrome de Ramsay Hunt, em que há dor e formação de vesículas no meato acústico externo, na orofaringe, no palato mole e nos dois terços anteriores da língua unilateralmente; pode ocorrer paralisia facial ipsilateral com lagoftalmia, otalgia, zumbido, nistagmo e perda de audição.

Em indivíduos imunocompetentes, em geral, apenas um dermátomo é acometido. Em pacientes imunossuprimidos, raramente, mais de um dermátomo pode ser afetado, ou ainda, pode ocorrer a disseminação hematogênica do vírus, com viremia, causando o herpes-zóster disseminado. Esse quadro se apresenta de modo semelhante à varicela, com vesículas, erosões e crostas disseminadas, de característica polimórfica, associada a lesões típicas de herpes-zóster. Pode ocorrer ainda o acometimento visceral pelo VZV, com hepatite, pneumonite, meningoencefalite, mielite e radiculopatia motora. Em casos de suspeita de acometimento de sistema nervoso central, é indicada a coleta e investigação do líquido cefalorraquidiano e exames de imagem.

O herpes-zóster verrucoso é uma complicação que pode ocorrer em pacientes imunossuprimidos, em que há formação de lesões verrucosas persistentes.

A infecção secundária pode ocorrer nas lesões cutâneas, sendo necessária a associação de antibioticoterapia nesses casos. Alguns casos podem evoluir com púrpura e necrose no local das lesões cutâneas, sendo necessários cuidados locais, curativos e eventualmente desbridamento do tecido necrótico.

A neuralgia pós-herpética é a complicação mais comum e se caracteriza como a persistência da dor por dois meses ou mais após a resolução do herpes-zóster agudo. A dor, do tipo neurítica, pode ser constante ou intermitente, desencadeada ou não por estímulos sensoriais e pode ser incapacitante, principalmente em idosos. Essa condição ocorre devido ao dano neuronal periférico associado a hiperexcitabilidade do corno dorsal, resultando em uma resposta exagerada do sistema nervoso central, com má resposta à analgesia simples. Dez a 70% dos pacientes com herpes-zóster desenvolvem neuralgia pós-herpética, e a incidência, a duração e a intensidade aumentam com a idade. Uma maior duração da neuralgia pós-herpética está associada a uma dor intensa no pródromo ou nos três primeiros dias de lesões cutâneas, especialmente em doentes com mais de 60 anos, sexo feminino e herpes-zóster oftálmico. Essa condição pode se associar a quadros depressivos e a piora da qualidade de vida.

A recorrência de herpes-zóster pode ocorrer em 1,2 a 9,6% dos casos. Os fatores de risco para a recorrência dessa infecção são: imunossupressão, sexo feminino, antecedente familiar de herpes-zóster, antecedente pessoal de herpes-zóster oftálmico, neuralgia pós-herpética e presença de comorbidades como a *diabetes mellitus*, doença renal crônica, doença pulmonar obstrutiva crônica.

Após a resolução do herpes-zóster, raramente, podem surgir na área previamente afetada lesões do tipo granuloma anular, granuloma sarcoídeo, granulomas tuberculoide, linfoma, pseudolinfoma e vasculite granulomatosa (fenômeno isotópico de Wolf).

Exames diagnósticos

O diagnóstico é clínico. Em casos de dúvidas, pode ser realizado o exame citopatológico de Tzank. Os achados são semelhantes ao encontrados em lesão de herpes simples, não sendo possível diferenciar essas infecções por essa metodologia. Pode-se ainda realizar a biópsia das lesões com exame anatomopatológico, em que também são observadas células gigantes multinucleadas na epiderme. O método de imuno-histoquímica pode evidenciar a presença do vírus nesses casos. A diferenciação dos vírus pode ser feita pelo método de PCR (*polymerase chain reaction*) a partir da pele biopsiada.

Diagnóstico diferencial

O diagnóstico diferencial do herpes-zóster compreende infecção pelo herpes simples, piodermites, eczema agudo e reações a picada de inseto.

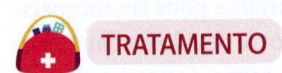 **TRATAMENTO**

O objetivo do tratamento é reduzir a replicação viral e, dessa forma, diminuir o dano neural e a inflamação, fazendo que a duração e a gravidade das lesões cutâneas e da dor sejam menores.

Deve ser iniciado em até 72 horas após o surgimento das vesículas para que o tratamento seja mais eficaz. O início do tratamento após esse período pode trazer benefícios em casos em que há maior risco de desenvolver neuralgia pós-herpética, pessoas com doença em atividade e em pacientes imunossuprimidos. O tratamento reduz a dor aguda, previne a neuralgia pós-herpética e auxilia na melhora das lesões cutâneas.

O aciclovir é um agente antiviral, sendo o valaciclovir e o fanciclovir pró-drogas com melhor biodisponibilidade. A excreção dessa droga é por via renal e, portanto, os pacientes devem se manter bem hidratados e a dose deve ser corrigida de acordo com o *clearance* de creatinina.

- Aciclovir 800 mg 5 vezes ao dia por 7 dias ou até que todas as lesões cutâneas tenham se tornado crostas (dose maior do que para tratamento de herpes simples, pois o VZV é mais resistente ao antiviral).
- Valaciclovir 1 g de 8 em 8 horas por 7 dias – melhor posologia, maior eficácia e biodisponibilidade em relação ao aciclovir.
- Fanciclovir 500 mg 3 vezes ao dia por 7 dias.

Para casos de herpes-zóster oftálmico, herpes-zóster disseminado e em imunossuprimidos, é indicado o uso de aciclovir por via endovenosa.

Não há evidências de que o uso de corticosteroides sistêmicos reduza a ocorrência de neuralgia pós-herpética, além de se aumentar o risco de disseminação viral devido à imunossupressão causada por essa droga; no entanto, muitos dermatologistas experientes preconizam o seu uso.

A analgesia também deve ser levada em conta na terapêutica dessa doença. Analgésicos simples (dipirona e paracetamol) e opioides podem ser indicados. O uso de antidepressivos tricíclicos e de gabapentina auxiliam no controle da dor neuropática. É sugerida uma analgesia potente inicial com sua redução, conforme ocorre o controle da dor.

Cuidados locais e higiene adequada com pele acometida devem ser tomados, para se evitar infecções secundárias.

Opções de tratamento para a neuralgia pós-herpética são: analgésicos tópicos, anestésicos tópicos (gel de lidocaína a 5%), analgésicos orais, antidepressivos tricíclicos (cuidados com eventos adversos em idosos, como confusão mental, retenção urinária, hipotensão postural, arritmia), anticonvulsivantes (gabapentina e pregabalina), bloqueio neural com anestésicos locais. Há estudos que demonstram que o uso de gabapentina introduzido nas primeiras 72 horas após o surgimento das lesões cutâneas e mantido por 5 semanas pode reduzir a incidência da neuralgia pós-herpética.

Profilaxia

A vacinação contra a herpes-zóster reduz os episódios da doença, da neuralgia pós-herpética e do acometimento do nervo oftálmico.

A vacinação contra o vírus da varicela-zóster foi aprovada nos Estados Unidos em 2006. A vacina Zostavax® foi indicada para indivíduos imunocompetentes com mais de 60 anos sem antecedente de herpes-zóster. Essa vacina é composta por vírus vivo atenuado e, portanto, é contraindicada para pacientes imunossuprimidos. A vacina Shingrix® foi aprovada pelo FDA em 2017 e foi comprovada maior eficácia em relação a Zostavax®. Ademais, é uma vacina recombinante, que pode ser utilizada em indivíduos imunossuprimidos. Indica-se a aplicação de 2 doses com intervalo entre 2 e 6 meses, em adultos acima de 50 anos imunocompetentes (CDC), tendo ou não episódio prévio de herpes-zóster, tomando ou não uma dose de Zostavax®, sem a necessidade de investigação de antecedente de varicela. Ademais, há indicação para adultos com 19 anos ou mais que ficarão ou que são imunodeficientes devido a doença ou tratamento imunossupressor. A vacinação é contraindicada durante os episódios agudos de herpes-zóster e não está bem definido o intervalo entre o episódio de herpes-zóster e a aplicação da primeira dose da vacina.

Contraindicações à vacina são: reação alérgica grave a componentes da vacina, durante episódio agudo de herpes-zóster, gestante e doença aguda grave.

PÉROLAS CLÍNICAS

O herpes-zóster é uma doença que pode comprometer de maneira significativa a qualidade de vida dos idosos, principalmente em caso de evolução para neuralgia pós-herpética. Para minimizar esse risco, a vacinação e o tratamento precoce da infecção ativa são fundamentais.

 FOTOS

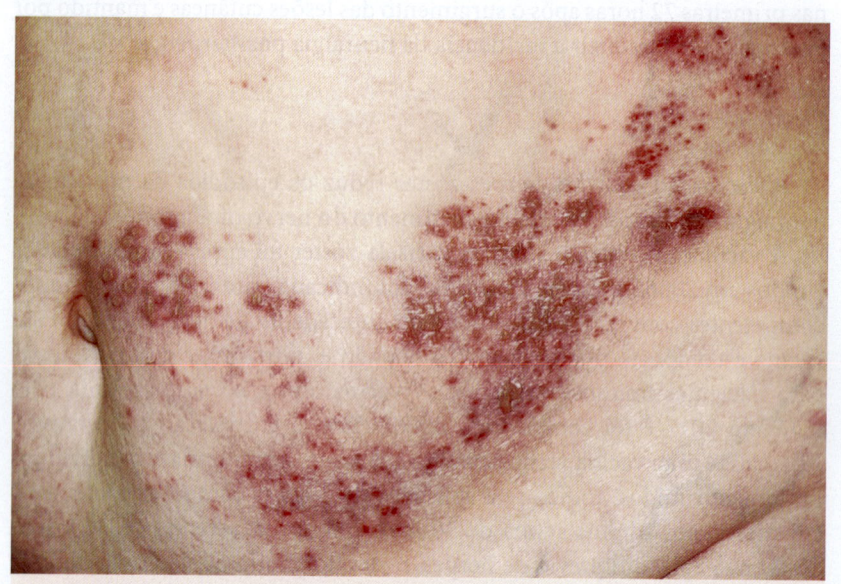

∧ Herpes-zóster: vesículas sobre base eritematosa em configuração unilateral e segmentar.

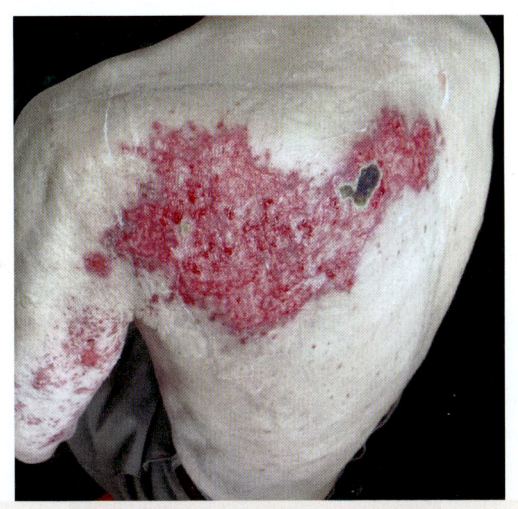

▲ Herpes-zóster: as vesículas confluíram e romperam, provocando extensa área erodida em faixa.

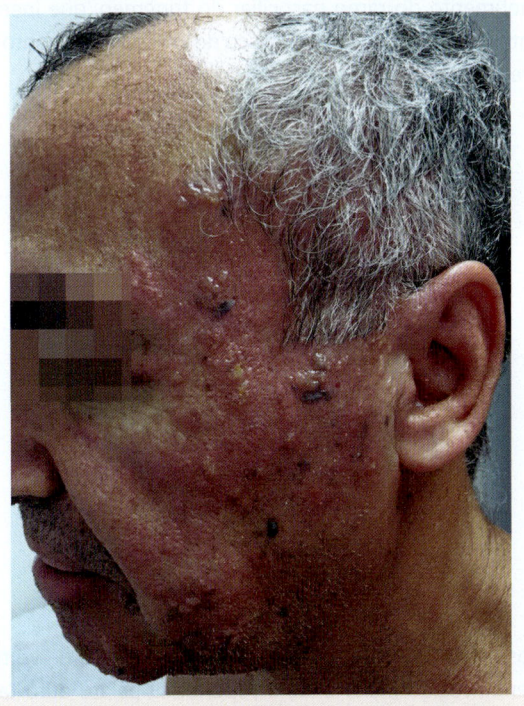

▲ Herpes-zóster: vesículas e bolhas íntegras em faixa.

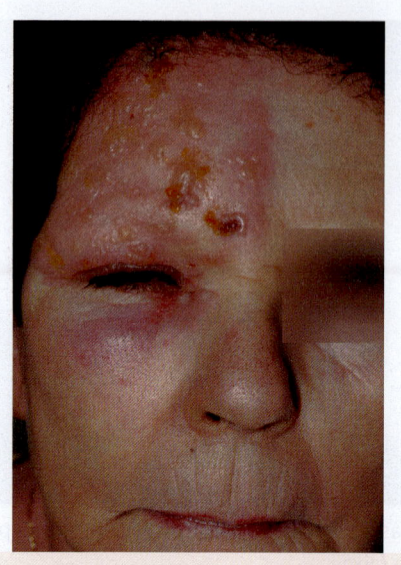

▲ Herpes-zóster: comprometimento do ramo oftálmico do nervo trigêmeo. Nessa situação, o comprometimento do dorso e da ponta do nariz indica comprometimento do ramo nasociliar do trigêmeo, que inerva também a porção anterior do olho, indicando risco de comprometimento ocular (o que não ocorreu neste caso).

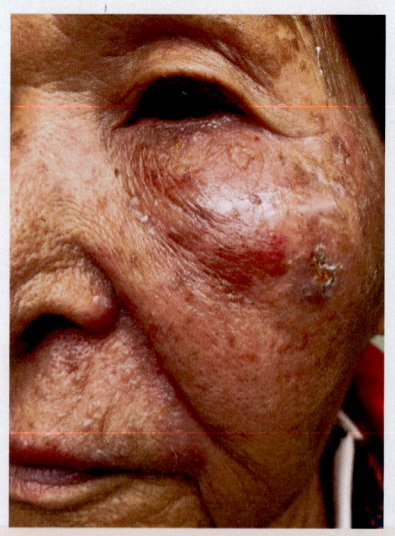

▲ Herpes-zóster: comprometimento do ramo maxilar do nervo trigêmeo. Pálpebra inferior, região malar e lábio superior. O palato duro também é frequentemente comprometido nessa situação.

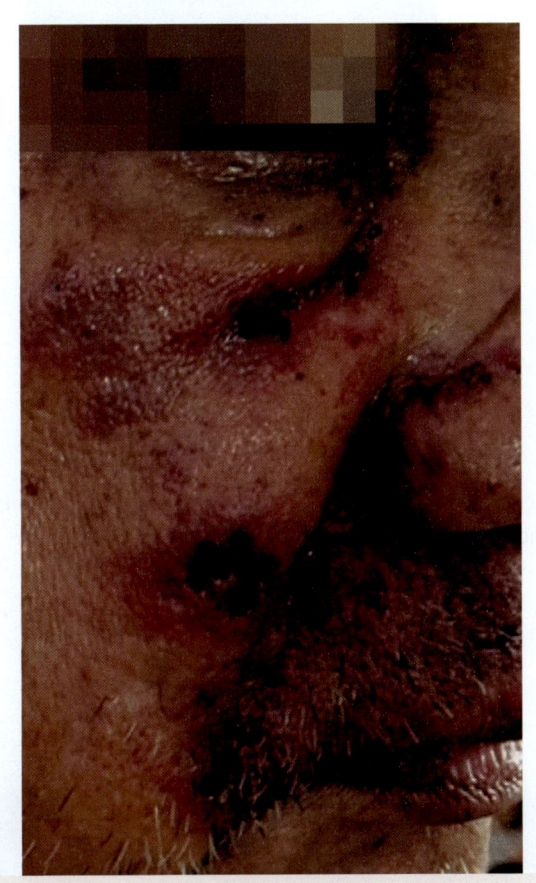

▲ Herpes-zóster na região maxilar.

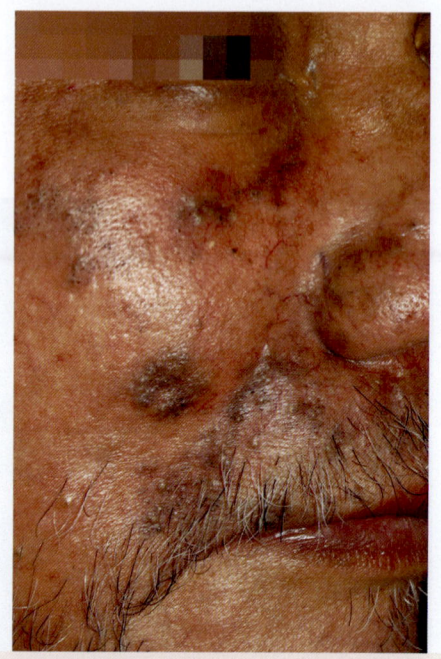

∧ Evolução do herpes com acne comedoniana (fenômeno isótopo de Wolf). Mesmo doente da imagem anterior.

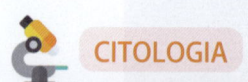
CITOLOGIA

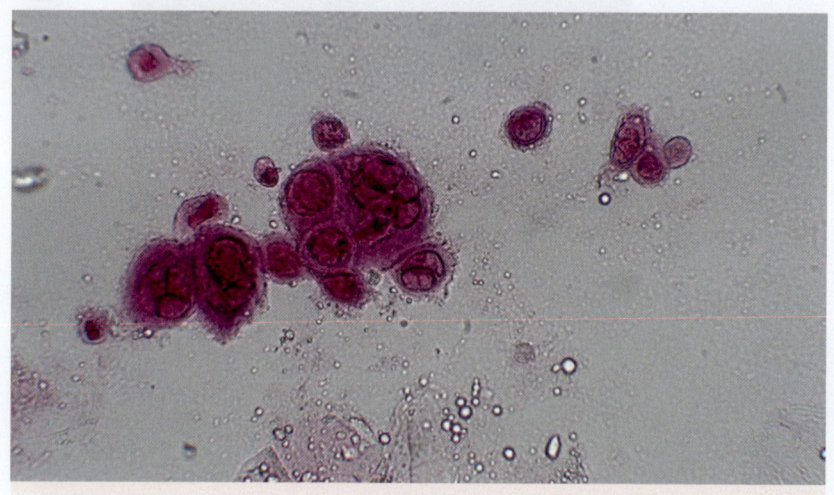

∧ Citologia com presença de células gigantes virais multinucleadas.

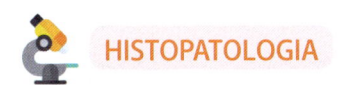
HISTOPATOLOGIA

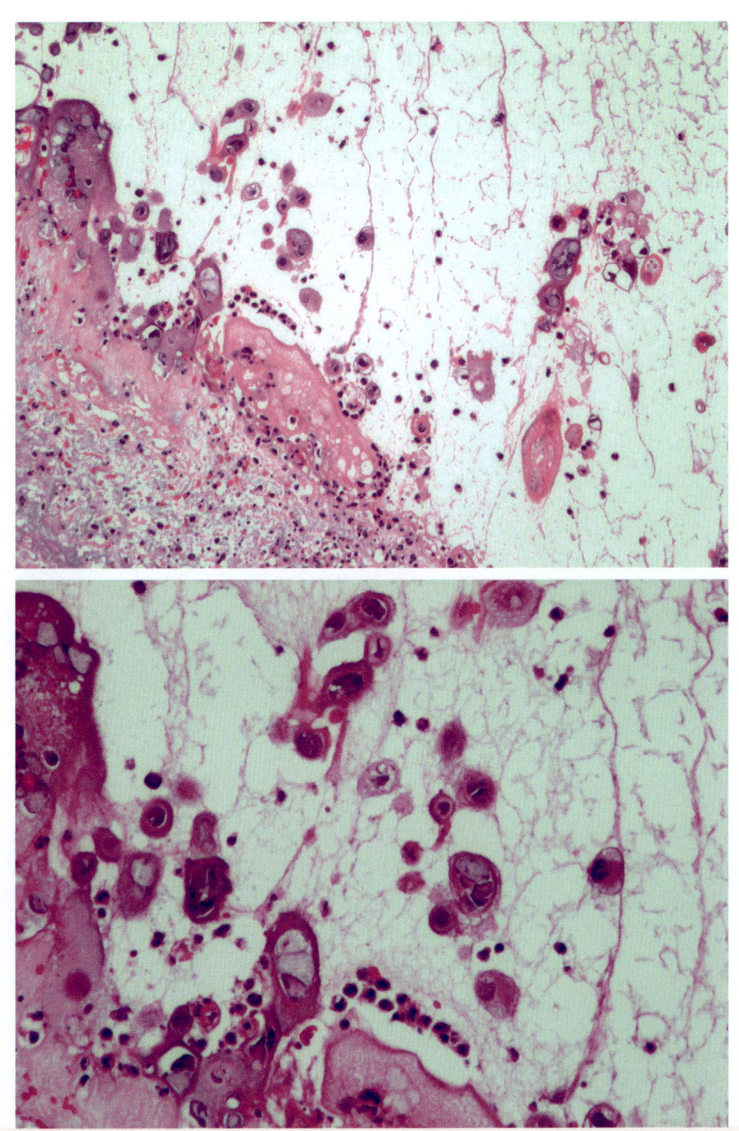

∧ Herpes: necrose epidérmica e presença de queratinócitos multinucleados acantolíticos, com amoldamento dos núcleos e marginalização da cromatina.

BIBLIOGRAFIA SUGERIDA

1. Laube S. Skin infections and ageing. Ageing Res Rev. 2004;3:69-89.
2. Rosamilia LL. Herpes-zóster presentation, management, and prevention: a modern case-based review. Am J Clin Dermatol. 2020;21:97-107.
3. Weinberg JM, Vafaie J, Scheinfeld NS. Skin infections in the elderly. Dermatol Clin. 2004;22:51-61.
4. Zhang M, Gao C-X, Ma J-T, Li L, Dai Z-G, Wang S, Si J-Q. A meta-analysis of therapeutic efficacy and safety of gabapentin in the treatment of postherpetic neuralgia from randomized controlled trials. Biomed Res Intern. 2018.

PARTE 5

Erupções por drogas

Farmacodermias

Definição

A pele é o órgão mais acometido por reações adversas a medicações (45%). As farmacodermias correspondem a quaisquer manifestações cutâneas e de seus anexos não intencionais, secundária a administração sistêmica de medicações em dose habitual. A sua ocorrência e gravidade dependem da exposição à droga, das suas características, da predisposição individual e da suscetibilidade genética. A correta identificação do padrão clínico de uma farmacodermia é essencial para se determinar se se trata de uma doença de boa prognose ou de uma reação que põe em risco a vida.

 ## EPIDEMIOLOGIA E ETIOPATOGÊNESE

A incidência de reações adversas a drogas em idosos é de 11% em pronto-atendimentos, com taxa de hospitalização de 10%, e quanto maior a idade, maiores as taxas de internação e de gravidade do quadro. Ademais, 11,5% dos pacientes já internados desenvolvem reações medicamentosas, sendo o risco em idosos 4 vezes maior do que em jovens (16,6% contra 4,1%). A incidência das farmacodermias também aumenta com a idade, com pico de incidência entre 70 e 79 anos. As formas mais comumente descritas são dermatite eczematosa, exantema maculopapular e reações urticariformes. A maioria das farmacodermias corresponde a quadros leves e de curso benigno, porém podem ocorrer quadros graves (2-6,7%), com alta morbidade e mortalidade.

As drogas mais comumente associadas às farmacodermias são os anticonvulsivantes, os antibióticos, os anti-inflamatórios não esteroidais, os meios de contraste e os anti-hipertensivos, mas qualquer fármaco ingerido pode ser responsável por uma erupção cutânea. Os mecanismos imunológicos envolvidos na fisiopatologia das farmacodermias são diversos, envolvendo reações de hipersensibilidade tipo I, tipo IV, mediadas por complemento e fotoalérgicas, entre outros.

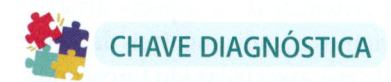

CHAVE DIAGNÓSTICA

Manifestações clínicas

A apresentação clínica das farmacodermias nos idosos não difere das outras faixas etárias. A seguir, estão descritas as principais farmacodermias.

Dermatite eczematosa

Pápulas e placas eritematoescamocrostosas pruriginosas. É comumente desencadeada por mecanismos fotoalérgicos, após ingestão de furosemida, tetraciclinas, diuréticos tiazídicos, antifúngicos, antimaláricos, betabloqueadores etc. Diagnóstico diferencial das dermatites eczematosas como dermatite atópica e dermatite de contato.

Exantema maculopapular

É o padrão mais comum de farmacodermia, em que não há gravidade em relação a complicações. Observa-se eritema generalizado constituído por pápulas isoladas e confluentes em padrão morbiliforme, com ou sem prurido. O quadro assemelha-se ao dos exantemas virais. Os medicamentos mais associados a essa farmacodermia são antibióticos, anticonvulsivantes e anti-inflamatórios não hormonais.

Urticária aguda

Placas eritematoedematosas fugazes e muito pruriginosas, que podem ou não estar acompanhadas de angioedema e até mesmo de anafilaxia, o que confere gravidade ao quadro. Os anti-inflamatórios não hormonais e a penicilina são as principais medicações associadas a este quadro. Deve ser diferenciado de outras causas de urticária aguda, como picada de inseto, infecções virais.

Vasculite de pequenos vasos

Quadro idêntico ao de vasculite por outras causas, observando-se, em quantidade variável petéquias, pápulas edêmato-hemorrágicas, bolhas necróticas, necrose e ulcerações. Quando de causa medicamentosa, o quadro tende a ser agudo e autolimitado. Deve ser diferenciado de outras causas de vasculite, como infecções e doenças sistêmicas.

Penfigoide bolhoso

Observam-se bolhas tensas sobre base eritematosa, de aspecto urticariforme ou de aparência normal, muito pruriginosas, indistinguíveis da forma idiopática da enfermidade. As principais drogas associadas são furosemida, penicilamida, captopril, gliptinas e anti-inflamatórios não hormonais. Nesse caso, os sintomas podem persistir mesmo após a suspensão da medicação.

Erupção fixa medicamentosa

Observam-se lesões arredondadas muito bem delimitadas, inicialmente eritematosas ou eritematobolhosas, que evoluem para uma pigmentação cinza-esverdeada muito característica. A reexposição ao fármaco causador provoca novos surtos nas mesmas localizações anteriores. Acomete qualquer área da pele, incluindo mucosa oral e genital. Medicações associadas a essa doença são anti-inflamatórios não hormonais, paracetamol, codeína, anti-histamínicos e antibióticos.

SDRIFE (*symmetrical drug-related intertriginous and flexural exanthema*)

É padrão característico de hipersensibilidade medicamentosa. Observam-se, de modo simétrico, placas eritematosas, edematosas, ou, mais raramente, lesões pápulo-pustulosas, sobre grandes pregas cutâneas: axilas, virilhas, pescoço, pregas submamárias e interglúteas. Os agentes causadores mais comuns incluem antibióticos e anti-inflamatórios, entre outros.

Erupção liquenoide por fármacos

Deve ser distinguida do líquen plano clássico pelo aparecimento abrupto, predomínio na face e porções superiores do tronco e pelo caráter menos papuloso das lesões. Causas comuns incluem betabloqueadores, nifedipina, hidroclorotiazida, furosemida, espironolactona, anti-inflamatórios não hormonais, antimaláricos e sulfas.

Erupção acneiforme por fármacos

Quadro de lesões papulosas foliculares semelhante à acne, porém mais monomorfo com pápulas e sem comedos ou pústulas. Causas comuns incluem corticosteroides sistêmicos, lítio, isoniazida e vitamina B injetável.

Pustulose exantemática generalizada aguda (PEGA)

Aparecimento de inúmeras pequenas pústulas estéreis sobre base eritematosa que se iniciam nas áreas intertriginosas, com evolução para as demais áreas do corpo de maneira simétrica. Há febre associada e eventualmente outros sintomas sistêmicos. Quadro muito semelhante à psoríase pustulosa generalizada, podendo ser considerada variante dessa; induzida por fármacos as drogas mais associadas são os antibióticos e antifúngicos.

Reação a droga com eosinofilia e sintomas sistêmicos (DRESS)

Trata-se de reação grave, em que há um quadro cutâneo associado a febre, alterações hematológicas e viscerais. Na fase prodrômica, há prurido e febre, com evolução craniocaudal. O quadro cutâneo é polimorfo, podendo se apresentar como exantema, lesões eczematosas, disidrosiformes, vesicobolhosas, pustulosas, urticariformes, purpúricas, liquenoides ou esboçando lesões em alvo. Edema e eritema de face são característicos dessa síndrome. O acometimento de mucosas pode estar presente, principalmente edema das papilas linguais. O acometimento hematológico é caracterizado pela presença de febre, linfadenopatia, eosinofilia e linfocitose atípica. O acometimento visceral mais comum é o hepático (75%), com aumento de transaminases; seguido pelo renal (37%), com elevação de creatinina; pulmonar (32%), com evolução para pneumonite intersticial; cardíaco (13%), com elevação das enzimas cardíacas; além de endócrino, gastrointestinal, neurológico, ocular e reumatológico. Esses órgãos podem apresentar falência nos casos graves de DRESS. As principais drogas causadoras são os anticonvulsivantes (carbamazepina, fenitoína, fenobarbital e ácido valproico), os antibióticos (dapsona, amoxicilina, vancomicina, sulfa, minoxiclina), o alopurinol, antivirais e anti-inflamatórios não hormonais. O período de latência médio é de 21 dias para o início do DRESS.

Síndrome de Stevens-Johnson/necrólise epidérmica tóxica (NET)

Correspondem a uma reação adversa a drogas grave, com maior incidência e mortalidade na população idosa. São considerados espectros da mesma doença, e na síndrome de Stevens-Johnson há acometimento de várias mucosas e de menos de 10% da superfície corporal. Na NET há comprometimento de mais de 30% e a sobreposição dessas duas doenças, entre 10 e 30%. Há necrose da epiderme, com evolução para vesículas, bolhas e destacamento da epiderme na pele e nas mucosas, como em um grande queimado. O sinal de Nikolsky é positivo. As complicações associadas são alteração da termorregulação, distúrbios hidroeletrolíticos, infecção e complicações viscerais. Pode evoluir com sequelas, como sinéquias genitais, oculares, perda de visão, insuficiência renal. As medicações mais associadas são os antibióticos, alopurinol, anti-inflamatórios não hormonais e anticonvulsivantes. Casos em que há grande extensão de acometimento tegumentar estão relacionados a alta mortalidade, por infecção da corrente sanguínea ou distúrbio hidroeletrolítico.

Exames diagnósticos

Uma boa anamnese deve ser realizada, com a descrição de todos os medicamentos em uso ou que foram suspensos, incluindo vitaminas, suplementos, medicações "naturais", vacinas, drogas recreacionais, meios de contraste, em um período de 3 meses, com indicação do início e do fim do seu uso. Muitas vezes há dificuldade em se determinar qual é a droga causadora, principalmente em um contexto hospitalar e de polifarmácia.

Exames complementares podem auxiliar na elucidação diagnóstica, como a biópsia cutânea para exame anatomopatológico e imunofluorescência direta quando a suspeita for penfigoide bolhoso ou vasculite. Exames laboratoriais podem indicar se há acometimento de outros órgãos, além da pele. Em casos específicos, podem ser indicados o *patch test* e o teste de provocação (padrão ouro para definição da droga causadora da farmacodermia, porém devido ao risco de reações graves o seu uso é limitado).

Diagnósticos diferenciais

O diagnóstico diferencial depende do tipo de manifestação cutânea apresentada. Hoje as farmacodermias são consideradas as "grandes simuladoras" dermatológicas e morfologicamente podem mimetizar quase qualquer doença dermatológica.

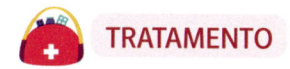 **TRATAMENTO**

A suspensão da droga suspeita é primordial no tratamento de qualquer reação adversa à medicação. Casos mais leves com sintomas de prurido podem ser tratados com corticosteroides tópicos, corticosteroides sistêmicos em dose baixa ou ainda com anti-histamínicos.

Casos graves requerem hospitalização, suporte clínico e tratamentos específicos. Pacientes com DRESS devem ser tratados com corticosteroides sistêmicos com dose equivalente a 1-2 mg/kg/dia de prednisona, com desmame lento. Há relatos de associação de ciclosporina, imunoglobulina endovenosa, inibidores de JAK em casos selecionados.

Pacientes com síndrome de Stevens-Johnson/NET necessitam de internação em unidade de terapia intensiva, com suporte hidroeletrolítico, nutricional, controle de dor e acompanhamento multidisciplinar. Curativos específicos devem ser utilizados a fim de reduzir a dor e prevenir complicações. Os tratamentos sistêmicos mais utilizados são corticosteroides sistêmicos, ciclosporina, imunoglobulina endovenosa, antagonistas de TNF-α e plasmaférese.

PÉROLAS CLÍNICAS

A população idosa tem maior risco de desenvolver reações adversas a drogas devido ao maior número de comorbidades e consequentemente à polifarmácia, além de apresentarem alterações farmacocinéticas e farmacodinâmicas inerentes à senescência, com alteração da distribuição da droga no organismo, do seu metabolismo e do seu *clearance*, resultando em maior risco de toxicidade e alteração da resposta terapêutica.

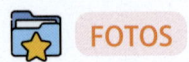 FOTOS

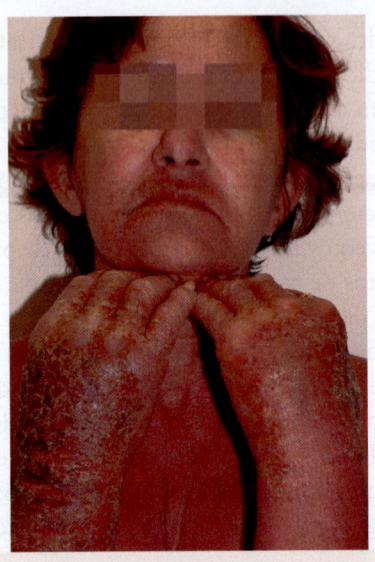

∧ Fotoalergia: eritema, edema e crostas em áreas fotoexpostas. Quadro induzido por anti-inflamatórios não hormonais (causa endógena).

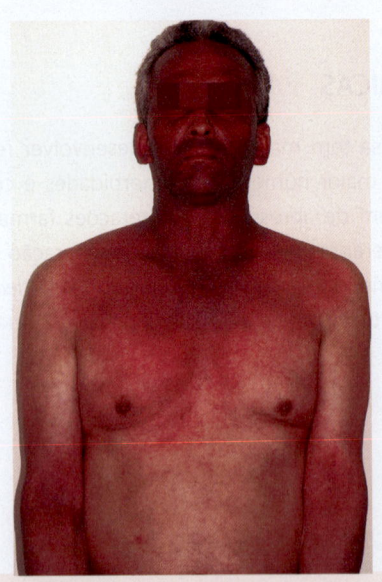

∧ Fotoalergia: eritema, edema e liquenificação. Quadro induzido por prometazina de uso tópico, quadro muito característico (causa exógena).

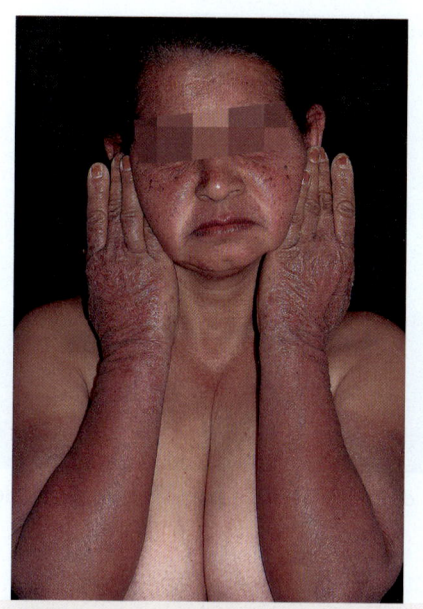

∧ Fotossensibilização com prometazina tópica.

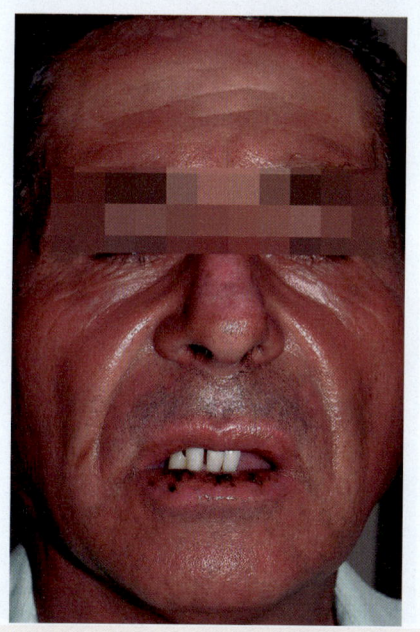

∧ Fototoxicidade: eritema, erosões e discromia. Quadro induzido pelo voriconazol. É classificado como uma pseudoporfiria.

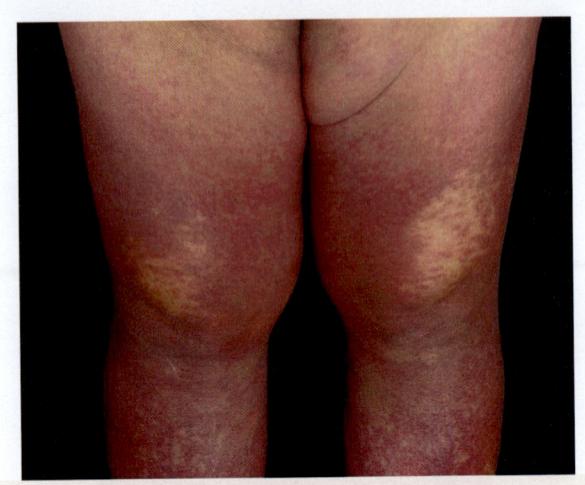

⋀ Exantema por drogas: máculas e pápulas com distribuição morbiliforme e simétrica.

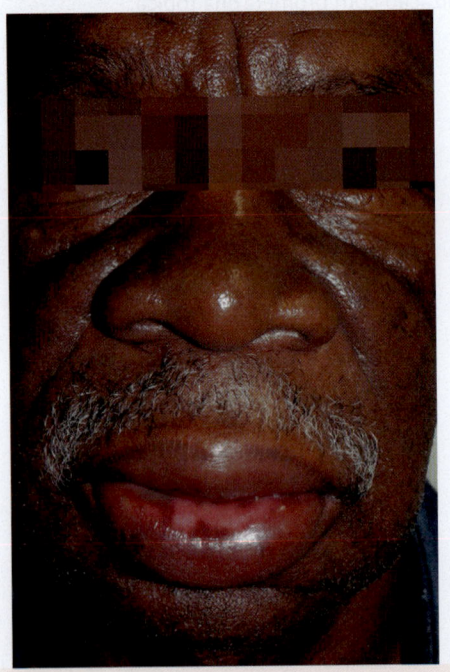

⋀ Angioedema: intenso edema labial e da face após injeção intramuscular de penicilina.

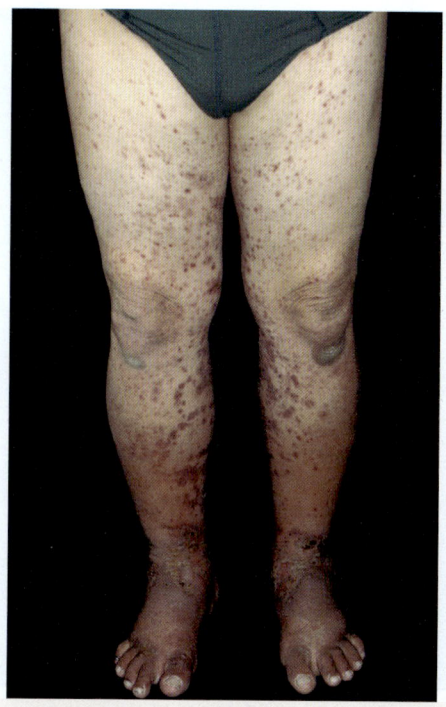

Vasculite de pequenos vasos desencadeada por penicilina.

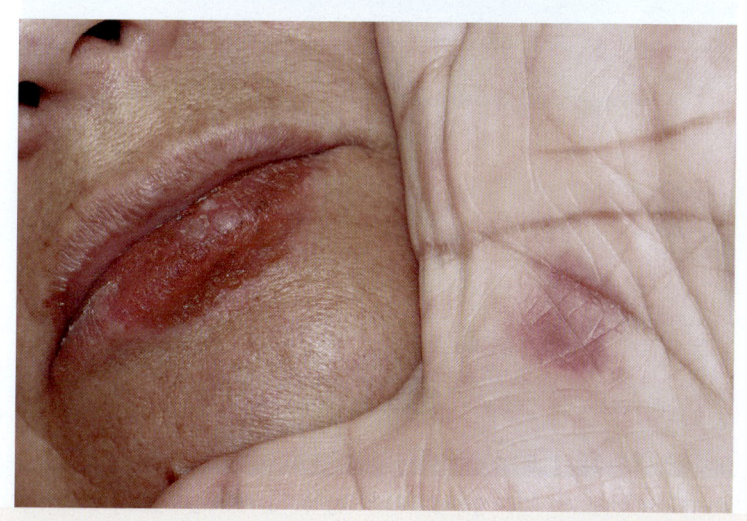

Erupção fixa medicamentosa: lesões eritematopigmentares e erosivas.

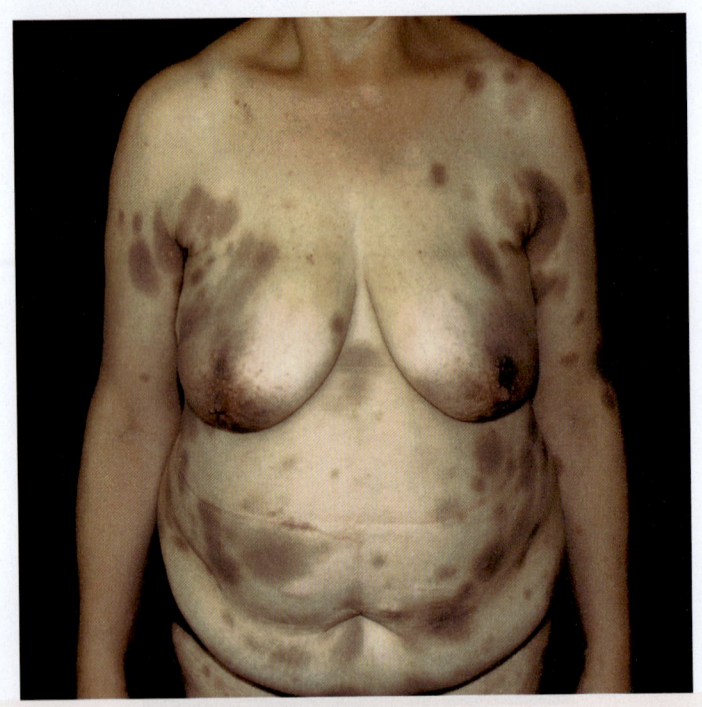

∧ Eritema pigmentar fixo: quadro disseminado.

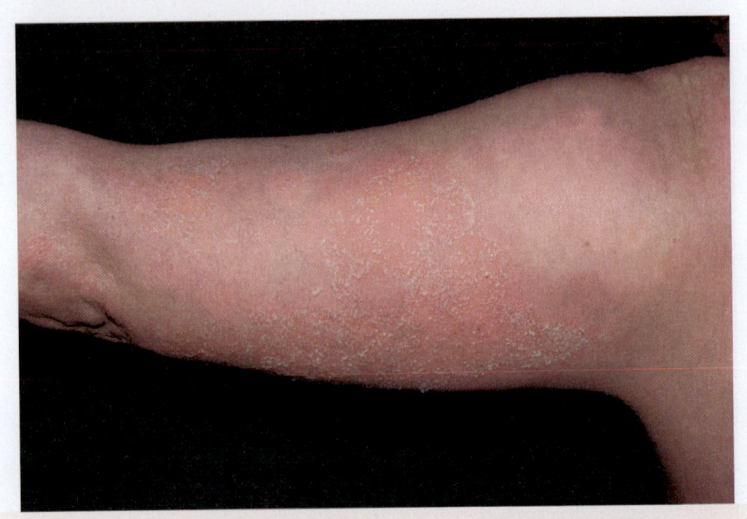

∧ Pustulose exantemática generalizada aguda: placas geográficas com pústulas.

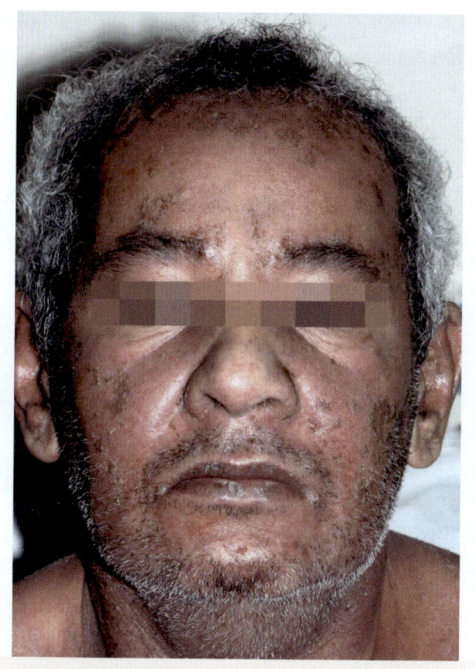

∧ Reação a droga com eosinofilia e sintomas sistêmicos (DRESS): comprometimento frequente da face.

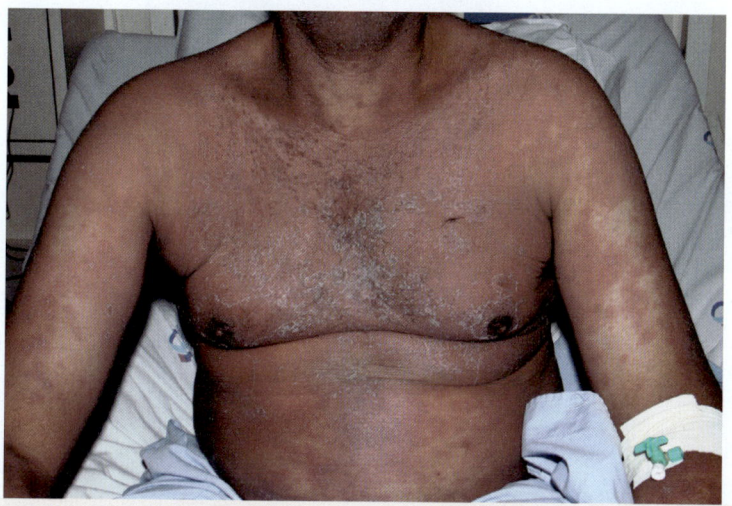

∧ Reação a droga com eosinofilia e sintomas sistêmicos (DRESS): lesões polimorfas disseminadas.

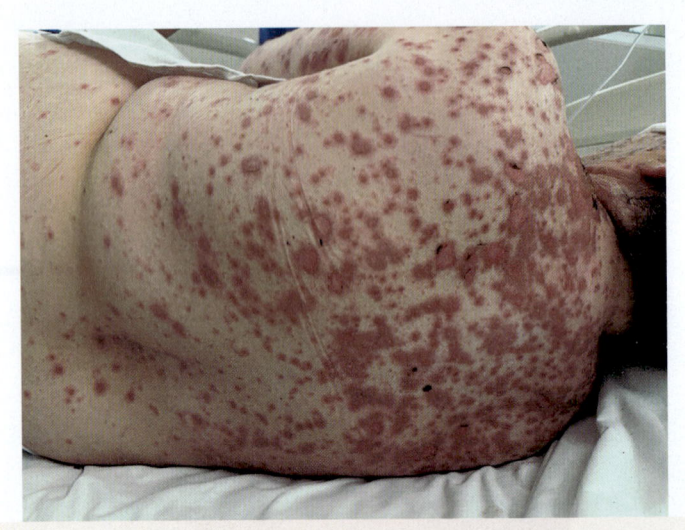

⋏ Síndrome de Stevens-Johnson/necrólise epidérmica tóxica (NET): lesões eritematosas isoladas e agrupadas com formação de vesicobolhas.

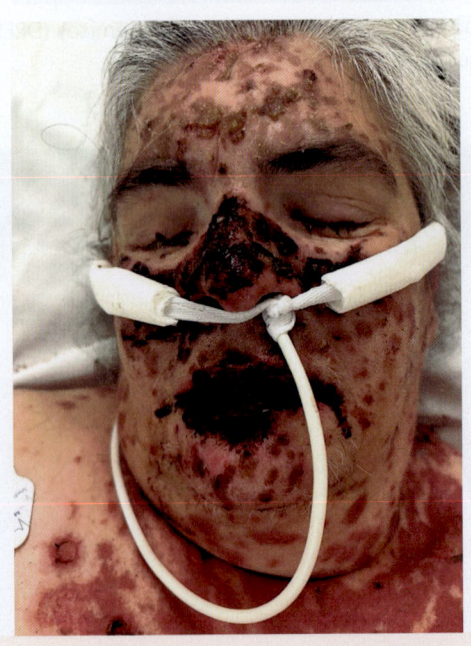

⋏ Síndrome de Stevens-Johnson/necrólise epidérmica tóxica (NET): quadro grave com comprometimento das mucosas.

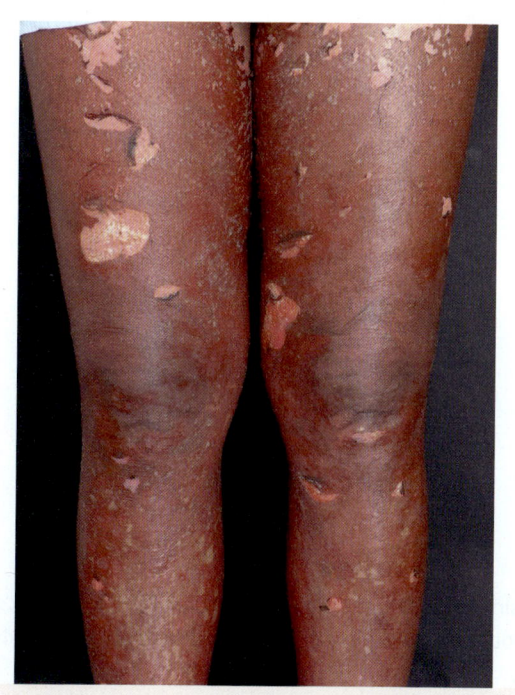

∧ Necrólise epidérmica tóxica: descolamento da pele.

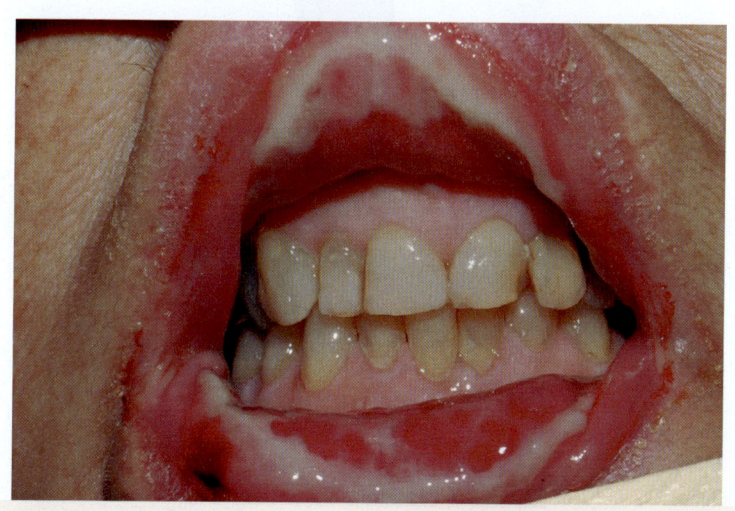

∧ Úlceras orais pelo metotrexato: lesões necróticas confluentes por toda a mucosa. Ocorrem quando há sobredosagem do medicamento.

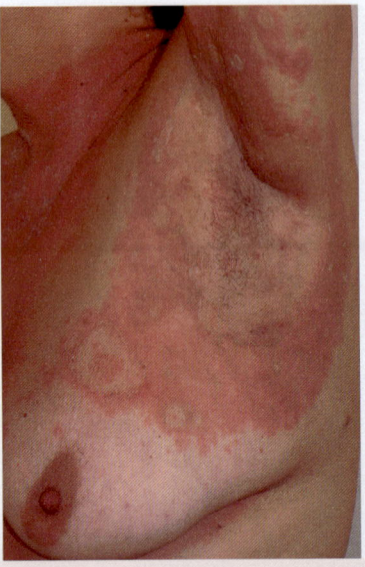

⋀ Erupção simétrica flexural por droga – SDRIFE" (*symmetrical drug-related intertriginous and flexural exanthema*). Quadro frequentemente induzido por fármacos.

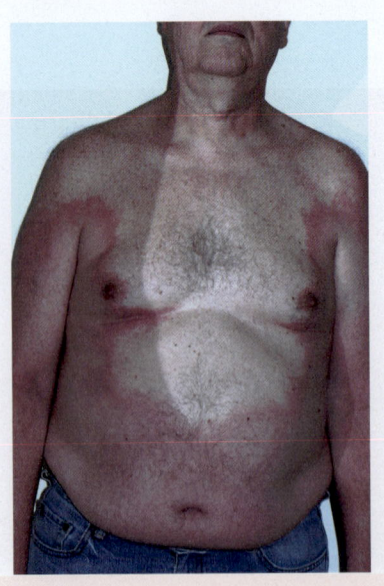

⋀ SDRIFE (*symmetrical drug-related intertriginous and flexural exanthema*): marcada simetria das lesões.

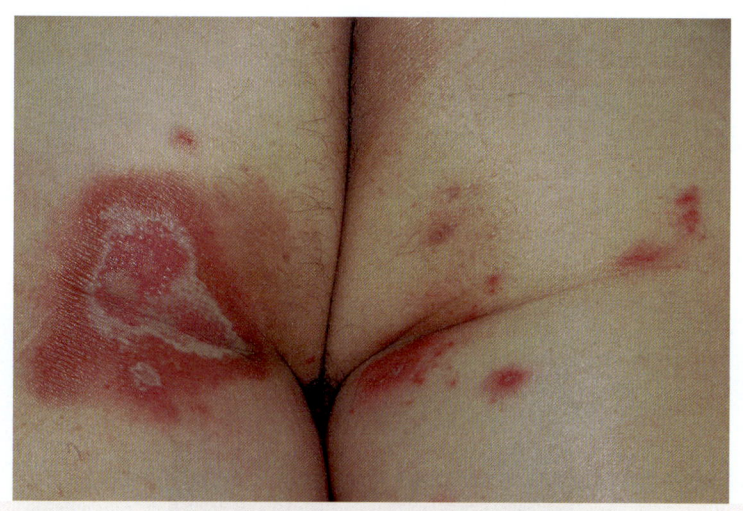

∧ SDRIFE (*symmetrical drug-related intertriginous and flexural exanthema*): quadro mais circunscrito, mas com elementos muito exuberantes.

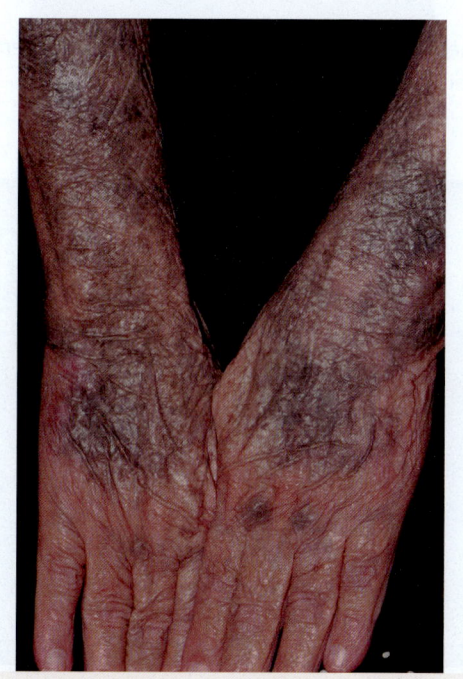

∧ Pigmentação por drogas. Este doente utilizou difosfato de cloroquina por muitos anos.

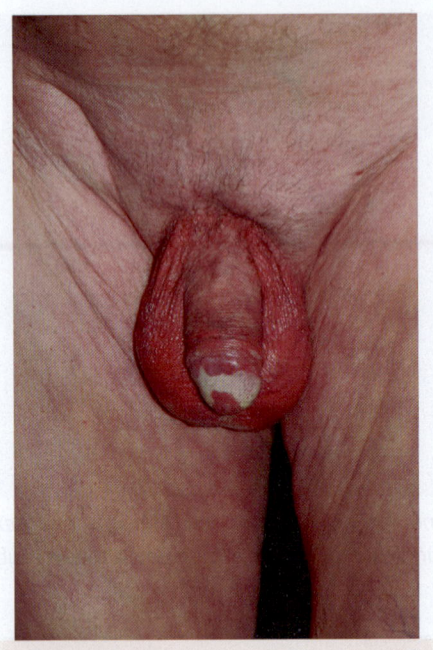

∧ Atrofia cutânea por corticosteroides tópicos: intenso eritema telangiectásico, atrofia e erosões.

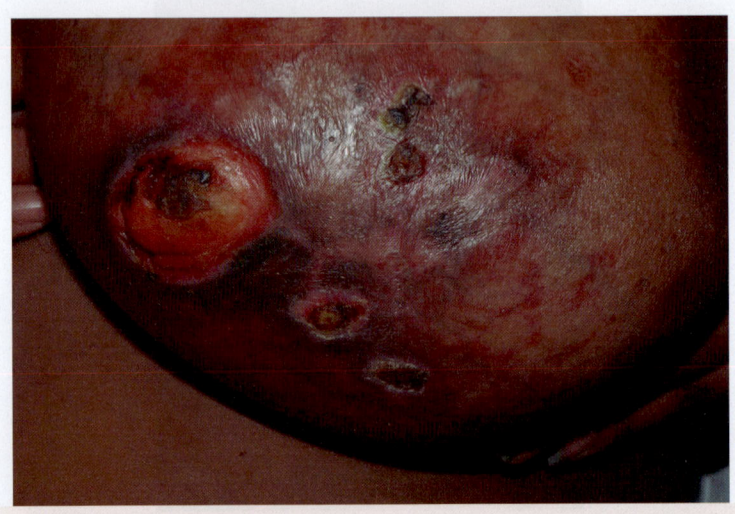

∧ Atrofia cutânea por corticosteroides tópicos: atrofia, telangiectasias e ulcerações.

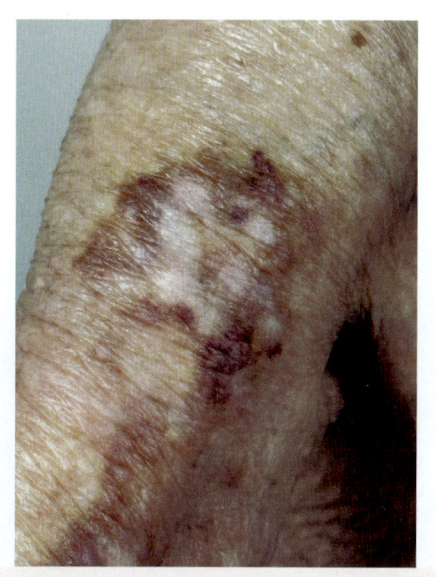

▲ Atrofia cutânea, hipopigmentação e púrpura pelo uso crônico de corticoides tópicos.

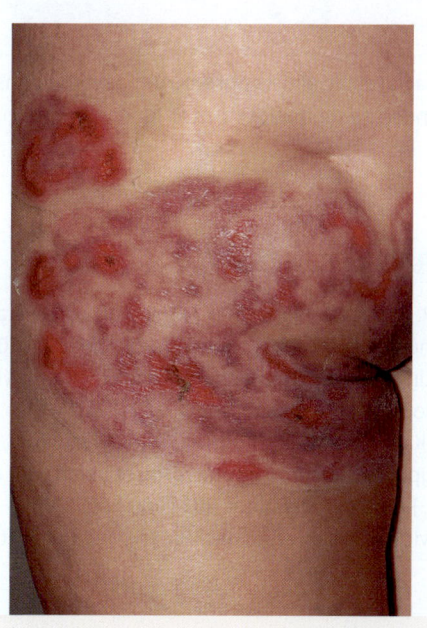

▲ Necrose de lesões de psoríase decorrente do uso exagerado de metotrexato.

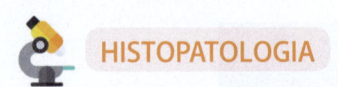

HISTOPATOLOGIA

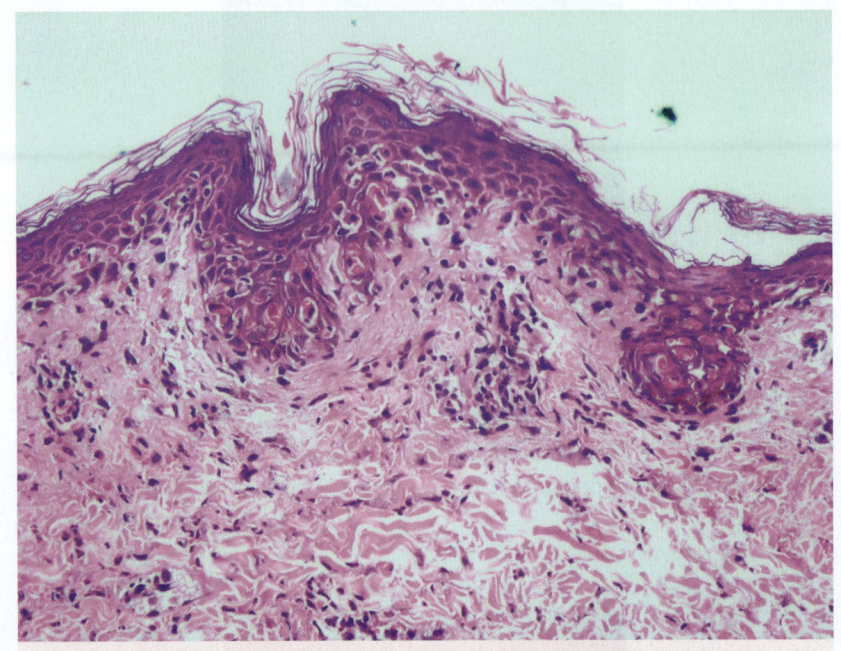

⌃ Farmacodermia: fase inicial de síndrome de Stevens-Johnson, na qual se observa extensa necrose de queratinócitos na epiderme.

BIBLIOGRAFIA SUGERIDA

1. Hasegawa, Abe R. Recent advances in managing and understanding Stevens-Johnson syndrome and toxic epidermal necrolysis. F1000Res. 2020;9.
2. Pozzo-Magaña, Liy-Wong C. Drugs and the skin: a concise review of cutaneous adverse drug reactions. Br J Clin Pharmacol. 2022;1-18.
3. Wei BM, Fox LP, Kaffenberger BH, Korman AM, Micheletti RG, Mostaghimi A, et al. Drug-induced hypersensitivity syndrome/drug reaction with eosinophilia and systemic syndrome. J Am Acad Dermatol. 2024;90(5):885-908.
4. Wolf R, Marinovic B. Drug eruptions in the mature patient. Clin Dermatol. 2018;36:249-54.

PARTE 6

Doenças bolhosas autoimunes

Penfigoide bolhoso

Definição

O penfigoide bolhoso (PB) é a doença bolhosa subepidérmica autoimune mais comum nos pacientes acima dos 60 anos de idade. Associa-se frequentemente a doenças neurológicas e pode ser induzido por drogas.

EPIDEMIOLOGIA E ETIOPATOGÊNESE

O PB é uma doença dos idosos e é muito rara em indivíduos com idade inferior a 50 anos. Sua incidência quase triplicou nos últimos 10 anos. A crescente população idosa, a melhora na capacidade de diagnosticar a doença e o aumento do uso de certos medicamentos podem ser responsáveis por essa tendência.

O penfigoide bolhoso é uma das poucas doenças autoimunes cuja incidência aumenta com a idade; da mesma forma, a taxa de mortalidade do penfigoide bolhoso é altamente variável entre os países do mundo. Não há predileção pela cor da pele e é mais comum nas mulheres.

Pacientes com PB têm autoanticorpos IgG circulantes direcionados especificamente contra BP230 (ou isoforma epitelial do antígeno 1 de BP, BPAG1e) e BP180 (BPAG2 ou colágeno tipo XVII), dois componentes de complexos de adesão juncional em epitélios estratificados, como epiderme e membranas mucosas.

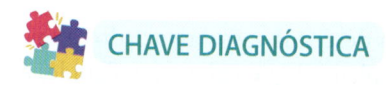

CHAVE DIAGNÓSTICA

Manifestações clínicas

O PB geralmente se apresenta com uma erupção cutânea bolhosa pruriginosa generalizada e a apresentação clínica pode ser bastante polimórfica, particularmente durante os estágios iniciais da doença ou em casos atípicos.

Durante o período prodrômico e não bolhoso, os sinais e sintomas são frequentemente confundidos com os de outras dermatoses, com prurido leve a grave, isoladamente ou em associação com lesões eczematosas, prurigoides e/ou urticariformes, que raramente podem permanecer como únicos sinais da doença.

A fase bolhosa do PB é caracterizada pelo desenvolvimento de vesículas e bolhas, que principalmente aparecem sobre pele eritematosa ou placas urticadas que ocasionalmente assumem um padrão anular.

As bolhas são tensas, frequentemente bilaterais e predominam nas grandes flexuras dos membros e da parte inferior do tronco, incluindo o abdome. O envolvimento da cavidade oral é observado em 10 a 30% dos casos. Mucosas conjuntivais, nasais, faríngeas, esofágicas e anogenitais são muito raramente afetadas.

Fatores de risco e doenças associadas

- Idade: é o fator de risco mais importante e a incidência da doença vai aumentando com a idade.
- Doenças neurológicas: a associação com distúrbios neurológicos ou psiquiátricos é frequente (demência, especialmente doença de Alzheimer, doença de Parkinson e doença cerebrovascular em intervalos que variam de poucos meses a mais de 5 anos).
- Drogas: pelo menos 50 medicamentos foram suspeitos de serem associados ao desenvolvimento do penfigoide bolhoso, incluindo diuréticos (furosemida, espironolactona), analgésicos, D-penicilamina, antibióticos (amoxicilina, ciprofloxacina), fenotiazinas, iodeto de potássio, captopril, inibidores do fator de necrose tumoral (TNF) e, mais recentemente, o antidiabético inibidor da dipeptidil peptidase-4 (gliptinas).
- Associação com malignidades internas: a associação de malignidades internas com a doença está provavelmente relacionada principalmente à idade avançada do paciente, uma vez que tanto a PB como o câncer são doenças dos idosos, não havendo, assim, verdadeira correlação.

Outras condições associadas: já foram descritos casos associados a outras doenças dermatológicas como líquen plano (líquen plano penfigoide) e psoríase. Ocasionalmente tem sido relatada associada com outras doenças autoimunes, como artrite reumatoide, tireoidite de Hashimoto, dermatomiosite, doença de Graves, trombocitopenia ou neutropenia autoimune, vitiligo e lúpus eritematoso. A taxa de ocorrência de *diabetes mellitus* primário foi maior em pacientes com penfigoide bolhoso.

Exames diagnósticos

O diagnóstico adequado do penfigoide bolhoso baseia-se numa combinação de características clínicas, uma imunofluorescência direta positiva (depósito linear ou em faixa na zona da membrana basal de C3 e IgG), microscopia de uma pele perilesional (bolha subepidérmica, não acantolítica com infiltrado inflamatório rico em eosinófilos) e a detecção de autoanticorpos IgG circulantes específicos antimembrana basal por estudos de microscopia IF indireta ou por ensaio imunoenzimático (ELISA).

Diagnóstico diferencial

Dependendo da fase da doença, inúmeros diagnósticos diferenciais devem ser feitos. Eczemas, outras doenças bolhosas autoimunes, urticária, prurigo e prurido.

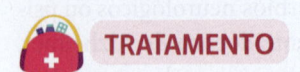 **TRATAMENTO**

Medicação tópica

Dependendo do comprometimento, o paciente deverá ser internado para os cuidados gerais e uso de medidas de higiene local com permanganato de potássio diluído em 1:40.000.

Se o paciente tiver poucas lesões, pode-se tentar o uso de corticosteroides tópicos potentes (clobetasol) ou não (betametasona).

Medicações sistêmicas

Corticosteroide sistêmico

É ainda considerado padrão ouro para tratamento da doença. Em doentes com lesões inflamatórias e bolhosas generalizadas se utiliza prednisona 0,5 a 1 mg/kg/dia. A dose deve ser reduzida progressivamente pelo período de 6 a 8 meses.

O paciente deve ter um cuidado multidisciplinar pelas comorbidades e pelo uso de polifarmácia.

Drogas imunossupressoras

Terapia imunossupressora deve ser utilizada como poupadora de corticosteroides e como segunda linha terapêutica (se o corticosteroide não fizer efeito ou está contraindicado por comorbidades do paciente).

As drogas que podem ser utilizadas são: azatioprina (1-3 mg/kg/dia via oral), micofenolato mofetil (1,5 a 2 mg/kg/dia, via oral), metotrexato (15 mg/semana, via oral ou subcutânea), clorambucil (0,1 mg/kg/dia, por via oral) ou ciclofosfamida (1-3 mg/kg/dia).

Sempre considerar o potencial de efeitos adversos que essas drogas podem levar, incluindo nefrotoxicidade em doentes idosos.

Antimicrobianos e dapsona

Combinações de nicotinamida (500-2.500 mg/dia, por via oral) e tetraciclinas (oxitetraciclina 2 g/dia por via oral) ou doxiciclina (200 mg/dia por via oral) foi tentada com alguns sucessos em pequenas séries e pode servir como uma terapia alternativa, em associação com corticosteroides tópicos, quando contraindicações óbvias para corticosteroides sistêmicos existirem.

A menos que a deficiência de glicose-6-fosfato desidrogenase seja evidente, o uso de dapsona (até 1,5 mg/kg/dia oralmente) também pode ser justificado em associação com corticosteroides.

No entanto, o perfil de efeitos colaterais da dapsona é potencialmente perigoso em pacientes idosos, com frequentes complicações dose-dependentes, anemia e síndrome de hipersensibilidade.

Imunomoduladores e imunobiológicos

São considerados coadjuvantes na terapia ou em casos de refratariedade ao tratamento o uso de imunoglobulina intravenosa e a plasmaférese com resultados variáveis.

Agentes biológicos como anti-CD20 (rituximabe) e o antagonista do TNFa (etanercepte, adalimumabe) podem ser utilizados nos casos de doença grave e refratária associados ou não aos corticosteroides.

Já foram descritos o uso de autoanticorpos IgE anti-BP180 e omalizumabe. Estudos são necessários para demonstrar que os produtos biológicos direcionados aos componentes da cascata IL-23/IL-17 podem ser eficazes.

PÉROLAS CLÍNICAS

Terapêuticas mais recentes que têm agentes como alvos, moléculas envolvidas no processo inflamatório de cascata associada ao penfigoide bolhoso, representam alternativas futuras para os corticosteroides ou medicamentos imunossupressores clássicos. Produtos biológicos suprimindo seletivamente formação de autoanticorpos, cascata de inflamação, ou ambos, são disponíveis e poderiam representar um novo horizonte terapêutico para o tratamento e a manutenção da doença.

FOTOS

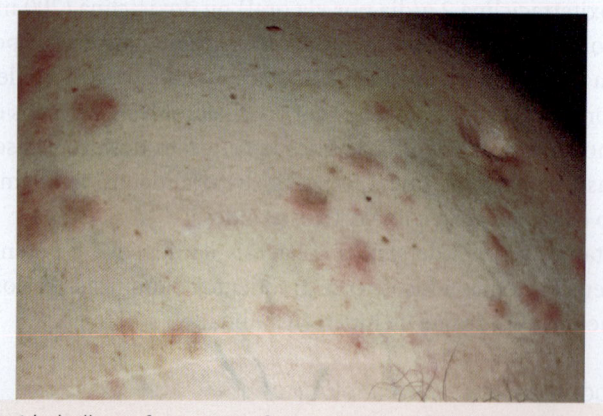

⋀ Penfigoide bolhoso fase urticariforme. Quadro inicial em que se observam apenas lesões eritematoedematosas sem vesículas. Nesses casos, a imunofluorescência direta é essencial para a diagnose, pois ainda não se observa clivagem à histopatologia.

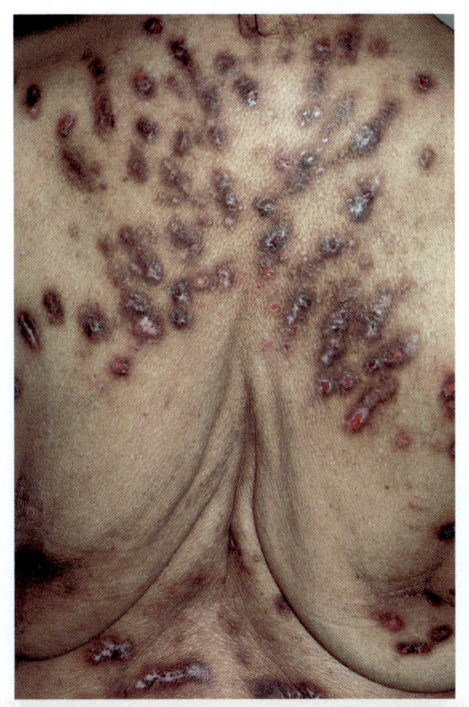

▲ Penfigoide bolhoso fase inicial somente com prurido. Quadro inicial em que se observam apenas escoriações neuróticas consequentes à coçadura vigorosa. A suspeita de penfigoide bolhoso só foi formulada em consulta subsequente, ao aparecerem bolhas.

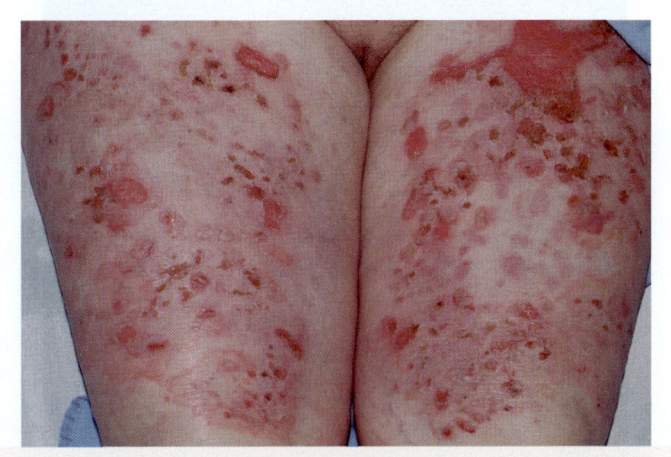

▲ Penfigoide bolhoso: bolhas íntegras e rotas sobre áreas eritematosas.

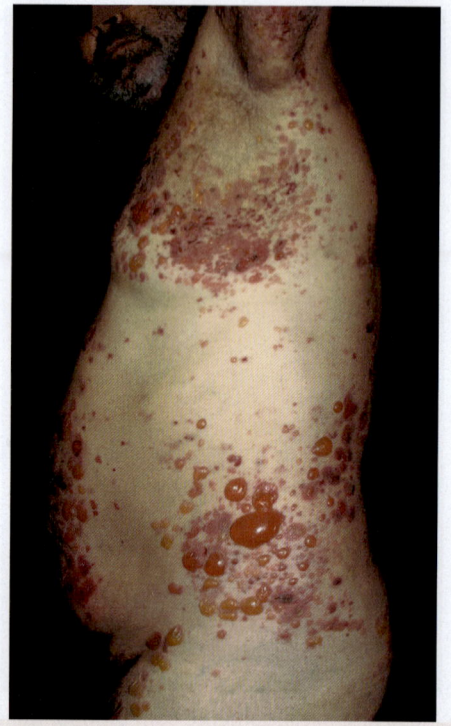

▲ Penfigoide bolhoso: bolhas íntegras e rotas sobre áreas eritematosas.

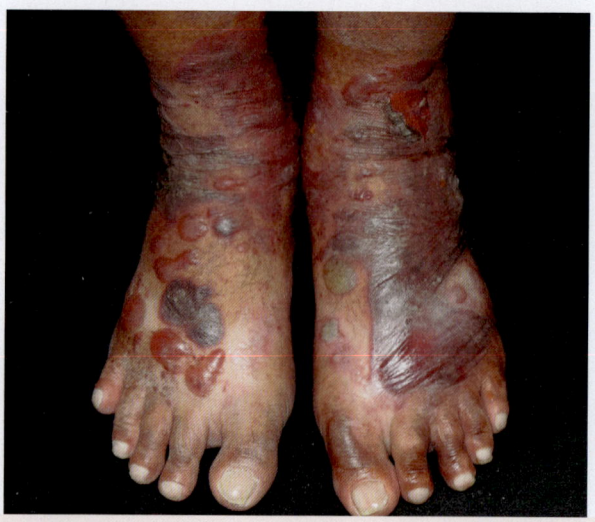

▲ Penfigoide bolhoso: bolhas íntegras de grande tamanho.

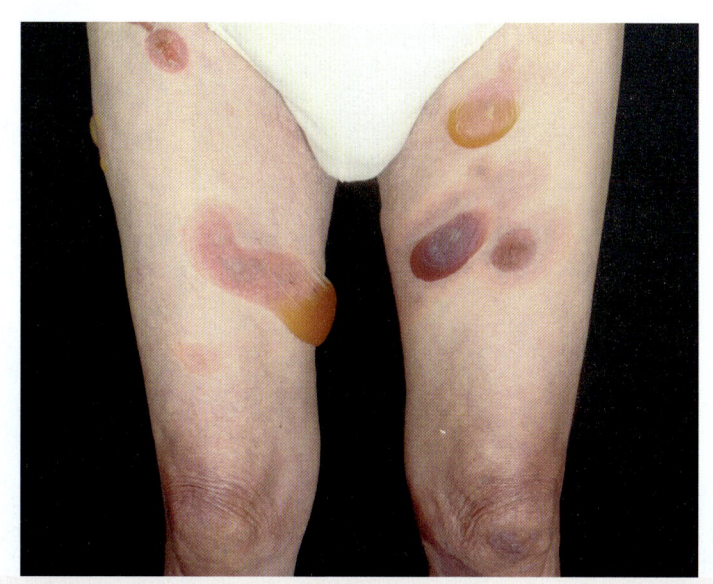

⋏ Penfigoide bolhoso: bolhas íntegras de conteúdo claro e hemorrágico.

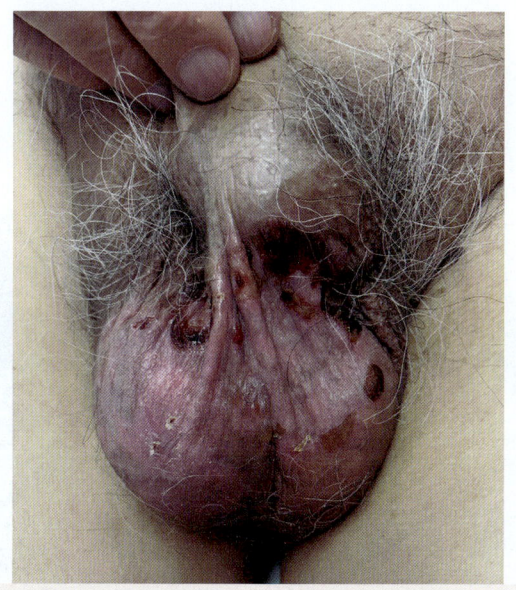

⋏ Penfigoide bolhoso: caso peculiar de bolhas íntegras e rotas somente na região escrotal desencadeado por inibidores do cotransportador sódio-glicose (SGLT2).

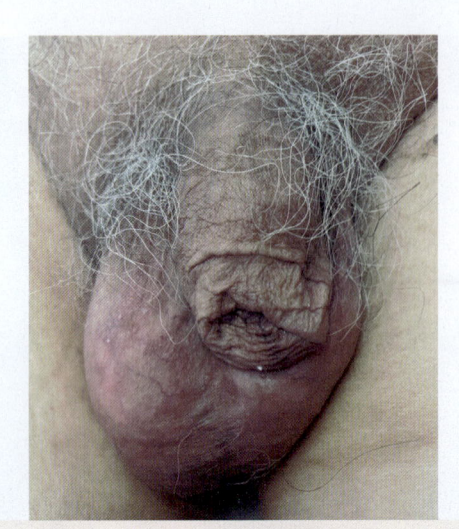

^ Caso anterior após retirada da droga desencadeante e tratamento com corticosteroide sistêmico.

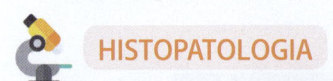

HISTOPATOLOGIA

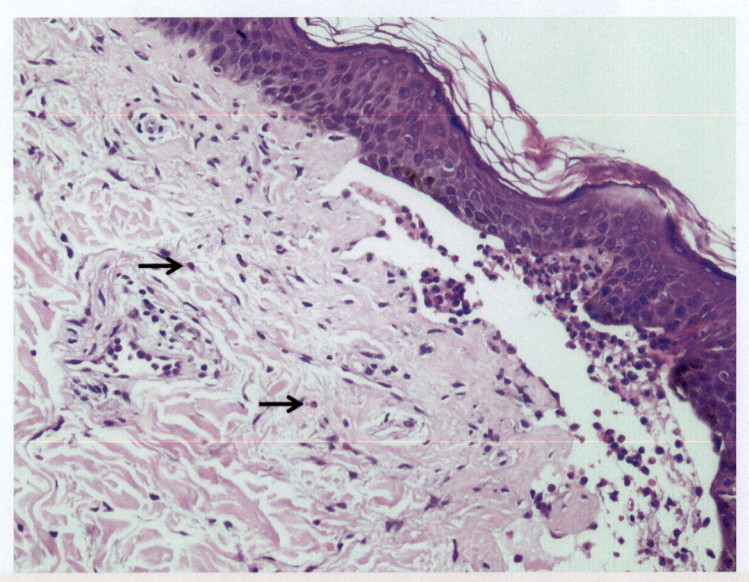

^ Penfigoide bolhoso: bolha subepidérmica contendo neutrófilos e eosinófilos no seu interior. Observam-se também eosinófilos na derme (setas pretas).

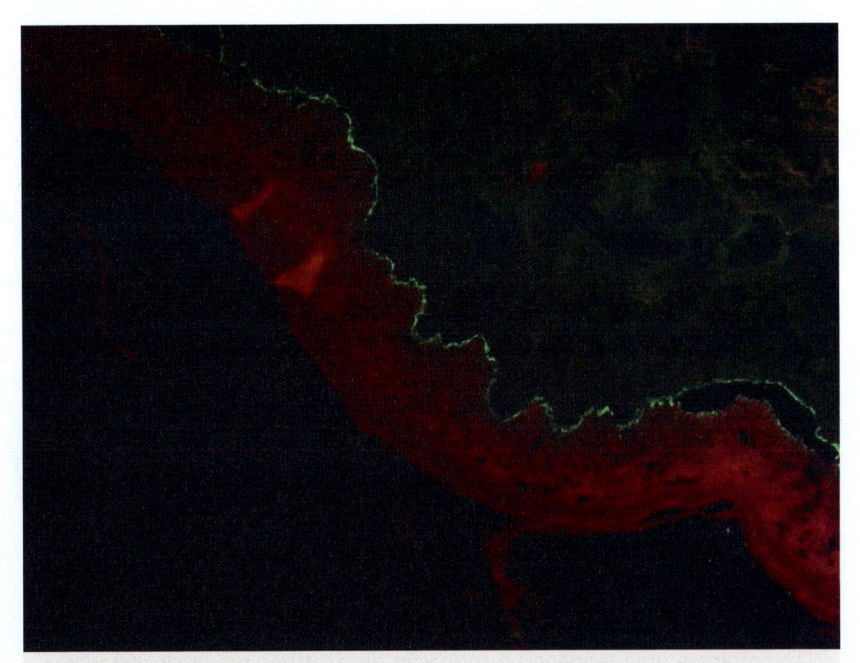

⋀ Penfigoide bolhoso, imunofluorescência direta: fluorescência linear com positividade para C3 na zona da membrana basal.

 ## BIBLIOGRAFIA SUGERIDA

1. Bertnard P, Antonicelli F. Bullous pemphigoid: a review of its diagnosis, associations and treatment. Am J Clin Dermatol. 2017;18(4):513-528.
2. Miyamoto D, Santi CG, Aoki V, Maruta CW. Bullous pemphigoid. Na Bras Dermatol. (2019);92(2):133-46.
3. Moro F, Fania L, Sinagra JLM, Salemme A, Di Zenzo G. Bullous pemphigoid: trigger and predisposing factors. Biomolecules. 2020;10(10):1432.

2

Penfigoide das membranas mucosas

Definição

O penfigoide das membranas mucosas, penfigoide cicatricial ou penfigoide da mucosa representa um distúrbio bolhoso subepitelial autoimune raro, caracterizado pelo envolvimento predominante das mucosas, um curso crônico e uma tendência à formação de cicatrizes nas áreas afetadas. Sua importância é ligada ao fato de acometer idosos e a possibilidade de levar a sequelas graves. Qualquer membrana mucosa revestida por epitélio escamoso estratificado pode estar envolvida.

 ## EPIDEMIOLOGIA E ETIOPATOGÊNESE

O penfigoide das membranas mucosas é raro, mas afeta mais frequentemente indivíduos idosos com idade entre 60 e 80 anos; pode haver uma preponderância feminina e nenhuma predileção racial ou geográfica foi demonstrada.

A forma oral solitária está associada a um bom prognóstico, enquanto indivíduos com envolvimento ocular, nasofaríngeo, esofágico e laríngeo apresentam risco aumentado de cicatrizes com subsequente aumento de morbidade e mortalidade.

Existem relatos de associação com adenocarcinomas sólidos e desencadeados por drogas como metildopa, penicilamina e clonidina, mas de maneira excepcional.

O penfigoide das membranas mucosas é uma condição autoimune crônica caracterizada pela presença de anticorpos (geralmente IgG, mas às vezes IgA) direcionados aos componentes estruturais da zona da membrana basal subepitelial (BMZ) das superfícies mucosas.

Estudos sugerem que os autoanticorpos têm como alvo vários componentes estruturais das porções extracelulares do complexo de adesão hemidesmossômica na pele e nas superfícies mucosas (laminina 5, integrina α6β4 e BP180).

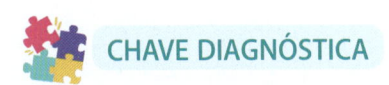 CHAVE DIAGNÓSTICA

Manifestações clínicas

Inicialmente se observam como bolhas tensas que, nas mucosas logo se rompem, dando lugar a erosões que podem evoluir a cicatrizes e fibroses. Os locais mais comuns de envolvimento da doença são a mucosa oral (gengiva com quadro de gengivite erosiva, palato duro, mucosa bucal), seguida pela mucosa conjuntival (no início com sintomas inespecíficos até conjuntivite crônica, fibrose subepitelial, fusão das conjuntivas bulbar e palpebral dos tratos fibrosos e simbléfaro e cegueira). Comprometimento gengival exclusivo é frequente e costuma ser causa de demora no diagnóstico.

O envolvimento da orelha, nariz e garganta é relativamente comum, levando a atrofia, rinite e erosões nasais que podem resultar em obstrução das vias aéreas nasais ou epistaxe recorrente. O acometimento da faringe pode apresentar-se como dor de garganta, disfagia ou odinofagia. As superfícies epiglóticas da laringe podem ser afetadas por erosões e os pacientes podem desenvolver rouquidão e, raramente, estenose e dispneia. Tende a ser crônica e cicatrizante, podendo resultar em complicações graves. Consulta oftalmológica pode ser necessária. A seleção da terapia é muitas vezes difícil e depende da extensão e gravidade da doença.

Exames diagnósticos

O diagnóstico é realizado por meio do exame clínico (lesões mucosas erosivas ou bolhosas, principalmente se houver evidência de cicatrizes) associado aos achados histológicos (bolha subepidérmica com infiltrado inflamatório misto), a imunofluorescência direta (banda linear de IgG ou complemento, ou ambos, ao longo da zona da membrana basal; e, em alguns casos, a IgA também é detectada). A imunofluorescência indireta é positiva em aproximadamente 20% a 30% dos casos.

Diagnóstico diferencial

O diagnóstico diferencial é feito com eritema multiforme, líquen plano erosivo, pênfigo vulgar, penfigoide bolhoso, epidermólise bolhosa adquirida, dermatose bolhosa por IgA linear.

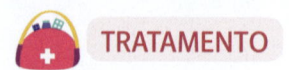 **TRATAMENTO**

Tópico

- Higiene oral meticulosa com antissépticos para prevenir infecção.
- Anestésicos tópicos.
- Corticosteroides tópicos em enxagues ou orabase e tacrolimus tópico.
- No caso de lesão ocular, usar lágrimas artificiais, corticosteroides ou ciclosporina tópicos.

Sistêmico

- Formas leves e moderadas de dapsona (dose baixa até chegar 2 mg/kg/dia), lembrando de verificar se o paciente não apresenta deficiência de glicose-6-fosfato desidrogenase.
- Em casos graves ou recalcitrantes, usar ciclofosfamida (2 mg/kg/dia VO ou via intravenosa, 10 mg/kg/mês). Cuidado com infecções e cistite hemorrágica.
- Corticosteroides sistêmicas em uso com os imunossupressores (1 a 1,5 mg/kg/dia).
- Micofenolato de mofetila, 2 a 3 g ao dia.
- Etanercepte 50 mg/semana (antagonista do fator de necrose tumoral alfa) e rituximabe (ciclo consistindo em infusões semanais de 375 mg/m^2 durante 4 semanas).
- Micofenolato de mofetila, 2 a 3 g ao dia.

PÉROLAS CLÍNICAS

Complicações oculares, laríngeas e esofágicas graves devem ser preveni-
das e tratadas imediatamente e adequadamente para não levar a consequências graves. Faz-se sempre necessário o acompanhamento conjunto
com o oftalmologista e otorrinolaringologista.

 FOTOS

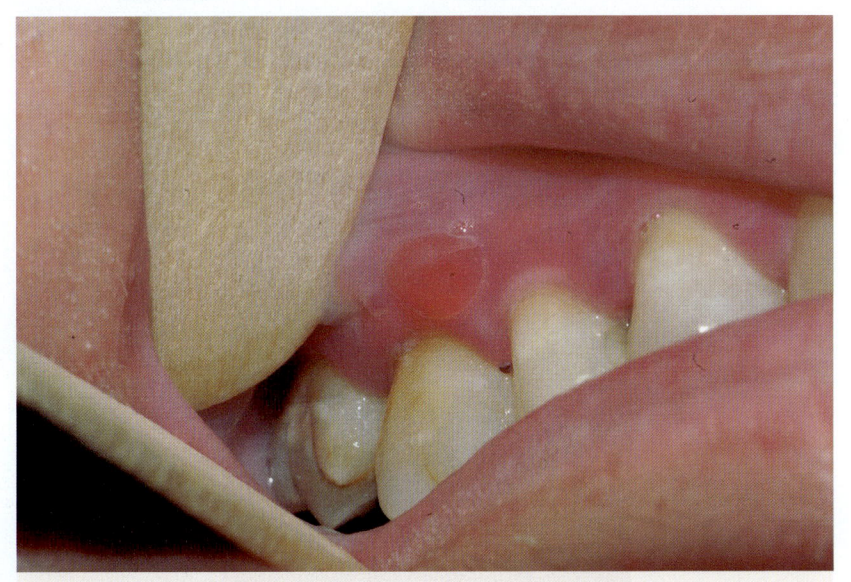

▲ Penfigoide das membranas mucosas: bolha íntegra. Essas lesões são raríssi-
mas em outras doenças bolhosas.

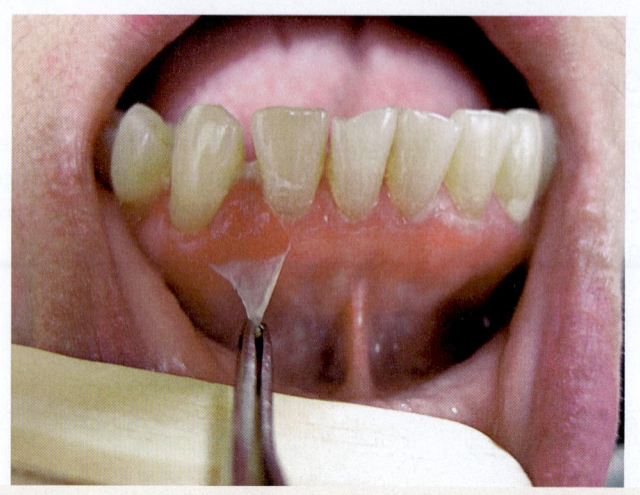

∧ Penfigoide das membranas mucosas: gengivite descamativa. Sinal da pinça, característico dessa enfermidade quando ocorrem lesões gengivais.

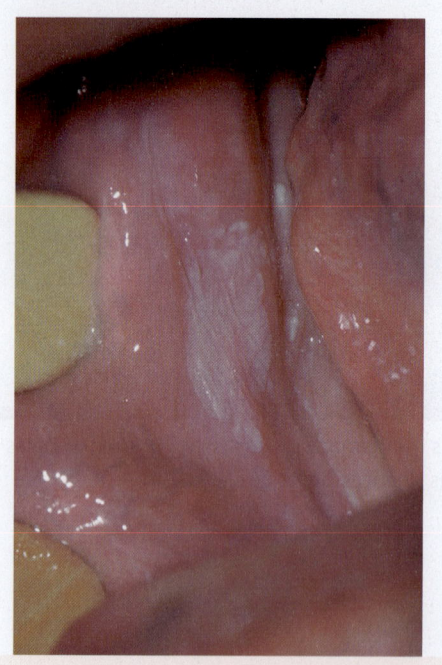

∧ Penfigoide das membranas mucosas: cicatriz hiperqueratósica, frequentemente confundida com outras lesões mucosas brancas.

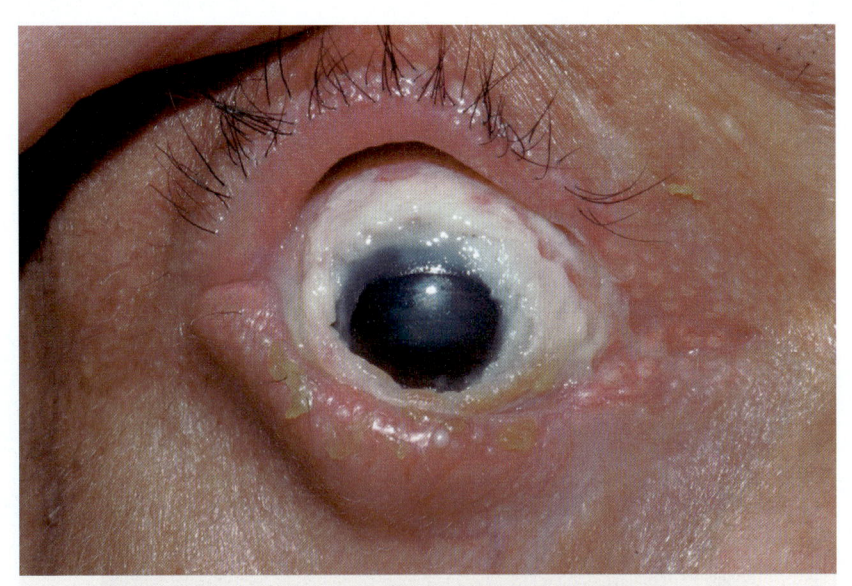

∧   Penfigoide das membranas mucosas: sinéquias oculares.

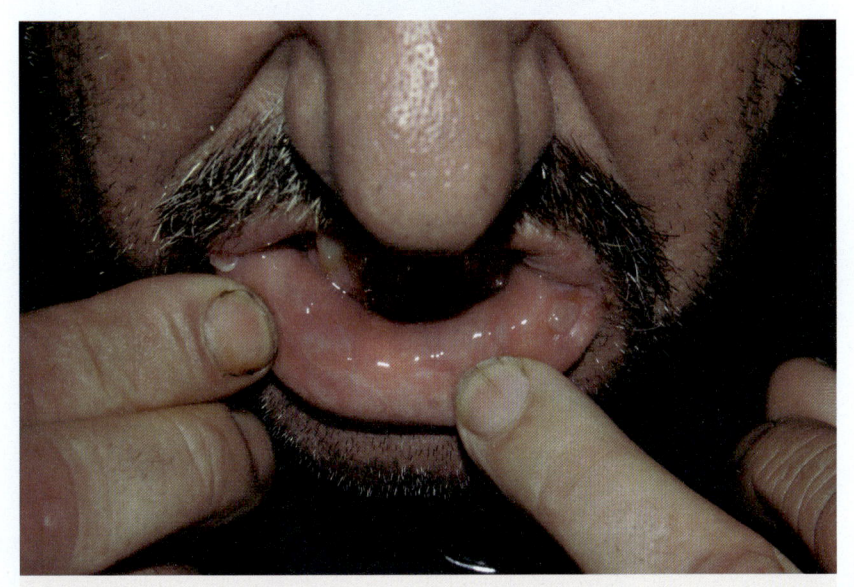

∧   Penfigoide das membranas mucosas: erosões superficiais.

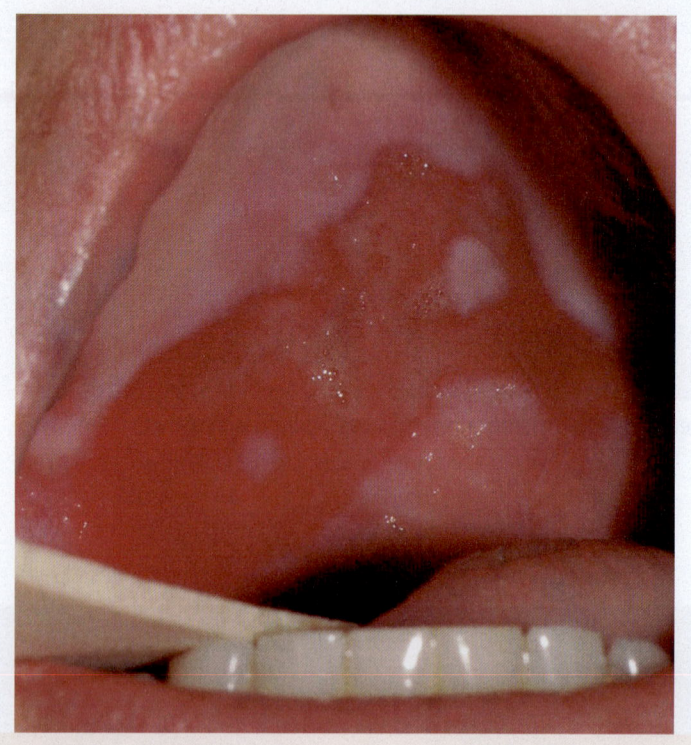

▲ Penfigoide das membranas mucosas: cicatriz mucosa.

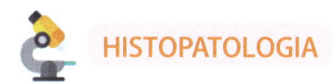

HISTOPATOLOGIA

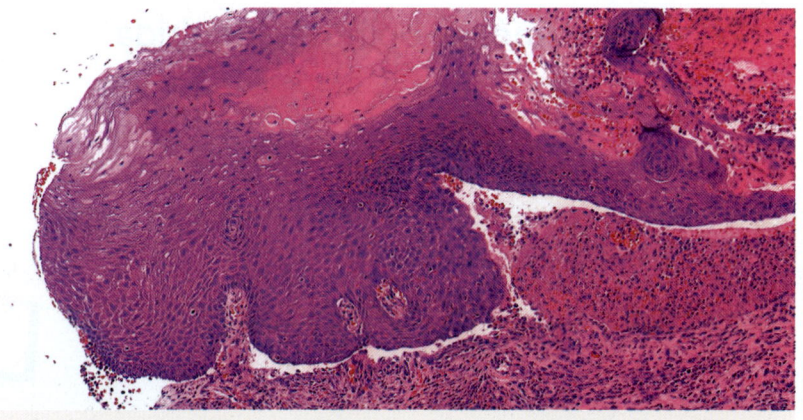

⋏   Penfigoide de membranas mucosas: clivagem subepitelial e infiltrado inflamatório esparso na lâmina própria.

BIBLIOGRAFIA SUGERIDA

1.   Kim M, Borradori L, Murrell DF. Autoimmune blistering diseases in the elderly. Clinical Presentations and Management. 2016;33(10):711-723.
2.   Xu HH, Werth VP, Parisi E, Sollecito TP. Mucous membrane pemphigoid. Dent Clin North Am. 2013;57(4):611-30.
3.   Parker SRS, MacKelfresh J. Autoimmune blistering diseases in the elderly. Clin Dermatol. 2011;79:6979.

Epidermólise bolhosa adquirida

Definição

A epidermólise bolhosa adquirida é uma doença bolhosa subepidérmica que acomete mais áreas de trauma, tem natureza autoimune e causa desconhecida e pode aparecer em qualquer idade, inclusive nos idosos.

 ## EPIDEMIOLOGIA E ETIOPATOGÊNESE

Dados epidemiológicos limitados estão disponíveis para avaliar com precisão a verdadeira incidência da epidermólise bolhosa adquirida, mas trata-se de doença pouco frequente. Pode ocorrer em qualquer idade, inclusive na população idosa.

Sua causa é desconhecida, mas a predisposição genética é provável devido à sua associação com haplótipos específicos de histocompatibilidade maior II.

É uma doença mecanobolhosa subepidérmica adquirida associada a autoanticorpos IgG contra colágeno tipo VII. O colágeno tipo VII é exclusivo do epitélio escamoso estratificado e é o principal componente da fibrila de ancoragem na ZMB da pele e da mucosa. A interrupção da função do colágeno tipo VII leva às manifestações clínicas da doença. Sua causa é desconhecida, mas a predisposição genética é provável devido à sua associação com haplótipos específicos de histocompatibilidade maior II.

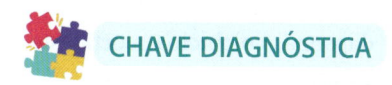 **CHAVE DIAGNÓSTICA**

Manifestações clínicas

Classicamente se manifesta como uma doença bolhosa não inflamatória com distribuição acral. Os pacientes apresentam fragilidade da pele e desenvolvem vesículas e bolhas tensas. Distrofias ungueais, flexão dos dedos, queda das unhas, cistos de milia e alopecia cicatricial são frequentemente observados em pacientes com EBA crônica. Estenose esofágica e fibrose cutânea foram relatadas em casos graves.

Também pode apresentar-se com envolvimento predominante e crônico da membrana mucosa. Embora todas as membranas mucosas revestidas por um epitélio de Malpighi possam ser afetadas, a língua e os lábios estão frequentemente envolvidos na forma de epidermólise bolhosa.

Parece ter associação com doença inflamatória intestinal, lúpus eritematoso sistêmico, amiloidose sistêmica, tiroidite, síndrome metabólica, leucemia linfocítica crônica, *diabetes mellitus* e artrite reumatoide.

Exames diagnósticos

O diagnóstico é feito pelo exame histopatológico (bolha subepidérmica com infiltrado inflamatório mínimo) e a imunofluorescência direta, em que são visualizados depósitos lineares de IgG e por vezes também C3, IgA e IgM na zona da membrana basal.

Diagnóstico diferencial

A epidermólise bolhosa adquirida deve ser diferenciada com erupções bolhosas medicamentosas, dermatose bolhosa por IgA linear, penfigoide bolhoso, lúpus bolhoso, porfiria, pseudoporfiria e formas hereditárias de epidermólise bolhosa.

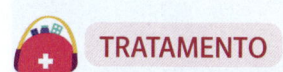 **TRATAMENTO**

Doença de difícil tratamento em que medidas gerais como prevenção da formação de bolhas por meio da prevenção de traumas e atenção imediata às ulcerações são importantes para reduzir infecções secundárias da pele.

O tratamento sistêmico é o recomendado, na sequência a seguir:

- Anti-inflamatórios e corticosteroides: dapsona, colchicina, corticosteroides sistêmicos isolados ou em associações.
- Imunossupressores: ciclosporina isolada ou associada a corticosteroides.
- Imunobiológicos: rituximabe.
- Imunoglobulina intravenosa.

PÉROLAS CLÍNICAS

Existem medicações limitadas disponíveis sobre modalidades de tratamento para epidermólise bolhosa adquirida. O manejo é difícil, pois muitas vezes, mas não invariavelmente, é refratário à terapia convencional.

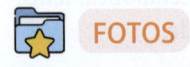 **FOTOS**

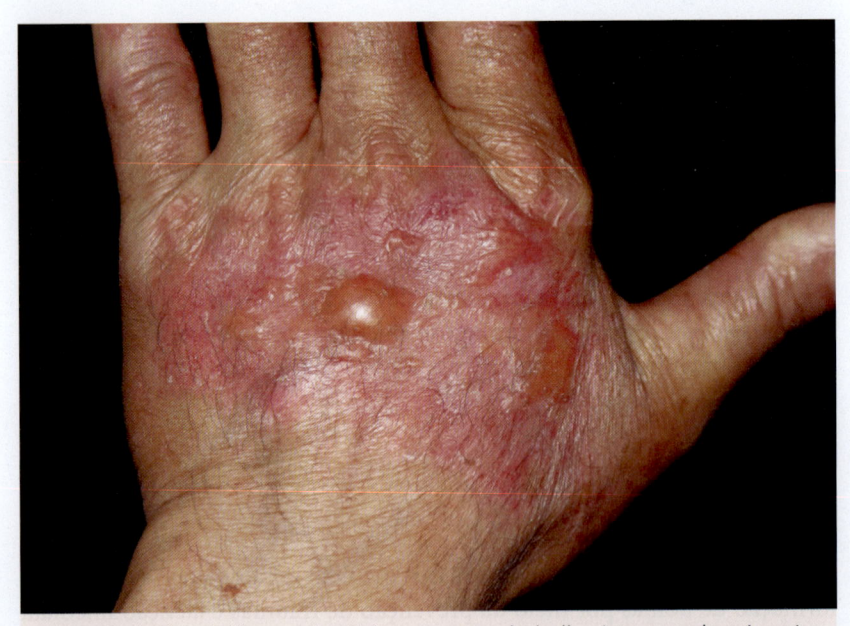

⋀ Epidermólise bolhosa adquirida: presença de bolha íntegra sobre área inflamatória.

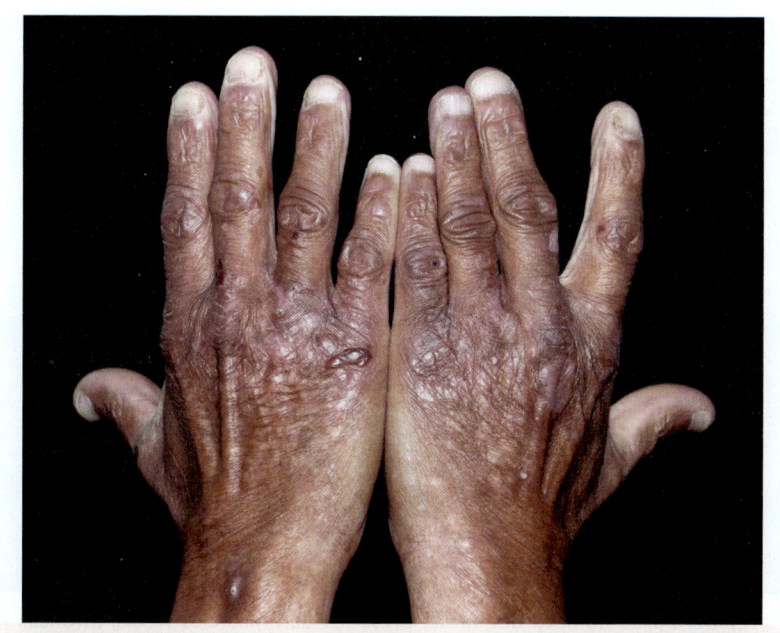

∧ Epidermólise bolhosa adquirida: presença de bolha íntegra sobre áreas cicatriciais e atróficas.

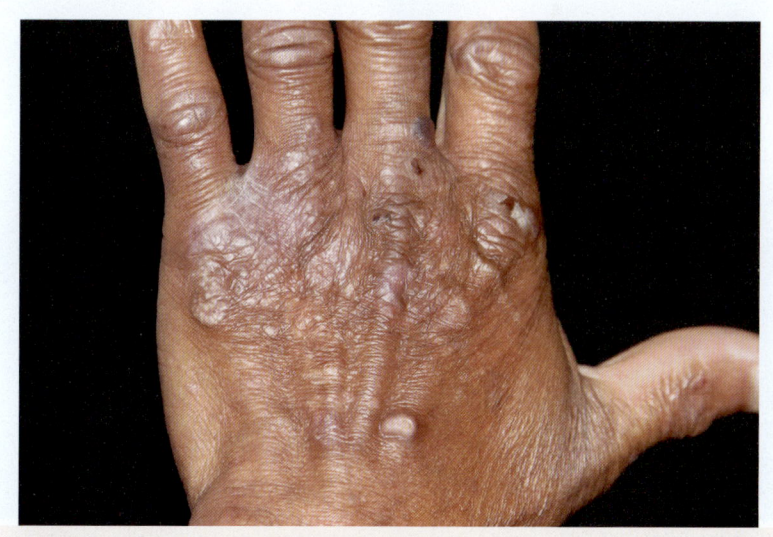

∧ Epidermólise bolhosa adquirida: presença de áreas cicatriciais, atróficas e milia.

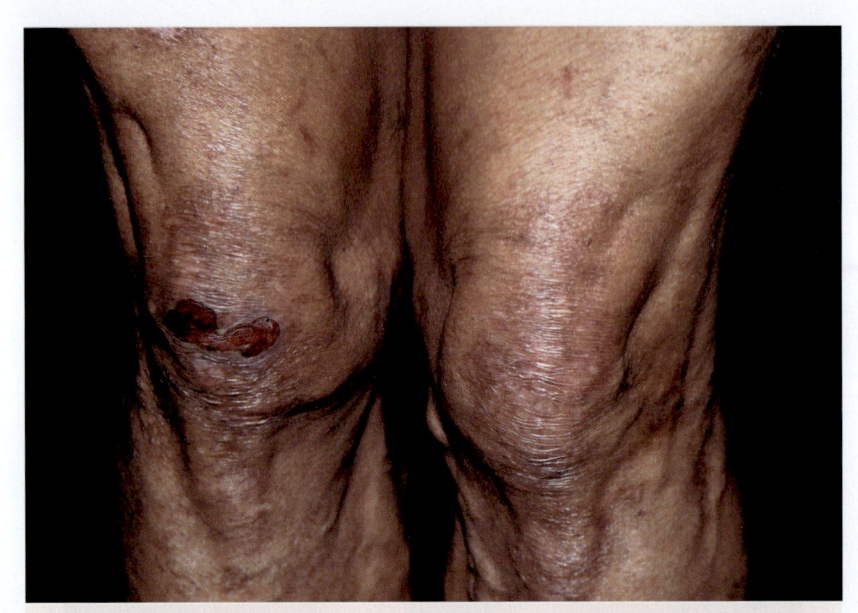

⌃ Epidermólise bolhosa adquirida: presença de áreas cicatriciais, atróficas e milia em áreas típicas de maior traumatismo.

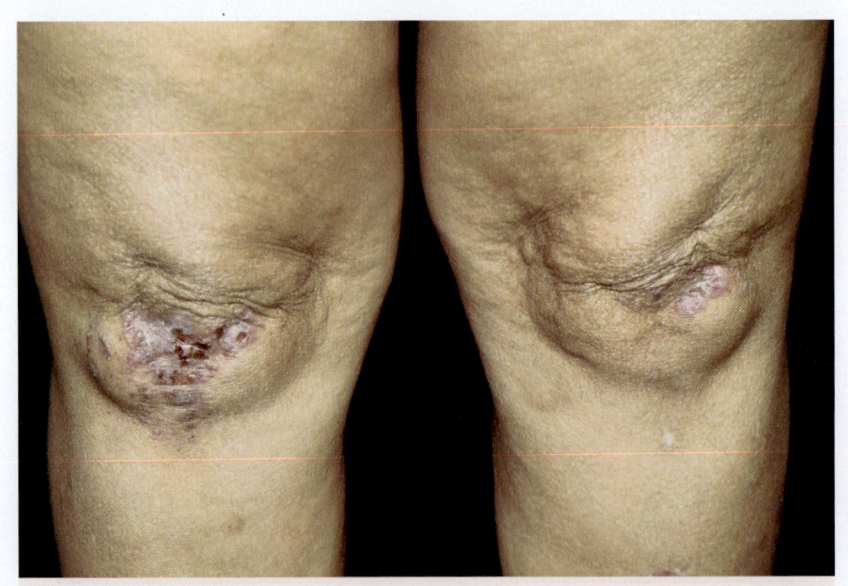

⌃ Epidermólise bolhosa adquirida: presença de áreas cicatriciais, atróficas e milia.

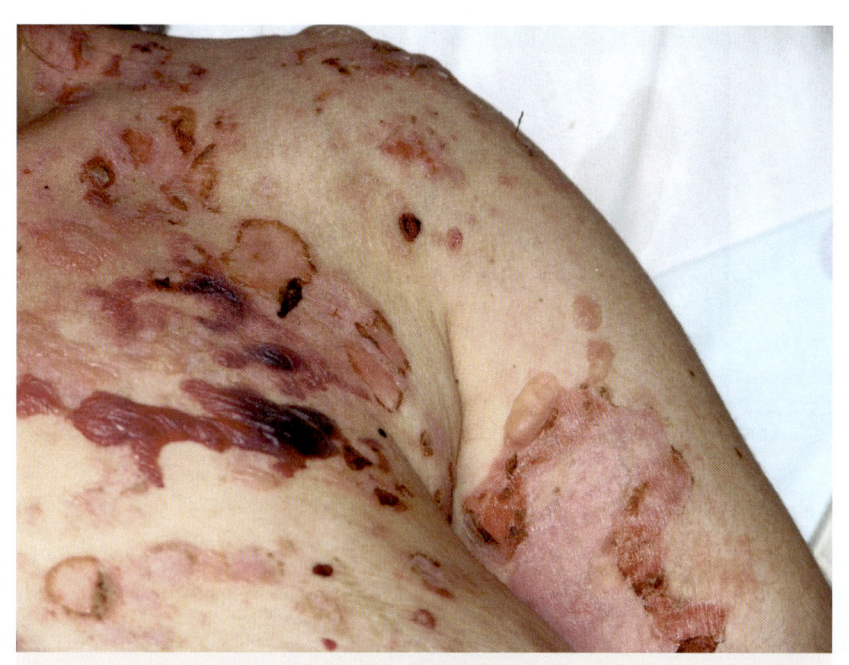

⋀ Epidermólise bolhosa adquirida: presença de bolhas íntegras e hemorrágicas e áreas desnudas.

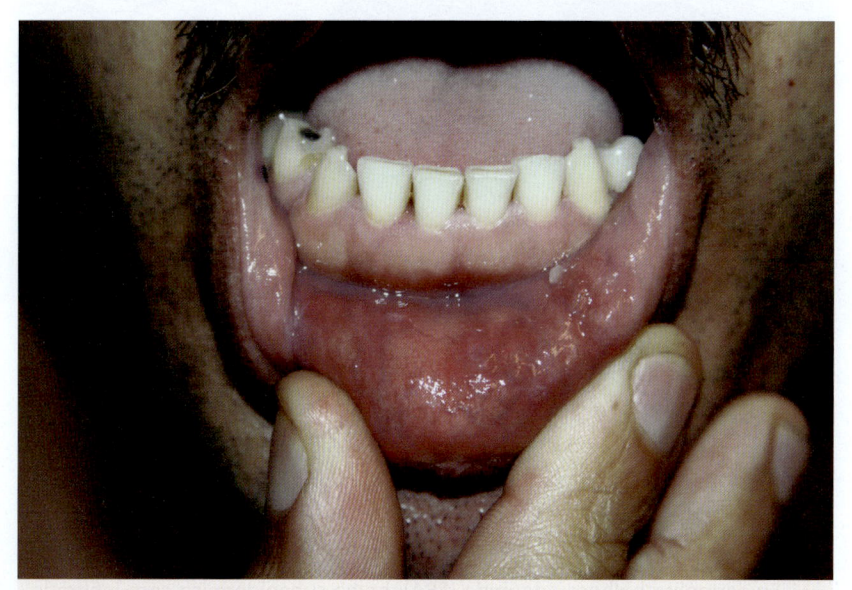

⋀ Epidermólise bolhosa adquirida: erosões mucosas.

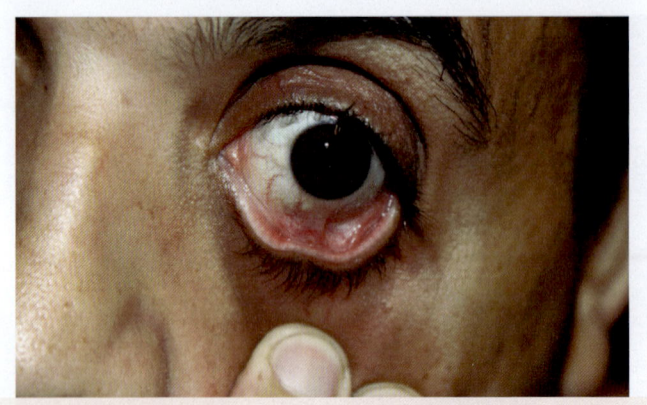

▲ Epidermólise bolhosa adquirida: sinéquia cicatricial.

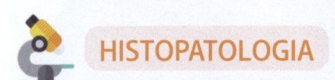

HISTOPATOLOGIA

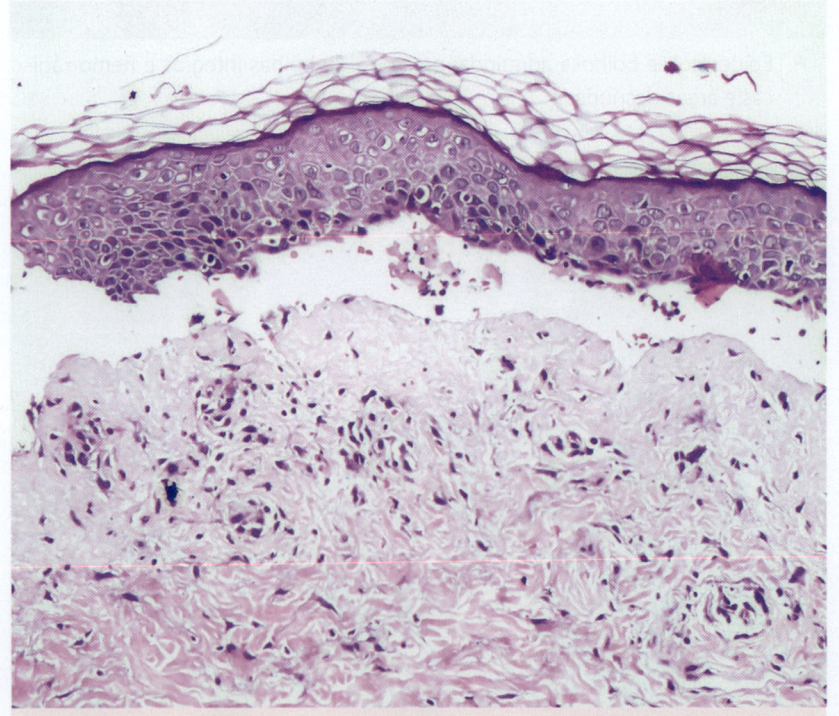

▲ Epidermólise bolhosa adquirida (EBA): bolha subepidérmica com infiltrado inflamatório paucicelular na derme.

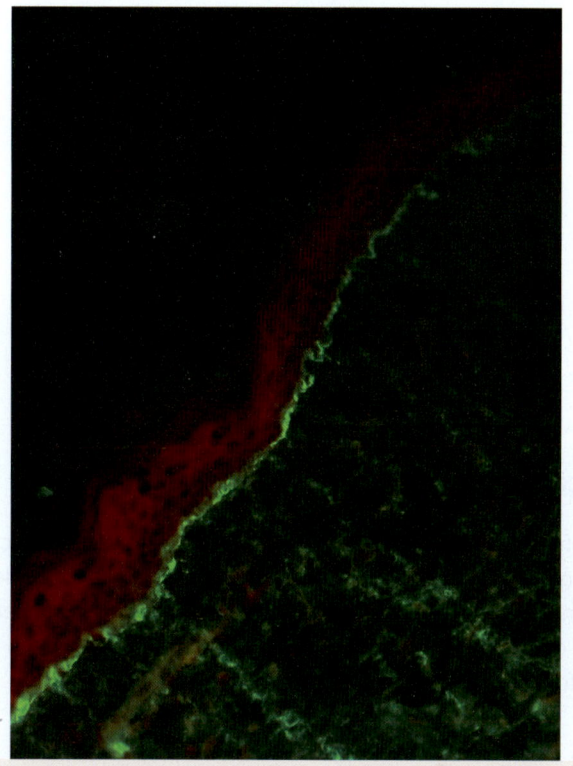

▲ Epidermólise bolhosa adquirida (imunofluorescência direta): positividade para IGA em padrão linear na zona da membrana basal.

BIBLIOGRAFIA SUGERIDA

1. Miyamoto D, Gordilho JO, Santi CG, Porro AM. Epidermolysis bullosa acquisita. An Bras Dermatol. 2022;97(4):409-423.
2. Koga H, Prost-Squarcioni C, Iwata H, Jonkman MF, Ludwig RJ, Bieber K. Epidermolysis bullosa acquisita: the 2019 update. Front Med. 2019;5-2018.
3. Kridin K, Kneiber D, Kowalski EC, Valdebran M, Amber KT. Epidermolysis bullosa acquisita: a comprehensive review. Autoimmun Rev. 2019;18(8):785-795.

4

Pênfigos

Definição

Os pênfigos são um grupo de doenças bolhosas intraepidérmicas acantolíticas que comprometem a pele e as membranas mucosas, de carater autoimune, e com presença de autoanticorpos IgG contra a superfície celular dos queratinócitos. Os principais subtipos incluem o pênfigo vulgar, o pênfigo foliáceo e o pênfigo paraneoplásico.

 EPIDEMIOLOGIA E ETIOPATOGÊNESE

A média de idade de início do pênfigo vulgar é geralmente na quinta década, afetando igualmente homens e mulheres. O pênfigo foliáceo esporádico também afeta mais idosos, enquanto o pênfigo foliáceo endêmico atinge indivíduos mais jovens.

O pênfigo vulgar classicamente é considerado de maior gravidade, mas todas as formas merecem atenção especial porque a mortalidade pode ser elevada.

O pênfigo foliáceo é considerado uma forma menos grave da doença, sendo mais raro em idosos. Um pequeno grupo pode progredir para ter envolvimento extenso, resultando em eritrodermia esfoliativa. O pênfigo foliáceo pode ter duas variantes, incluindo o pênfigo eritematoso (síndrome de Senear-Usher) e pênfigo foliáceo endêmico (fogo selvagem) mais comum no nosso meio.

No pênfigo vulgar, os autoantígenos são a desmogleína 3 e 1, ambos membros de proteínas desmossômicas da família das caderinas. A ligação de autoanticorpos interfere diretamente nas proteínas de adesão nos desmossomos, causando acantólise logo acima da camada basal. Em contraste com as doenças bolhosas subepidérmicas discutidas anteriormente, o resultado é uma separação mais superficial, uma bolha suprabasilar na histologia e as bolhas ou erosões flácidas características no exame clínico.

Em contraste com o pênfigo vulgar, o alvo autoimune no pênfigo foliáceo é apenas a desmogleína 1. A desmogleína 1 é essencial para a coesão apenas na camada mais superficial da epiderme. Pacientes com pênfigo foliáceo não apresentam envolvimento mucoso e, em vez disso, apresentam erosões superficiais discretas e crostosas e raras bolhas flácidas, tipicamente em distribuição seborreica na face, couro cabeludo, tórax e costas.

Pênfigo induzido por medicamentos também foi relatado, principalmente em pacientes em uso de captopril ou penicilamina.

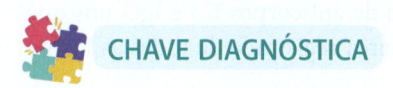

CHAVE DIAGNÓSTICA

Manifestações clínicas

O pênfigo vulgar geralmente se inicia na cavidade oral, podendo aí permanecer por vários meses antes de acometer a pele. O distúrbio pode ser localizado ou pode tornar-se generalizado. Aparecem bolhas flácidas que se rompem facilmente, deixando superfícies dolorosas e desnudas sem tendência a cicatrização e que vão crescendo em extensão e confluindo, podendo comprometer grande extensão da pele. Localizam-se inicialmente na parte superior do tronco, cabeça, pescoço e áreas intertriginosas, como axilas e virilha. Na doença ativa, a pressão deslizante aplicada à pele normal na borda de uma bolha provoca uma erosão (sinal de Nikolsky).

Com o tratamento, a reparação ocorre sem formação de cicatrizes e muitas vezes pode ser acompanhada por hiperpigmentação pós-inflamatória. Pode haver envolvimento da mucosa ocular, nasal, faríngea, laríngea, esofágica, vaginal, peniana e anal. Os casos não tratados invariavelmente progridem para óbito por infecção da corrente sanguínea ou distúrbio hidroeletrolítico.

O pênfigo vegetante é uma variante do pênfigo vulgar, que também pode afetar tecidos mucosos e cutâneos. As lesões estão caracteristicamente presentes nas áreas intertriginosas e que se tornam papuloerosivas, hipertróficas e vegetantes.

No pênfigo foliáceo ocorrem bolhas superficiais em uma base eritematosa, que erodem facilmente, muitas vezes não sendo observadas, mas sim erosões úmidas superficiais entremeadas por escamas úmidas. O envolvimento da membrana mucosa geralmente está ausente. As lesões cutâneas mais comumente se apresentam na face, cabeça, pescoço e tronco superior, mas podem se generalizar, constituindo quadro de eritrodermia esfoliativa.

Exames diagnósticos

Além do quadro clínico, o exame anatomopatológico é fundamental no diagnóstico dos pênfigos que têm como característica a presença de acantólise, que é a perda de adesão entre as células epidérmicas. No caso do pênfigo foliáceo, a clivagem acantolítica tem localização na camada granulosa e, no pênfigo vulgar, a clivagem acantolítica é suprabasal.

Um padrão intercelular de deposição de anticorpos C3 e IgG nos queratinócitos na imunofluorescência é a marca registrada de todas as formas de pênfigo.

A imunofluorescência indireta demonstra a presença de autoanticorpos contra um ou mais antígenos de superfície celular de queratinócitos, e esses títulos geralmente são semelhantes à atividade da doença em todas as formas de pênfigo.

Diagnóstico diferencial

O diagnóstico diferencial de pênfigo vulgar é feito com pênfigo paraneoplásico, eritema multiforme maior ou necrólise epidérmica tóxica, penfigoide de membrana mucosa, penfigoide bolhoso, epidermólise bolhosa adquirida, líquen plano erosivo, estomatite herpética aguda e estomatite secundária à quimioterapia.

O diagnóstico diferencial do pênfigo foliáceo é feito com pênfigo vulgar, impetigo, síndrome da pele escaldada estafilocócica, psoríase pustulosa, dermatite pustulosa subcórnea e dermatite seborreica.

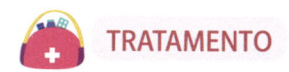

TRATAMENTO

Medidas gerais como internação, banhos antissépticos com permanganato de potássio, antibioticoterapia sistêmica, monitoramento das complicações pelo uso de corticosteroides, imunoterápicos e imunobiológicos (osteoporose, hipertensão, diabetes, gastrite, úlceras gástricas, cataratas e prevenção de estrongiloidíase) são primordiais.

O tratamento dos pênfigos sempre deve ser voltado para a imunossupressão sistêmica, visando à cessação da síntese dos autoanticorpos, pois as lesões são diretamente mediadas por essas imunoglobulinas.

Os corticosteroides sistêmicos são frequentemente considerados a base da terapia para o pênfigo vulgar. As doses devem ser altas, chegando a mais de 1 mg/kg/dia. Não havendo melhora, devem ser associados a imunossupressores: azatioprina (2 mg/kg/dia), micofenolato de mofetila (35-45 mg/kg/dia) e raramente ciclofosfamida (2 mg/kg/dia). Se não existir resposta é feito pulso de ciclofosfamida ou imunoglobulina EV.

Atualmente tem-se utilizado nos casos refratários imunobiológicos como rituximabe (anticorpo-monoclonal anti-CD20).

O tratamento do pênfigo foliáceo é semelhante ao pênfigo vulgar em todas as fases, porém, responde a doses menores de corticosteroides, enquanto as medicações imunossupressoras são menos eficazes, assim como a imunoglobulina EV. Nas formas resistentes tem-se utilizado rituximabe.

PÉROLAS CLÍNICAS

Em pacientes idosos foi demonstrada taxa maior de infecções com uso de esteroides sistêmicos e rituximabe, miopatia ou perda de autonomia e morte. A idade avançada parece ser um fator importante para um prognóstico ruim como no penfigoide bolhoso. A alteração da pele combinada com a imunodeficiência relacionada à idade e ao tratamento pode favorecer essas complicações. Alcançar um equilíbrio entre tratamentos agressivos o suficiente para controlar a doença rapidamente e a prevenção de complicações é um desafio em adultos idosos.

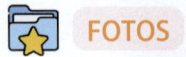
FOTOS

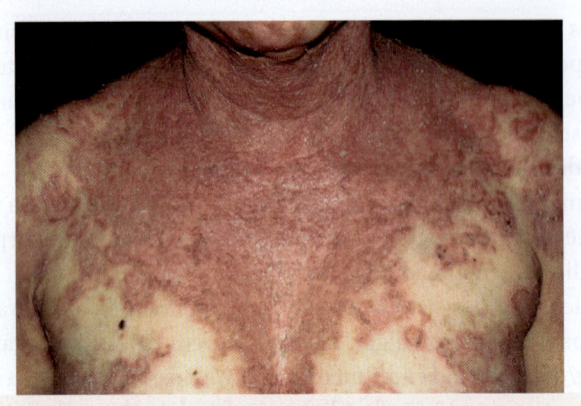

∧ Pênfigo foliáceo: escamo-crostas e erosões confluentes em decorrência da presença de bolhas. Notar a predileção em áreas seborreicas.

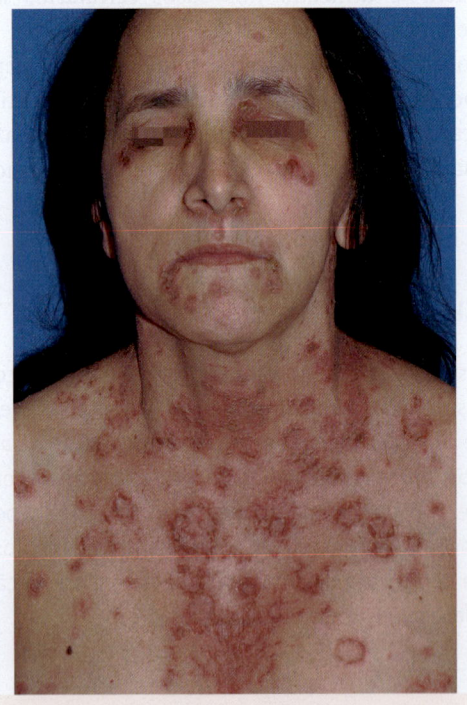

∧ Pênfigo foliáceo: lesões circinadas isoladas e confluentes formadas por retalhos de bolhas flácidas.

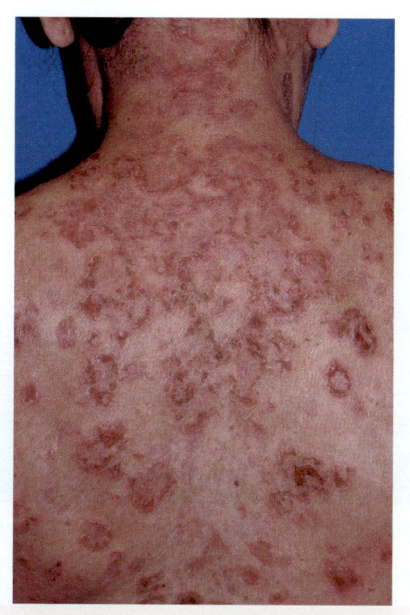

▲ Pênfigo foliáceo: mesma paciente, mostrando as erosões circinadas circundadas por retalhos de bolhas rotas.

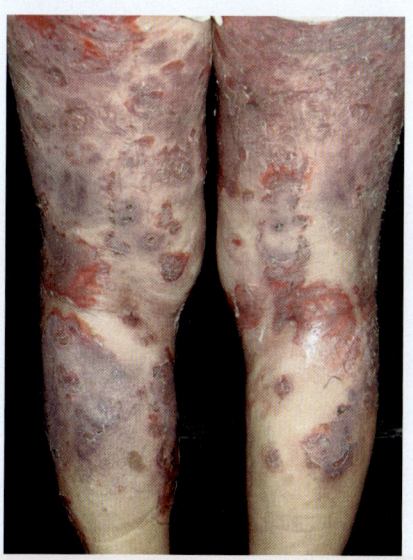

▲ Pênfigo foliáceo: erosões confluentes em decorrência da presença de bolhas.

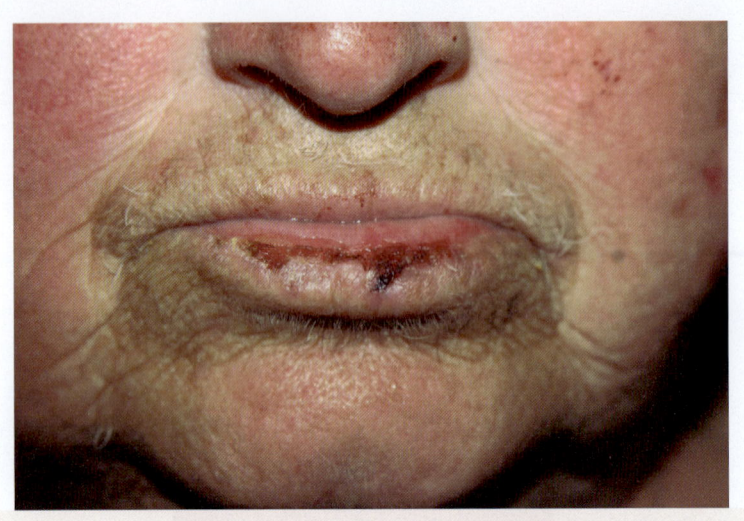

∧ Pênfigo vulgar oral: inicia-se normalmente com lesões mucosas.

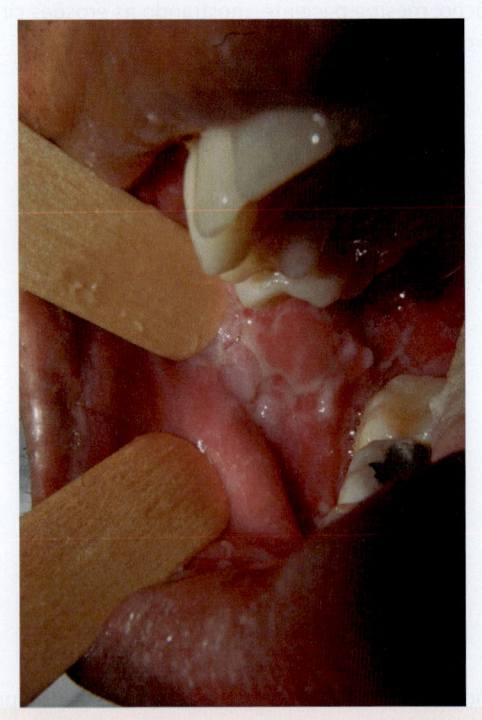

∧ Pênfigo vulgar oral: ulceração.

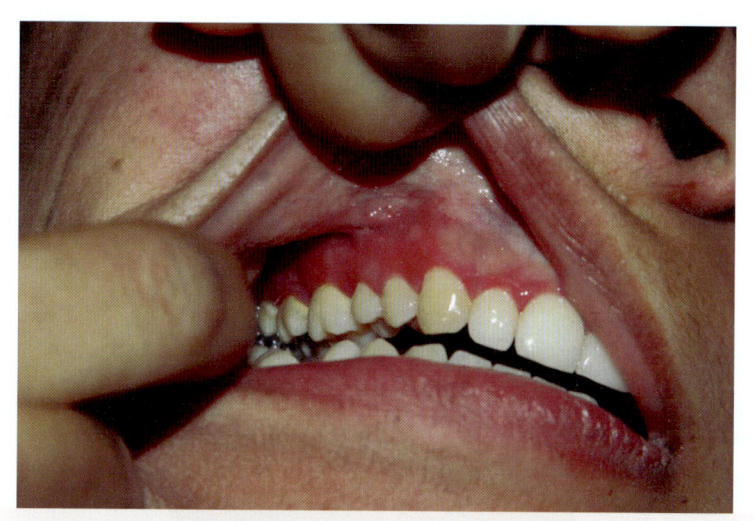

⌃ Pênfigo vulgar oral: gengivite erosiva.

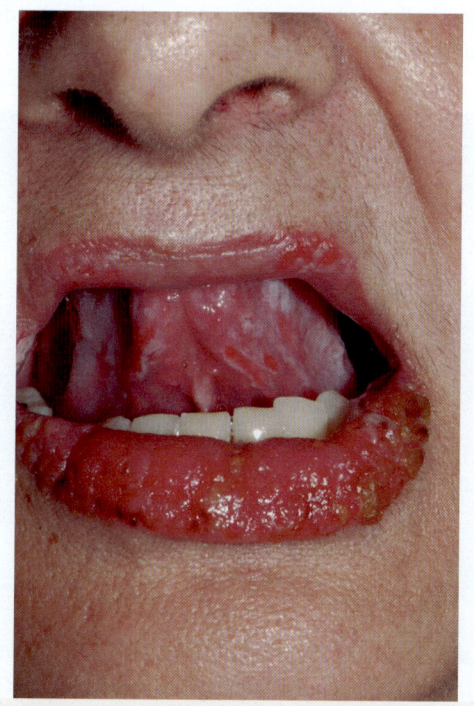

⌃ Pênfigo vulgar: aspecto erodido e vegetante do lábio e mucosa lingual.

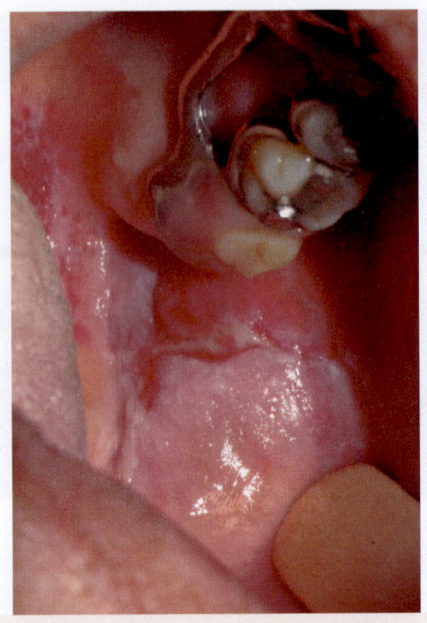

∧ Pênfigo vulgar: bolhas rotas na mucosa jugal, apresentando-se como erosões que não cicatrizam espontaneamente.

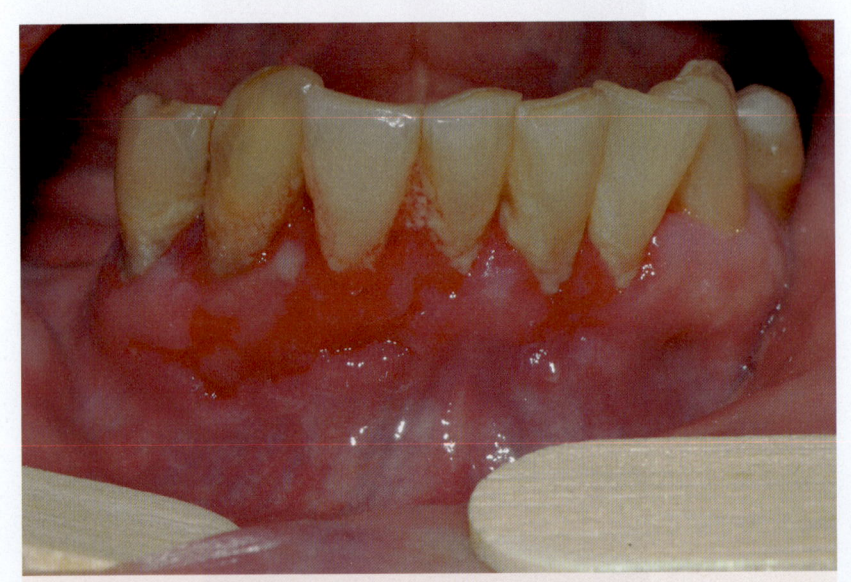

∧ Pênfigo vulgar: erosões gengivais, gengivite descamativa. O diagnóstico diferencial deve incluir penfigoide das membranas mucosas e líquen plano.

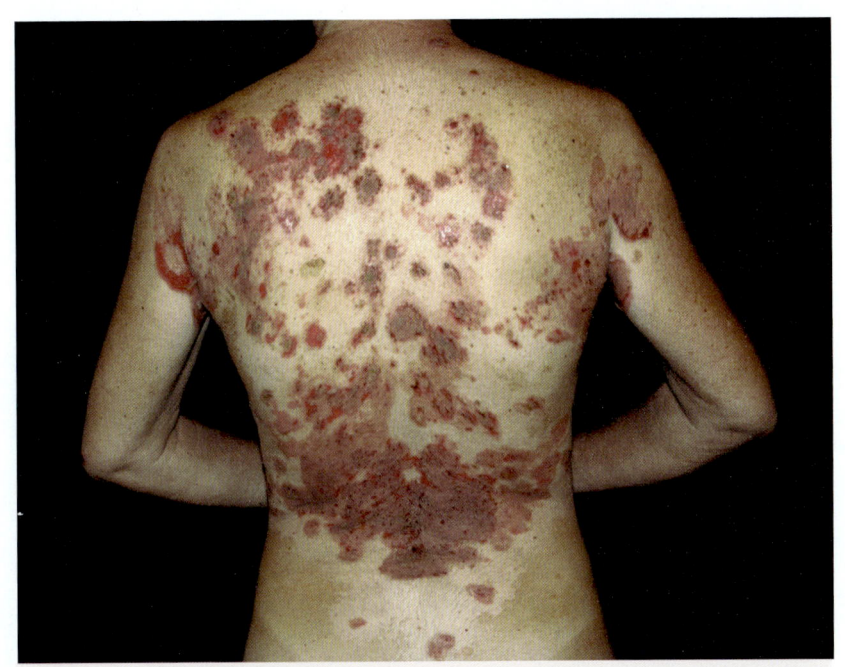

∧ Pênfigo vulgar: extensas áreas desnudas por causa da presença de bolhas.

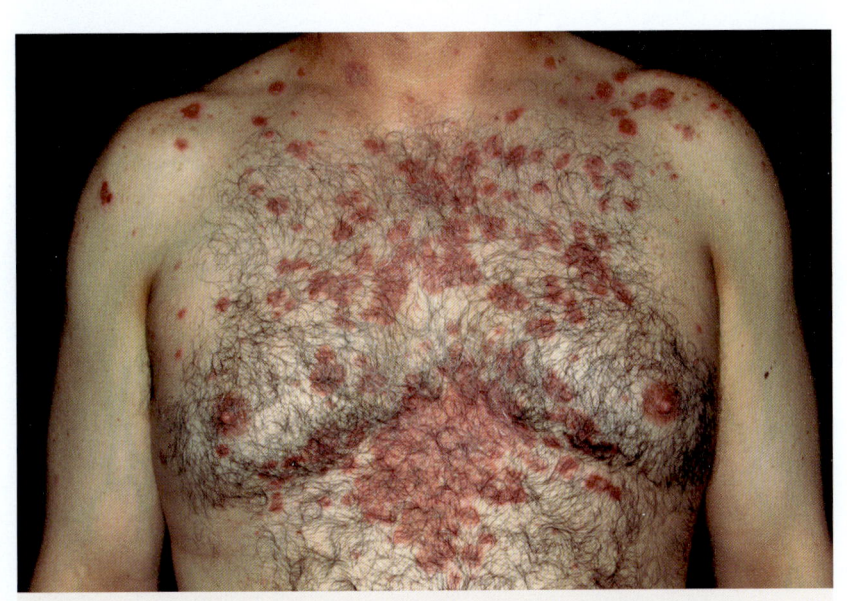

∧ Pênfigo vulgar: áreas desnudas em decorrência da presença de bolhas.

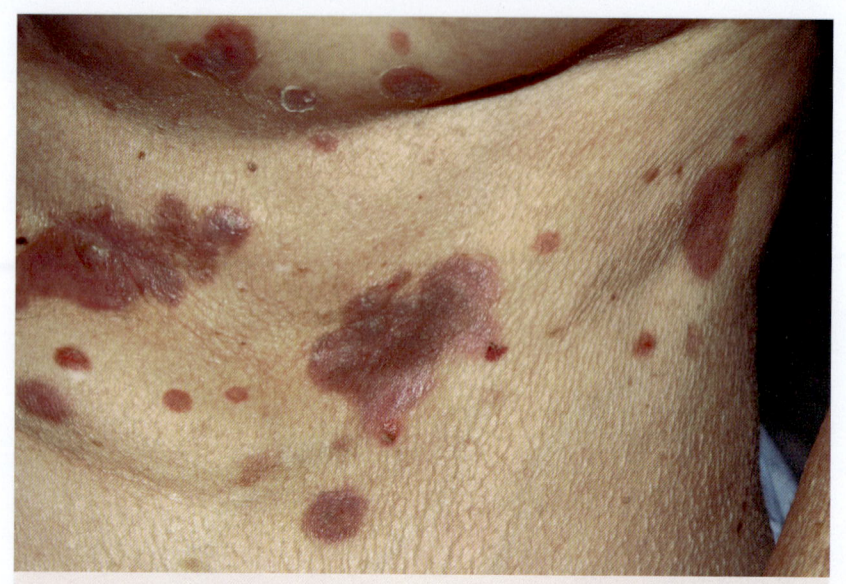

▲ Pênfigo vulgar: bolhas íntegras e áreas desnudas.

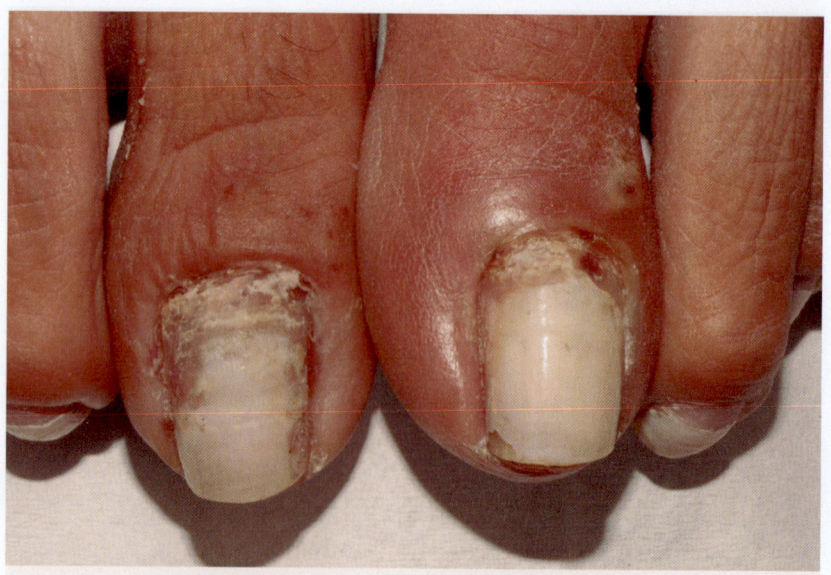

▲ Pênfigo vulgar: bolhas na região periungueal provocando onicomadese.

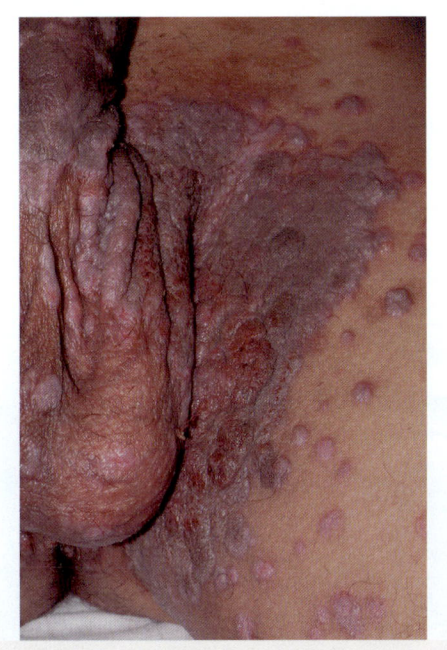

∧ Pênfigo vegetante: lesões vegetantes, erosivas e maceradas em região flexural e ao redor.

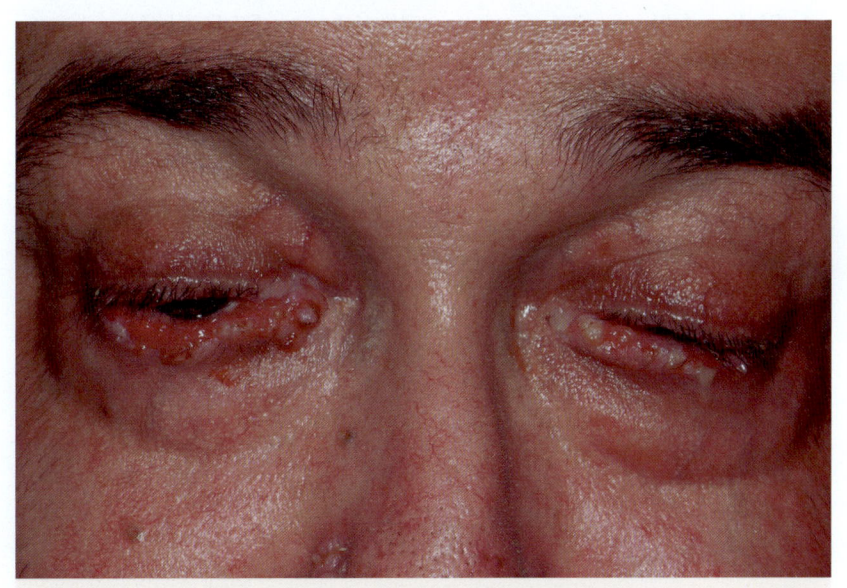

∧ Pênfigo vegetante: lesões crônicas nas bordas palpebrais.

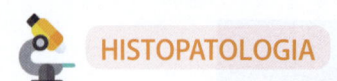

HISTOPATOLOGIA

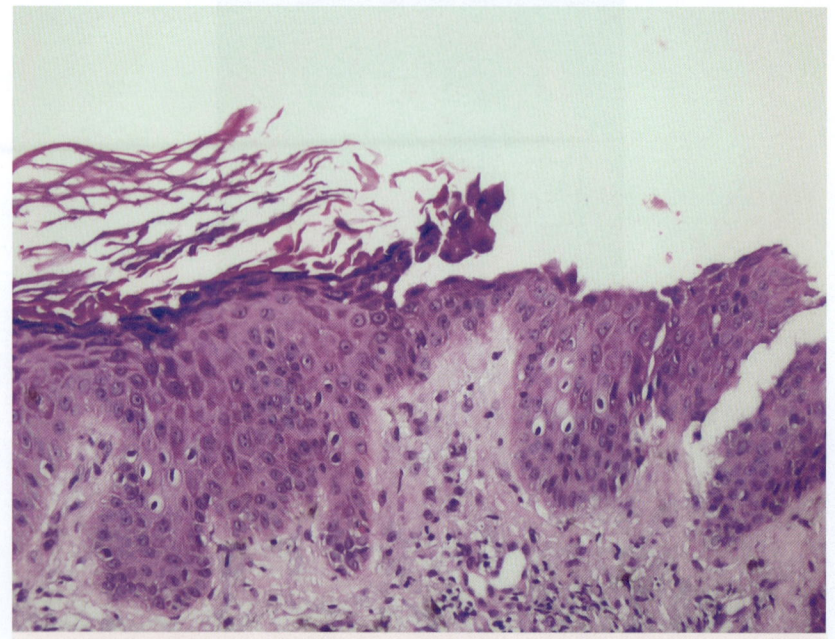

︿ Pênfigo foliáceo: clivagem intraepidérmica superficial, subcórnea, com acantólise de queratinócitos.

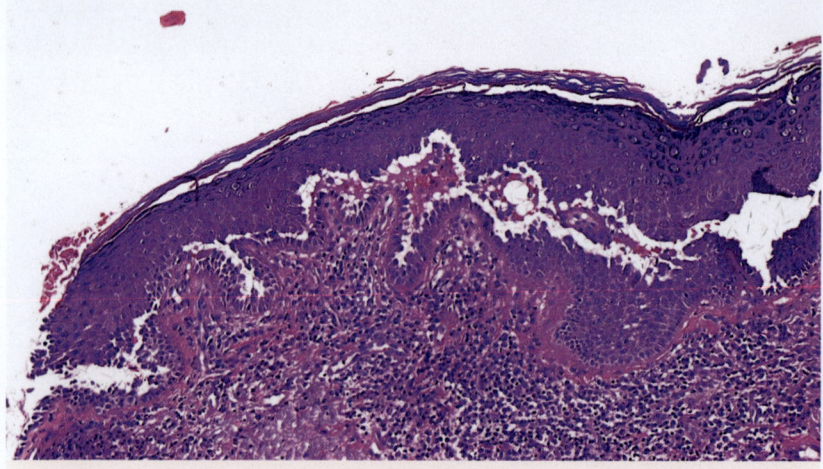

︿ Pênfigo vulgar: clivagem acantolítica intraepidérmica suprabasal.

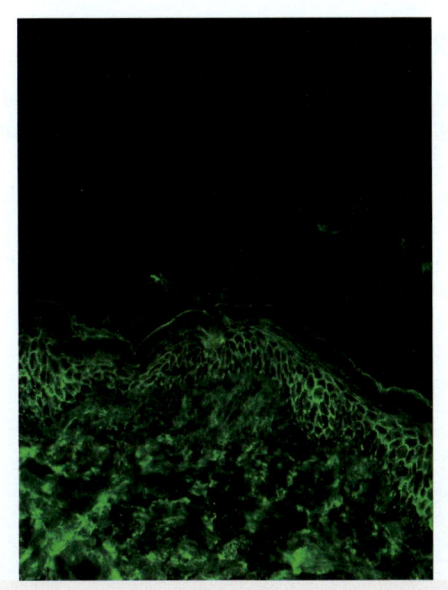

⋏ Pênfigo foliáceo (imunofluorescência direta): fluorescência positiva intercelular em toda a espessura da epiderme com IgG.

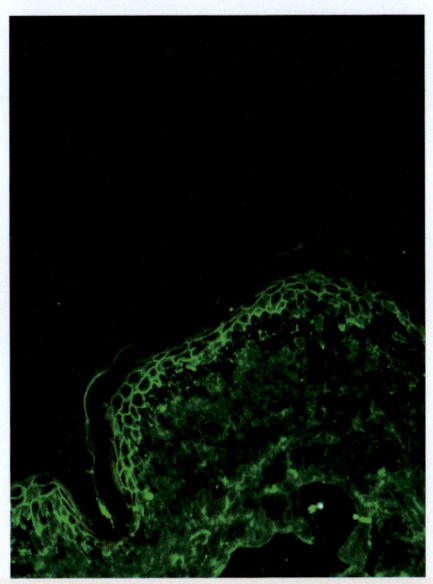

⋏ Pênfigo vulgar (imunofluorescência direta): fluorescência intercelular nas camadas baixas da epiderme com IgG.

BIBLIOGRAFIA SUGERIDA

1. Ingen-Housz-Oro S, Alexandre M, Le Roux-Villet C, Picard-Dahan C, Tancrède-Bohin E, Wallet-Faber N. Pemphigus in elderly adults: clinical presentation, treatment, and prognosis. JAGS. 2012;60(6):1185.
2. Jukiac IL, Gulin SJ, Marinovic B. Blistiring diseases in the mature patient. (2018);36(2):231-238.
3. Kim M, Borradori L, Murrel DF. Autoimmune blistering diseases in the elderly: clinical presentations and management. Drugs Aging. 2026;33(10):711-723.

Dermatose acantolítica transitória (doença de Grover)

Definição

A dermatose acantolítica transitória, ou doença de Grover, é uma doença de causa desconhecida, caracterizada por erupção de pápulas e vesículas pruriginosas, e que à histopatologia apresenta quadro variável, com clivagem epidérmica com ou sem acantólise e com ou sem disqueratose acantolítica.

 EPIDEMIOLOGIA E ETIOPATOGÊNESE

A doença de Grover compromete mais frequentemente indivíduos idosos do sexo masculino de pele clara. A idade média de apresentação é entre 62 e 64 anos.

A patogenia da doença permanece desconhecida, porém são reconhecidos alguns fatores desencadeantes. Comumente associa-se ao calor e à sudorese. O ar frio e seco e a exposição à radiação, tanto UV quanto ionizante também podem desencadear doença.

Têm sido descritos casos em doentes sob hemodiálise, com malignidades e uso de quimioterapia.

Fármacos que podem desencadear o quadro incluem sulfadoxina-pirimetamina, inibidores IL-4,9 BRAF, ipilimumabe e outros inibidores de *checkpoint*.

Ocorre também associação com diversas doenças dermatológicas, como eczema asteatótico, dermatite alérgica de contato, dermatite atópica, infecções de pele, incluindo pitiríase versicolor e escabiose. Conclui-se assim que diversos irritantes para a pele e a subsequente inflamação cutânea podem facilitar o desenvolvimento da doença.

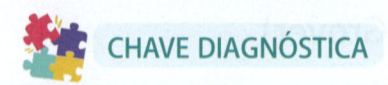 **CHAVE DIAGNÓSTICA**

Manifestações clínicas

Clinicamente, a doença de Grover se apresenta como uma erupção cutânea papulovesiculosa constituída por pequenos elementos papuloerosivos, papulocrostosos e papuloqueratósicos. O prurido é variável, podendo chegar a ser desesperador.

A porção superior do tronco é a mais acometida, seguida pelas extremidades proximais e inferiores. Outras áreas envolvidas com menos frequência incluem o pescoço, face/couro cabeludo e axila. O curso é variável, desde um surto único (daí a denominação "transitória"), mas são frequentes casos que apresentam surtos de repetição e casos crônicos.

Exames diagnósticos

Aliados ao quadro clínico, pode-se utilizar a dermatoscopia (ocorre um padrão central marrom, semelhante a uma estrela, com vasos lineares cercados por halos esbranquiçados) e a histopatologia, que tem padrão variável: acantolítico alto, acantolítico baixo, acantoítico disqueratósico (semelhante à doença de Derier) eczematoide e pseudo-herpético. A ocasional presença de eosinófilos na derme é indicativa de prurido exacerbado. A imunofluorescência direta é negativa (contrastante com outras doenças bolhosas).

Diagnóstico diferencial

Embora a dermatose acantolítica transitória possa imitar inúmeras condições dermatológicas clinicamente, apenas algumas condições compartilham as características histológicas distintas de acantólise e disceratose e devem ser incluídas no diferencial, que são: doença de Darier, doença de Hailey-Hailey e pênfigo vulgar.

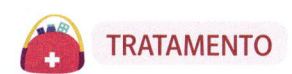 **TRATAMENTO**

Medidas gerais

Estabelecer um tratamento curativo é difícil, pois a doença geralmente se resolve espontaneamente ou persiste com um curso flutuante.

No momento, o mais importante são os métodos preventivos que evitem desencadeamento ou exacerbação da doença.

Os pacientes devem ser aconselhados a evitar certos gatilhos, como: evitar calor, suor e luz solar, roupas apertadas e oclusivas, bem como ar frio e seco e possível troca de medicações suspeitas.

Terapia tópica

Tratamentos tópicos são comumente usados, especialmente em casos leves. Para pacientes com pele xerótica, emolientes podem ser benéficos, e banhos quentes calmantes podem aliviar o prurido.

Análogos de vitamina D tópica e corticosteroides tópicos são geralmente recomendados, pois podem efetivamente aliviar o prurido e reduzir a inflamação (furoato de mometasona 0,1%, triancinolona acetonida ou propionato de fluticasona e calcipotriol associado ou não a betametasona).

Terapia sistêmica

Os anti-histamínicos devem ser usados como terapia adjuvante apenas para controle do prurido (fexofenadina oral e cloridrato de hidroxizina) em combinação com esteroides tópicos e sistêmicos.

Em casos de não resposta ou refratários, pode ser usado tratamento sistêmico com retinoides orais (acitretina e isotretinoína) e corticosteroides.

Em casos graves, nos quais as terapias sistêmicas não foram bem-sucedidas ou não podem ser usadas, a fototerapia pode ser benéfica (nbUVB, PUVA ou UVA1).

Novas terapias

- Imunobiológicos tópicos: etanercepte subcutâneo (50 mg duas vezes por semana) com creme de TCA.
- Terapia fotodinâmica usando ácido 5-aminolevulínico de luz vermelha (ALA).

PÉROLAS CLÍNICAS

Estudos futuros são necessários para investigar se a deficiência de vitamina D está presente em pacientes com doença acantolítica transitória. Dado o sucesso dos análogos tópicos de vitamina D relatados pela literatura e anedoticamente é proposto que a suplementação oral de vitamina D também pode ter um papel no tratamento da doença.

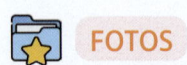 FOTOS

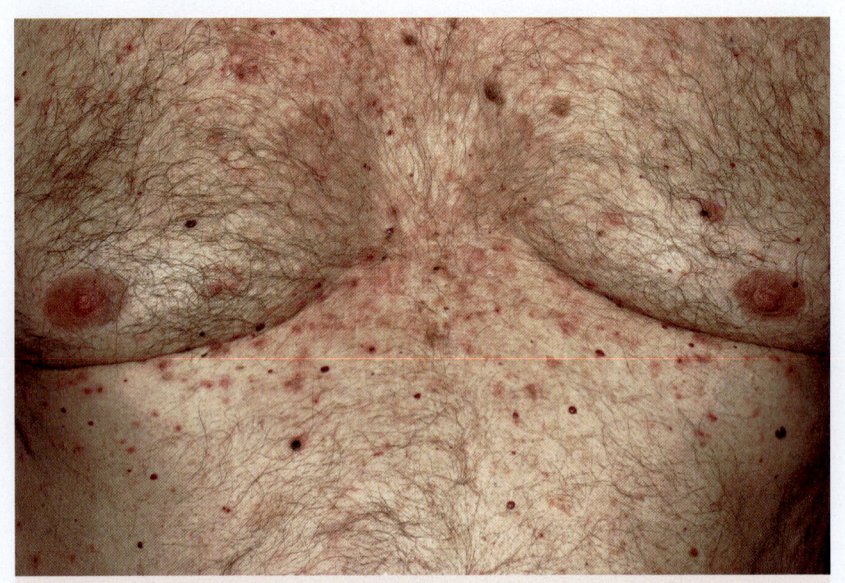

ᴧ Dermatose acantolítica transitória: lesões papulosas e papulovesiculosas em áreas típicas.

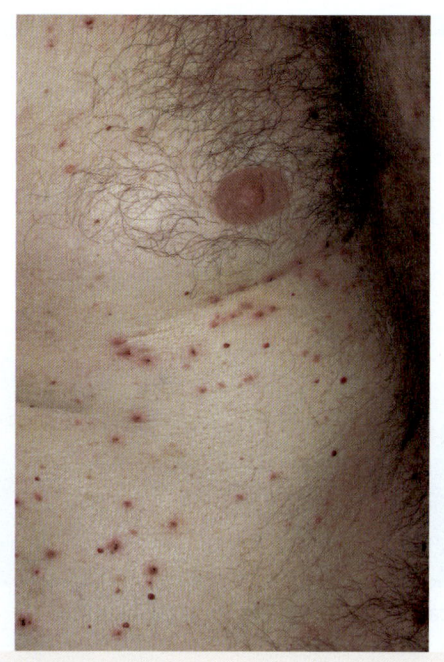

▲ Dermatose acantolítica transitória: lesões papulosas, papulovesiculosas e crostosas no tronco.

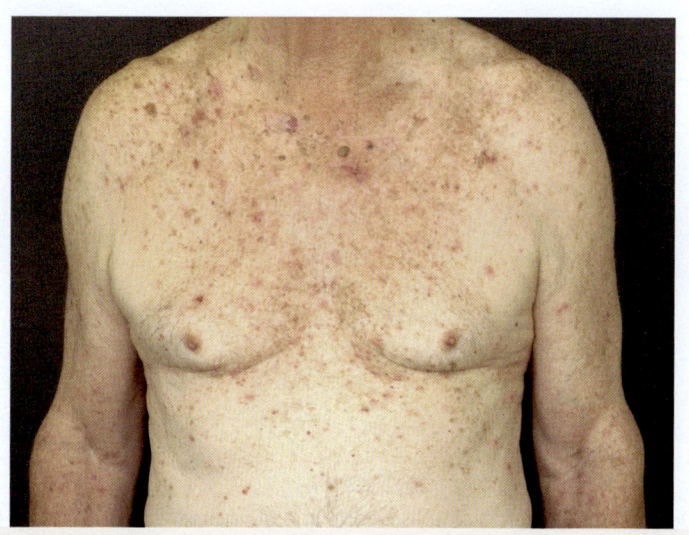

▲ Dermatose acantolítica transitória: localização típica.

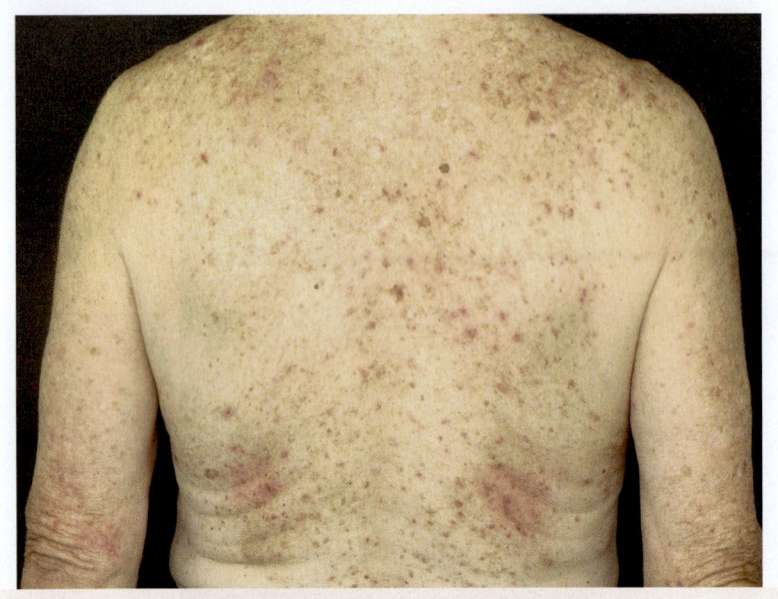

∧ Dermatose acantolítica transitória: localização típica.

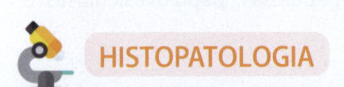 HISTOPATOLOGIA

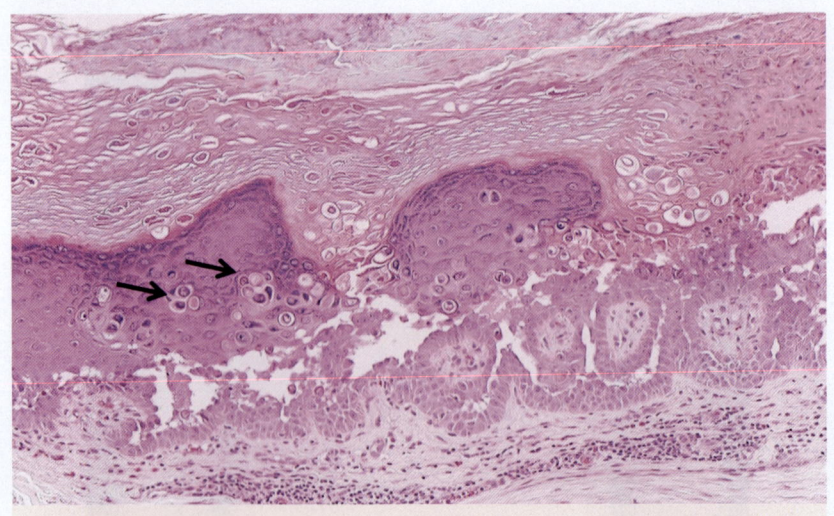

∧ Doença de Grover: acantólise com queratinócitos disqueratóticos (setas pretas), formando fenda intraepidérmica.

BIBLIOGRAFIA SUGERIDA

1. Aldana PC, Khachemoune A. Grover disease: review of subtypes with a focus on management options. Int J Dermatol. 2020;59(5):543-550.
2. Heenan PJ, Quirck CJ. Transient acantholytic dermatosis. Br J Derm. 1980;102(5):515.
3. Grower RW. Transient acantholytic dermatosis. Arch Dermatol. 1970;101(4):426.

6

Pênfigo paraneoplásico

Definição

Pênfigo paraneoplásico é uma doença bolhosa autoimune caracterizada por lesões polimorfas e mucosite crônica recidivante associada a neoplasias hematológicas benignas e malignas e a tumores sólidos confirmados ou ocultos.

 EPIDEMIOLOGIA E ETIOPATOGÊNESE

A incidência é desconhecida, mas é muito menos comum do que outras doenças bolhosas autoimunes. Ocorre mais comumente em indivíduos com idade entre 45 e 70 anos, e a taxa de sobrevida global é de 1 a 5 anos. As principais causas de morte para esses pacientes são sepse, insuficiência respiratória e progressão da malignidade subjacente.

Pacientes com pênfigo paraneoplásico apresentam autoanticorpos para desmogleína 1 e 3 e para membros da família de moléculas plaquina, incluindo desmoplaquina I e II, envoplaquina, periplaquina, plectina, antígeno BP 230 e uma proteína de 170 kDa que não foi identificada posteriormente.

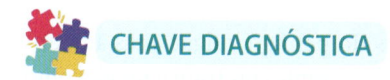 CHAVE DIAGNÓSTICA

Manifestações clínicas

Os pacientes geralmente apresentam achados sistêmicos graves de mal-
-estar, fraqueza e perda de peso (síndrome de consumo devido à doença
subjacente ou diminuição da ingestão associada a lesões orais dolorosas).

Os achados cutâneos são, por definição, polimorfos e podem assemelhar-se ao pênfigo, penfigoide, eritema multiforme ou dermatite liquenoide.

A lesão da mucosa oral é geralmente a primeira a aparecer e se caracteriza por uma mucosite erosiva extensa e recalcitrante (erosões com crostas
acometendo vermelhão dos lábios e face lateral da língua), embora possam
ocorrer em qualquer outra superfície mucosa (boca, nariz, faringe, laringe,
esôfago, olhos e área anogenital).

O envolvimento ocular é frequente e os principais achados são hipere-
mia e erosões conjuntivais bilaterais, conjuntivite pseudomembranosa, erosões corneanas bilaterais, formação precoce do simbléfaro, encurtamento
forniceal e espessamento da margem palpebral.

Subsequentemente ao início das lesões da mucosa, os pacientes desenvolvem erupções cutâneas polimórficas generalizadas, mais comumente envolvendo a parte superior do corpo. Assemelham-se ao eritema polimorfo,
pênfigo vulgar, penfigoide bolhoso, líquen plano e doença enxerto versus
hospedeiro.

Os tratos gastrointestinal e respiratório podem estar envolvidos. Os pacientes podem ter doença pulmonar obstrutiva e bronquiolite obliterante.

Doenças associadas e fatores de risco: é quase invariavelmente associado à malignidade. Principalmente a distúrbios linfoproliferativos, incluindo
doença de Castleman, linfoma não Hodgkin e leucemia linfocítica crônica.

Tumores sólidos também foram descritos de origem epitelial (carcinoma
de mama, cólon, pâncreas, próstata e pele), seguidos por neoplasias derivadas do mesênquima (diferentes tipos de sarcomas).

Exames diagnósticos

O diagnóstico clínico é sempre dificultado pelo polimorfismo do quadro.

Os achados histológicos são igualmente variáveis e podem mostrar
acantólise suprabasilar, vacuolização basal e ceratinócitos disceratóticos, ou
dermatite liquenoide. A imunofluorescência direta pode revelar depósito de
IgG, C3 ou ambos na zona da membrana basal. Os resultados da imuno-

fluorescência indireta são semelhantes aos do pênfigo vulgar, mas autoanticorpos que se ligam a substratos de epitélio simples ou transicional, como bexiga de roedor, também podem ser demonstrados. Este último é exclusivo do pênfigo paraneoplásico e é diagnóstico.

Rastreamento hematológico e por imagem deve ser realizado a procura de tumores associados.

Diagnóstico diferencial

O quadro polimorfo faz que se tenha de fazer diagnóstico diferencial com doenças bolhosas autoimunes com: pênfigo vulgar, penfigoide benigno das mucosas, penfigoide bolhoso, líquen plano penfigoide e epidermólise bolhosa adquirida e doenças inflamatórias como: eritema multiforme, líquen plano, síndrome de Stevens-Johnson, necrólise epidérmica tóxica e doença enxerto *versus* hospedeiro.

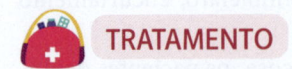 **TRATAMENTO**

O tratamento do pênfigo paraneoplásico nem sempre responde à retirada do tumor. A melhora terapêutica é vista naqueles pacientes com tumores ressecáveis (diminuição da produção de autoanticorpos). Portanto, em pacientes com neoplasias benignas, uma ressecção completa deve ser considerada sempre que possível.

Em casos recalcitrantes utilizam-se corticosteroides em altas doses. Agentes adjuvantes como azatioprina, micofenolato mofetil e ciclosporina podem ser usados em conjunto com corticoides sistêmicos com resultados inconstantes e imprevisíveis. Alguns estudos de caso mostraram resultados promissores com rituximabe e com alentuzumabe.

PÉROLAS CLÍNICAS

Em até um terço dos casos, o diagnóstico de pênfigo paraneoplásico antecede a descoberta da malignidade subjacente.

No caso de neoplasia benigna, a ressecção do tumor pode produzir remissão. Quando associado a malignidade, a mortalidade é estimada em 93%, geralmente devido a sepse, bronquiolite obliterante ou progressão da malignidade subjacente.

O tratamento é direcionado à malignidade subjacente, mas o curso da doença não se correlaciona com o curso da neoplasia subjacente.

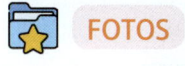 FOTOS

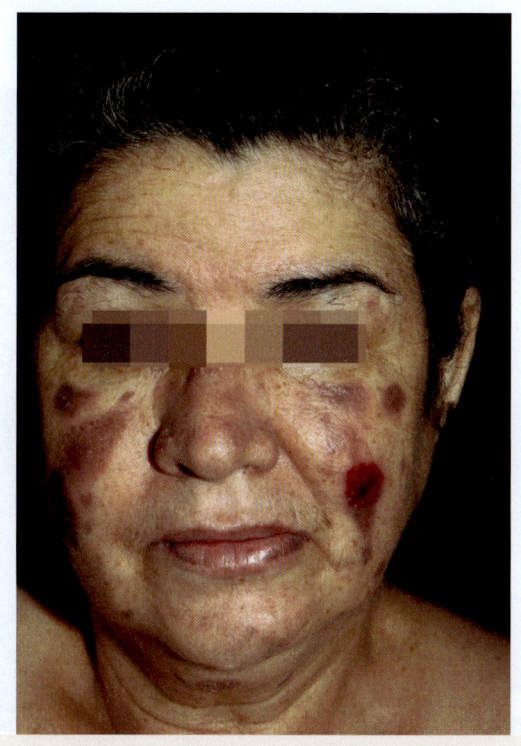

∧ Pênfigo paraneoplásico: lesões liquenoides com exulceração.

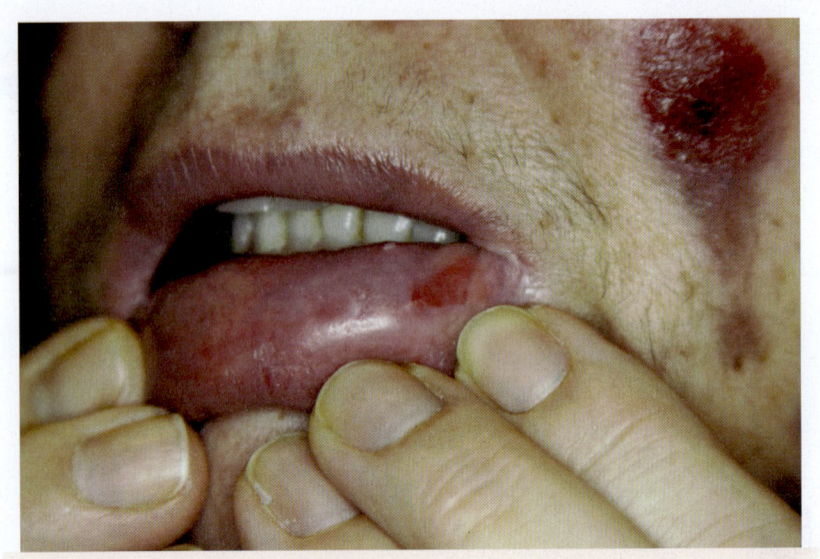

∧ Pênfigo paraneoplásico: acometimento frequente das mucosas.

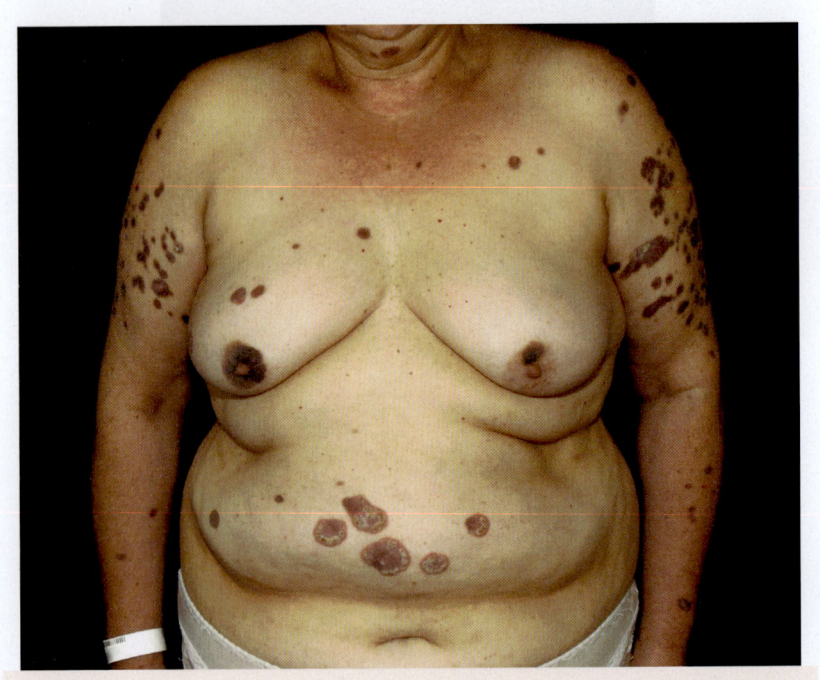

∧ Pênfigo paraneoplásico: lesões bolhosas e pigmentação liquenoide.

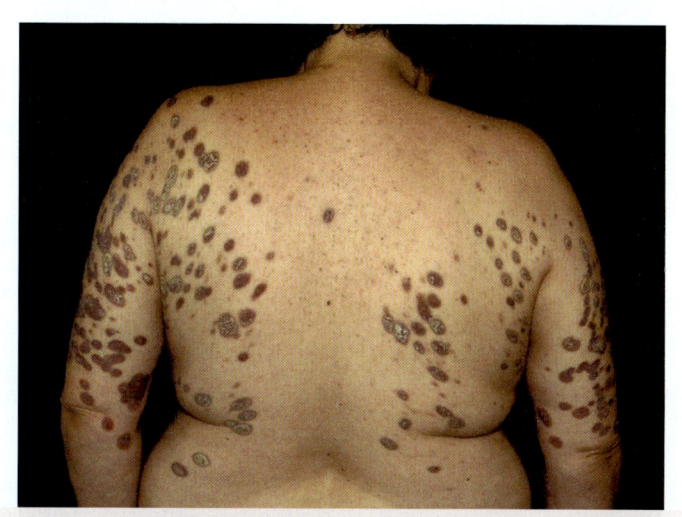

∧ Pênfigo paraneoplásico: lesões bolhosas e pigmentação liquenoide.

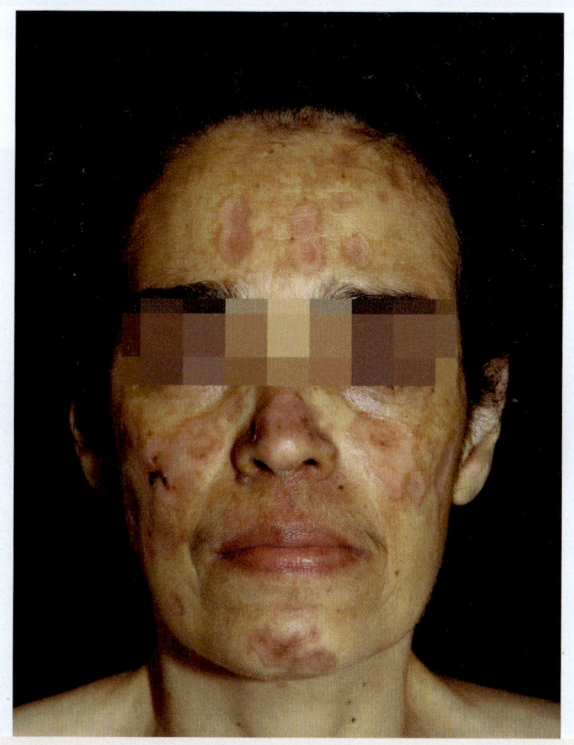

∧ Pênfigo paraneoplásico: lesões liquenoides com exulceração.

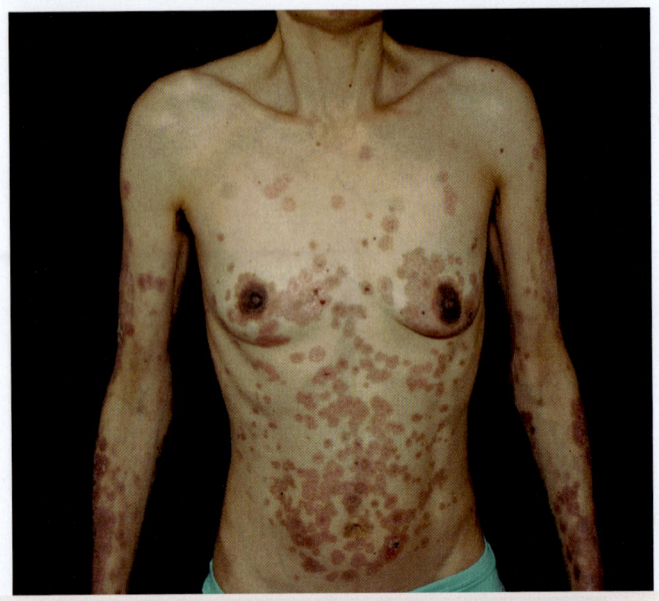

⋀   Pênfigo paraneoplásico: lesões bolhosas e pigmentação liquenoide.

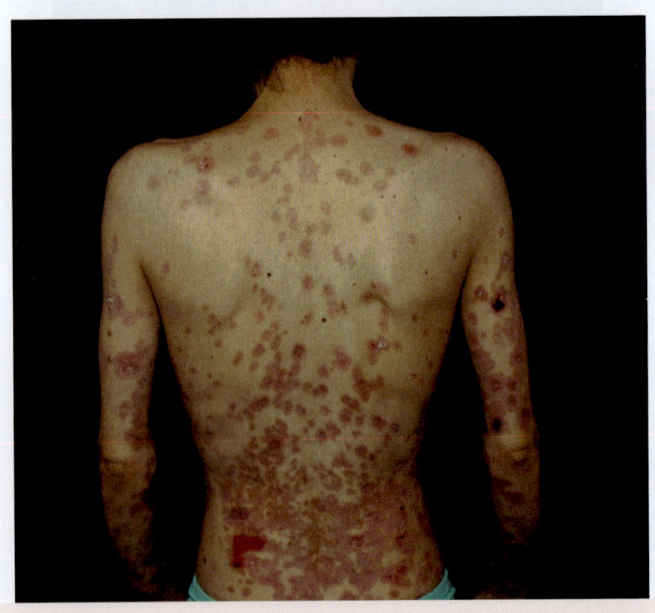

⋀   Pênfigo paraneoplásico: lesões bolhosas e pigmentação liquenoide.

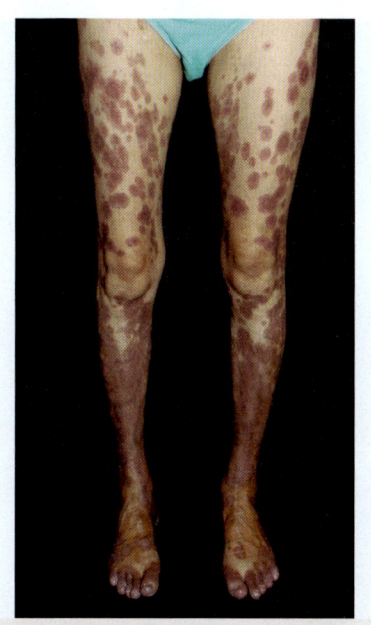

⌃ Pênfigo paraneoplásico: lesões bolhosas e pigmentação liquenoide.

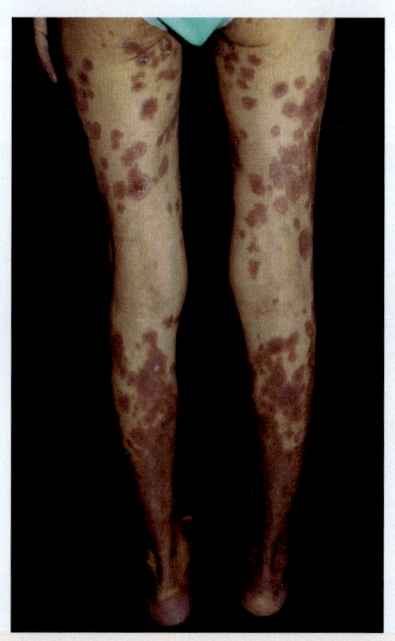

⌃ Pênfigo paraneoplásico: lesões bolhosas e pigmentação liquenoide.

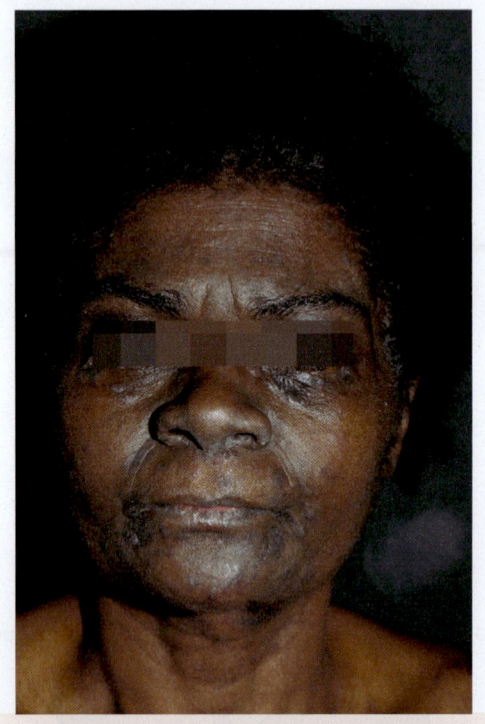

▲ Pênfigo paraneoplásico: lesões liquenoides com pigmentação.

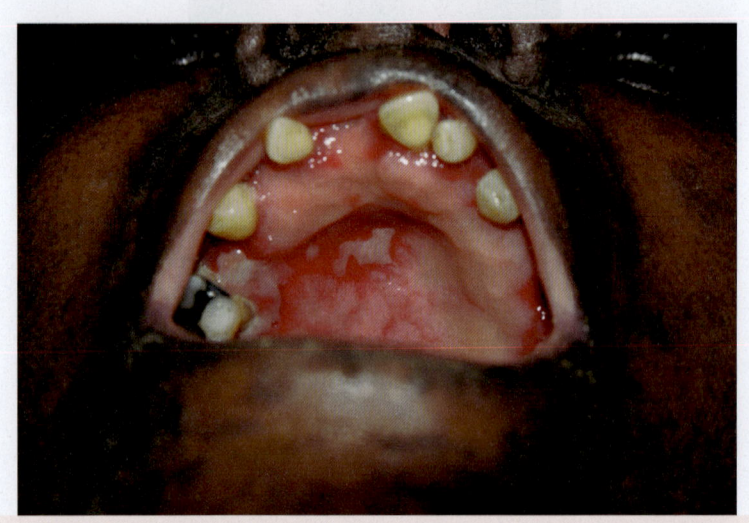

▲ Pênfigo paraneoplásico: erosão da mucosa.

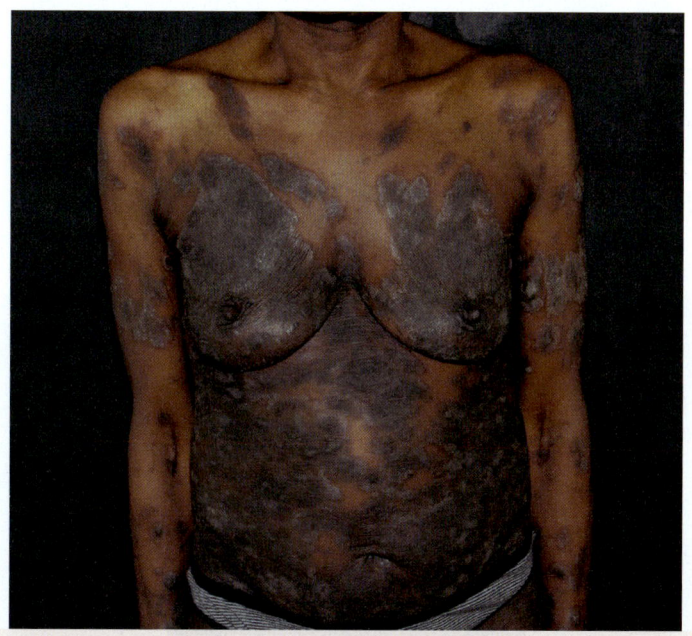

⌃ Pênfigo paraneoplásico: lesões liquenoides disseminadas e confluentes.

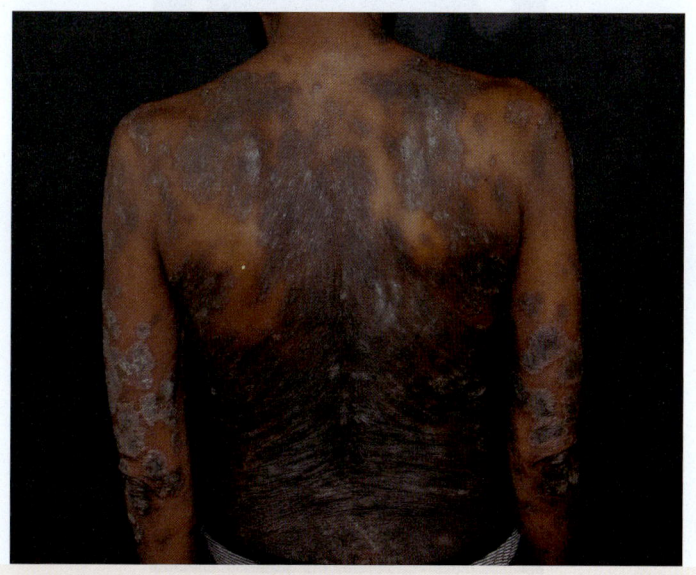

⌃ Pênfigo paraneoplásico: lesões liquenoides disseminadas e confluentes.

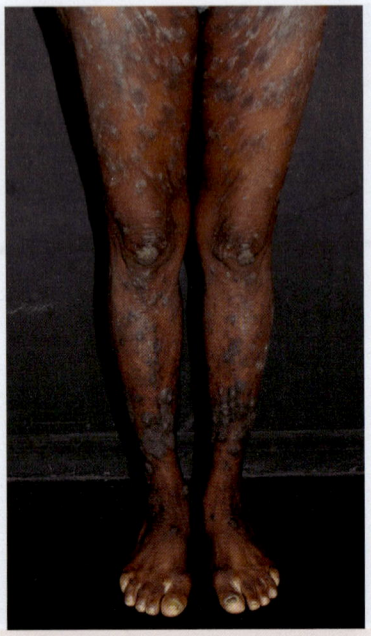

▲ Pênfigo paraneoplásico: lesões liquenoides.

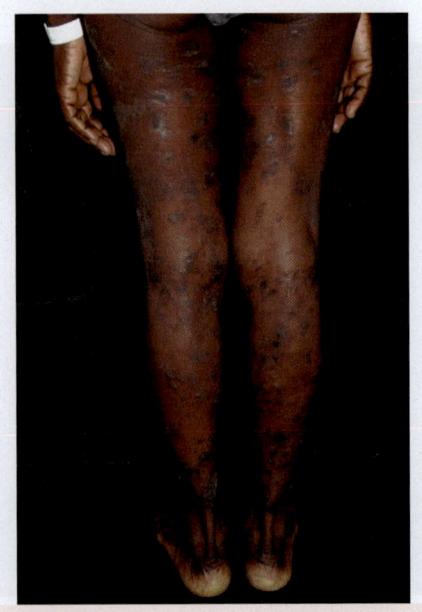

▲ Pênfigo paraneoplásico: lesões liquenoides simétricas.

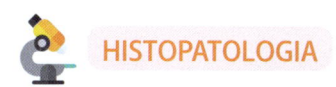
HISTOPATOLOGIA

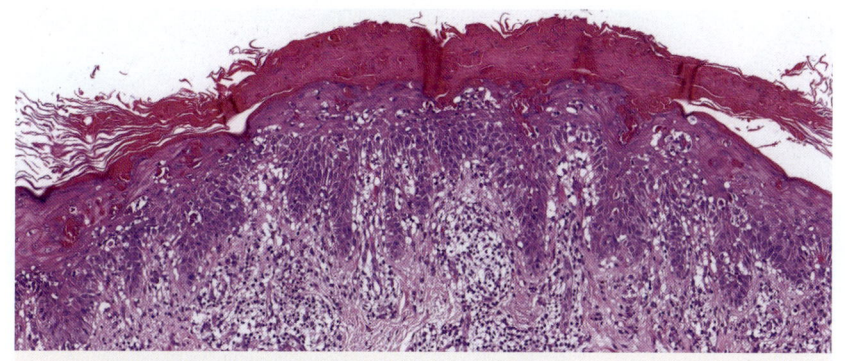

∧ Pênfigo paraneoplásico: degeneração hidrópica da camada basal, queratinócitos apoptóticos e infiltrado dérmico liquenoide.

BIBLIOGRAFIA SUGERIDA

1. Anderson HJ, Huang S, Lee JB. Paraneoplastic pemphigus/paraneoplastic autoimmune multiorgan syndrome: Part I. Clinical overview and pathofhysiology. J Am Acad Dermatol. 2024;91(1):1-10.
2. Anderson HJ, Huang S, Lee JB. Paraneoplastic pemphigus/paraneoplastic autoimmune multiorgan syndrome: Part II. Diagnosis and management. J Am Acad Dermatol. 2024;91(1):13-22.
3. Maruta CW, Miyamoto D, Aoki V, Ribeiro de Carvalho RG, Medeiros Cunha B, Giuli Santi C. Paraneoplastic pemphigus: a clinical, laboratorial, and therapeutic overview. An Bras Dermatol. 2019;94(4):388-98.

PARTE 7

Dermatoses paraneoplásicas

Dermatoses paraneoplásicas

Definição

As dermatoses paraneoplásicas compreendem um grupo heterogêneo de doenças cutâneas que se manifestam pela associação de malignidade interna. A familiaridade e a importância das dermatoses paraneoplásicas, tanto para o dermatologista, médico geral e principalmente o geriatra, é a oportunidade do reconhecimento de câncer interno, favorecendo o diagnóstico, o monitoramento de recorrência tumoral e possíveis pistas para o tratamento.

 ## EPIDEMIOLOGIA E ETIOPATOGÊNESE

A patogênese das síndromes paraneoplásicas é pouco compreendida, mas tais distúrbios podem ser causados por uma variedade de fatores (inflamatórios, proliferativos ou metabólicos). Substâncias relacionadas a neoplasia, como polipeptídeos, hormônios, citocinas, anticorpos ou fatores de crescimento, atuam como mediadores, interferindo na comunicação celular e, consequentemente, em sua atividade levando a uma alteração cutânea.

As dermatoses paraneoplásicas geralmente se tornam aparentes aproximadamente ao mesmo tempo que as malignidades internas, seguindo um curso paralelo. Em alguns casos, no entanto, o câncer pode se apresentar de maneira assintomática durante anos; e as alterações cutâneas são reconhecidas muito antes do diagnóstico do câncer.

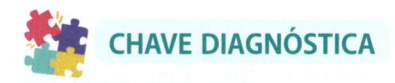

CHAVE DIAGNÓSTICA

Manifestações clínicas

As manifestações clínicas das dermatoses paraneoplásicas são polimorfas; entretanto, existem alguns critérios para definirmos essas dermatoses:

- O início da dermatose deve ser próximo ao início da neoplasia.
- Ambos devem seguir percursos paralelos.
- A dermatose não deve fazer parte de nenhuma síndrome genética.
- Uma dermatose específica acompanha um tumor específico.
- A doença cutânea é rara na população em geral.
- Existe alto grau de associação com a neoplasia.

Acantose nigricante maligna

Acomete ambos os sexos acima dos 40 anos de idade. Apresenta-se como lesões papulosas, hiperpigmentadas, que se agrupam formando placas aveludadas preferencialmente em áreas de dobras. Associam-se a adenocarcinomas (abdominal, gástrico) e linfoma de Hodgkin. As manifestações cutâneas podem se manifestar antes (20% dos casos) ou durante o aparecimento do tumor, seguindo um curso paralelo.

Ictiose adquirida

Acomete ambos os gêneros na idade avançada, quando adquirida pode ser ligada a câncer interno, 70 a 80% das vezes ao linfoma de Hodgkin. As lesões cutâneas acometem tronco e faces extensoras e se caracterizam por escamas romboidais ligeiramente hipercrômicas. Segue curso paralelo ao tumor.

Tripe palms

As palmas com aspecto de tripa, para muitos, são uma forma de acantose nigricante sem predileção de gênero ou raça e acometendo idosos. Os pacientes apresentam as palmas das mãos espessadas com os sulcos cutâneos exagerados. A aparência rugosa e aveludada lembra o intestino bovino. Associa-se em 90% dos casos com tumores internos, particularmente dos pulmões seguidos menos frequentemente do carcinoma gástrico. Mais da metade se apresentam antes ou em conjunto com o aparecimento do tumor.

Sinal de Leser-Trélat

Não tem predileção de gênero ou raça e acomete indivíduos acima dos 60 anos. Apresenta-se como um aumento repentino no tamanho e no número de queratoses seborreicas. São lesões papulares, verrucosas, geralmente bem definidas e de cores variadas (marrons, pretas ou castanhas) que afetam principalmente o tórax e o dorso, seguidos pelas extremidades, face, abdome, pescoço e axila. Prurido e inflamação são achados frequentes. Pode se manifestar antes, durante ou depois do aparecimento da neoplasia e seu curso é indefinido e está mais associado a carcinomas gastrintestinais e linfomas.

Síndrome de Bazex (acroqueratose paraneoplásica)

Acomete preferencialmente homens entre os 60 e 70 anos de idade e caracteriza-se por lesões eritematopigmentadas, escamosas, que acometem regiões acrais (orelhas, nariz, cotovelos, mãos, joelhos e pés), simétricas e podem ser pruriginosas. Pode ocorrer onicodistrofia. Associa-se com carcinoma epidermoide de orofaringe, laringe, esôfago e pulmões. A maioria dos casos aparece antes do diagnóstico do tumor e tem seu curso paralelo.

Dermatomiosite

A dermatomiosite é uma miopatia inflamatória grave de causa desconhecida, caracterizada por fraqueza muscular proximal e associada a achados cutâneos e se apresenta em dois grupos: aquelas não associadas a malignidade (dermatomiosite idiopática) e aquelas que estão associadas a malignidade (dermatomiosite paraneoplásica). Parece não existir predileção por gênero e a idade de aparecimento é em média de 50 a 60 anos. Sinais cutâneos característicos são o heliotropo (eritema e edema periorbital), as pápulas de Groton (pápulas eritematovioláceas no dorso dos quirodáctilos), poiquilodermia, telangiectasia periungueal associados ou não a miosite. Cerca de 25 a 30% dos casos podem ter associação com neoplasias, nas mulheres são mais frequentes câncer de ovário e têm início antes ou durante o tumor.

Pênfigo paraneoplásico

Doença polimorfa autoimune associada em 70% dos casos com doenças linfoproliferativas. Sem predomínio de gênero e a média de idade de acometimento é de 59 anos. As lesões são polimorfas, podendo ser bolhosas, papulosas e liquenoides com envolvimento mucoso pronunciado. Metade dos casos começa antes do diagnóstico do tumor e não tem seu curso paralelo.

Erytema giratum repens

Trata-se de um eritema reativo, raro, de aparecimento súbito, predominante nos homens em torno dos 60 anos de idade e associado mais frequentemente ao carcinoma brônquico. Caracteriza-se por lesões características eritematosas anulares no tronco e extremidades proximais. A maioria dos casos inicia-se antes do aparecimento dos sinais do tumor e tem o curso paralelo.

Eritema necrolítico migratório

Erupção cutânea inflamatória que pode ser causada pelo catabolismo do aumento dos níveis de glucagon secundário a um tumor pancreático de células alfa ou por deficiências de zinco, ácidos graxos essenciais e aminoácidos. Sem predileção de sexo, pode acometer idades variadas. Apresenta-se como uma lesão eritematosa anular ou arciforme que progride pela periferia com erosão e necrose. Pode começar antes ou depois do aparecimento do tumor e não tem curso paralelo.

Síndrome de Sweet, pioderma gangrenoso, escleromixedema, amiloidose cutânea, hipertricose lanuginosa adquirida

São outras condições dermatológicas que podem estar associadas à presença de tumores.

Exames diagnósticos

O reconhecimento de uma dermatose paraneoplásica deve levar a uma pesquisa completa de possível associação com malignidade. Espera-se que o reconhecimento de dermatoses paraneoplásicas possa oferecer uma oportunidade para o diagnóstico precoce e tratamento de malignidades internas, uma forma de monitorar a recorrência tumoral e *insights* sobre a fisiopatologia dos cânceres subjacentes.

Os exames realizados, como biópsia com histopatologia, auxiliam no diagnóstico da dermatose em questão e o rastreamento de tumores é feito pela base clínica, associado aos exames complementares bioquímicos e de imagem.

Diagnóstico diferencial

Cada dermatose em particular tem um universo de diagnósticos diferenciais muito grande. Cada caso deverá ser analisado individualmente.

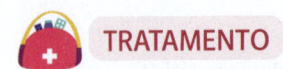

TRATAMENTO

No geral, o tratamento deve ser direcionado ao tumor primário. No entanto, a terapia sistêmica pode ter eficácia reduzida nas lesões cutâneas, e as terapias dirigidas à pele têm função adjuvante.

PÉROLAS CLÍNICAS

Dermatoses paraneoplásicas cursam paralelamente ao curso clínico da neoplasia. Pistas úteis para distinguir as dermatoses paraneoplásicas das variantes benignas incluem o aparecimento súbito mais tarde na vida, evolução rápida, apresentação clínica atípica e presença de lesões cutâneas mais graves.

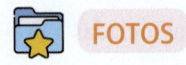 FOTOS

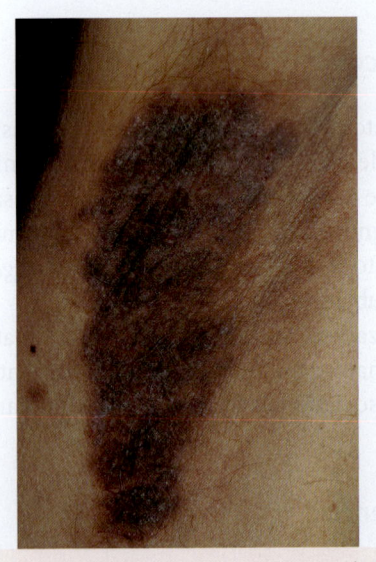

∧ Acantose nigricante: localização característica em doente com carcinoma do trato intestinal.

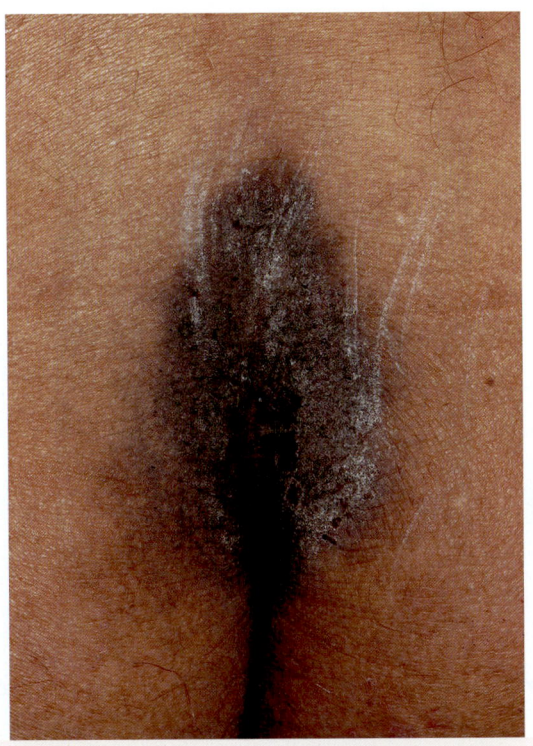

∧ Acantose nigricante: mesmo doente, prega interglútea.

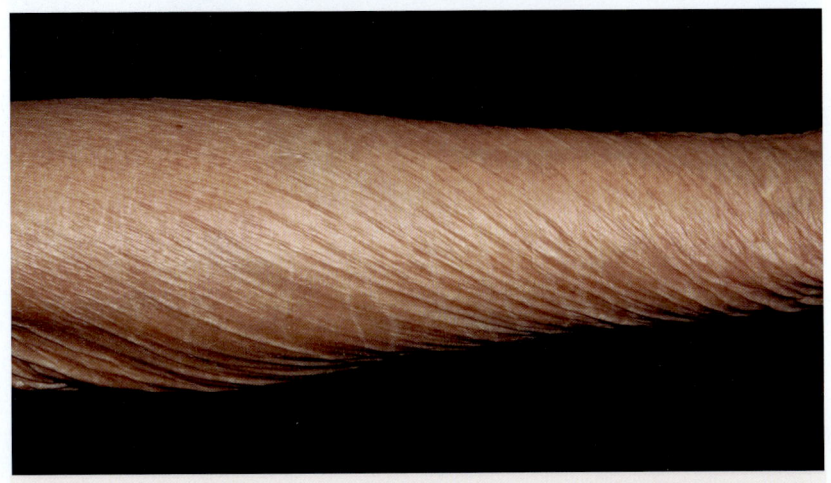

∧ Ictiose adquirida: lesões xeróticas, poligonais e descamativas.

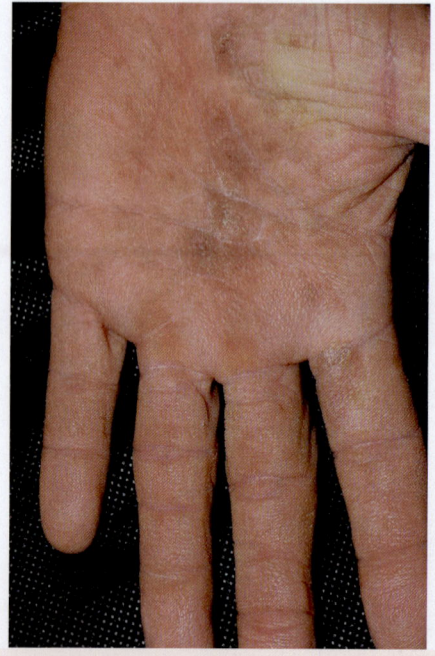

▲ *Tripe palms*: espessamento com marcado exagero dos dermatóglifos.

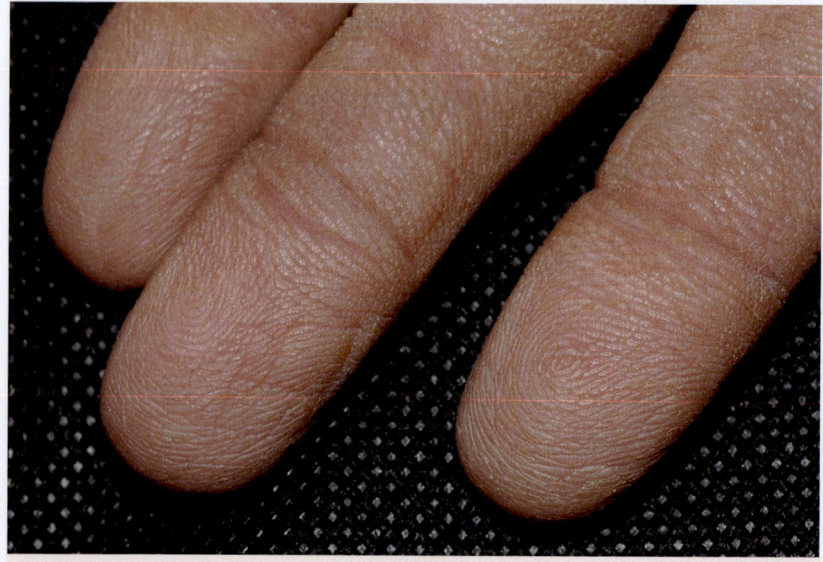

▲ *Tripe palms*: mesmo paciente em detalhe.

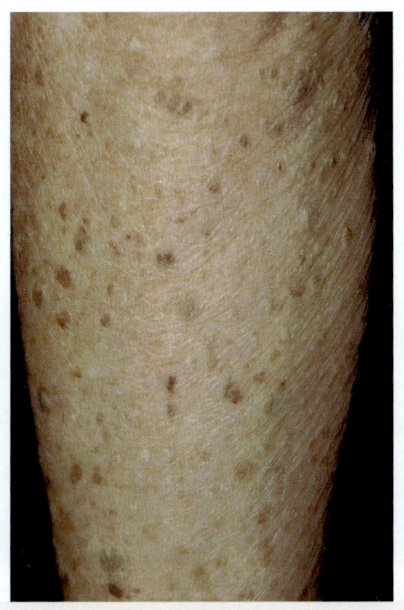

∧ Sinal de Leser-Trélat: em poucas semanas houve o aparecimento de inúmeras lesões nessa paciente com carcinoma ovariano metastático.

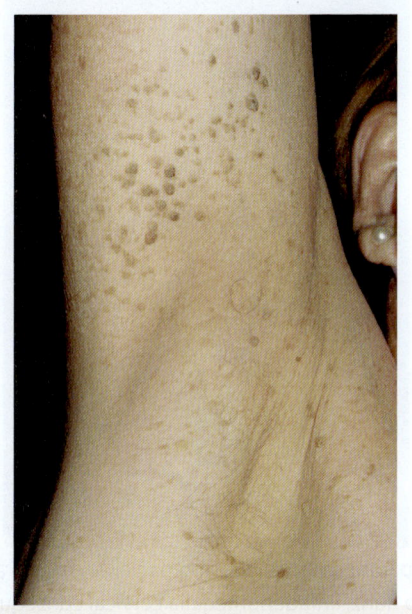

∧ Sinal de Leser-Trélat: mesma paciente da foto anterior.

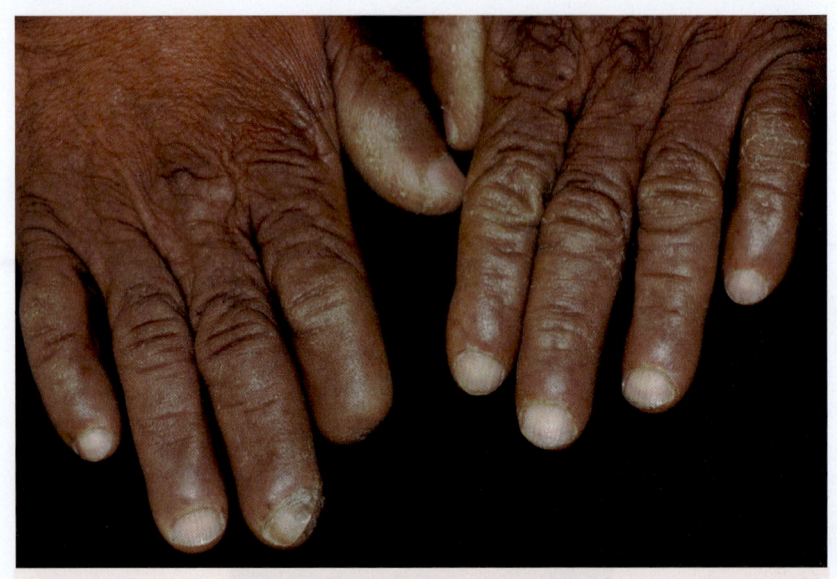

⋏ Acroqueratose paraneoplásica: espessamento acral.

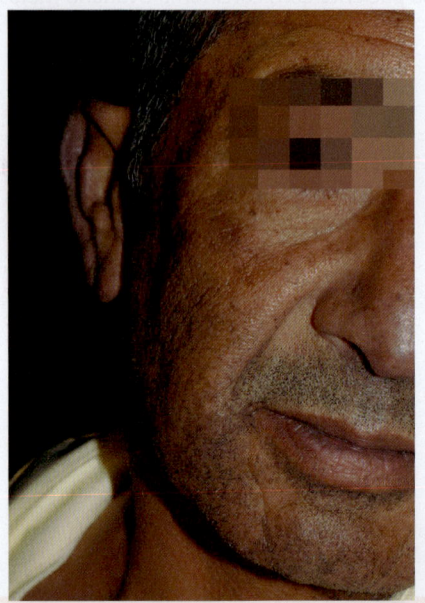

⋏ Acroqueratose paraneoplásica, mesmo paciente da foto anterior. Pigmentação da face e do nariz; linfadenomegalia cervical consequente a um carcinoma epidermoide da orofaringe.

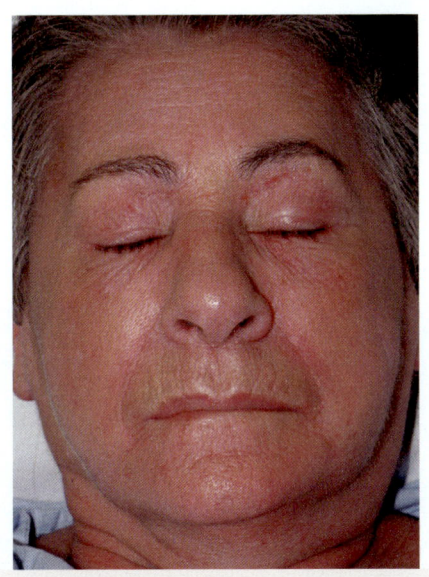

∧ Dermatomiosite paraneoplásica: eritema telangiectásico de tom róseo-violáceo por toda a face, mais acentuado nas pálpebras.

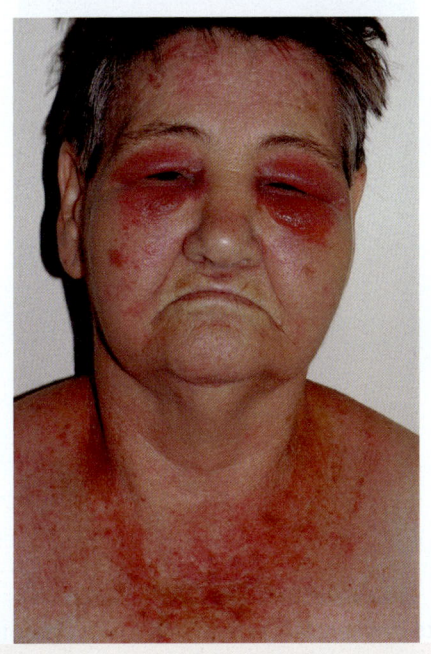

∧ Dermatomiosite paraneoplásica: marcado heliotropo e fotossensibilidade.

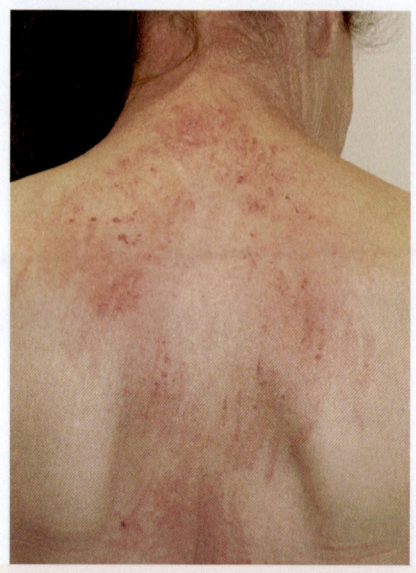

⋀ Dermatomiosite paraneoplásica: eritema telangiectásico com sinais de escoriação em localização característica.

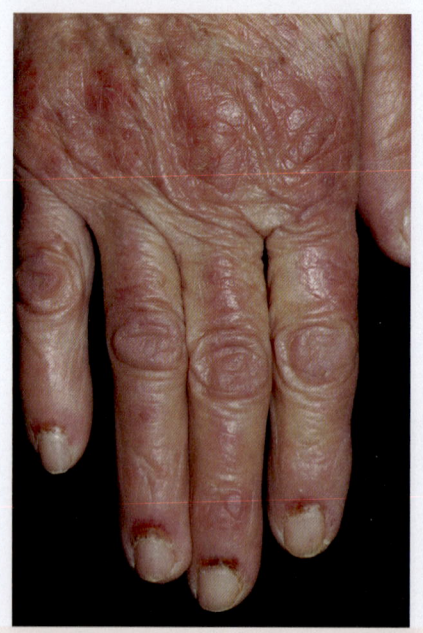

⋀ Dermatomiosite paraneoplásica: lesões justa-articulares típicas ("Gottron"), telangiectasias e necroses na região das cutículas.

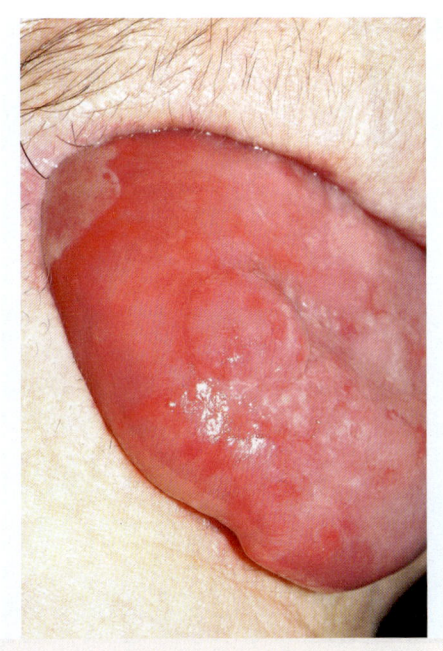

∧ Pênfigo paraneoplásico: aspecto liquenoide e erosões.

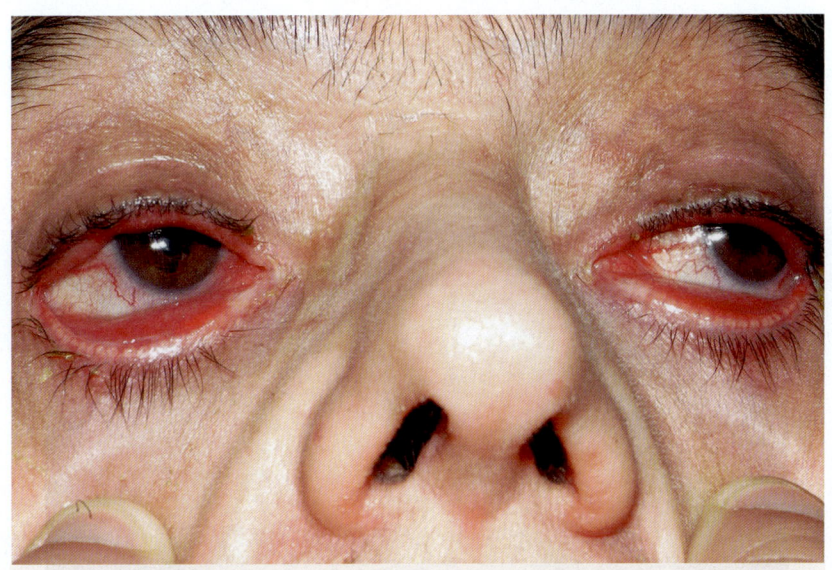

∧ Pênfigo paraneoplásico: mesma paciente da foto anterior. Comprometimento ocular.

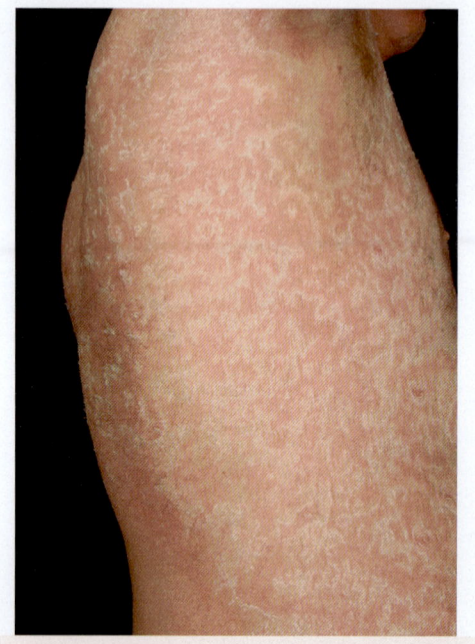

▲ *Eritema giratum repens*: lesões características em arabesco.

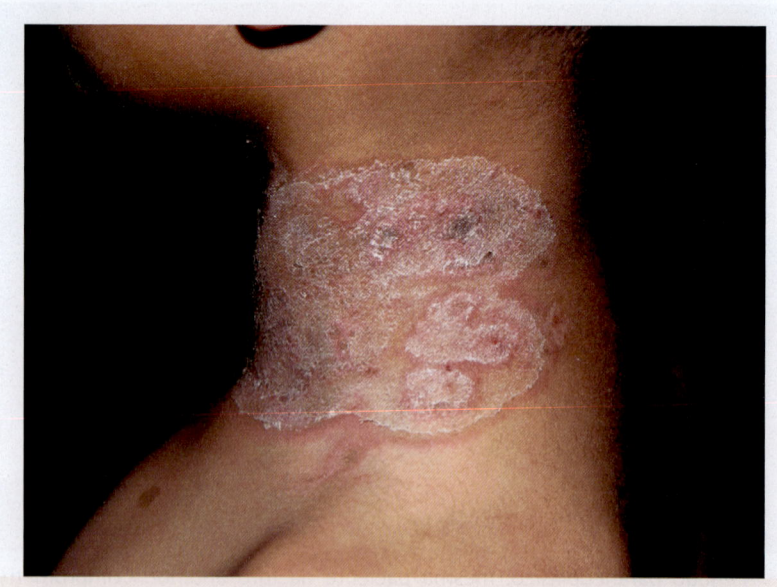

▲ Eritema necrolítico migratório: notar a atividade das bordas.

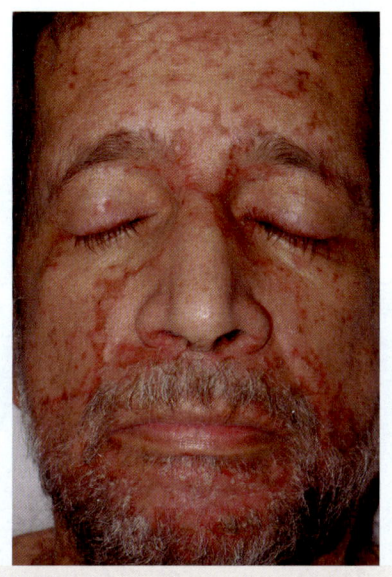

⋏ Eritema necrolítico migratório: necroses superficiais e descamação em padrão policíclico. A partir dessas lesões suspeitou-se e houve confirmação de glucagonoma.

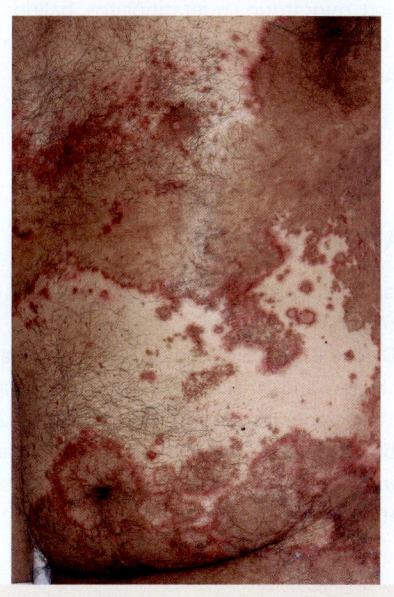

⋏ Eritema necrolítico migratório, mesmo paciente da foto anterior. Púrpura e necroses superficiais em configuração anular e policíclica.

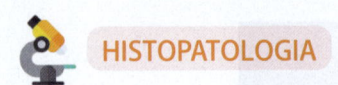

HISTOPATOLOGIA

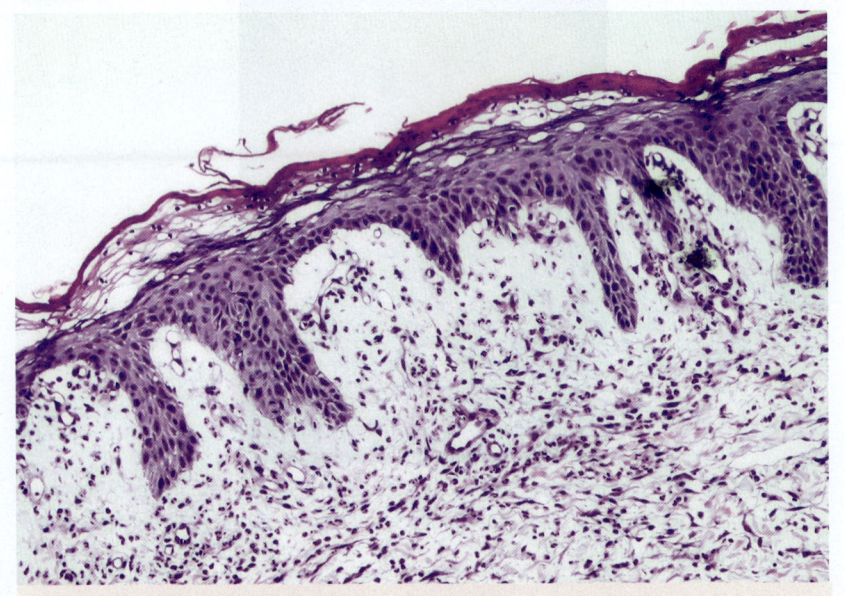

∧ Eritema necrolítico migratório: queratinócitos pálidos e vacuolizados na porção superior da epiderme. Presença de neutrófilos na camada córnea e no infiltrado inflamatório dérmico.

BIBLIOGRAFIA SUGERIDA

1. Chung VQ. Clinical and pathologic findings of paraneoplastic dermatoses. J Am Acad Dermatol. 2006;54:745-62.
2. Didona D, Fania L, Didona B, Eming R, Hertl M, Di Zenzo G. Paraneoplastic Dermato-sis: A brief general review and an extensive analysis of paraneoplastic pemphigus and paraneoplastic dermatomyosistis. Int J Mol Sci. 2020;21:2178.
3. Silva JA, de Carvalho Mesquita K, de Souza Machado Igreja AC, Naves Lucas ICR, Freitas AF, Maximiano de Oliveira S, et al. Paraneoplastic cutaneous manifestations: concepts and updates. An Bras Dermatol. 2013;88(1):9-22.

PARTE 8

Manifestações cutâneas das doenças endócrinas e metabólicas

1

Manifestações cutâneas das doenças endócrinas e metabólicas

Manifestações cutâneas
das doenças endócrinas e
metabólicas

Definição

A pele não deve ser considerada um órgão isolado, mas sim um sistema funcional definido que se comunica com o meio interno. Sinais cutâneos de doenças sistêmicas como as doenças endócrinas e metabólicas ocorrem com frequência e às vezes apresentam os primeiros sintomas de uma doença interna; além disso, essas manifestações podem ser as únicas expressões de distúrbios sistêmicos assintomáticos. Vários sinais, sintomas e distúrbios dermatológicos podem ser inestimáveis como marcadores dessas doenças.

 EPIDEMIOLOGIA E ETIOPATOGÊNESE

Várias doenças metabólicas e endócrinas podem produzir alterações na pele.

Os mecanismos que desenvolvem essas lesões são complexos e variáveis. Em muitos casos, esses distúrbios resultam dos efeitos deletérios que os níveis elevados de glicose e insulina têm na vasculatura. Em outras doenças, ocorrem depósitos na pele de substâncias como cálcio e uratos, resultantes de alterações no seu metabolismo. Os xantomas podem refletir alteração do metabolismo lipídico associada à hiperlipidemia ou podem resultar de disfunção celular local.

Os sistemas endócrino e tegumentar interagem por meio de um conjunto de mecanismos complexos. A desregulação dos hormônios endócrinos, como é observada em muitas endocrinopatias, muitas vezes resulta em doença dermatológica clinicamente significativa.

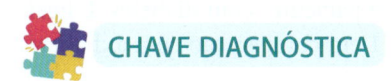 **CHAVE DIAGNÓSTICA**

Manifestações clínicas

Endócrinas
Diabetes

Bolhas diabéticas: podem se desenvolver tanto no *diabetes mellitus* tipo 1 quanto no tipo 2. Essas bolhas são observadas com mais frequência em pacientes idosos e têm sido associadas a microangiopatia e trauma. A condição geralmente se apresenta como bolhas tensas nos braços e nas pernas.

Acantose nigricante: é a lesão dermatológica indicativa de resistência periférica à insulina. Caracteriza-se por espessamento difuso e aveludado e hiperpigmentação da pele, mais frequentemente no pescoço e axilas e ocasionalmente no dorso das mãos, virilha, umbigo, mãos, aréolas e áreas submamárias. As causas subjacentes devem ser sempre pesquisadas, e incluem as distintas doenças e síndromes que cursam com resistência periférica à insulina, sendo as mais frequentes o diabetes, a obesidade e uso de fármacos como ácido nicotínico e corticosteroides.

Uma forma muito peculiar de acantose nigricante do idoso é a manifestação paraneoplásica, mais comumente em carcinomas do tubo digestivo, sendo associada também ao sinal de Leser-Trélat (início súbito de inúmeras queratoses seborreicas) e *tripe palms.*

Dermatopatia diabética: ocorre em até 40% das pessoas com diabetes. A causa exata da dermopatia diabética é desconhecida. Pode servir como um sinal clínico de maior probabilidade de complicações internas em pacientes com diabetes, como retinopatia, nefropatia e neuropatia.

A dermatopatia diabética é caracterizada por lesões redondas a ovais circunscritas, atróficas, levemente deprimidas e hiperpigmentadas que ocorrem na face anterior da parte inferior das pernas e são geralmente bilaterais e assimétricas. As lesões geralmente são assintomáticas.

Acredita-se que essas lesões decorram de pequenos traumatismos em uma pele com alterações metabólicas que levam ao distúrbio da cicatrização.

Necrobiose lipoídica: apresenta-se como manchas atróficas, assintomáticas, amarelas, vermelhas ou marrons nas pernas que podem progredir para placas atróficas amarelas e deprimidas, com telangiectasias. Cinquenta por cento dos pacientes com necrobiose lipoídica têm diabetes, mas apenas 0,3% dos pacientes com diabetes têm a doença.

Síndrome do pé diabético: abrange as complicações neuropáticas e vasculopáticas que se desenvolvem nos pés de pacientes com diabetes. É ligeiramente mais prevalente na diabetes tipo 1 em comparação com a diabetes tipo 2.

Apresenta-se inicialmente com calosidades e pele seca relacionadas à neuropatia diabética. Em estágios posteriores, desenvolvem-se úlceras crônicas que podem ser neuropáticas, isquêmicas ou mistas. O tipo mais comum de úlceras são as úlceras neuropáticas, uma ulceração indolor resultante de neuropatia periférica. As úlceras associadas à isquemia vascular periférica são dolorosas, mas menos comuns. As úlceras tendem a ocorrer em áreas propensas a traumas, apresentando-se classicamente no local de calosidades ou sobre proeminências ósseas. É comum que ocorram úlceras nos dedos dos pés, antepé, tornozelos e região plantar (mal perfurante plantar).

A pele dos doentes afetados, especialmente naqueles com diabetes tipo 2, é mais propensa a infecções fúngicas. A infecção secundária de úlceras é uma complicação grave que pode resultar em necrose gangrenosa, osteomielite e pode até exigir amputação de membros inferiores.

Os doentes podem apresentar também eritromelalgia caracterizada por vermelhidão, calor e dor em queimação envolvendo as extremidades inferiores, mais frequentemente os pés.

Outras condições secundárias ao diabetes: prurido, xerose cutânea, xantomas eruptivos, acrocórdons, dermatoses pigmentares purpúricas, eritema palmar, telangiectasias periungueais, rubeose facial.

Dermatoses associadas ao diabetes: granuloma anular, psoríase, líquen plano, vitiligo, hidradenite supurativa, glucagonoma, infecções cutâneas fúngicas e bacterianas de repetição.

Doenças da tireoide

Hipertireoidismo: o hipertireoidismo é mais comumente observado na doença de Graves. As manifestações cutâneas comuns do hipertireoidismo incluem rubor facial, eritema nas palmas e hiperidrose nas palmas e plantas. O cabelo geralmente tem uma textura felpuda e a queda difusa do cabelo é frequentemente observada.

As unhas são frequentemente descritas como macias e brilhantes. A porção proximal da lâmina ungueal permanece rosada, enquanto a porção distal muda para uma cor branca e opaca.

O mixedema pré-tibial, também conhecido como dermopatia da tireoide, é mais comumente observado na região anterior da tíbia e no dorso dos pés. Os achados do exame físico incluem pápulas ou nódulos rosados ou marrom-púrpura bem demarcados sobrepostos a um espessamento e endurecimento sem ulceração. As manifestações cutâneas menos comuns do hipertireoidismo incluem prurido generalizado, dermatite eczematosa, urticária crônica e dermografismo.

Hipotireoidismo: a causa mais comum é a deficiência de iodo e a tireoidite linfocítica crônica (tireoidite de Hashimoto), hipotireoidismo induzido por radiação após tratamento, pós-tireoidectomia ou terapia medicamentosa com lítio, bexaroteno ou interferon.

Indivíduos com hipotireoidismo adquirido geralmente apresentam pele fria, manchada e seca, os cabelos apresentam-se ásperos e quebradiços com alopecia difusa e parcial e as unhas são quebradiças e estriadas. O excesso de caroteno, devido à redução da conversão hepática de betacaroteno em vitamina A, pode depositar-se no estrato córneo e manifestar-se como amarelecimento da pele (carotinemia). Esse processo afeta mais comumente as palmas, plantas e sulcos naso labiais.

Em casos graves de hipotireoidismo, pode ocorrer acúmulo de mucopolissacarídeos (mixedema). As mãos, face, áreas pré-tibiais e periorbitais são mais comumente comprometidas, resultando em edema. Características adicionais do mixedema incluem alargamento do nariz, espessamento dos lábios e macroglossia.

Associam-se mais frequentemente a outras dermatoses imunológicas incluindo dermatite herpetiforme, alopecia areata, vitiligo e urticária autoimune.

Doença da adrenal

Síndrome de Cushing: conjunto de características clínicas causadas principalmente por hipercortisolemia. A maioria dos casos de síndrome de Cushing ocorre devido à hipófise (doença de Cushing) ou hipersecreção ectópica do hormônio adrenocorticotrófico (ACTH), superprodução adrenal de cortisol ou administração iatrogênica de glicocorticóides. Os doentes exibem alterações clássicas de face em lua cheia e acúmulo de gordura dorsocervical e supraclavicular.

A pele apresenta-se fina devido a atrofia facilmente friável e com dificuldade de cicatrização. À medida que a massa corporal se redistribui e aumenta, a pele frágil estica-se e os vasos sanguíneos subcutâneos tornam-se mais facilmente visíveis, aparecendo como estrias roxas violáceas e espessas.

Alterações adicionais na aparência da pele podem manifestar-se como acantose nigricante devido a alterações metabólicas ou hiperpigmentação nas formas dependentes de ACTH. O excesso de glicocorticoides endógenos ou exógenos também pode causar acne esteroide.

Doença de Addison: insuficiência adrenal primária mediada mais comumente por mecanismos autoimunes levando a secreção inadequadamente e baixa de cortisol, a determinação do status de ACTH para distinguir a insuficiência adrenal primária da secundária e a imagem das glândulas suprarrenais.

A pele apresenta-se com hiperpigmentação bronzeada generalizada, resultado do aumento da produção de melanina mais proeminente em áreas expostas ao sol, bem como em áreas de trauma e pressão. Além disso, podem ser evidenciadas cicatrizes hiperpigmentadas, escurecimento dos cabelos, faixas longitudinais nas unhas e escurecimento dos nevos existentes. Associa-se frequentemente ao vitiligo.

Metabólicas
Gota
Distúrbio comum do metabolismo do ácido úrico, podendo levar a episódios recorrentes de problemas articulares, inflamação, deposição tecidual de cristais de ácido úrico que se acumulam nos tecidos incluindo pele e sinóvia (tofos) e destruição das articulações.

Nos homens, os níveis de ácido úrico aumentam na puberdade e a idade de pico de início da gota é da quarta a sexta décadas. Nas mulheres, os níveis de ácido úrico aumentam na menopausa, e o pico de idade de início ocorre da sexta à oitava década.

Os tofos representam coleções de cristais de ácido úrico nos tecidos moles. Frequentemente comprometem a hélice da orelha, os quirodáctilos e pododáctilos, bursas e ao longo do olécrano, onde podem se assemelhar a nódulos reumatoides.

Calcinose cutânea
A calcinose cutânea abrange um grupo de doenças nas quais se formam depósitos de cálcio na pele. Os quatro principais tipos de calcinose cutânea são categorizados de acordo com a etiologia:

• Distrófica: geralmente ocorre em uma área específica de lesão tecidual, embora possa ser generalizada, como pode ocorrer em pacientes com dermatomiosite.

- Metastática: a deposição de cálcio é frequentemente generalizada. Grandes depósitos costumam ser encontrados ao redor de grandes articulações, como joelhos, cotovelos e ombros, em uma distribuição simétrica; e podem comprometer órgãos viscerais como pulmões, rins, vasos sanguíneos e estômago. Na calcifilaxia, processo que incide em doentes com insuficiência renal terminal, ocorre calcificação da vasculatura do subcutâneo, provocando lesões violáceas livedoides e necroses cutâneas intensamente dolorosas.
- Iatrogênica: a calcificação geralmente está localizada no local de um procedimento invasivo, embora possa ocorrer deposição difusa.
- Idiopática: sem causa conhecida.

Em todos os casos de calcinose cutânea, compostos insolúveis de cálcio precipitam na pele. Estes sais de cálcio consistem principalmente em cristais de hidroxiapatita ou fosfato de cálcio amorfo que se traduzem por manchas brancas amarelas isoladas e pápulas dérmicas, placas, nódulos ou nódulos subcutâneos múltiplos, firmes e esbranquiçados. A distribuição e o padrão baseiam-se na doença subjacente. As pápulas da calcinose cutânea podem expelir uma substância arenosa branco-amarelada.

Xantomas

Xantomas são caracterizados por depósitos de lipídeos na pele, caracterizados por acúmulos destes lipídeos nos macrófagos da pele. Podem ser reflexo de alteração do metabolismo lipídico (associados às hiperlipidemias) ou resultado de disfunção celular local.

Podem ser classificados como xantelasma (placas amareladas planas nas pálpebras); xantoma tuberoso (nódulos amarelo-alaranjados de tamanhos variáveis nas articulações); xantoma tendinoso (nódulos formados ao longo dos tendões); xantoma eruptivo (pápulas amareladas envoltas por halo eritematoso que aparecem eruptivamente com predileção a superfície de extensão das extremidades); xantoma verruciforme (placas verrucosas solitárias que acometem principalmente boca e genitais).

Em pacientes com xantomas, a hiperlipidemia primária é principalmente um diagnóstico de exclusão.

Como os níveis lipídicos podem estar elevados em pacientes com diabetes, existe uma associação de xantomas e diabetes. Os xantomas podem ocorrer em pessoas de qualquer idade; no entanto, o xantelasma geralmente ocorre em pessoas com mais de 50 anos.

Amiloidose sistêmica

Amiloidose é um distúrbio incomum resultante de deposição de fibrilas insolúveis no tecido extracelular como resultado de uma agregação proteica, levando ao seu acúmulo em vários órgãos (coração, fígado, rins, pulmões, intestinos) e a pele, levando a alterações da sua função.

A amiloidose AL, forma mais comum de amiloidose sistêmica, tem média de idade ao diagnóstico de 64 anos e predominância do sexo masculino. Apresenta relação com neoplasias de células plasmáticas, como mieloma múltiplo e macroglobulinemia de Waldenstrom, e mais raramente pode apresentar associação com linfoma de zona marginal e outros subtipos de linfoma. Há deposição de fibrilas insolúveis no tecido extracelular como resultado de um dobramento incorreto de uma proteína, que no caso de amiloidose AL são originadas da região variável de cadeias leves, acometendo mais frequentemente a região lambda em 75% e kappa 25% dos casos.

As manifestações cutâneas mais comuns são: púrpura, equimoses, petéquias e hemorragias, bolhas especialmente nas pálpebras e na região periorbital, devido a capilaridade e fragilidade da parede por infiltração amiloide, pápulas, placas ou nódulos com aparência cerosa brilhante ou hemorrágica em áreas intertriginosas, como pálpebras, região retroauricular, pescoço, axilas e região anogenital.

Podem ainda acompanhar o quadro perda de cabelo, distrofia ungueal, pele semelhante à esclerodermia, incluindo couro cabeludo dobrado e espesso e fácies grosseira com perda de rugas.

Macroglossia por infiltração amiloide e xerostomia devido à destruição das glândulas salivares também são descritas.

Exames diagnósticos

O diagnóstico das manifestações cutâneas das doenças endócrinas e metabólicas pode ser auxiliado pela biópsia com o exame anatomopatológico da pele. Exames laboratoriais auxiliares como verificação do metabolismo lipídico e glicêmico, função tireoidiana, função adrenal, dosagem de ácido úrico etc.

Diagnóstico diferencial

Existe uma gama muito grande de diagnóstico diferencial a ser feita dependendo do tipo de lesão cutânea apresentada.

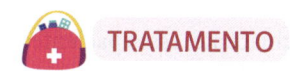 **TRATAMENTO**

Medidas gerais

Consiste em tratar as doenças de base que o paciente apresenta (diabetes, hipercolesterolemia, ácido úrico e assim por diante). Nem sempre a correção do distúrbio endócrino ou metabólico vai melhorar o quadro cutâneo.

Medidas específicas na pele

- Acantose nigricans: o tratamento é realizado de maneira cosmética. Topicamente, ácido retinoico, o calcipotrieno tópico e o ácido salicílico são relatados, mas o distúrbio que leva a resistência periférica à insulina deve ser detectado e tratado.
- Dermopatia diabética: o tratamento é normalmente evitado devido à natureza assintomática, de autorresolução, bem como à ineficácia dos tratamentos disponíveis, e não há evidências de que a melhoria do controle glicêmico altere o desenvolvimento da dermatose.
- Necrobiose lipoídica: a maioria dos tratamentos é limitada por respostas inconsistentes e por falta de grandes estudos controlados. Os corticosteroides são frequentemente utilizados administrados por via tópica, intralesional ou oral, mas limitam-se às lesões ativas e não às atróficas. Outras drogas são relatadas como inibidores de calcineurina (p. ex., ciclosporina), inibidores do fator de necrose antitumoral (p. ex., infliximabe), pentoxifilina, antimaláricos (p. ex., hidroxicloroquina), PUVA, fator estimulador de colônias de granulócitos, dipiridamol e aspirina em baixas doses. O cuidado adequado das feridas é importante para lesões ulceradas; isso geralmente inclui antibióticos tópicos, proteção de áreas vulneráveis a lesões, emolientes e bandagens de compressão.
- Síndrome do pé diabético: o tratamento deve envolver uma abordagem interdisciplinar baseada com foco na prevenção e no tratamento das úlceras atuais. A prevenção envolve vigilância diária, higiene adequada dos pés e calçados, andadores ou outros dispositivos adequados para minimizar e distribuir a pressão.
- Diferentes classes de curativos devem ser consideradas com base no tipo de ferida. Hidrogéis, oxigenoterapia hiperbárica, fatores de crescimento tópicos e enxertos de pele biofabricados também estão disponíveis. A apresentação clínica deve indicar se é necessária antibioticoterapia ou desbridamento da ferida. Em pacientes com úlceras crônicas resistentes

ao tratamento, deve-se considerar a isquemia subjacente; esses pacientes podem necessitar de revascularização cirúrgica ou *bypass*.

- Mixedema pré-tibial: tem-se demonstrado alguma eficácia com injeções intralesionais de corticosteroides; esta abordagem de tratamento também se aplica a pacientes com achados semelhantes secundários ao hipotireoidismo. Além disso, os tratamentos para combater a hiperidrose incluem o uso tópico de sais de alumínio, como cloreto de alumínio e iontoforese como abordagens de primeira linha. Os medicamentos anticolinérgicos sistêmicos costumam ser úteis quando as opções tópicas falham. Injeções de toxina botulínica, lipoaspiração e simpatectomia também podem ser consideradas.

- Síndrome de Cushing: a maioria das manifestações dermatológicas associadas à síndrome de Cushing desaparece após terapia direcionada à produção excessiva de cortisol. Embora o tratamento das estrias geralmente produza resultados insatisfatórios, muitas das estrias que se manifestam na adolescência tornam-se menos perceptíveis com o tempo. Além disso, alguns relatórios sugerem a eficácia do creme tópico de tretinoína, peelings ácidos e preparações tópicas de ácido hialurônico. Outras modalidades de tratamento incluem terapias a *laser*, luz intensa pulsada e microdermoabrasão.

- Gota: na fase aguda utilizam-se anti-inflamatórios não hormonais (ibuprofeno, indometacina). A longo prazo, dieta, fármacos uricosúricos (probenecida ou benzofuranos) e os que bloqueiam a síntese de ácido úrico (colchicina).

- Calcinose: o tratamento é direcionado ao manejo da doença subjacente. As pápulas ou nódulos podem ser removidos cirurgicamente se forem sintomáticos.

- Xantoma: o tratamento dos xantomas envolve a normalização dos níveis lipídicos pela correção do defeito metabólico. No caso do xantelasma, ácido tricloroacético ou *laser* pode ser usado para remover ou fazer a ablação física dos xantomas.

PÉROLAS CLÍNICAS

Cerca de 37% dos pacientes com *diabetes mellitus*, tanto tipo 1 como tipo 2, apresentam uma complicação cutânea de *diabetes mellitus* em algum momento da vida. Uma variedade de manifestações dermatológicas tem sido associada ao *diabetes mellitus*; essas condições variam em gravidade e podem ser benignas, deformantes e até mesmo fatais. Essas alterações cutâneas podem oferecer informações sobre o controle glicêmico dos pacientes e podem ser o primeiro sinal de distúrbio metabólico em pacientes com diabetes não diagnosticados.

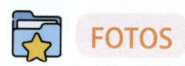 FOTOS

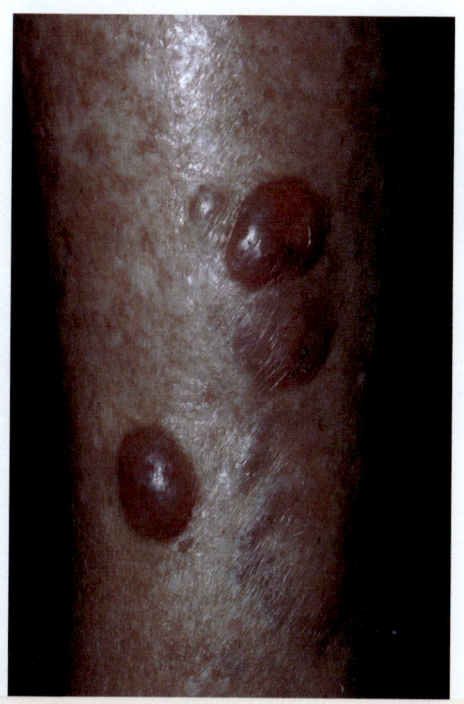

∧ *Bullosis diabeticorum:* bolhas tensas sem nenhuma inflamação.

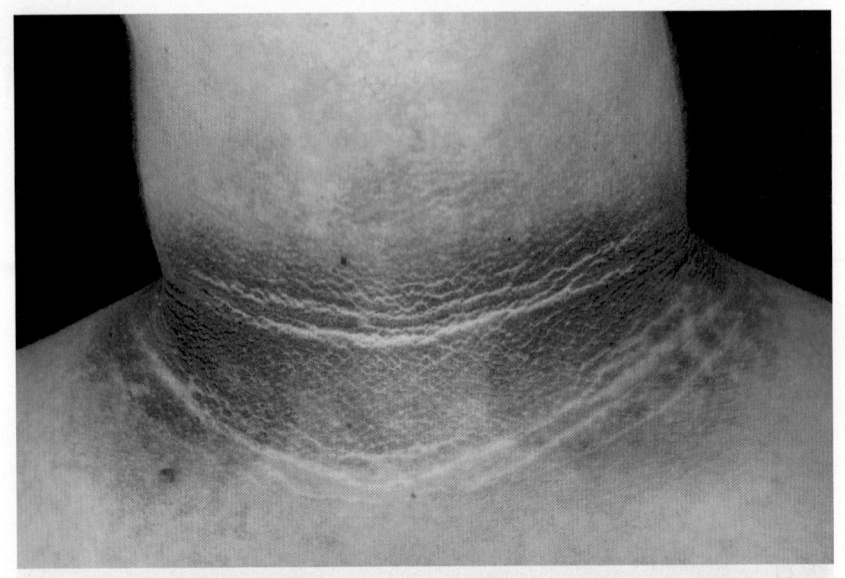

▲ Acantose nigricante: lesões hiperpigmentadas de superfície aveludada.

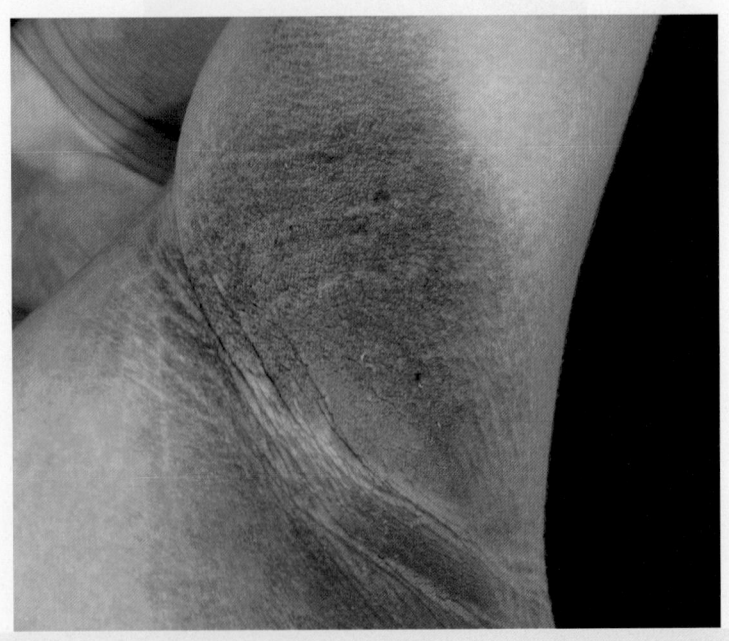

▲ Acantose nigricante.

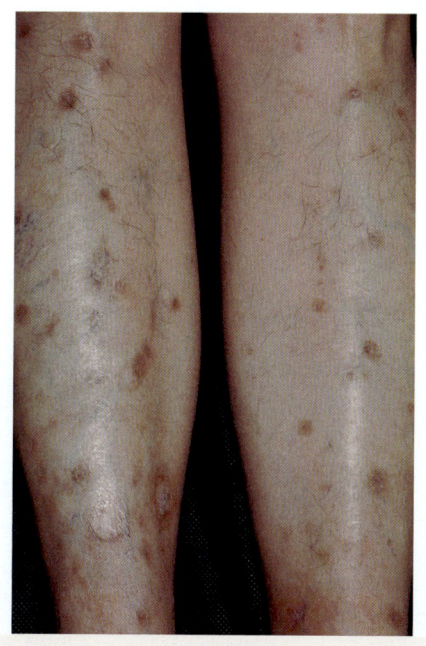

⌃ Dermopatia diabética: lesões acastanhadas cicatriciais nos membros inferiores.

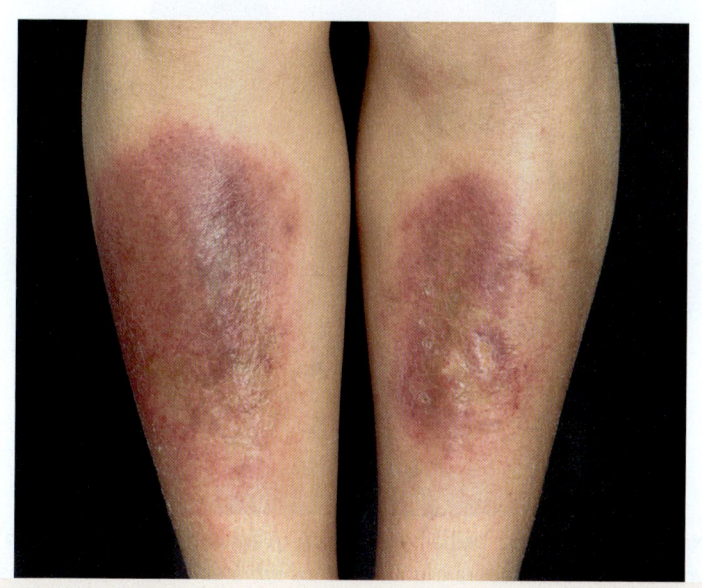

⌃ Necrobiose lipoídica: placas atróficas, circunscritas e eritematosas.

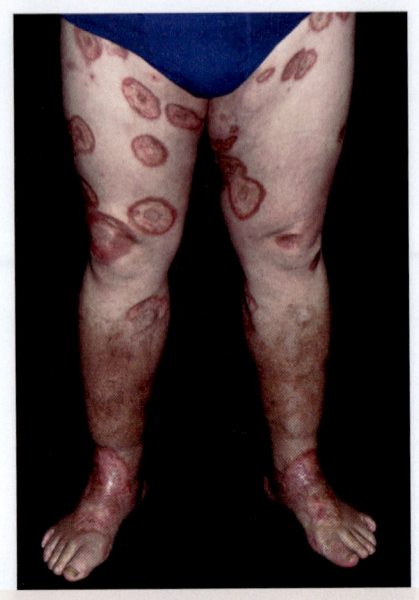

⋏ Necrobiose lipoídica: caso exuberante.

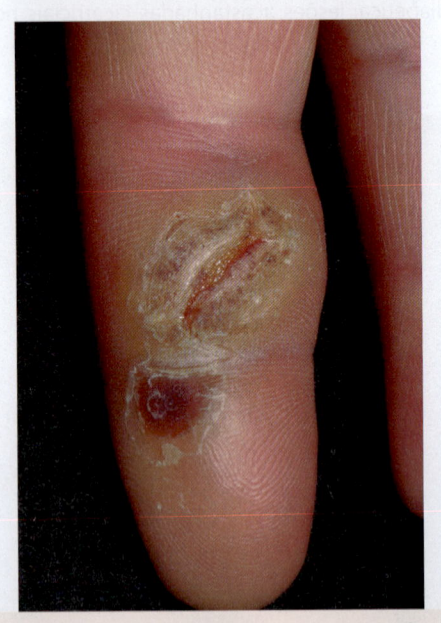

⋏ Neuropatia diabética: bolha hemorrágica, queratose e fissura profunda provocadas por queimadura e traumatismos em área com perda da sensibilidade.

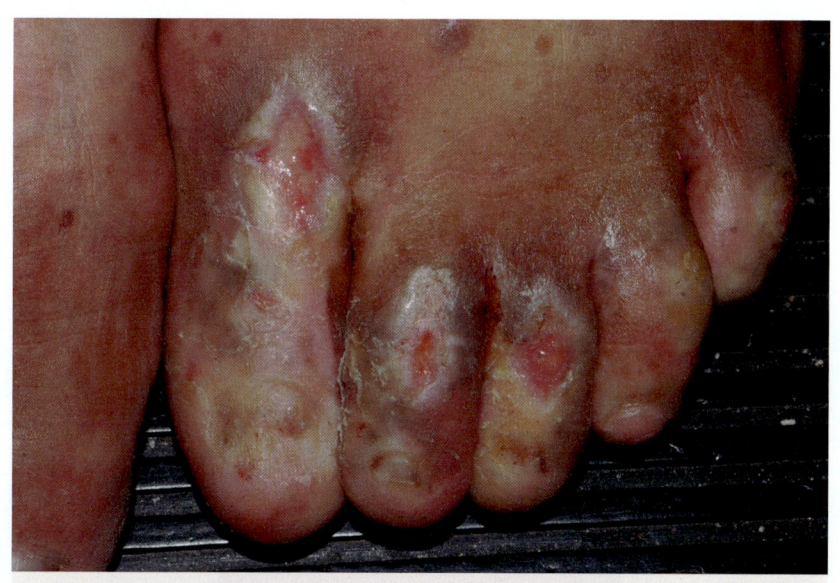

∧ Neuropatia diabética: úlceras sobre áreas de saliências ósseas, cicatrizes e anoníquia, traumatismos provocados em áreas com perda da sensibilidade.

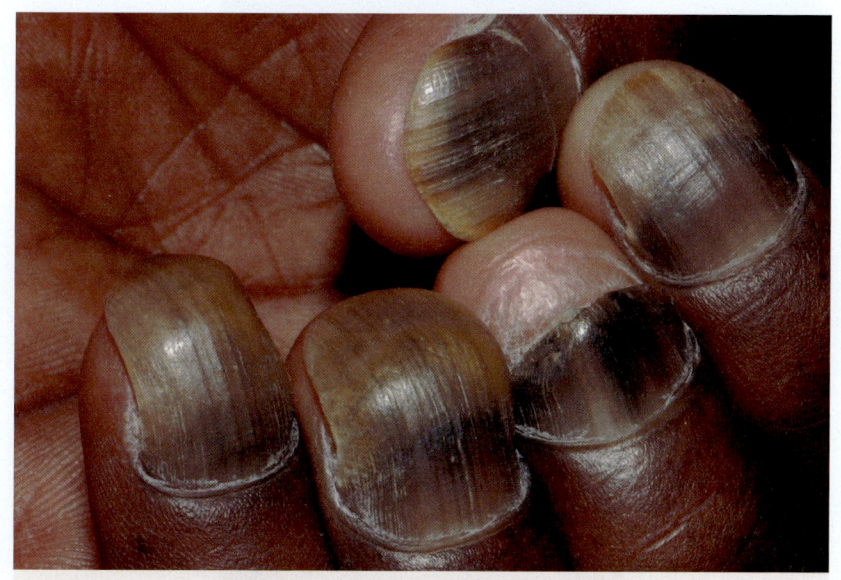

∧ Unhas no hipertireoidismo: hipercurvatura, onicólise, espessamento e pigmentação ungueal.

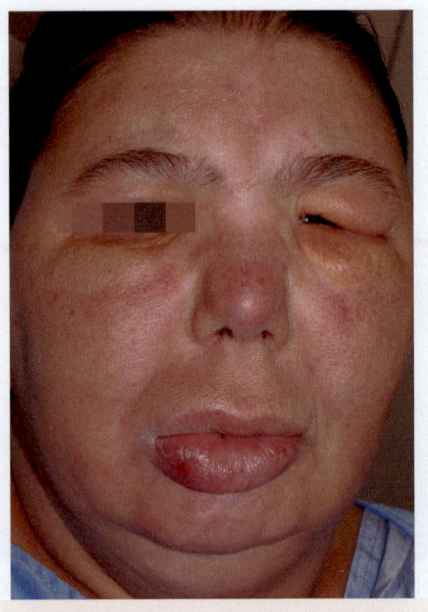

▲ Cretinismo (hipotireoidismo): edema de lábio e face.

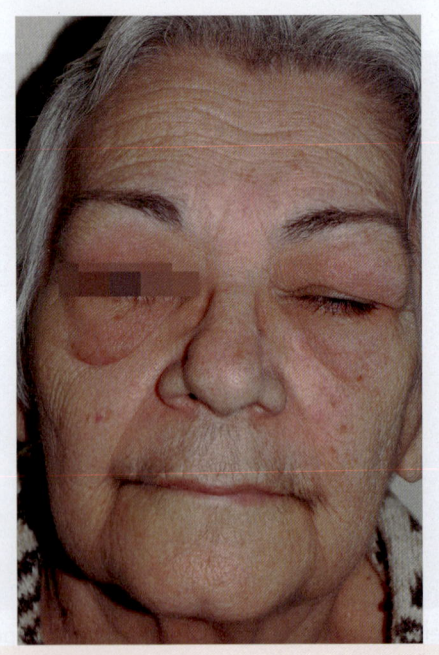

▲ Hipotireoidismo: mixedema.

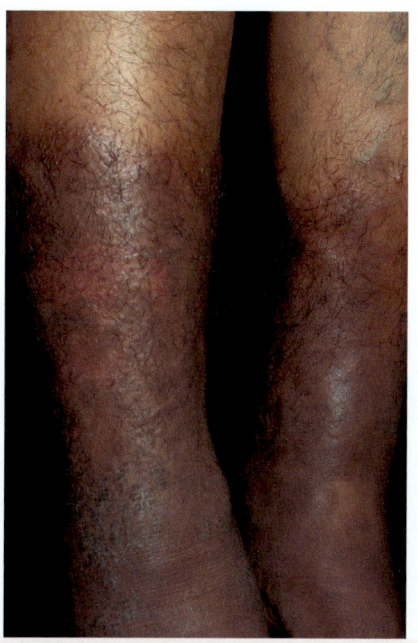

▲ Mixedema pré-tibial: edema e infiltração.

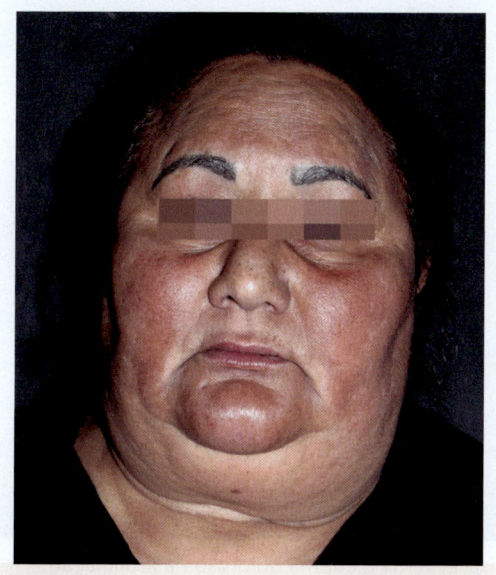

▲ Síndrome de Cushing: *facies* em "lua cheia" e "giba" no pescoço.

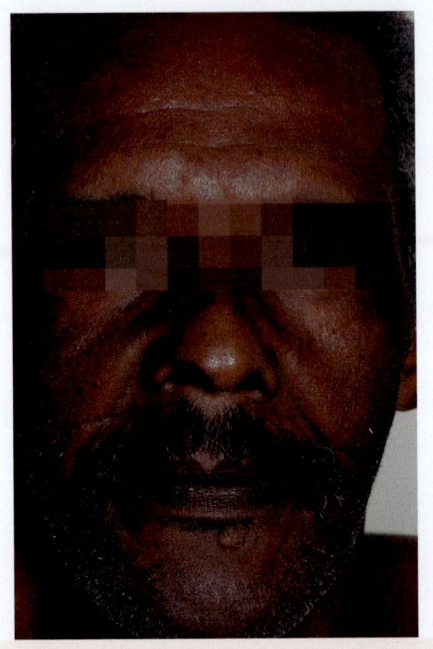

∧ Doença de Adison: pigmentação bronzeada.

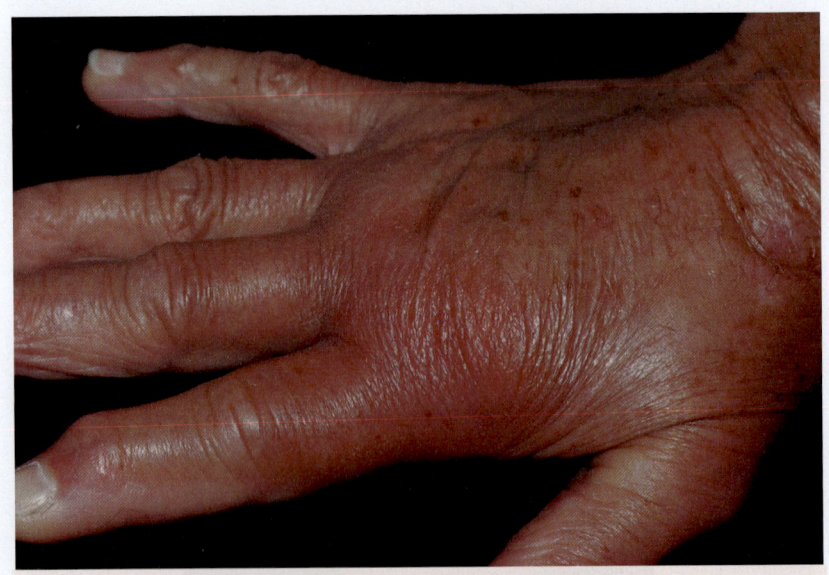

∧ Artrite gotosa: eritema e edema doloroso na articulação.

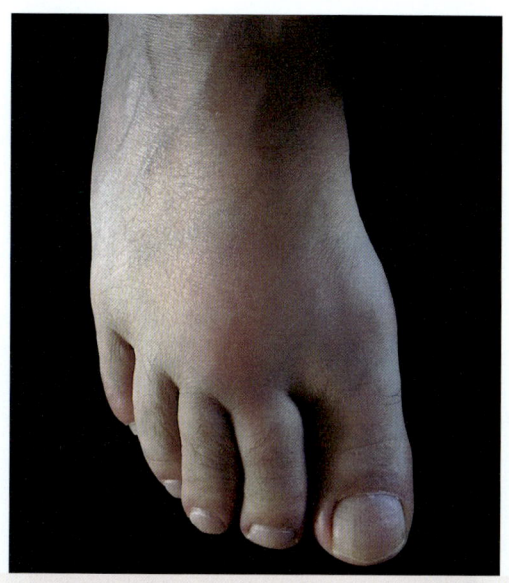

∧ Artrite gotosa no pé: edema e eritema intensamente dolorosos.

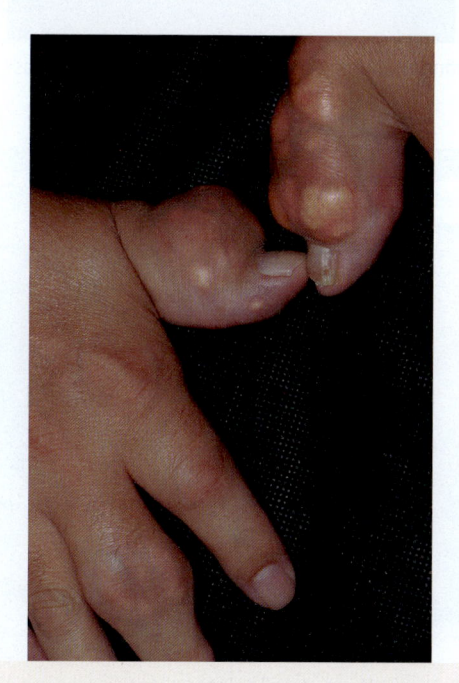

∧ Tofo gotoso.

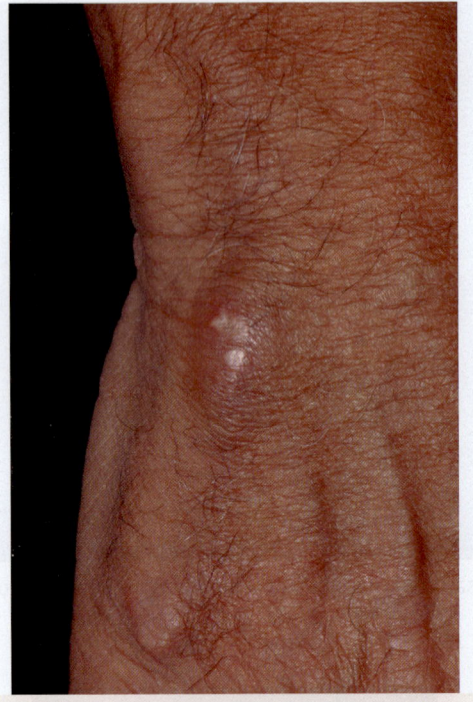

▲ Calcinose cutânea: pápulas esbranquiçadas e endurecidas.

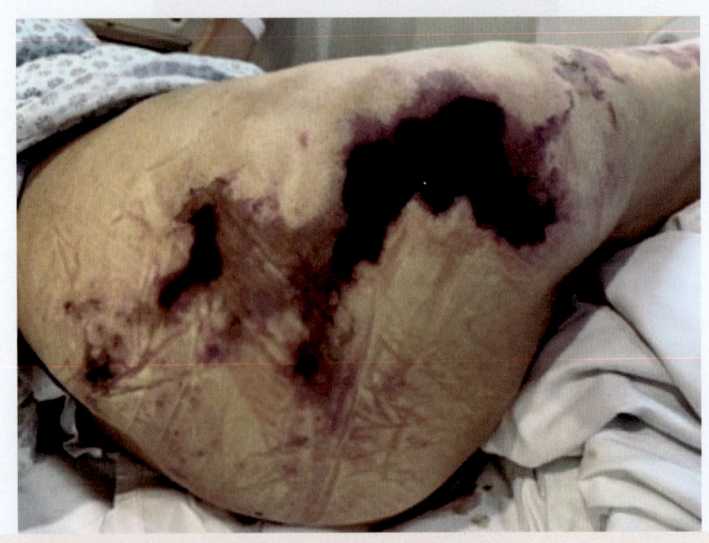

▲ Calcifilaxia: lesões violáceas livedoides e necrose.

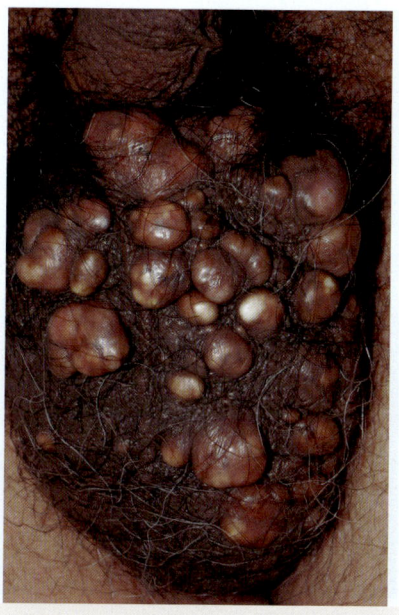

⌃ Calcinose escrotal.

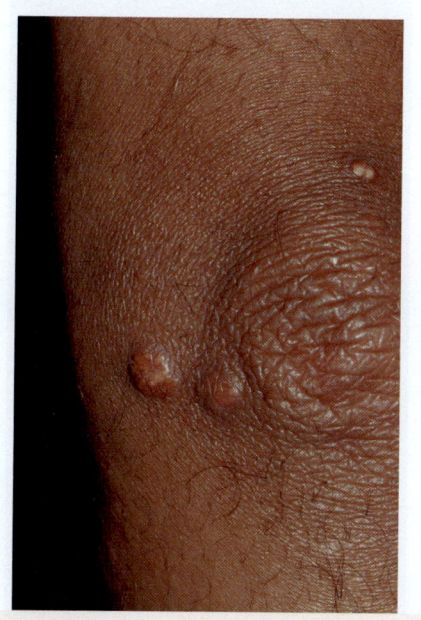

⌃ Xantoma tuberoso: caso leve.

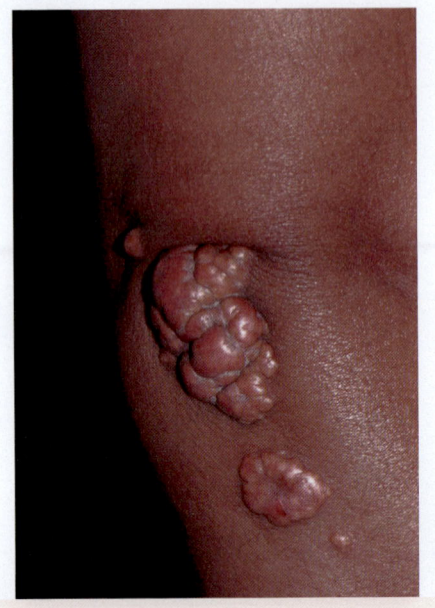

⋀ Xantoma tuberoso: caso exuberante.

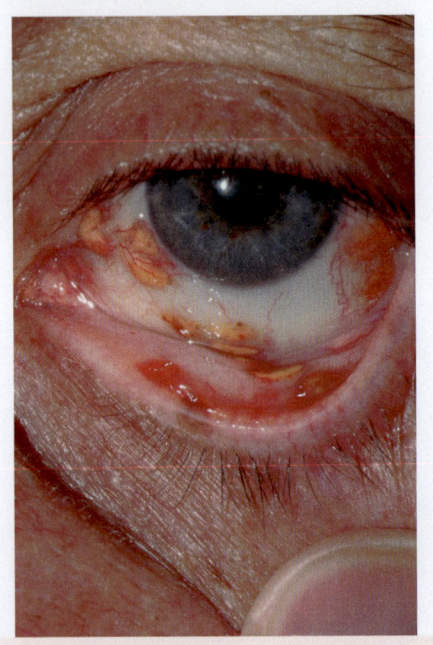

⋀ Xantomatose: pápulas xantomatosas.

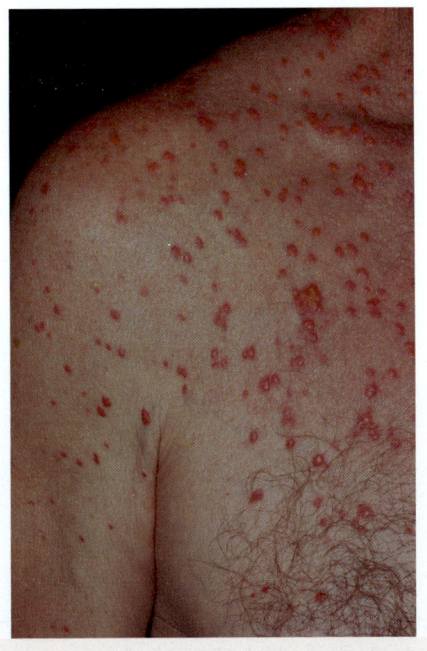

∧ Xantomatose: pápulas eritematoamareladas disseminadas.

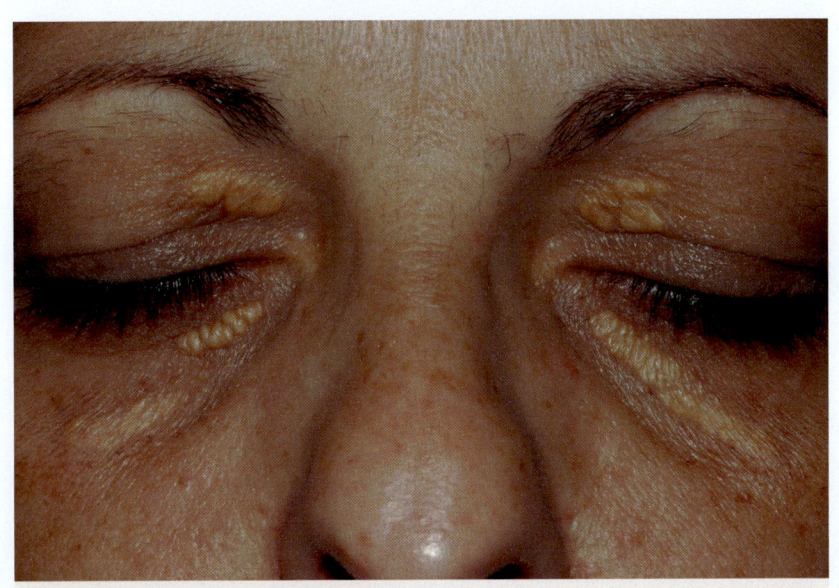

∧ Xantelasma: pápulas amareladas infrapalpebrais.

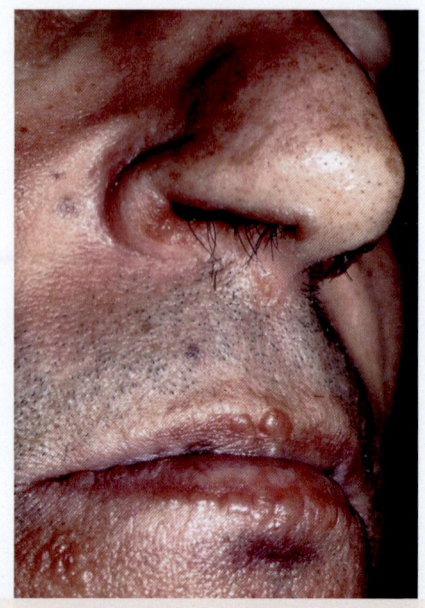

Amiloidose sistêmica: lesões papulonodulares representando infiltração cutânea pela substância amiloide. Essas lesões frequentemente se tornam hemorrágicas em decorrência da fragilidade capilar.

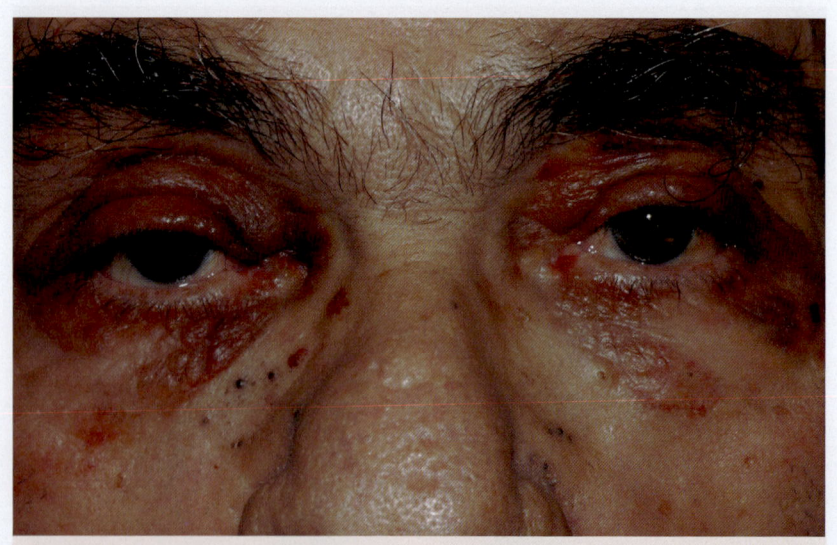

Amiloidose sistêmica: lesões papulonodulares em localização característica. "Sinal do guaxinim".

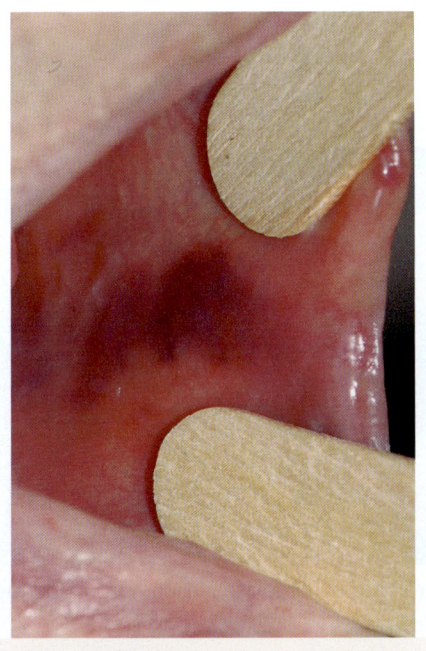

⋀ Amiloidose sistêmica: equimoses e púrpura ocorrem aos mínimos traumatismos. Esta lesão foi provocada por atrito pela espátula.

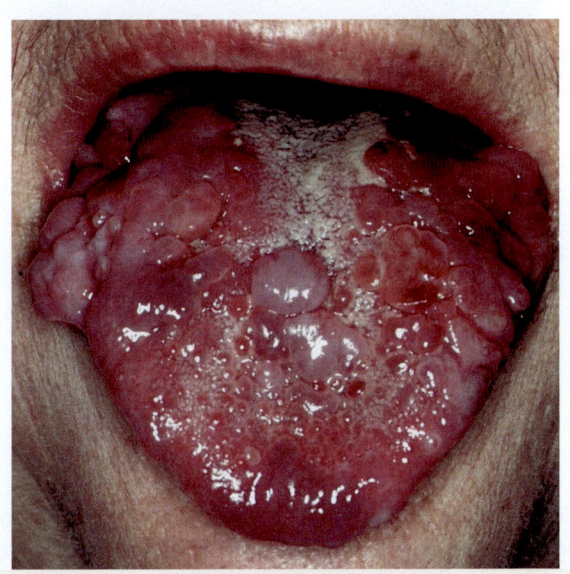

⋀ Amiloidose sistêmica: macroglossia por infiltração nodular e hemorrágica.

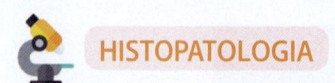
HISTOPATOLOGIA

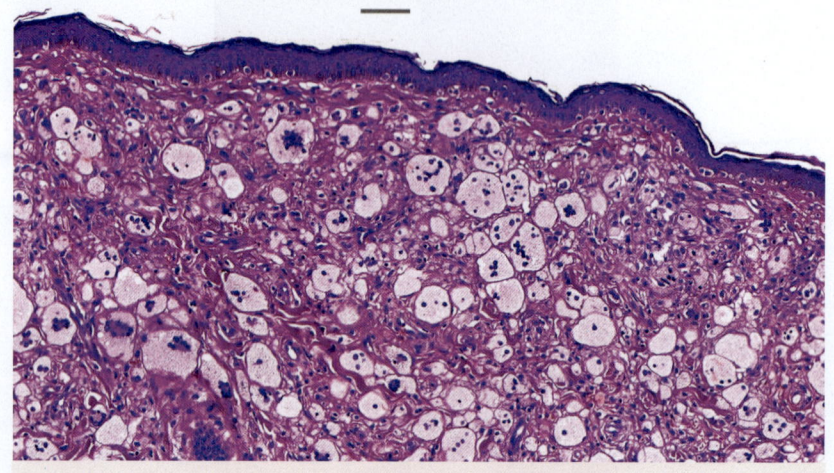

⋀ Xantoma: macrófagos de citoplasma espumoso na derme.

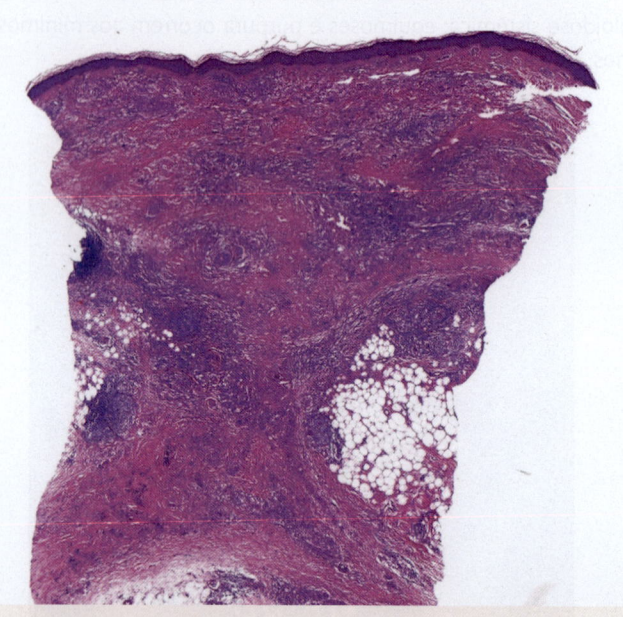

⋀ Necrobiose lipoídica: epiderme retificada e derme com colágeno degenera-
   do ("necrobiótico") em alternância com infiltrado inflamatório granuloma-
   toso, conferindo aspecto de "camadas".

BIBLIOGRAFIA SUGERIDA

1. Labib A, Rosen J, Yosipovitch G. Skin manifestation of diabetes mellitus. Endotext. 2022.
2. Lause M, Kamboj A, Faith EF. Dermatologic manifestation of endocrine disorders. Trans Pediatr. 2017;17;6(4):300-12.
3. Scheinfeld NS. Skin disorders in older adults: manifestations of endocrine and metabolic diseases. Consultant360. 2012;52(2).

PARTE 9

Manifestações cutâneas das deficiências nutricionais

Manifestações cutâneas das deficiências nutricionais

Definição

Deficiências vitamínicas e nutricionais são muito comuns nos idosos. Estima-se que 55% dos pacientes internados e 85% dos idosos institucionalizados tenham um grau de desnutrição. Metade desses idosos consomem menos vitaminas e sais minerais recomendados e 30% dessa população tem níveis séricos diminuídos desses componentes.

 ## EPIDEMIOLOGIA E ETIOPATOGÊNESE

A população idosa é o maior grupo demográfico em risco desproporcional de dieta inadequada e desnutrição. O envelhecimento está associado a um declínio numa série de funções fisiológicas que podem ter impacto no estado nutricional. Incluem-se a redução da massa corporal magra e uma diminuição resultante na taxa metabólica basal, diminuição da secreção gástrica de sucos digestivos e alterações na cavidade oral, déficits de função sensorial, alterações na regulação de fluidos e eletrólitos e doenças crônicas. Medicação, hospitalização e outros determinantes sociais também podem contribuir para a inadequação nutricional. O estado nutricional dos idosos é um importante determinante da qualidade de vida, morbidade e mortalidade.

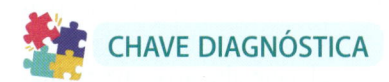

CHAVE DIAGNÓSTICA

Manifestações clínicas

Deficiência de zinco

O zinco é um micronutriente essencial envolvido no catabolismo enzimático, transcrição, transdução de sinal para o funcionamento da célula imune, síntese de DNA e vários metabolismos de micronutrientes.

Relata-se que os idosos têm baixas concentrações de zinco sérico, o que contribui para um sistema imunológico enfraquecido e os torna suscetíveis a infecções e, portanto, aumenta o risco de morbidade entre eles.

O principal fator responsável por essa insuficiência é a ingestão inadequada de zinco na dieta, junto com outros fatores intrínsecos e extrínsecos, como má mastigação de alimentos, problemas orais que limitam a ingestão de alimentos, malignidades, doença renal crônica, nutrição parenteral, ingestão de vários medicamentos que alteram a fisiologia da absorção e alguns fatores psicossociais que limitam a ingestão de alimentos e alterações anatômicas gastrintestinais da idade. A presença de fatores antinutricionais na dieta, como fitatos e alguns minerais, como ferro e cálcio, impõe efeito inibitório na absorção de zinco.

Os achados cutâneos na deficiência de zinco adquirida são semelhantes aos observados na acrodermatite enteropática. Presença de queilite angular, lesões periorificiais, placas eczematosas em áreas submetidas a pressão que evoluem para vesículas, pústulas e bolhas. O quadro se acompanha de unhas distróficas, alterações estruturais dos cabelos com diminuição do crescimento.

Deficiência de vitamina C

A vitamina C, ou ácido ascórbico, é um importante antioxidante envolvido na síntese de tirosina, triptofano e ácido fólico e na hidroxilação de glicina e prolina, uma etapa necessária na formação de colágeno. Os humanos não conseguem sintetizar vitamina C e devem adquiri-la na dieta. As plantas são as fontes alimentares mais importantes.

A deficiência de vitamina C é rara em países desenvolvidos e está relacionada à desnutrição. Os fatores de risco incluem idosos, alcoolismo, doença psiquiátrica grave, anorexia e baixo status socioeconômico. Além disso, várias condições, incluindo estresse, doenças virais, tabagismo, febre e uso de antibióticos levam à diminuição da biodisponibilidade da vitamina C.

Pacientes em diálise correm maior risco de deficiência de vitamina C, pois ela é perdida durante o processo.

A deficiência de vitamina C (escorbuto) resulta em alterações na cavidade oral como gengivas geralmente vermelhas, edemaciadas, hemorrágicas e brilhantes no início da doença e podem ficar pretas e necróticas mais tarde. Afrouxamento e perda de dentes também são comuns. Também o quadro é acompanhado de má cicatrização de feridas com consequente formação de úlceras devido à síntese prejudicada de colágeno. Anormalidades capilares, incluindo pelos em saca-rolhas e pescoço de cisne, hemorragias principalmente perifoliculares e petéquias e alterações ungueais incluindo coiloníquia e hemorragias em lâminas.

Deficiência de vitamina B3 (niacina)

Niacina, ou vitamina B3, é uma vitamina solúvel em água abundante em carnes, ovos e legumes. É um cofator essencial para a coenzima I e coenzima II; portanto, desempenha um papel crucial na síntese de ATP, glicólise e metabolismo de ácidos graxos e aminoácidos. A maior parte da niacina é adquirida na dieta, mas os humanos podem sintetizá-la a partir do triptofano na presença de vitamina B6 e tiamina. Assim, uma deficiência de triptofano, vitamina B6 ou tiamina também pode levar a baixos níveis de niacina, e um excesso de leucina na dieta pode interferir na síntese de niacina e resultar em deficiência.

Pelagra é a manifestação clínica da deficiência de niacina (também pelo triptofano e precursores do ácido nicotínico). Classicamente se traduz pela presença dos 3D (dermatite, demência e diarreia). Pode comprometer moradores de rua, alcoólatras, usuários de drogas, pessoas com anorexia e modismos alimentares. Indivíduos portadores de diarreia prolongada, colite, ileíte, cirrose hepática ou doença de Hartnup ou em uso de medicamentos como isoniazida, 5-fluorouracil, azatioprina e 6-mercaptopurina que interferem na síntese de niacina podem induzir pelagra.

As manifestações cutâneas da pelagra são características e iniciam-se com fotossensibilização que evolui para lesões pigmentadas e vai se tornando áspera e descamativa com a evolução. As localizações também são peculiares. Acometem o "V" do decote (colar de casal), membros superiores e inferiores principalmente em "luvas" e "botas".

Deficiência de outras vitaminas

É muito difícil que se encontrem alterações cutâneas expressivas com deficiência de outras vitaminas, como:

- Vitamina A: levando ao quadro cutâneo de pele seca e hiperqueratose folicular (frinoderma).
- Vitamina B2 (riboflavina): associando-se a dermatite seborreica, estomatite, glossite e queilite.
- Vitamina B6: dermatite periorificial, glossite e neuropatia periférica.
- Vitamina E: dificuldade na cicatrização.
- Vitamina K: alterações na coagulação e presença de púrpuras e equimoses.

Exames diagnósticos

Exames laboratoriais que auxiliam no diagnóstico das doenças carenciais são as dosagens específicas das vitaminas suspeitas em estarem envolvidas na hipovitaminose. Algumas lesões cutâneas são associadas a deficiência de zinco ou a pelagra; o exame anatomopatológico auxilia no diagnóstico.

Diagnóstico diferencial

Os diagnósticos diferenciais são muitos e dependem do tipo de padrão de lesão cutânea associado a deficiência de vitaminas. Por exemplo, o caso de pelagra diferencia-se com todas as outras dermatoses com fotossensibilização, na acrodermatite enteropática com os casos congênitos da doença e assim por diante.

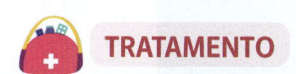 **TRATAMENTO**

Suplementação da vitamina:

- Zinco: 1 a 3 mg/kg/dia.
- Vitamina C: 1 a 2 g por dia durante 3 dias, 500 mg por dia na semana próxima e 100 mg/dia de 1 a 3 meses.
- Pelagra: nicotinamida 250-500 mg/dia.

PÉROLAS CLÍNICAS

Frequentemente quadros de hipovitaminose podem ser sobrepostos, em especial nos casos de deficiências nutricionais por condições subjacentes, tendo que ser tratados em reposição conjunta.

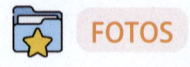 FOTOS

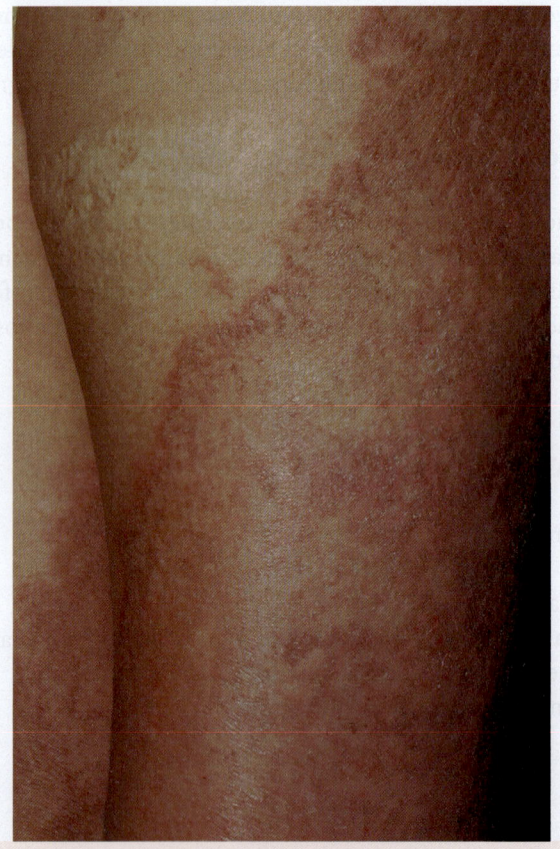

⋀ Eritema necrolítico migratório decorrente de déficits nutricionais em paciente submetido a cirurgia bariátrica.

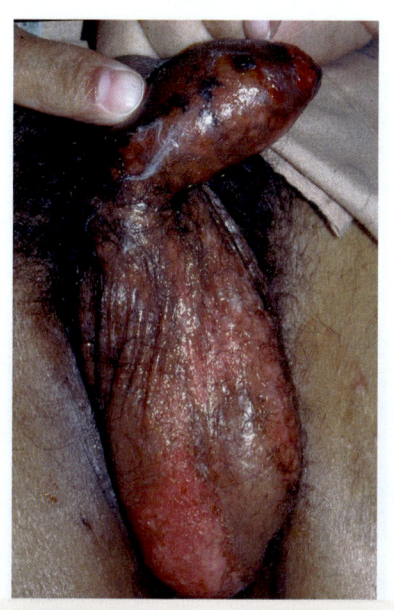

▲ Acrodermatite enteropática: necroses superficiais e erosões nos genitais. Paciente em nutrição parenteral.

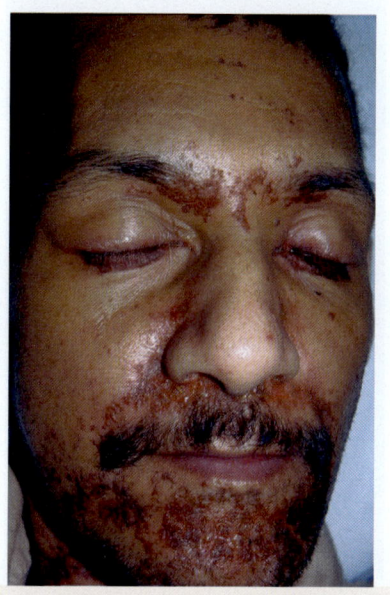

▲ Acrodermatite enteropática: necroses superficiais e crostas nas áreas periorificiais e seborreicas. Paciente em nutrição parenteral.

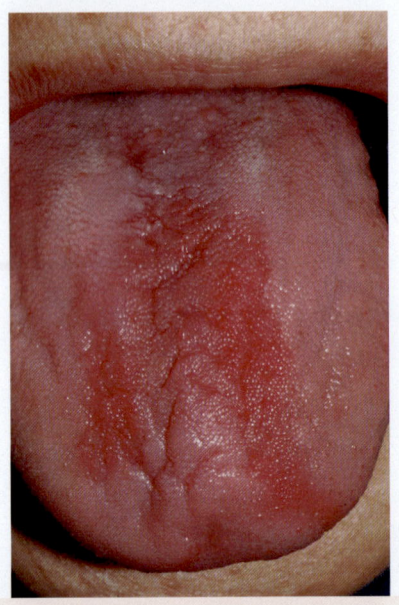

⋏ Deficiência de vitamina B12: eritema brilhante e edema das papilas.

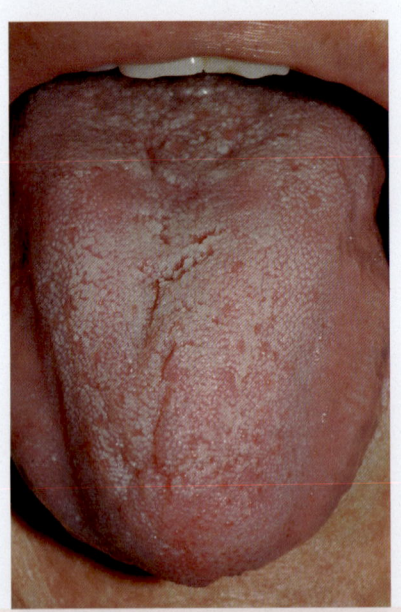

⋏ Deficiência de vitamina B12: mesma paciente após tratamento com vitamina B12 intramuscular.

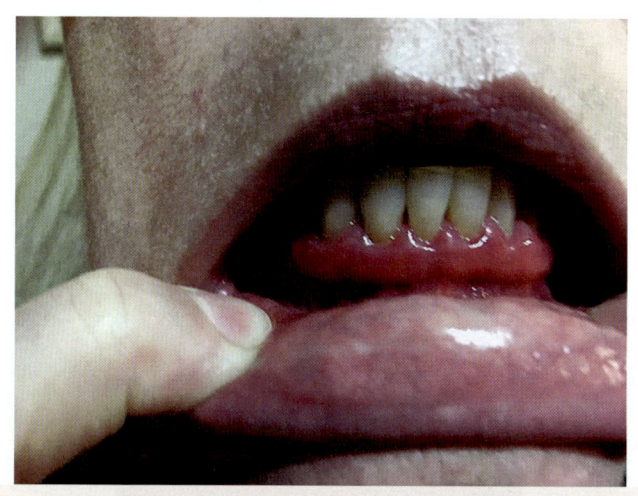

▲ Escorbuto: edema e hemorragia gengivais. A paciente se recusava a fazer uma dieta variada pois acreditava ser "alérgica" a quase todos os alimentos.

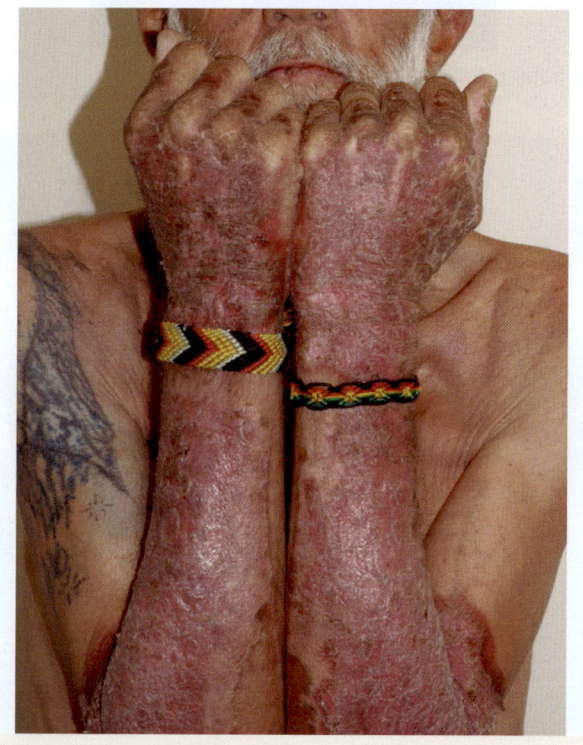

▲ Pelagra: pigmentação e descamação em áreas fotossensíveis.

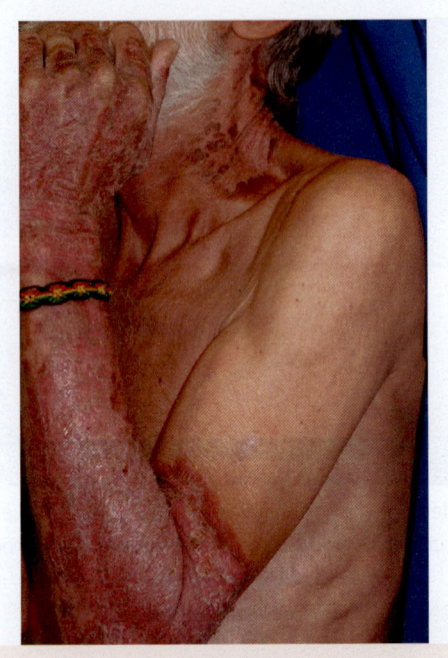

▲ Pelagra: notar o sinal do colar de casal no pescoço.

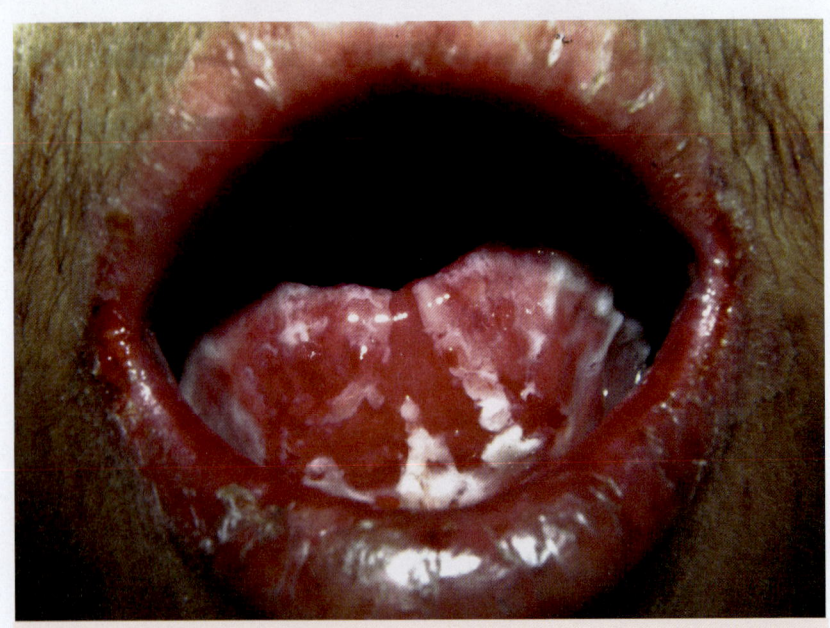

▲ Pelagra. Erosões na língua: glossite de Sandwith.

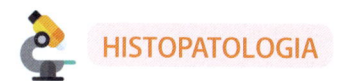

HISTOPATOLOGIA

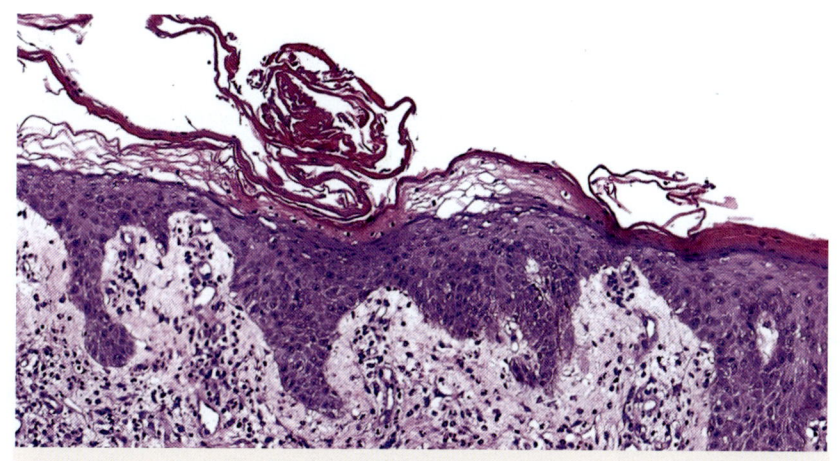

∧ Pelagra: vacuolização e balonização dos queratinócitos da porção superior da epiderme.

BIBLIOGRAFIA SUGERIDA

1. Galimberte F, Mesinkovska NA. Skin findings associated with nutricional deficiencies. Cleveland Clin J Med. 2016;83(10):731-9.
2. Kaur D, Rasane P, Singh J, Kaur S, Kumar V, Kumar Mahato D, et al. Nutritional interventions for elderly and considerations for the development of geriatric foods. Curr Aging Sci. 2019;12(1):15-27.
3. Schneider JB, Norman RA. Cutaneous manifestation of endocrine-metabolic disease and nutritional deficiency in the elderly. Dermatol Clin. 2004;22:23-31.

PARTE 10

Efeitos da menopausa na pele

Efeitos da menopausa na pele

Definição

Mais da metade da população são mulheres com expectativa de vida aumentando e com tendência de mais de um terço de suas vidas convivendo em um estado de pós-menopausa.

A menopausa está associada à queda dos níveis de estrogênio devido à depleção dos folículos ovarianos. O impacto no sistema cardiovascular e na densidade óssea está bem documentado; entretanto, implicações na estrutura e função da pele necessitam de mais pesquisas para estabelecer essa relação.

Existem associações com menopausa e múltiplas dermatoses comuns, incluindo xerose e prurido, hidradenite supurativa e psoríase.

 EPIDEMIOLOGIA E ETIOPATOGÊNESE

O estrogênio é uma molécula sinalizadora essencial; sua produção é regulada pela expressão do gene da aromatase (CYP19A1) nos tecidos ovarianos e periféricos, e é transmitida por meio de receptores de estrogênio para influenciar muitas funções biológicas importantes. O declínio nos níveis de 17β-estradiol está associado a uma redução dramática na saúde e no bem-estar da pele, impactando negativamente os mecanismos celulares e homeostáticos dérmicos, bem como outras funções biológicas importantes.

As alterações incluem perda de colágeno, elastina, função dos fibroblastos, vascularização e aumento das atividades enzimáticas da(s) metaloproteinase(s) da matriz, resultando em degradação celular e extracelular que leva a secura, rugas, atrofia, cicatrização prejudicada/função de barreira, diminuição da capacidade antioxidante.

Na menopausa, a alteração nos níveis hormonais tem impacto no ciclo capilar e nas condições capilares comuns. Andrógenos e estrogênios estão envolvidos na regulação do ciclo capilar, com redução de cabelos anágenos observada em mulheres na pós-menopausa. A perda de cabelo de padrão feminino e a alopecia fibrosante frontal têm sido associadas aos estados perimenopausa e pós-menopausa.

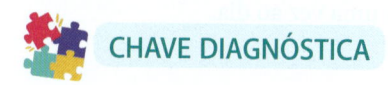 **CHAVE DIAGNÓSTICA**

Manifestações clínicas

Comumente a pele da paciente menopausada encontra-se atrófica, seca, pruriginosa, facilmente traumatizável e com dificuldade na cicatrização. Às alterações dérmicas, como rugas e perda da elasticidade, somam-se as alterações cronológicas da pele. Embora de natureza ainda não muito clara, existe a associação com melasma.

Frequentemente a pele da paciente menopausada é mais suscetível de desenvolver eczemas dos tipos xerótico e de contato, rosácea, hidradenite supurativa, psoríase, hiperidrose e queratodermia do climatério (lesões descamativas e fissuradas na região dos calcâneos).

Na região genital aumenta a possibilidade da associação ao líquen plano e líquen escleroatrófico.

Lesões orais como líquen plano, xerostomia e glossodínea são mais frequentes. As alterações capilares associam-se a hirsutismo, alopecia do padrão androgenético e alopecia frontal fibrosante.

Exames diagnósticos

O diagnóstico é feito por meio do exame clínico (ausência de menstruação, ondas de calor, cansaço, sudorese noturna, distúrbios do sono, síndrome genitourinária da menopausa, ganho de peso, perda de massa muscular, perda de libido e labilidade emocional) associado às alterações cutâneas descritas.

Laboratorialmente podem ser realizadas as dosagens séricas de FSH, LH, estradiol e prolactina.

Diagnóstico diferencial

As dermatoses na menopausa confundem-se com alterações fisiológicas do envelhecimento cutâneo intrínseco ou extrínseco.

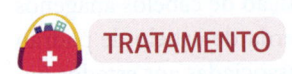

TRATAMENTO

Medidas gerais

- Emolientes com baixo PH pelo menos uma vez ao dia.
- Umidificadores de ambiente.
- Redução do tempo de banho.
- Retirada de substâncias irritantes incluindo sabonetes.

Estrógeno sistêmico

- Tratamentos hormonais sistêmicos para a pele menopausada de baixas doses de estrógenos não estão bem estabelecidos e ainda são controversos.

Estrógeno tópico

Embora a pele tenha uma camada epidérmica protetora, as moléculas lipossolúveis, como os hormônios esteroides, são bem absorvidas e ligadas aos receptores hormonais na epiderme, derme e hipoderme.

Mais recentemente, géis e adesivos de silástica eluidores de hormônios estão disponíveis e podem ser utilizados para manter ou reparar o envelhecimento da pele. Em geral, há evidências abundantes dos efeitos positivos do estrogênio aplicado localmente. Contudo, na prática, os resultados do uso de estrogênio tópico permanecem sujeitos aos efeitos dos fatores não dermatológicos abrangentes; raça, exposição actínica, tabagismo e envelhecimento.

Para tanto, tem-se aumentado a necessidade de uma administração local mais concentrada de hormônios ou de agentes cosmecêuticos mais recentes, tais como moduladores seletivos do receptor de estrogênio, incluindo fitoestrogênios (isoflavonoides e resveratrol).

Tratamento da alopecia padrão androgenético

Tópico:

- Solução tópica de minoxidil a 2%.

Sistêmico:

- Finasterida 1 mg/dia.
- Dudasterida 0,5 a 2,5 mg/dia.
- Acetato de ciproterona: 100 mg/dia.
- Espironolactona: 100 a 200 mg/dia.
- Minoxidil: 0,25 a 2,5 mg/dia.
- Suplementação vitamínica incluindo vitamina B e Zn.

Tratamento da queratodermia do climatério

- Hidratação e evitar chinelos e calçados aberto atrás.
- Estradiol tópico 0,05%.
- Creme de ureia de 20 a 40%.
- Acitretina 0,78 mg/kg/dia (nos casos graves).

PÉROLAS CLÍNICAS

O uso de géis, cremes e adesivos tópicos de estrógeno aumenta as possibilidades de efeitos adversos da exposição a altas doses. A consequência adversa mais preocupante é o efeito do envelhecimento no estado cardiovascular das mulheres, com aumento na incidência de trombose intravascular e episódios cardiovasculares de acidente vascular cerebral.

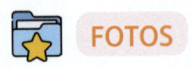
FOTOS

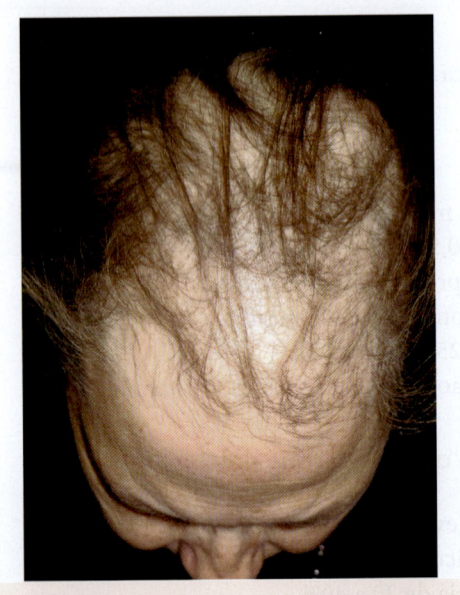
∧   Alopecia androgenética.

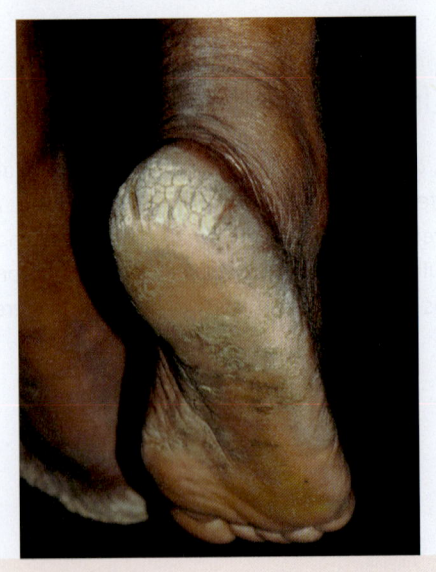
∧   Queratodermia do climatério.

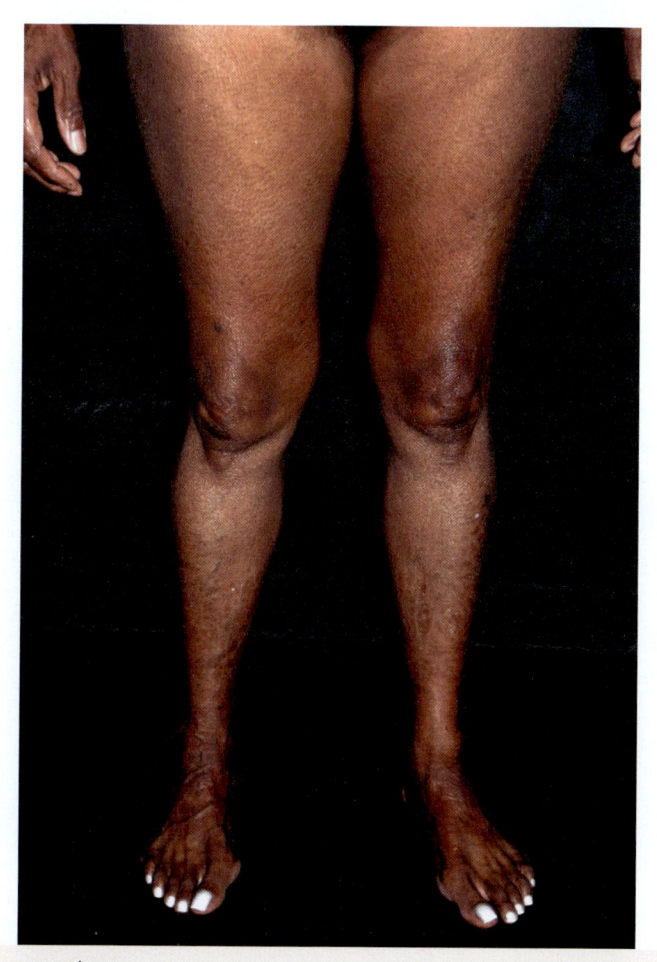

▲ Xerose cutânea.

 BIBLIOGRAFIA SUGERIDA

1. Kamp E, Asra M, Musbahi E, DeGiovanni C. Menopause, skin and common dermatoses. Part 1: Hair disorders. Cl Exp Dermatol. 2022;47:2110-2116.
2. Kamp E, Asra M, Musbahi E, DeGiovanni C. Menopause, skin and common dermatoses. Part 2: Skin disorders. Cl Exp Dermatol. 2022;47:2117-2122.
3. Lephart E, Naftolin F. Menopause and the skin: old favorites and new innovations in cosmeceuticals for estrogen-deficient skin. Dermatol Ther (Heidelb). 2021;11(1):53-69.

PARTE 11

Doenças vasculares

1

Vasculopatias

PARTE 11

Doenças vasculares

Definição

Doenças vasculares periféricas são um conjunto de condições que comprometem os vasos sanguíneos, incluindo artérias, veias e capilares.

Podem ser amplamente categorizadas em vasculopatias, nas quais a formação de coágulos restringe o fluxo sanguíneo para os órgãos e vasculites, nas quais os vasos estão associados com disfunção de células endoteliais e inflamação.

Manifestações das doenças vasculares periféricas são acompanhadas de inúmeros sinais e sintomas cutâneos que podem colaborar com seus diagnósticos.

 ## EPIDEMIOLOGIA E ETIOPATOGÊNESE

As vasculopatias podem ser induzidas por fenômenos de hiper-reatividade dos vasos sanguíneos da pele, produzindo alterações circulatórias e se associam a distúrbios ou doenças que levam a obstruções vasculares e consequentes mecanismos trombóticos como: embolizações, trombocitopenia, crioglobulinemia, doenças da parede vascular como aterosclerose e outras doenças que cursam com alterações inflamatórias como a vasculopatia livedoide.

As vasculopatias frequentemente são acompanhadas ou desencadeadas por outras enfermidades como doenças do tecido conectivo, doenças vasculares oclusivas, ingestão de drogas, trombofilias, aterosclerose obliterante, doenças neurológicas, doenças infecciosas e até malignidades.

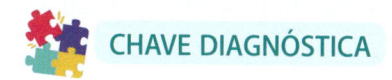

CHAVE DIAGNÓSTICA

Manifestações clínicas

Doença venosa crônica

Compromete a parte inferior das extremidades e é caracterizada por anormalidades no sistema venoso, levando a refluxo e/ou obstrução do fluxo sanguíneo. O quadro pode ser constitucional (insuficiência venosa periférica decorrente de varizes dos membros inferiores), secundária ou congênita. Causas secundárias incluem trauma, permanência prolongada em pé, alterações hormonais e trombose venosa.

A hipertensão venosa persistente contribui para a liberação de mediadores inflamatórios que desencadeiam no endotélio disfunção celular e aumento da permeabilidade da parede. Isso leva à dilatação e à insuficiência da parede venosa, resultando em sintomas como dor, edema (no início, depressível e posteriormente permanente), cãibras e membros pesados. Pode acompanhar veias telangiectásicas, reticulares e/ou varicosas e dermatite de estase e hiperpigmentação relacionada à hemossiderose dérmica.

A dermatoesclerose e o linfedema, uma área de tecido inflamatório endurecido que conecta a pele ao tecido subcutâneo, resulta da transformação do crescimento da liberação de fatores que facilitam o colágeno e a produção de fibrose, sendo consequência de surtos repetidos de agudização e erisipela.

Estágios mais avançados estão associados a úlceras venosas que podem ser complicadas pela cicatrização lenta da ferida. Essas úlceras apresentam formato irregular com base rasa e friável, são não dolorosas, tendo como localização preferencial as regiões supramaleolares.

As alterações cutâneas comumente associadas são o eczema de estase e erisipela.

Livedo reticular

Reação cutânea de descoloração cianótica ou eritematocianótica que assume um aspecto rendilhado (*cútis marmorata*) que se acentua mais em temperatura baixa. Pode ser idiopático, encontrado mais em mulheres, ou pode ser secundário (patológico), associado a doenças sistêmicas que levam a embolização (síndrome do anticorpo antifosfolipídeo, crioglobulinemia, trombocitopenia etc.), doenças das paredes dos vasos (aterosclerose, doenças endócrinas, doenças autoimunes do tecido conectivo e infecções como sífilis, tuberculose e hanseníase) ou até mesmo drogas como amantadina, heparina, gencitabina, entre outras.

Tromboflebite superficial

Trata-se de processo inflamatório venoso superficial levando a oclusão dos vasos. Pode ser desencadeado pela lentidão de um fluxo em veia varicosa ou não, como: tromboflebite séptica, associada a estados de hipercoagulabilidade, estados pós-operatórios e uso de anticoncepcionais.

Fenômeno de Raynaud

Distúrbio vasoespástico das mãos e dos pés que se caracteriza por três fases sucessivas: palidez pela vasoconstrição, seguida por cianose pela estase sanguínea e finalmente rubor consequente à vasodilatação compensatória. As manifestações são bilaterais e desencadeadas pelo frio. Quando se trata de manifestação isolada é chamado de doença de Raynaud e quando está associado a doenças do tecido conectivo, doenças vasculares oclusivas, alterações neurológicas, distúrbios hematológicos ou medicamentos (metais pesados, bleomicina, betabloqueadores, cisplatina) é chamado de fenômeno de Raynaud.

Vasculopatia livedoide

Pequenas manchas purpúricas que evoluem para necrose hemorrágica e ulcerações dolorosas seguidas de cicatrização lenta que leva a um aspecto característico de pequenas áreas cicatriciais esbranquiçadas (atrofia branca) e estelares, circundadas por halo purpúrico e hiperpigmentadas, exibindo telangiectasias.

Pode associar-se a insuficiência venosa crônica, doenças do tecido conectivo e trombofilias.

Aterosclerose obliterante

Estreitamento anormal e bloqueio na periferia das artérias. Mais comumente secundária à aterosclerose dos vasos que irrigam as extremidades inferiores e está associada a tabagismo, dislipidemia e idade acima dos 65 anos. Os pacientes podem apresentar-se sem sintomas (50%) e, na doença crônica ou progressiva, cursar com úlceras isquêmicas que se não tratadas podem evoluir para gangrena úmida ou seca.

Exames diagnósticos

Frequentemente as associações sistêmicas das vasculopatias fazem que as investigações gerais sejam de importância. Exames laboratoriais voltados a doenças do tecido conectivo, trombofilias, presença de anticorpos anti-fosfolípides, pesquisa de doenças endócrinas e metabólicas, infecciosas e tumorais são solicitados de rotina.

Exames de imagem como ultrassom e Doppler, capilaroscopia, linfocintilografia e oximetria transcutânea podem auxiliar.

A investigação da pele é feita por meio do exame histopatológico e da imunofluorescência direta.

Diagnóstico diferencial

O diagnóstico diferencial é realizado principalmente com as vasculites cutâneas.

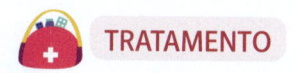 **TRATAMENTO**

Doença venosa crônica

Reduzir o impacto da insuficiência venosa, terapia compressiva de membros inferiores, medidas gerais para evitar traumas locais e formação de ulcerações. No caso de ulcerações e erisipela, utiliza-se antibióticos sistêmicos, por vezes profiláticos e curativos especiais.

Livedo reticular

Medidas gerais de proteção ao frio; podem ser úteis anticoagulantes, azatioprina e simpatectomia.

Tromboflebite superficial

Tratamentos sintomáticos podem ser úteis, como os anti-inflamatórios não hormonais.

Fenômeno de Raynaud

Proteção ao frio, vasodilatadores (nifedipina, amiodipina, diltiazem, sidenafila), ácido acetilsalicílico (AAS) e pentoxifilina, losartana, inibidores da recaptação da serotonina (fluoxetina, sertralina, escitalopram) e nos casos graves simpatectomia.

Vasculopatia livedoide

Podem ser utilizados AAS, dipiridamol, heparina, pentoxifilina e vasodilatadores (nifedipina). Há relatos com ciclosporina e imunoglobulina intravenosa.

Aterosclerose obliterante

Correção do diabetes, vasodilatadores e medidas tópico-cicatrizantes no caso de ulceração. Podem ser indicadas simpatectomia e cirurgia vascular.

PÉROLAS CLÍNICAS

A tromboflebite, quando migratória, pode estar associada a carcinomas, sobretudo de pâncreas.

FOTOS

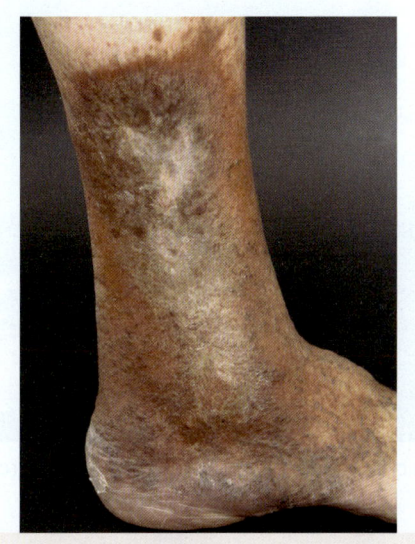

⌃ Doença venosa crônica: dermatite de estase, dermatite ocre e dermatoesclerose.

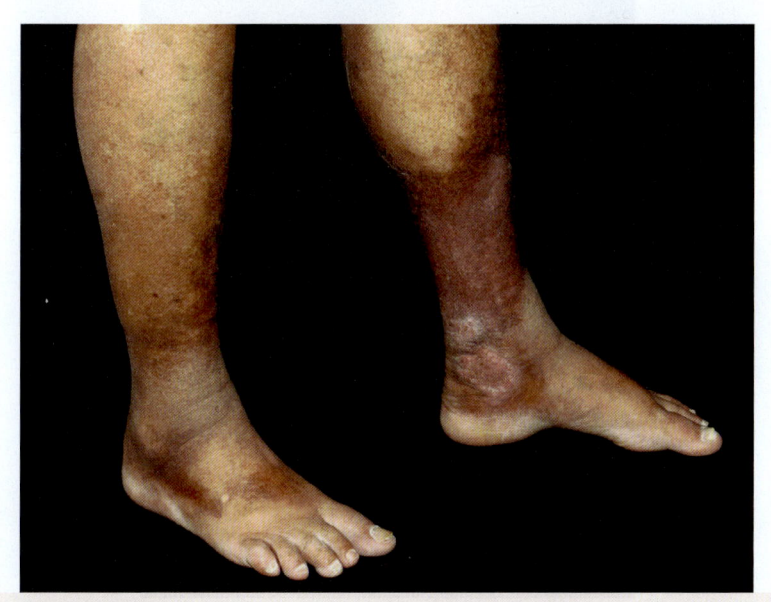

⌃ Doença venosa crônica: dermatite ocre e dermatoesclerose.

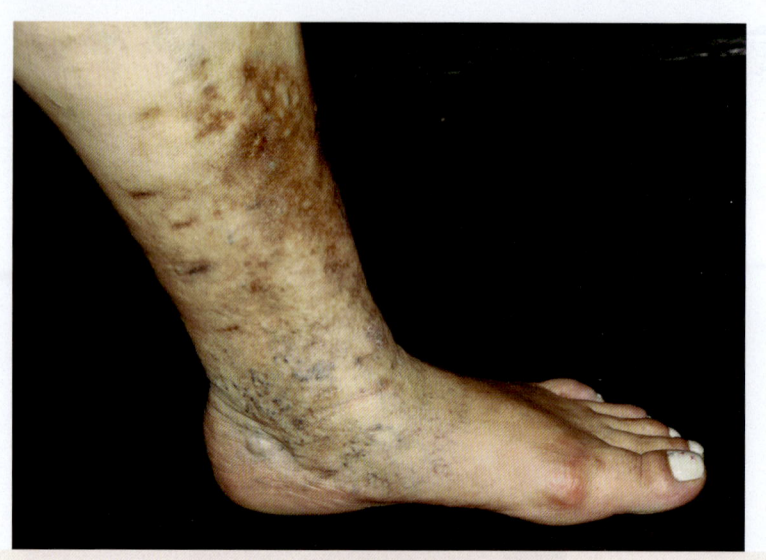

⌃ Doença venosa crônica: dermatite ocre e dermatoesclerose.

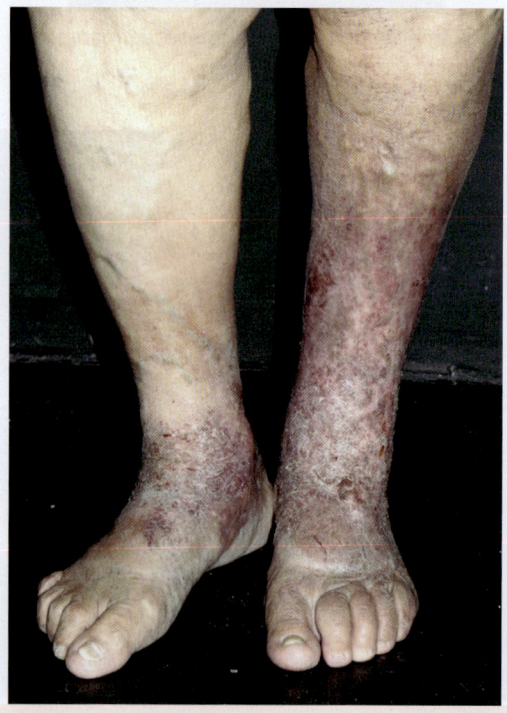

⌃ Doença venosa crônica acompanhada de eczema de estase.

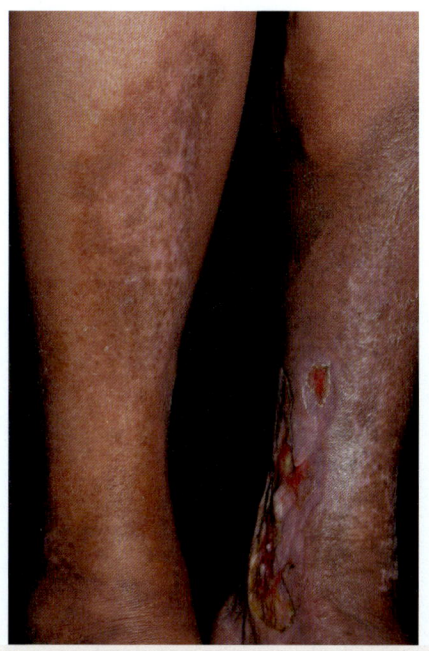

⌃ Úlcera de estase: topografia maleolar característica. Pele ao redor com sinais de insuficiência venosa crônica: dermatoesclerose, pigmentação e varizes na região poplítea. Na outra perna, alterações semelhantes, além de púrpura de estase.

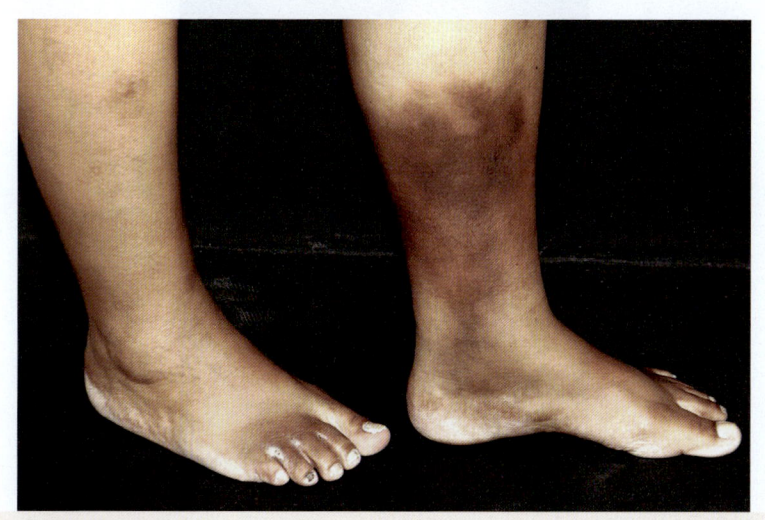

⌃ Lipodermatoesclerose: fibrose da parte inferior da perna.

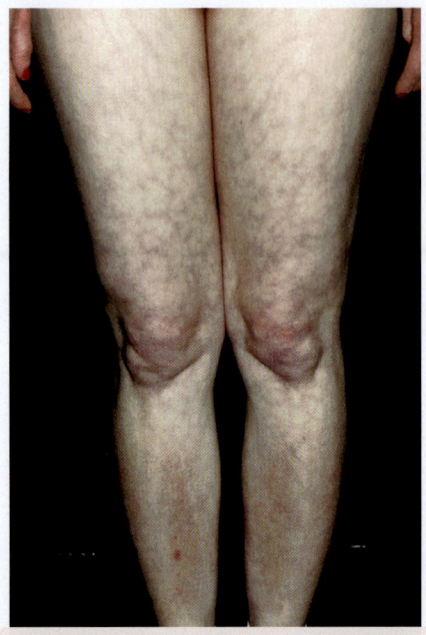

∧ Livedo reticular: rendilhado cianótico nos membros.

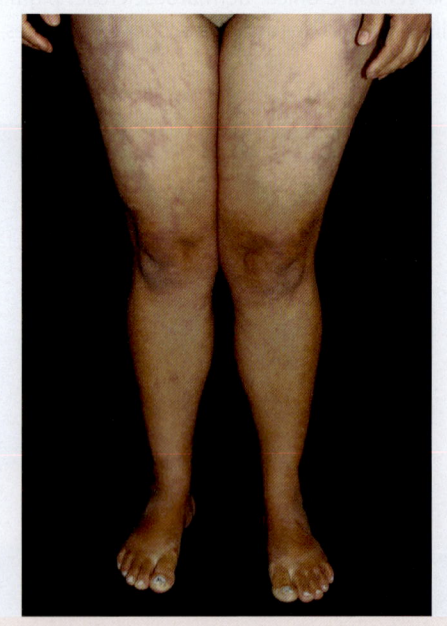

∧ Livedo racemoso: o rendilhado não é perfeito, aparenta formas mais bizarras.

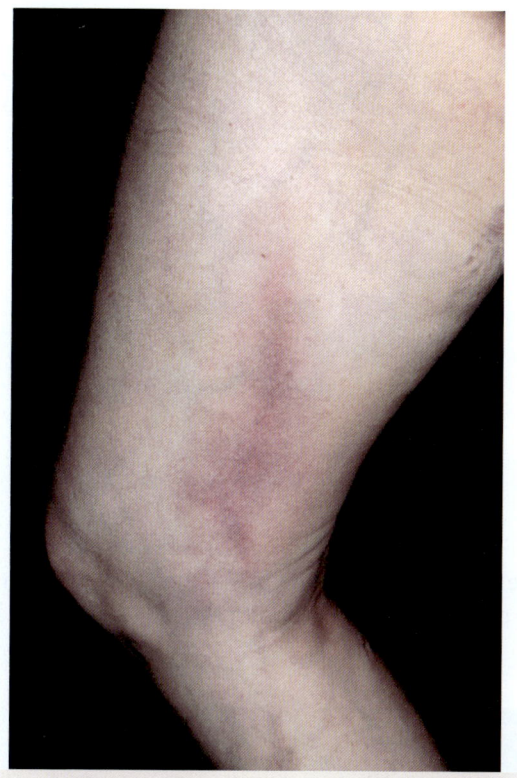

ᴧ Tromboflebite superficial: eritema linear, arroxeado e palpável no trajeto de um vaso.

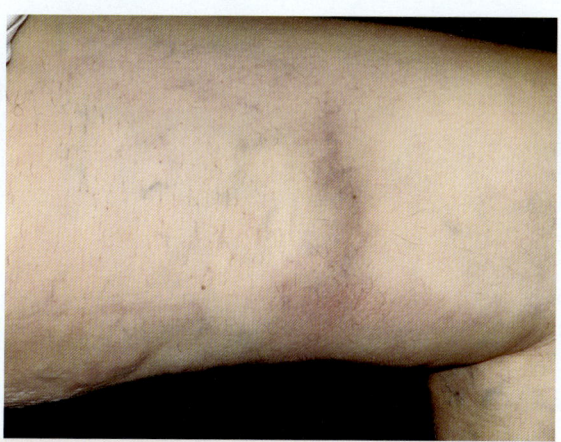

ᴧ Tromboflebite superficial.

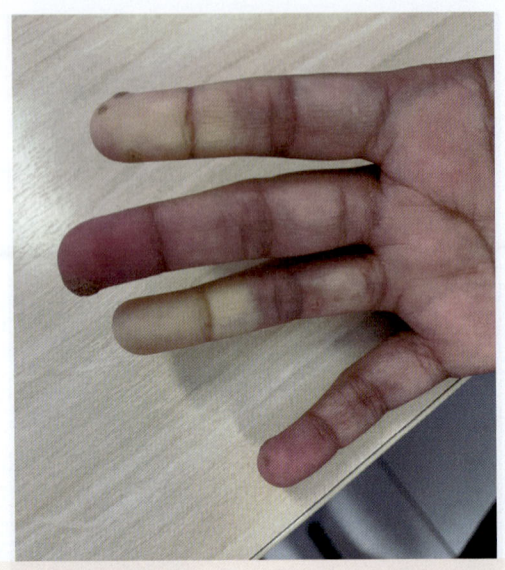

⌃ Doença de Raynaud: notar o eritema e a isquemia.
Fonte: cedida pela Dra. Waldenise Cossermelli.

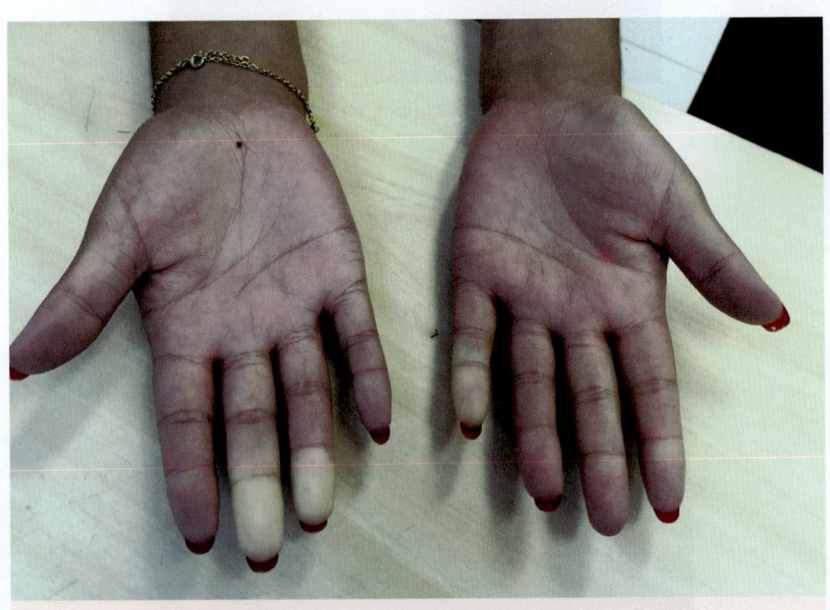

⌃ Doença de Raynaud.
Fonte: cedida pela Dra. Waldenise Cossermelli.

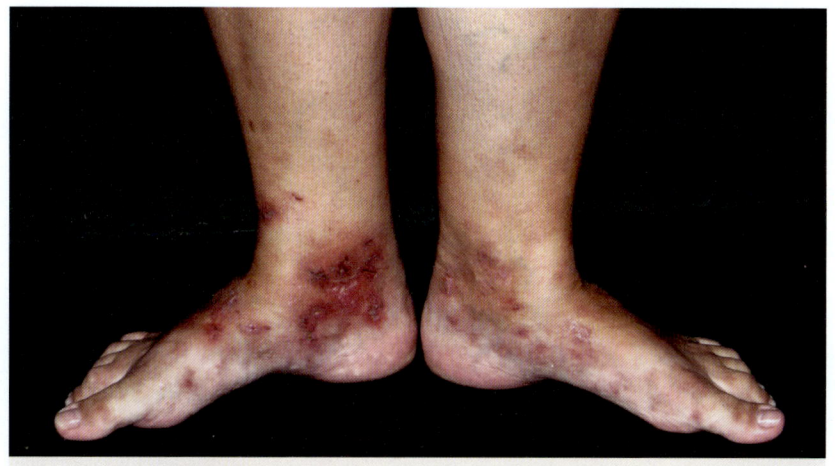

⌃ Vasculopatia livedoide: ulcerações e cicatrizes com bordas hipercrômicas e telangiectásicas.

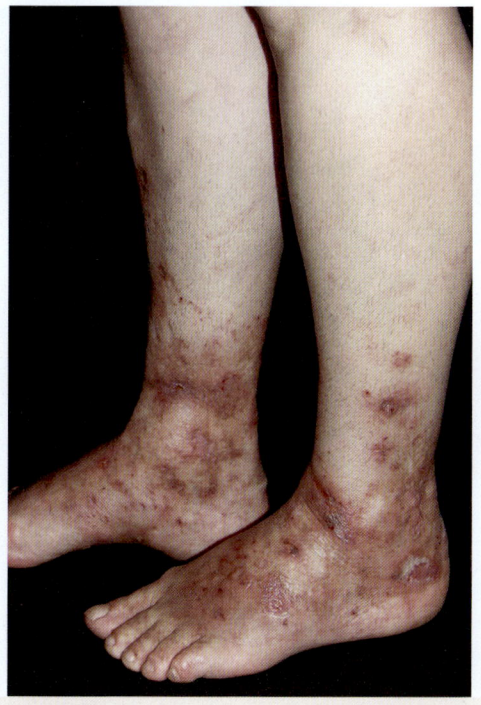

⌃ Vasculopatia livedoide.

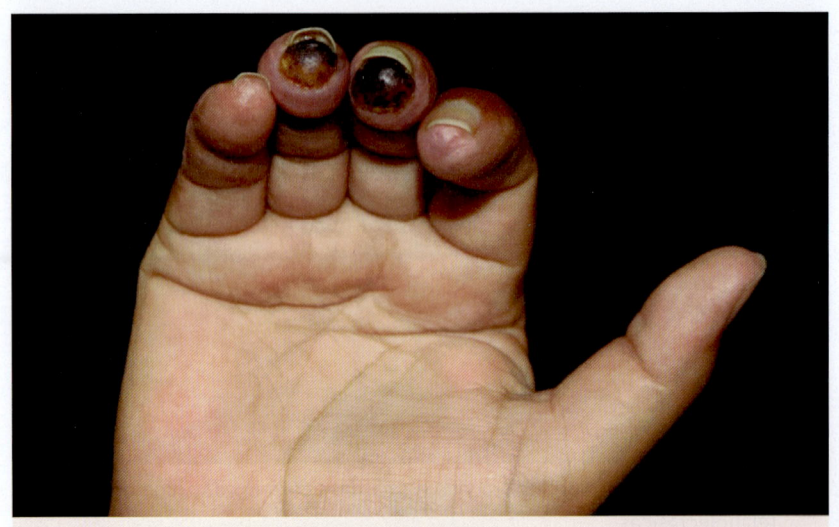

▲ Tromboangeíte obliterante: necrose distal.

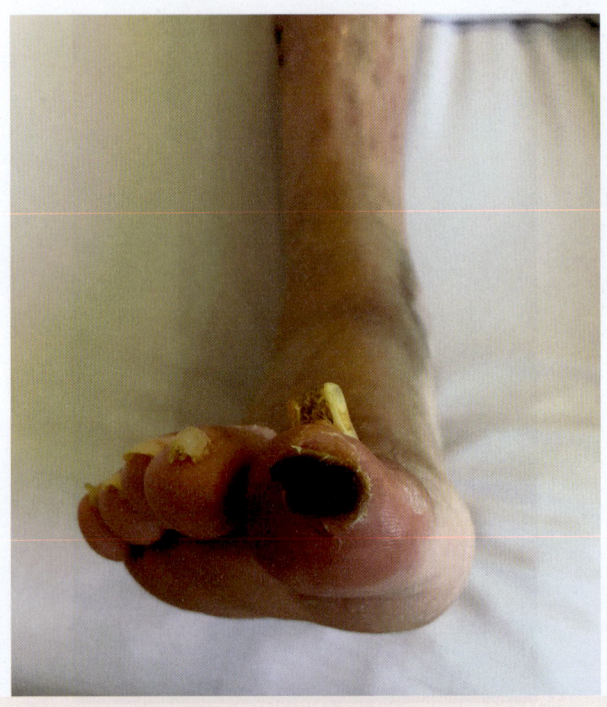

▲ Úlcera isquêmica: necrose acral intensamente dolorosa.

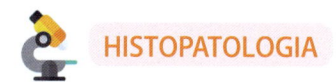

HISTOPATOLOGIA

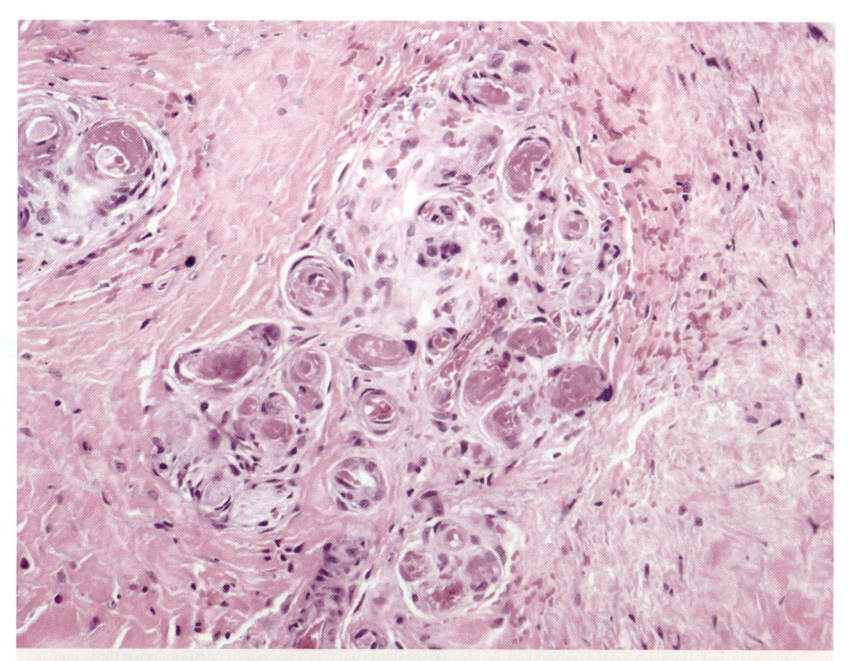

∧ Vasculopatia livedoide: trombos hialinos ocluem o lúmen de vasos da derme, com extravasamento de hemácias.

BIBLIOGRAFIA SUGERIDA

1. Dean SM. Cutaneous manifestations of chronic vascular disease. Prog Cardiovasc Dis. 2018;60(6):567-570.
2. Raja A, Karch J, Shih AF, De La Garza H, De Zepeda Diaz AJ, Maymoneet MBC, et al. Parte II: Cutaneous manifestation of peripheral vascular disease. J Am Acad Dermatol. 2023;89(2):211-226.
3. Theodosat A. Skin diseases of the lower extremities in the elderly. Dermatol Clin. 2004;22:13-21.

2

Vasculites

Definição

Vasculite cutânea é um grupo de doenças inflamatórias que afetam as paredes dos vasos sanguíneos dérmicos, dermo-hipodérmicos ou hipodérmicos, constituindo-se quadros de múltiplas apresentações e causas variadas, como drogas, doenças sistêmicas e casos idiopáticos. A variação do quadro clínico depende da profundidade e do tipo e tamanho dos vasos envolvidos. As vasculites são classificadas levando em conta o predomínio do infiltrado inflamatório e do envolvimento de pequenos, médios ou grandes vasos.

 EPIDEMIOLOGIA E ETIOPATOGÊNESE

Além de classificar um paciente com vasculite, deve-se tentar identificar uma causa. De modo geral, pode estar associada às seguintes condições:

- Idiopáticas: em quase metade dos casos as causas não são elucidadas.
- Infecciosas: uma lista abrangente de agentes infecciosos que podem causar vasculite, mas os agentes comuns incluem bactérias, vírus, parasitas e fungos. Em especial à associação conhecida do vírus da hepatite B com poliarterite nodosa (PAN) e vírus da hepatite C com crioglobulinemia mista.
- Doenças inflamatórias: as vasculites associam-se a uma ampla gama de doenças inflamatórias, dentre elas lúpus eritematoso, artrite reumatoide,

síndrome de Sjögren, doença de Behçet, doença inflamatória intestinal, bem como outras condições.

- Ingestão de medicamentos: vasculites por drogas ocorrem mais frequentemente dentro de 7 a 21 dias após o início da medicação suspeita. Dentro da imensa lista de medicamentos os mais frequentemente envolvidos são fosfenitoína, quinidina, sulfonamidas, penicilinas, alopurinol ou fator estimulador de colônias de granulócitos.
- Produtos químicos (inseticidas e produtos petrolíferos) e drogas ilícitas também são citados. Deve-se enfatizar que a vasculite induzida por medicamentos é um diagnóstico de exclusão, pois não existem estudos laboratoriais diagnósticos para sua comprovação.
- Malignidade: vasculite secundária a malignidades estão mais frequentemente associadas ao mieloma múltiplo ou a distúrbios linfoproliferativos e menos aos tumores sólidos (nesta ordem, pulmão, mama, próstata, cólon, rim, tireoide, bexiga, vesícula e peritônio).

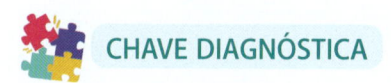

CHAVE DIAGNÓSTICA

Manifestações clínicas

Vasculites predominantemente de vasos de pequeno calibre

Vasculite cutânea aguda de pequenos vasos

Também chamada de vasculite de hipersensibilidade ou leucocitoclástica, pode ser desencadeada por medicamentos, produtos químicos, alérgenos alimentares, doenças crônicas e neoplasias malignas. Caracteriza-se por um espectro variável de lesões cutâneas, podendo haver comprometimento sistêmico. O tecido-alvo são as vênulas pós-capilares.

O quadro caracteriza-se pelo polimorfismo, podendo ocorrer urticas, petéquias, vesículas, pústulas, necrose, ulcerações e cicatrizes, que podem coexistir ou haver predomínio de um ou mais elementos, daí haver denominações especiais quando isso ocorre: "púrpura de Henoch-Schönlein", "púrpura palpável", "vasculite necrotizante", "vasculite pustulosa" e "vasculite urticariforme". São todas variantes do mesmo processo patológico de vasculite leucocitoclásica aguda. Lesões antigas podem ocorrer simultaneamente a lesões novas em casos em que ocorrem surtos seguidos. As lesões ocorrem mais comumente nos membros inferiores, mas qualquer área da pele pode ser atingida.

O quadro é por muitas vezes acompanhado de fenômenos sistêmicos como febre, mal-estar, artralgias, mialgias e dor abdominal. Comprometimento sistêmico é incomum, porém os sintomas devem ser investigados em rins, pulmões, vias aéreas superiores, olhos, sistema nervoso central, trato gastrintestinal, dentre outros.

Vasculite urticariforme

É dividida em dois grupos, de acordo com o nível da fração do complemento: vasculite urticariforme normocomplementêmica (mais de origem idiopática) e vasculite urticariforme hipocomplementêmica (ligada às doenças do tecido conectivo).

As lesões da vasculite urticariforme diferem da urticária clássica porque são mais fixas, são menos pruriginosas e persistem por mais de 24 horas. Têm uma evolução crônica, deixando máculas hiperpigmentadas e estão associados angioedema e livedo. Podem ocorrer manifestações extracutâneas, principalmente artralgias e envolvimento ocular, pulmonar, gastrointestinal e/ou renal.

Púrpura de Henoch-Schönlein

Púrpura de Henoch-Schönlein ou vasculite por IgA é caracterizada por púrpura palpável (não relacionada a trombocitopenia), artralgia, dor abdominal (hemorragia gastrointestinal), hematúria e ausência de uso de medicações prévias. Embora seja menos comum em adultos, a morbimortalidade associada ao envolvimento renal nessa faixa etária faz com que o diagnóstico seja importante.

Sintomas sistêmicos como febre, cefaleia, artralgias e dor abdominal são frequentes. As lesões purpúricas cutâneas podem evoluir para vesículas, bolhas e necrose e frequentemente é observado o fenômeno de Köebner (desenvolvimento das lesões em áreas de trauma).

Vasculite crioglobulinêmica

A crioglobulinemia é definida pela presença de imunoglobulinas que se precipitam com temperaturas frias e ressolubilizam com o aquecimento. A classificação é baseada na análise imunoquímica, definindo três tipos. São constituídas por IgG, IGM e raramente por IGA. A crioglobulinemia mista (IgG e IgM) é responsável pela vasculite com depósitos imunes de crioglobulina, afetando pequenos vasos (capilares, vênulas ou arteríolas). Púrpura vascular é a manifestação mais frequente, muitas vezes indicativa da doença, enquanto neuropatia periférica ocorreu em metade dos pacientes e envolvimento renal em um terço dos pacientes.

As crioglobulinas do tipo I (imunoglobulinas monoclonais únicas) estão sempre ligadas a um distúrbio linfoproliferativo de células B, oclusão vascular com fenômeno de Raynaud ou síndrome de hiperviscosidade.

Vasculite cutânea crônica de pequenos vasos

Dependendo do antígeno envolvido e da doença de base, o processo de vasculite leucocitoclásica pode se tornar crônico e fibrosante, dando origem aos quadros conhecidos como *erythema elevatum diutinum* e granuloma fcial.

Vasculites predominantemente de vasos de médio calibre
Poliarterite nodosa

É uma vasculite leucocitocásica segmentar e focal que afeta artérias e arteríolas de médio e pequeno calibre da derme profunda e septos do panículo adiposo, com caráter inflamatório que leva a trombose vascular.

A doença pode ser sistêmica, com envolvimento cutâneo (PAN sistêmica), ou limitada à pele, como vasculite de órgão único (PAN cutânea); neste último caso, o envolvimento neurológico regional ocorre com frequência.

O envolvimento de múltiplos órgãos pode levar a sintomas constitucionais como febre, perda de peso, artralgias e mal-estar. Perda muscular, dor abdominal, mononeurite múltipla, hipertensão, orquite, insuficiência cardíaca congestiva, hipertensão e insuficiência renal.

As manifestações cutâneas da PAN sistêmica são descritas em quase 50% dos casos, dominadas por púrpura, livedo, nódulos, urticária e úlceras ou necrose cutânea.

Na PAN cutânea, as manifestações cutâneas são livedos, nódulos e úlceras que afetam predominantemente os membros inferiores. Podem ainda cursar com atrofia branca, fenômeno de Raynaud e placas inflamatórias circundadas por nódulos.

Tem como fatores desencadeantes infecção viral, bacteriana ou micobacteriana, doença inflamatória intestinal ou medicamentos (minociclina).

Sintomas sistêmicos leves são comuns, incluindo febre, mialgias, artralgias e neuropatia periférica no território de lesões cutâneas atuais ou anteriores. Um curso crônico e recidivante é típico da PAN cutânea, entretanto os dados disponíveis sugerem que o risco de evolução para PAN sistêmica é extremamente raro.

Vasculites predominantemente de vasos pequenos e de médio calibre associados ao ANCA (autoanticorpos direcionados contra antígenos específicos e não específicos dos neutrófilos)

Granulomatose com poliangiite (granulomatose de Wegener)

Doença multissistêmica caracterizada por vasculite granulomatosa que acomete primariamente trato respiratório e rim, mas pode comprometer qualquer órgão. Associa-se a sintomas sistêmicos gerais como febre, artralgia, mialgia e perda de peso.

As manifestações dermatológicas mais comuns são as de vasculite leucocitoclástica de pequenos vasos. Manifestações ulcerativas na mucosa oral são comuns.

Classicamente o diagnóstico da doença é feito por meio da tríade granulomas necrotizantes do trato respiratório, vasculite necrotizante cutânea e glomerulonefrite.

Síndrome de Churg-Strauss

Acomete preferencialmente sistema respiratório (manifestações asmatiformes e rinite), sistema nervoso (neuropatia periférica), sistema digestivo (vasculites mesentéricas com dor, perfurações e obstruções intestinais), aparelho cardiovascular (miocardite, pericardite e doença coronariana).

As manifestações dermatológicas mais comuns são urticária e lesões de vasculite leucocitoclástica de pequenos vasos.

Doenças neutrofílicas com distúrbios vasculares associados

Síndrome de Sweet

Também chamada de dermatite neutrofílica aguda febril, não é uma vasculite primária da pele; e dano vascular, se existir, é secundário e acomete a derme média e superior.

Tem como fatores desencadeantes infecções das vias aéreas superiores e intestinais, e induzidas por medicamentos (fator estimulador de colônias de granulócitos, carbamazepina, anticoncepcionais, minociclina, entre outros).

Pode associar-se a doenças sistêmicas como artrite reumatoide, sarcoidose, doenças da tireoide, retocolite ulcerativa, gamopatia monoclonal e tumores malignos sólidos (mama e gastrintestinal) porém, mas é frequente com as doenças linfoproliferativas (leucemia mieloide).

Clinicamente acomete mais as mulheres e se caracteriza por nódulos e placas eritematosas, edematosas e brilhantes, podendo simular, na superfície, o intenso edema, a presença de bolhas (pseudovesiculação). Podem ser acompanhadas por febre, mal-estar, mialgia e neutrofilia do sangue periférico.

Pioderma gangrenoso

Trata-se de processo de reatividade cutânea a vários estímulos, iniciando-se como lesão pustulosa que evolui para ulceração de aspecto característico (bordas descoladas, subminadas de crescimento centrífugo e de grande extensão). Ocorre frequentemente o fenômeno da patergia (indução de lesões por traumatismos e punções cutâneas).

Microscopicamente inicia-se como foliculite supurativa que evolui para ulceração, infiltração por neutrófilos e, posteriormente, inflamação crônica granulomatosa.

Pode aparecer de forma isolada ou estar associado a doenças sistêmicas inflamatórias (doença de Crohn, colite ulcerativa, artrite reumatoide e soronegativa, espondilite), doenças neoplásicas (malignidades hematológicas e raramente tumores sólidos) e doenças neutrofílicas (síndrome de Sweet e doença de Behçet). Eventualmente pode ser desencadeado por drogas (isotretinoína, propiltiouracil e sunitinibe).

Exames diagnósticos

A avaliação laboratorial é dirigida pelos dados de anamnese e do exame físico, sempre buscando investigar os fatores causais e/ou comprometimento sistêmico por meio dos exames gerais e específicos.

O exame anatomopatológico é fundamental na determinação do tipo, localização e tamanho do vaso envolvido.

A imunofluorescência direta com presença de depósitos na parede dos vasos de imunoglobulina A (púrpura de Henoch-Schönlein) ou depósito de complemento (vasculite crioglobulinêmica) complementam o diagnóstico.

No soro dos pacientes com Wegener encontra-se cANCA, que são marcadores específicos da doença. Na síndrome de Churg-Strauss encontra-se positividade para pANCA em mais da metade dos casos.

Diagnóstico diferencial

As vasculites predominantemente de pequenos e vasos médios devem ser diferenciadas com todas as doenças de caráter purpúrico, erupções medicamentosas, exantemas virais e doenças autoimunes e do tecido conectivo.

No caso de síndrome de Sweet, diferencia-se com eritema polimorfo e nodoso, hanseníase, *erythema elevatum diutinum*.

O pioderma gangrenoso deve ser diferenciado com úlceras fagedênicas, sífilis terciária, amebíase cutânea, tuberculose, micobacteriose atípica cutânea, micoses profundas e dermatites artefatas.

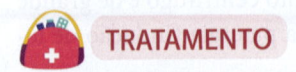

TRATAMENTO

É fundamental tratar eventual doença subjacente e afastar possíveis drogas desencadeantes.

Vasculites predominantes de pequenos vasos

- Repouso, elevação dos membros.
- Tratamento medicamentoso sistêmico: corticosteroides principalmente nos casos de comprometimento sistêmico ou ulcerações cutâneas, colchicina, dapsona, anti-histamínicos e imunossupressores (ciclofosfamida, azatioprina, metotrexato e ciclosporina).
- Podem ainda ser utilizados micofenolato de mofetila, imunoglobulinas e imunobiológicos (infliximabe, etanercepte, adalimumabe e rituximabe).

Vasculites predominantemente de vasos de médio calibre

- PAN: vasculite limitada à pele, repouso e elevação podem melhorar os sintomas leves; colchicina ou dapsona são apropriadas para a maioria dos pacientes que apresentam nódulos subcutâneos. Podem ainda ser utilizadas sulfapiridina, hidroxicloroquina e pentoxifilina.

Os corticosteroides sistêmicos podem ser indicados durante crises agudas, especialmente para o tratamento da dor, ulceração ou sintomas sistêmicos, como artralgias, parestesias e mal-estar. Uma vez alcançada a remissão, os esteroides sistêmicos devem ser reduzidos gradualmente. A coadministração de um agente poupador de esteroides pode facilitar a redução gradual bem-sucedida.

Em casos de PAN grave ou refratária ao tratamento, vários agentes imunossupressores devem ser considerados: azatioprina, metotrexato, inibidor de TNFa, ciclofosfamida ou imunoglobulina intravenosa. Mais remotamente, micofenolato de mofetila e hidroxicloroquina.

Vasculites predominantemente de vasos pequenos e de médio calibre associados ao ANCA

A escolha terapêutica é feita com esteroides sistêmicos e imunossupressores, preferencialmente ciclofosfamida. Também são utilizados rituximabe e mepolizumabe.

A síndrome de Sweet responde muito bem à corticoterapia sistêmica. Quando contraindicado pode ser usado colchicina, interferon, clofazimina, ciclosporina, talidomida e medicamentos imunobiológicos como adalimumabe, etanercepte, infliximabe e rituximabe.

No pioderma gangrenoso os cuidados locais são importantes (limpeza, curativos, pomadas antibióticas, curativos biológicos) e sistemicamente podem ser administrados corticosteroides, sulfona, sulfassalazina, azatioprina e na ausência de resposta drogas imunobiológicas (infliximabe, etanercepte e adalimumabe).

PÉROLAS CLÍNICAS

A idade pode influenciar as causas da vasculite cutânea. A pesquisa de câncer é essencial no diagnóstico, já a etiologia infecciosa costuma ser diferente nos idosos em comparação com pacientes mais jovens e está mais associada a infecções urinárias e pulmonares.

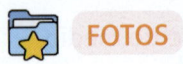 **FOTOS**

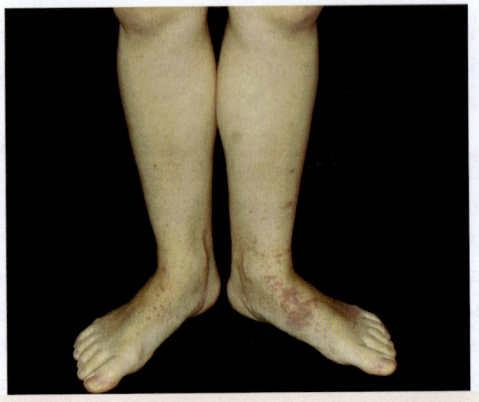

⋀ Vasculite de pequenos vasos: pápulas purpúricas palpáveis nos membros inferiores.

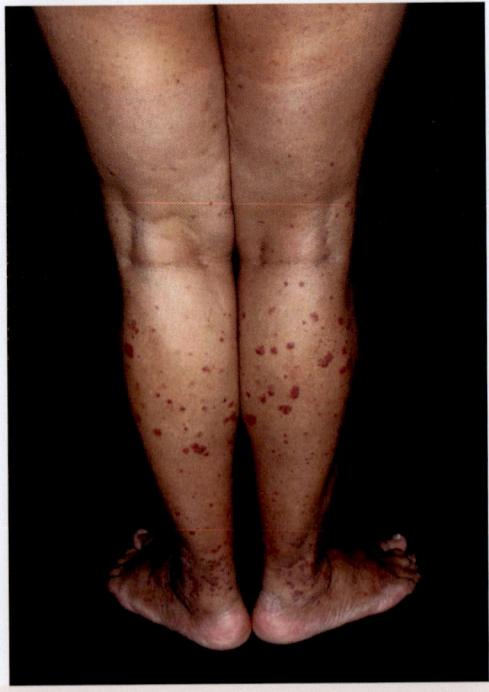

⋀ Vasculite de pequenos vasos: púrpura palpável dos membros inferiores.

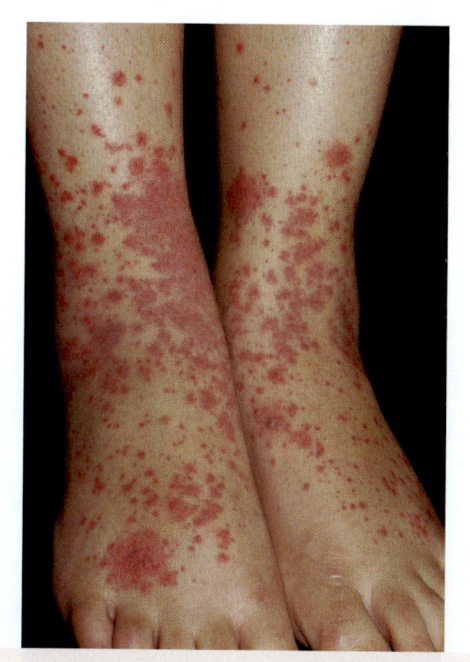

⌃ Vasculite leucocitoclásica aguda. Quadro polimorfo: urticas purpúricas, petéquias e necrose.

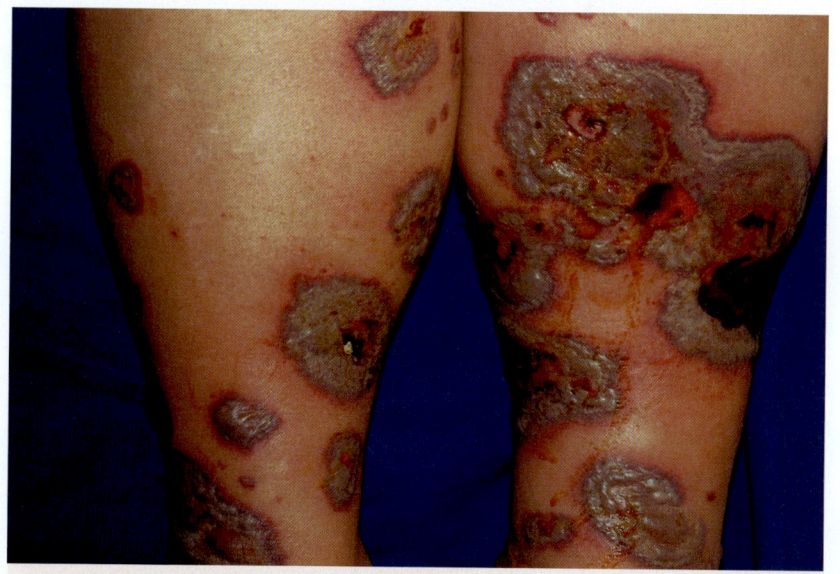

⌃ Vasculite leucocitoclásica aguda: bolhas necróticas, púrpura e necrose.

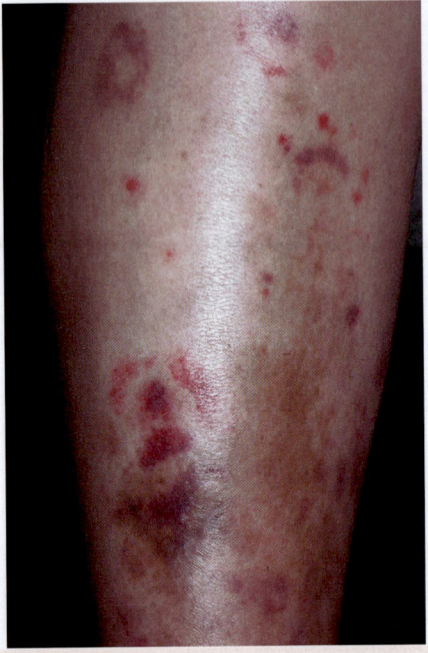

⋏ Vasculite de pequenos vasos: presença de pequenas vesículas com ulceração necrótica.

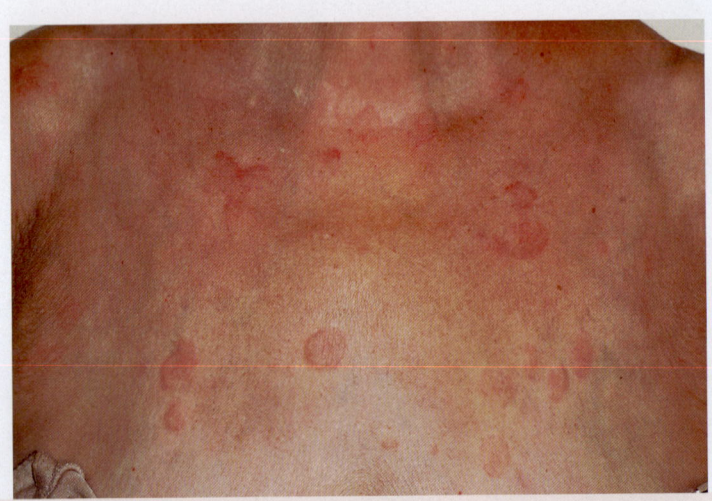

⋏ Vasculite urticariforme: lesões urticadas que demoram a desaparecer, deixando máculas hipercrômicas.

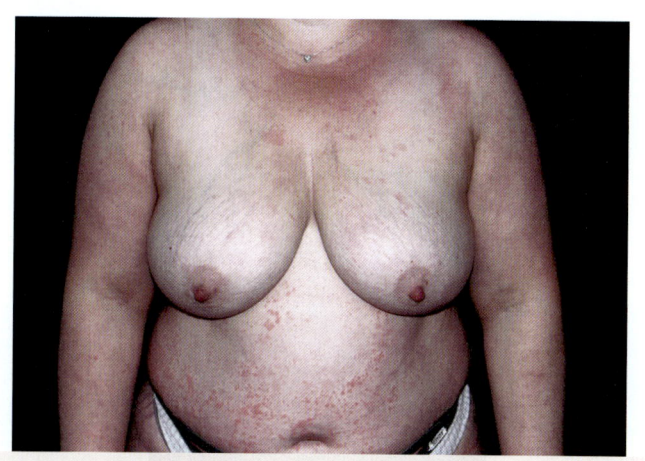

∧ Vasculite urticariforme: lesões urticadas que demoram a desaparecer, deixando máculas hipercrômicas.

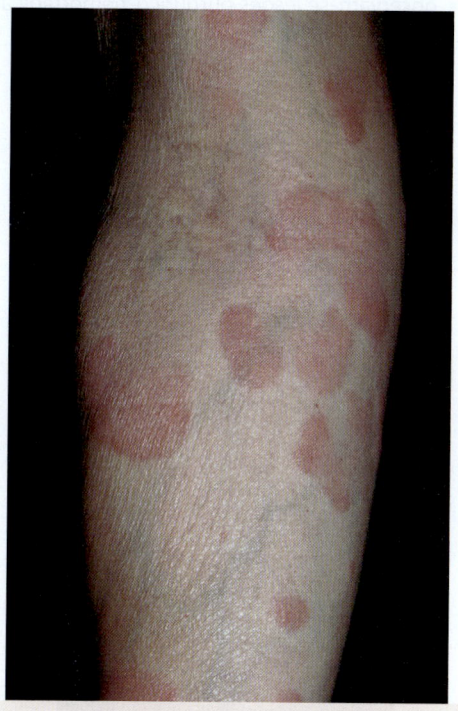

∧ Vasculite urticariforme: lesões urticadas semelhantes às de urticária, porém sem característica fugaz.

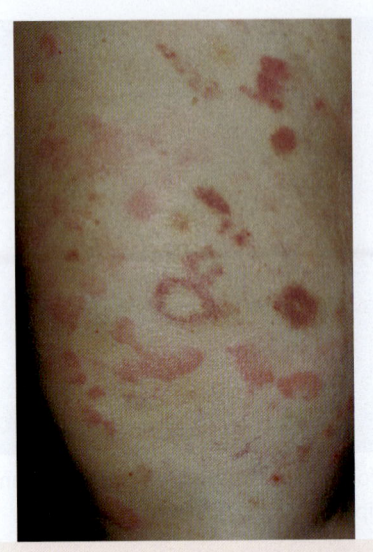

⋀ Vasculite urticariforme: mesma paciente da foto anterior. De permeio às lesões urticadas, observam-se lesões purpúrico-hemorrágicas.

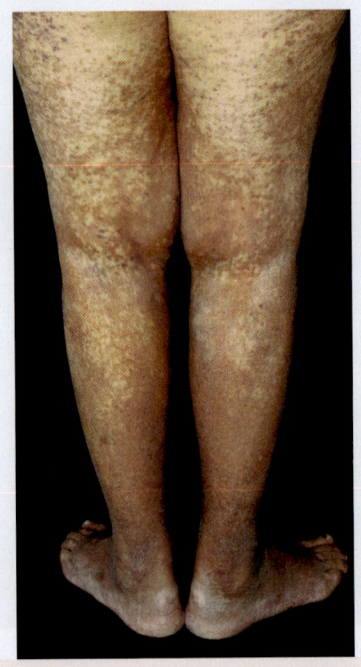

⋀ Vasculite por crioglobulinemia.

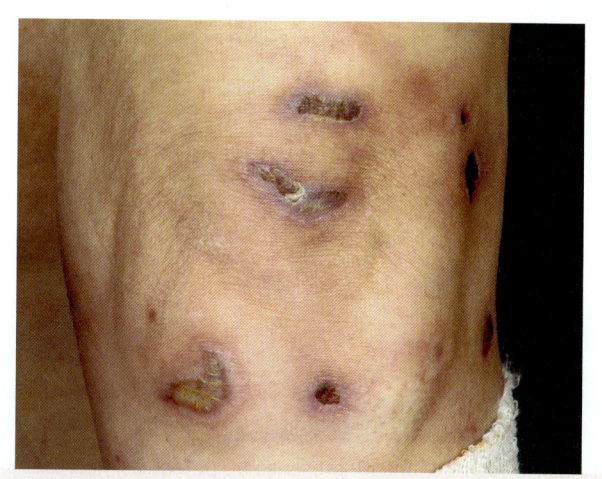

∧   Vasculite crioglobulinêmica: bolhas e necroses.

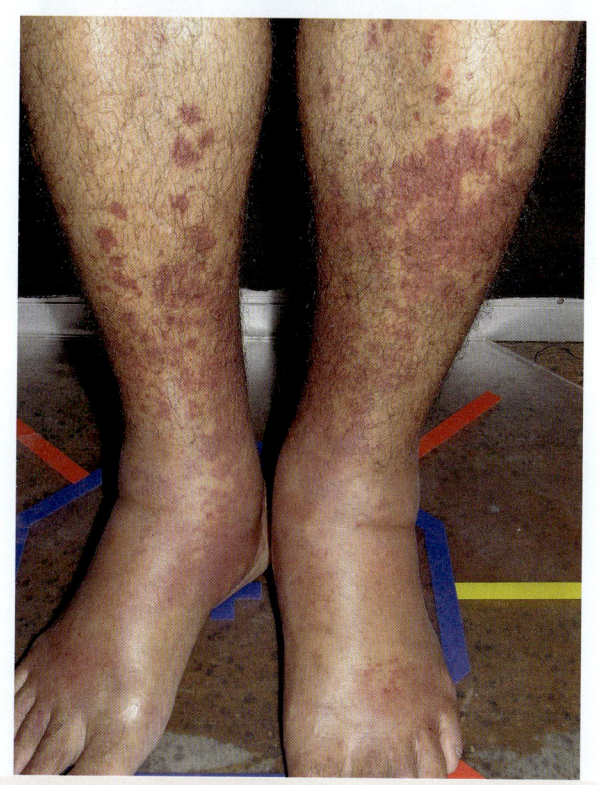

∧   Púrpura de Henoch-Schönlein.

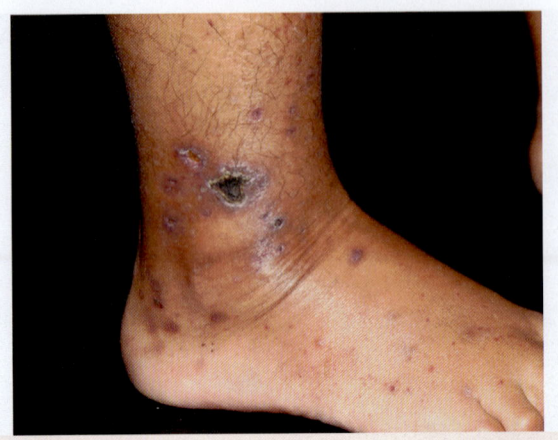

▲ Púrpura de Henoch-Schönlein: presença de petéquias, necroses e úlceras.

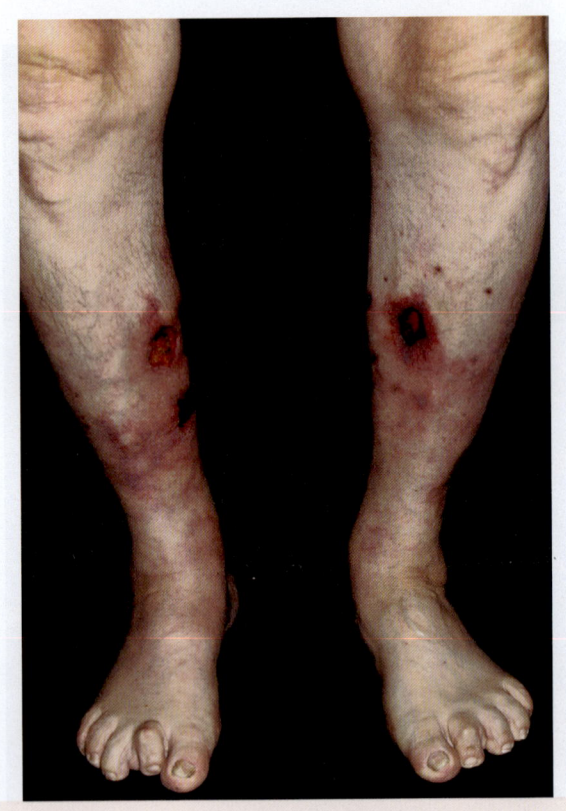

▲ Poliarterite nodosa: presença de livedo e ulcerações.

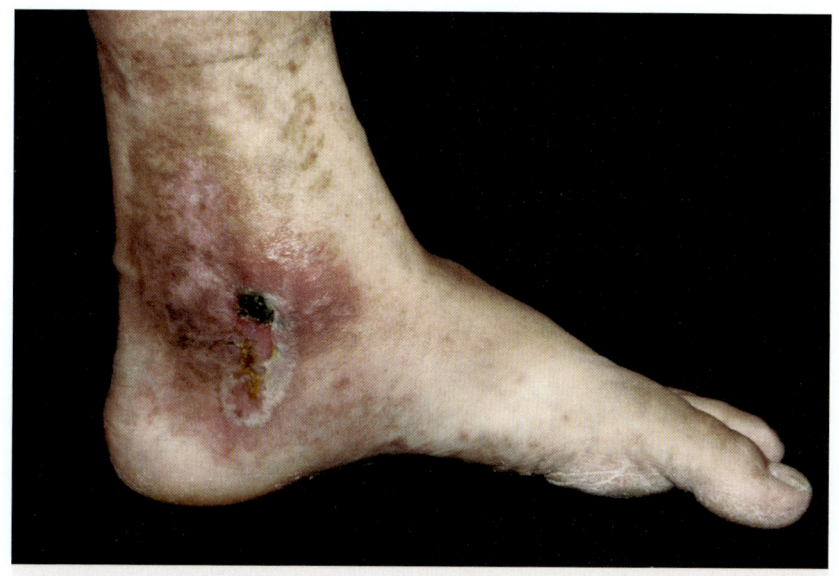

∧ Poliarterite nodosa.

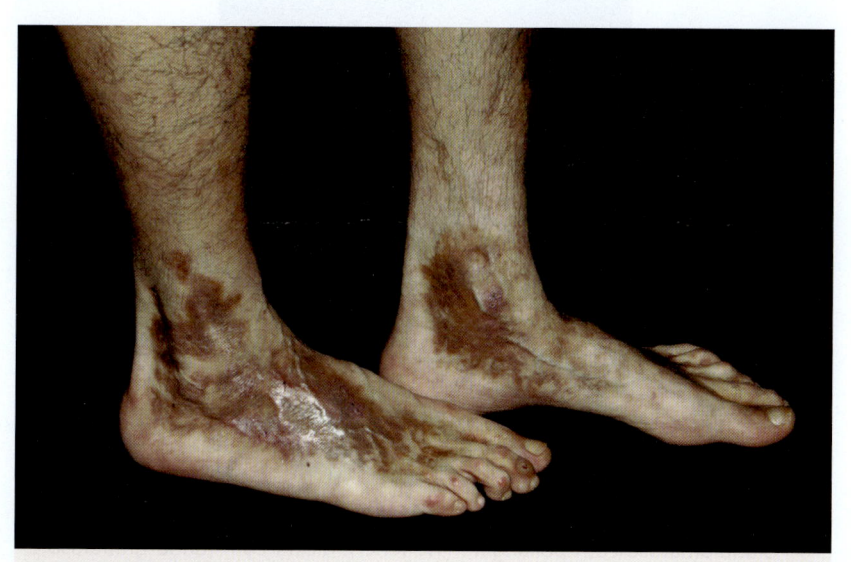

∧ Poliarterite nodosa.

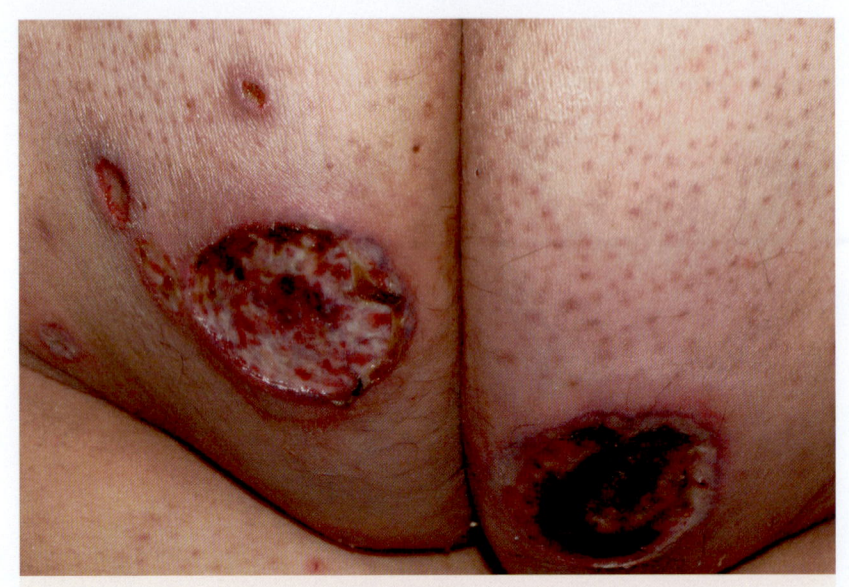

▲ Granulomatose com poliangiite (Wegener): lesões ulceronecróticas.

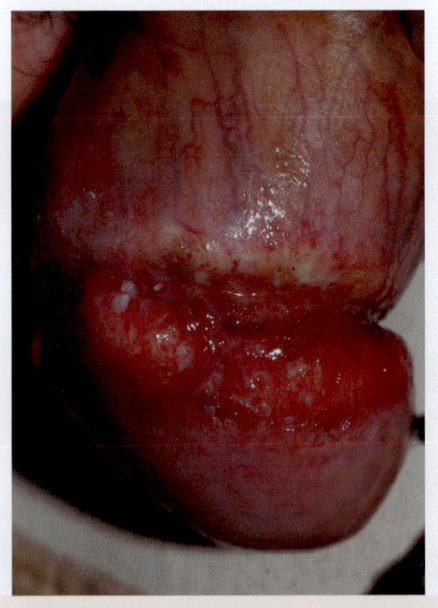

▲ Granulomatose com poliangiite (Wegener): úlcera com fundo granuloso e pontilhado hemorrágico.

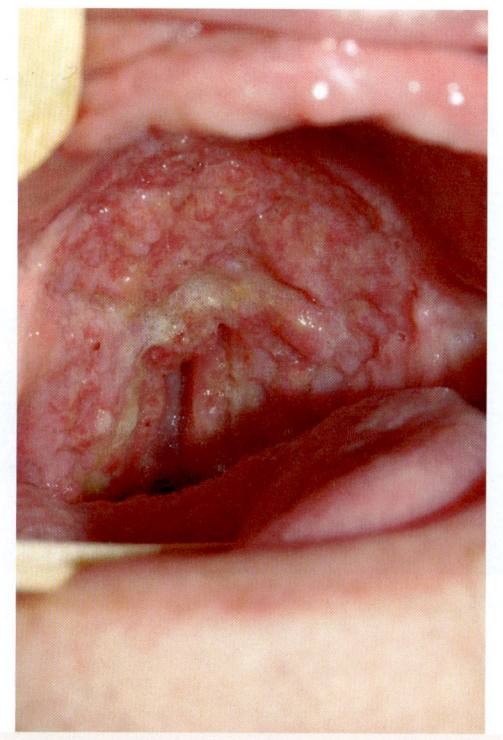

∧ Granulomatose de Wegener; lesões úlcero-vegetantes no palato.

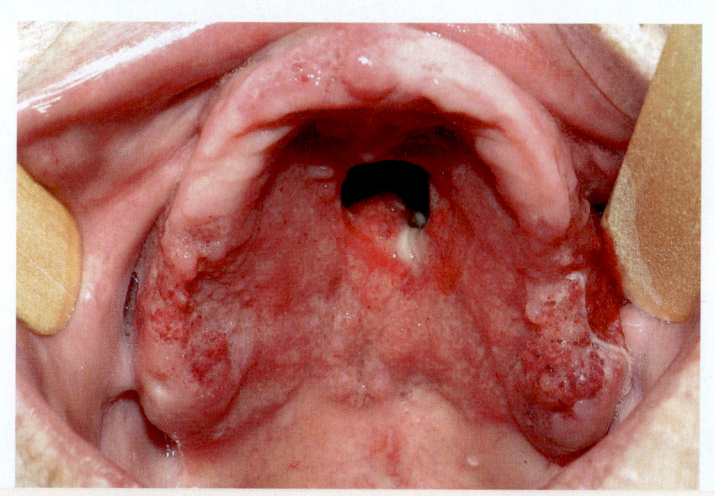

∧ Granulomatose de Wegener: lesões úlcero-vegetantes e perfuração.

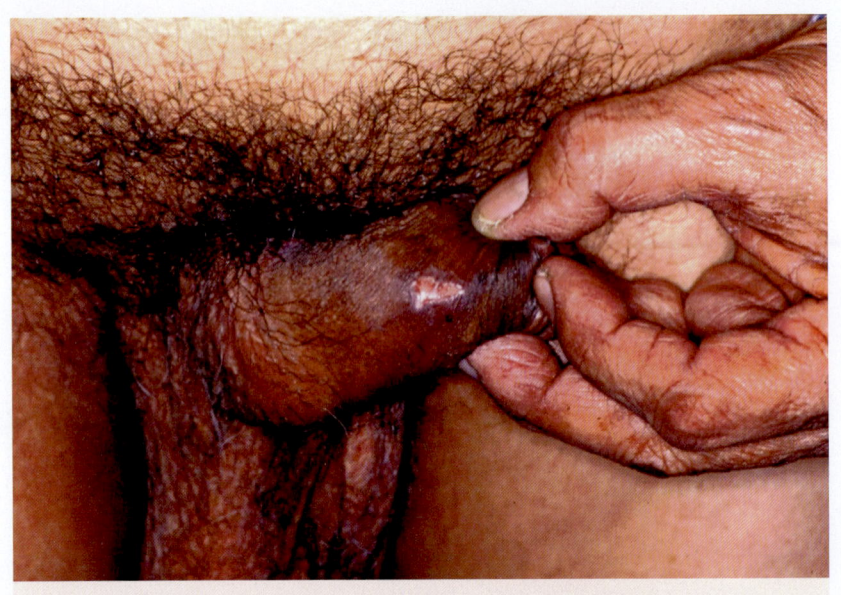

∧ Churg-Strauss.

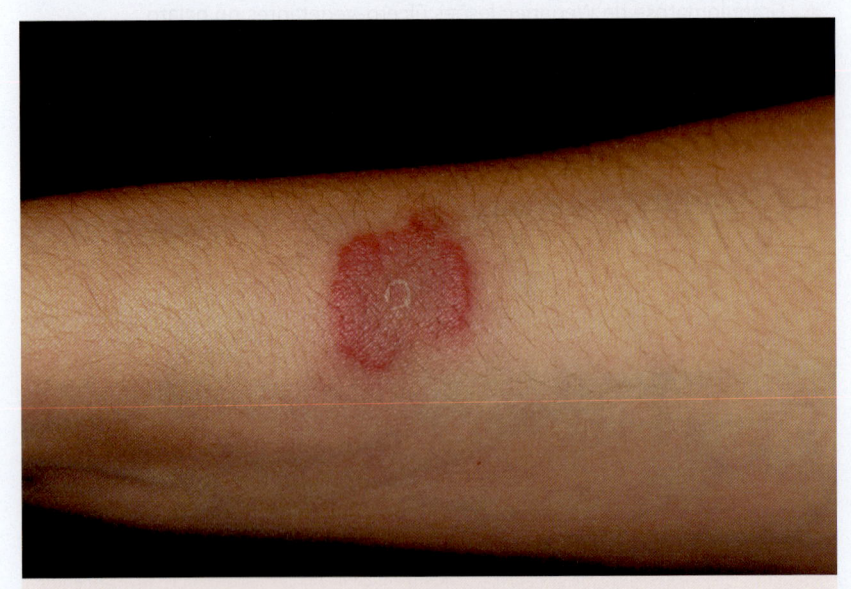

∧ Síndrome de Sweet: placa edematosa de aspecto suculento.

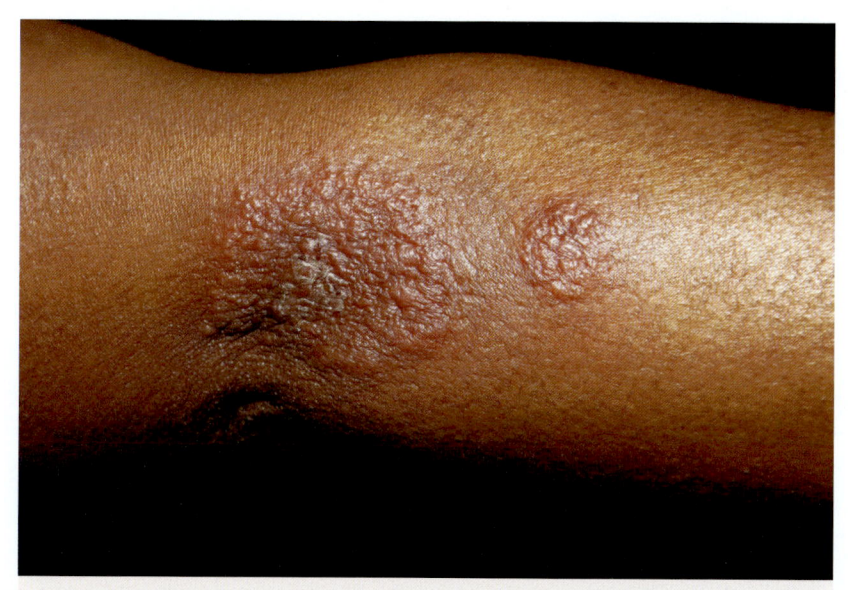

∧ Síndrome de Sweet: placa edematosa de aspecto suculento por vezes formando bolhas.

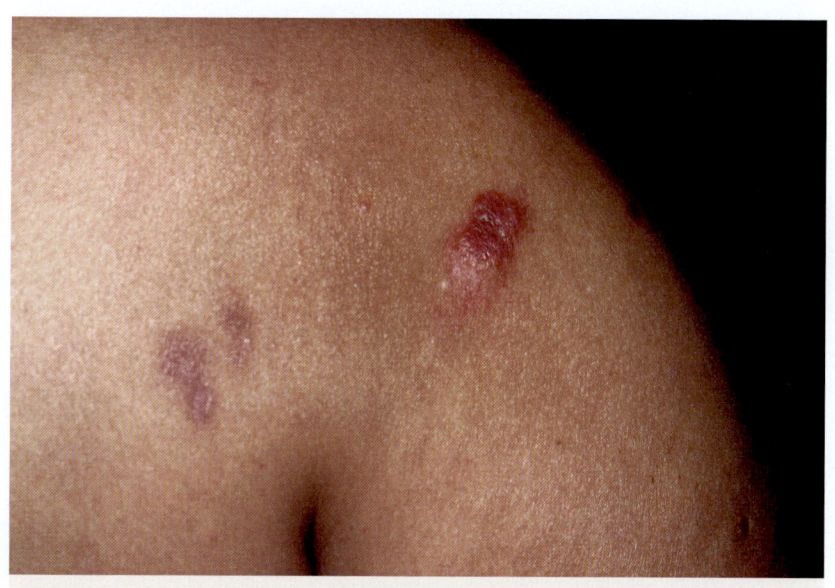

∧ Síndrome de Sweet: placa edematosa de aspecto suculento.

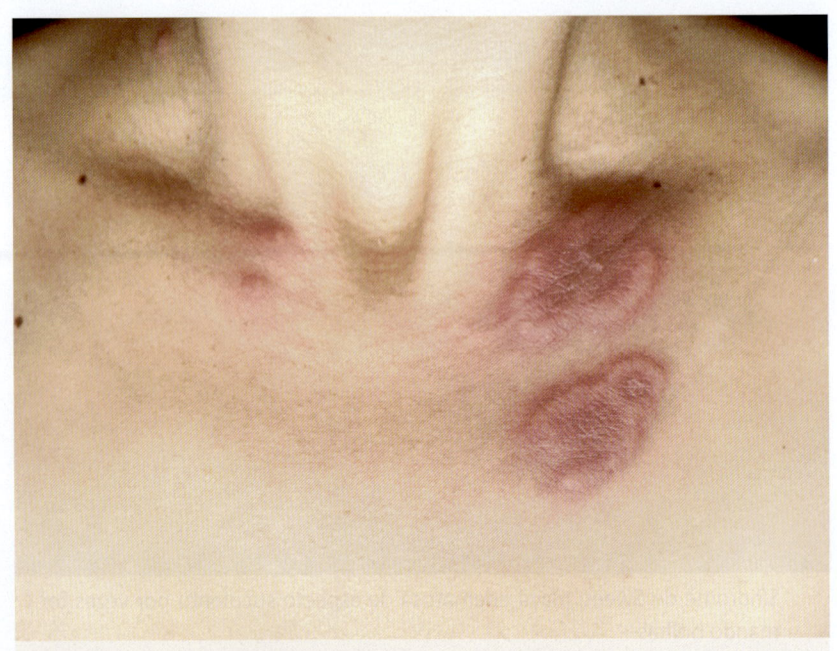

⋀ Síndrome de Sweet: localização típica.

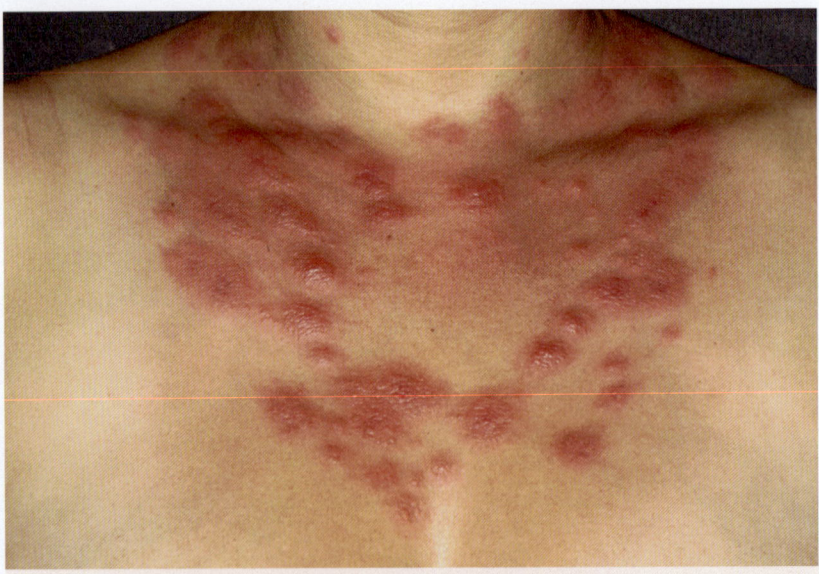

⋀ Síndrome de Sweet: placas edematosas múltiplas.

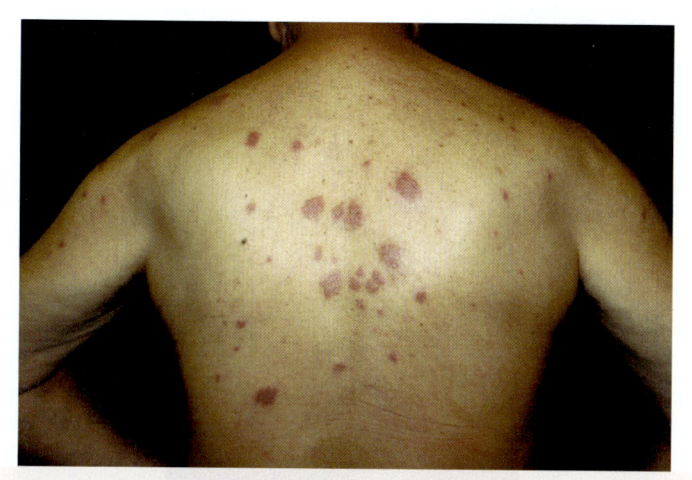

⌃ Síndrome de Sweet: placas múltiplas.

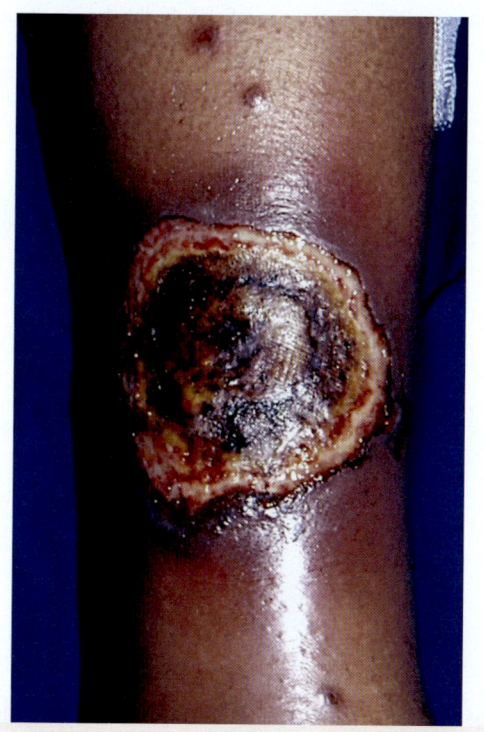

⌃ Pioderma gangrenoso: apresentação típica. Pústulas e úlceras de borda violácea subminada.

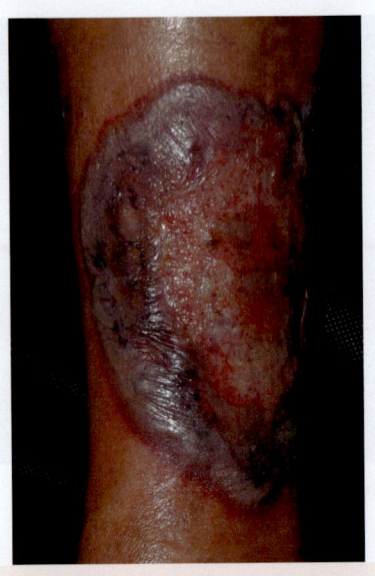

⋀ Pioderma gangrenoso, forma superficial: bolha hemorrágica de expansão centrífuga e borda violácea.

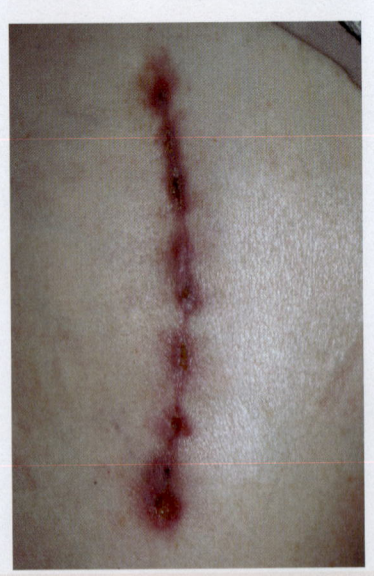

⋀ Pioderma gangrenoso: múltiplas úlceras aparecendo nas áreas dos pontos cirúrgicos em incisão por cirurgia de troca de quadril. Diagnóstico diferencial feito com deiscência da ferida cirúrgica e infecção.

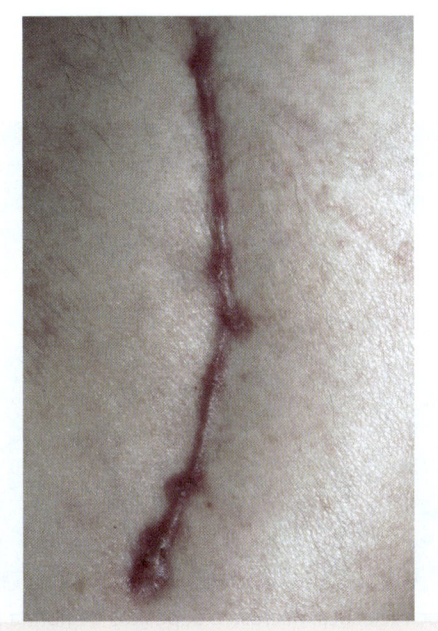

∧ Mesmo caso após tratamento com prednisona por via oral.

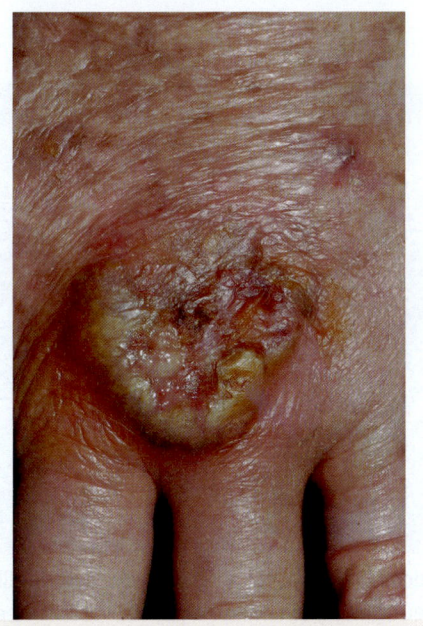

∧ Pioderma gangrenoso: lesão pústulo-vegetante.

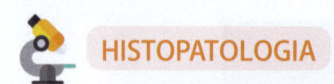

HISTOPATOLOGIA

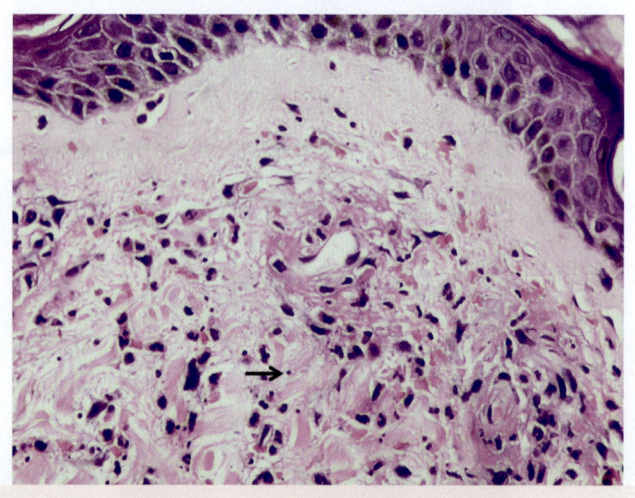

∧ Vasculite leucocitoclástica: necrose e depósitos de fibrina na parede dos vasos de pequeno calibre da derme, infiltrado neutrofílico perivascular, com poeira nuclear (figuras de leucocitoclasia, seta preta) e extravasamento de hemácias.

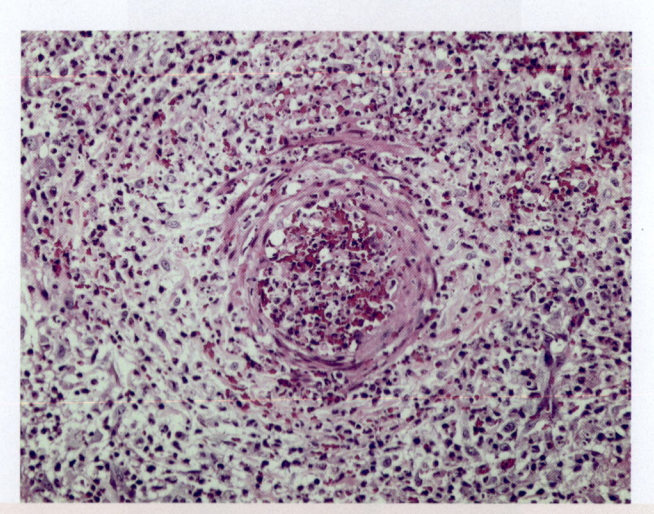

∧ Poliarterite nodosa (PAN): vasculite de vaso de médio calibre da derme, com presença de neutrófilos permeando a parede vascular e extravasamento de hemácias.

BIBLIOGRAFIA SUGERIDA

1. Azevedo SM, Rocha DI, Bertão MV, Ferreira A. Púrpura de Henoch-Shönlein na idade avançada: olhar além da pele. Med Interna. 2022;29(1):33-36.
2. Fiorentino DF. Cutaneous vasculitis. J Am Acad Dermatol. 2008;48:311-40.
3. Frumholtz L, Laurent-Roussel S, Lipsker D, Terrier B. Cutaneous vasculitis on diagnosis and clinicopathologic correlations. Clin Rev Allerg Immunol. 2021;61:181-193.
4. Marie I, Mikolajcz S, Benichou J, Grassi V, Levesque H. Influence of age on characteristics of cutaneous vasculitis: a series of 132 patients. La Pres Med. 2010;39(11):e247-e257.
5. Podjasek J, Wetter DA, Pittelkow MR, Wada DA. Cutaneous small-vessel vasculitis associated with solid organ malignances: The Mayo Clinic experience, 1996-2009. J Am Acad Dermatol. 2012;66:e55-65.
6. Rivitti EA. Manual de dermatologia clínica de Sampaio e Rivitti. 2. ed. São Paulo: Artes Médicas, 2024.

Outras manifestações cutâneas das doenças vasculares periféricas

Definição

Doenças vasculares periféricas são um conjunto de condições que comprometem os vasos sanguíneos, incluindo artérias, veias e capilares.

Podem ser amplamente categorizadas em vasculopatias, nas quais a formação de coágulos restringe o fluxo sanguíneo para os órgãos e vasculites, nas quais as artérias estão associadas com disfunção de células endoteliais e inflamação.

Manifestações das doenças vasculares periféricas são acompanhadas de inúmeros sinais e sintomas cutâneos que podem colaborar com seus diagnósticos.

 ## EPIDEMIOLOGIA E ETIOPATOGÊNESE

Esse grupo restante de doenças vasculares apresenta fisiopatologia diversa e polimorfa. Por vezes são primárias congênitas ou secundárias a traumas, infecções, tumores, tromboses, linfedemas, com fenômenos vasoconstritores ou associados a alterações hematológicas de hiperviscosidades como a acrocianose, desencadeados por síndromes neurovasculares como a eritromelalgia e finalmente aqueles de causa desconhecida como o eritema pérnio.

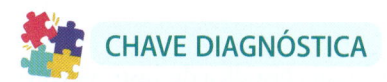

CHAVE DIAGNÓSTICA

Manifestações clínicas

Linfedema

Acúmulo de líquido rico em proteínas nos tecidos dos membros, secundários a drenagem linfática prejudicada. Sua causa pode ser primária por anormalidade do desenvolvimento do sistema linfático (congênito: doença de Milroy, linfedema precoce e tardio) ou secundária devido a lesão do sistema linfático (trauma, tumor, cirurgia, radiação, infecção recorrente e trombose venosa). Recentemente, várias mutações genéticas têm sido associadas a linfedema.

Clinicamente se caracteriza pelo edema crônico dos membros que progride para os pés acompanhado de dor e desconforto. Com o tempo, as unhas tornam-se hipoplásicas e côncavas e a pele torna-se fibrótica, levando a complicações como ulcerações, elefantíase com infecções frequentes.

Acrocianose

É a descoloração azulada indolor das mãos e dos pés que muitas vezes é agravada pelo frio. As causas secundárias incluem doenças do tecido conjuntivo, doença de Buerger (pacientes homens fumantes), infarto do miocárdio, exposição a medicamentos, arsenicismo crônico, envenenamento, crioglobulinemia e anorexia nervosa.

Diferencia-se com o Raynaud por ser mais simétrica, tem maior duração, não tem palidez e é geralmente indolor. Podem estar associadas a hiperidrose palmo-plantar.

Casos graves podem levar a ulceração e necrose.

Eritema pérnio

É quadro de dermopaniculite desencadeada pelo frio.

Ocorrem pápulas e placas edematosas, arroxeadas, simétricas da pele acral, prurido concomitante e queimação, mais comumente nos dedos das mãos e dos pés.

Normalmente ocorre dentro de um dia após a exposição ao frio e pode durar uma semana. Piora nos meses mais frios, principalmente em indivíduos que migram de regiões quentes para frias.

Eritromelalgia

Síndrome neurovascular associada à oclusão episódica de vasos sanguíneos nas mãos ou pés. Episódios são desencadeados por calor, exercício melhoram com frio, repouso ou elevação do membro.

Pode estar associada a doenças mieloproliferativas, infecção, doenças autoimunes, distúrbios sanguíneos, gota e *diabetes mellitus.*

Caracteriza-se por episódios intermitentes com durações variadas que afetam as extremidades bilateral ou unilateralmente. Os membros inferiores são mais comumente comprometidos e cursam com queimação, calor, dor, vermelhidão, inflamação e dormência. Podem ulcerar principalmente nos casos associados a doenças mieloproliferativas.

Exames diagnósticos

Sempre que possível, determinam-se as causas etiológicas ou desencadeantes dessas doenças do ponto de vista clínico e laboratorial (doenças hematológicas, mieloproliferativas, autoimunes, tumorais, crioglobulinemias).

Os exames que avaliam as alterações vasculares são inúmeros. Capilaroscopia, exames de imagens como CT *scan,* MRI *scan,* ultrassom Doppler e linfocintilografia.

Eletromiografia e testes de velocidade de condução nervosa podem ser realizados nos casos de eritromelalgia.

Exame anatomopatológico por vezes tem características específicas como no eritema pérnio.

Diagnóstico diferencial

Linfedema pode ser diferenciado de outras celulites. O diferencial mais importante é realizado entre acrocianose, a doença de Raynaud e eritromelalgia. Eritema pérnio tem de ser diferenciado com lesões cutâneas de lúpus eritematoso, podendo inclusive ser observado em doentes com lúpus.

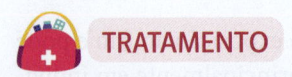 **TRATAMENTO**

Linfedema

Não existe tratamento específico. São necessárias medidas profiláticas como exercícios, drenagem linfática, bandagens para compressão e terapêutica preventiva contra infecções bacterianas e fúngicas dos membros inferiores. Cirurgia nos casos extremos pode ser recomendada.

Acrocianose

Em medidas gerais, como evitar exposição ao frio e trauma. Vasodilatadores não são úteis, há evidências limitadas do benefício de bioflavonoides, derivados do ácido nicotínico, bloqueadores adrenérgicos, minoxidil tópico, cilandelato, compostos de rutina e bromocriptina. A simpatectomia pode ser considerada em casos muito graves.

Eritema pérnio

Nos surtos, corticosteroides orais e locais, além do uso de luvas.

Eritromelalgia

Medidas gerais como elevar os membros, resfriar as extremidades vermelhas e quentes com gelo, água fria e ventiladores melhoram a dor; todavia, o uso contínuo pode levar a efeitos colaterais importantes.

Tratamentos tópicos para dor, como lidocaína, amitriptilina associada à cetamina e capsaisina, são indicados. Para controle do eritema podem ser utilizadas medicações vasoativas como midrodina 0,2% e fenilefrina.

Sistemicamente podem ser utilizados aspirina, anti-inflamatórios não hormonais e corticosteroides. São ainda descritos gabapentina ou pregabalina, venlafaxina, sertralina, amitriptilina e bloqueadores do canal de cálcio (carbamazepina) entre outros.

PÉROLAS CLÍNICAS

O eritema pérnio é quadro inflamatório, não sendo relacionado a motilidade vascular alterada; portanto, o tratamento deve ser feito com corticosteroides.

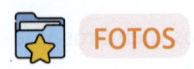 **FOTOS**

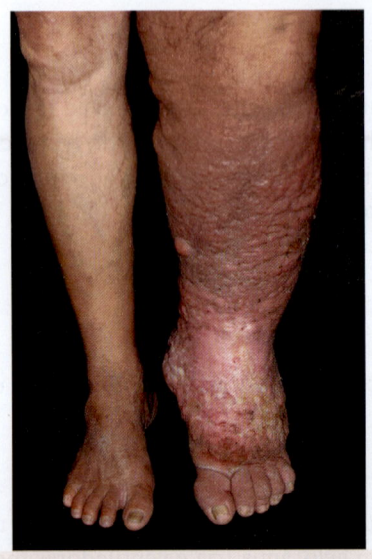

⋀ Linfedema: aumento do membro com verrucosidade (*elefantiasis nostra*).

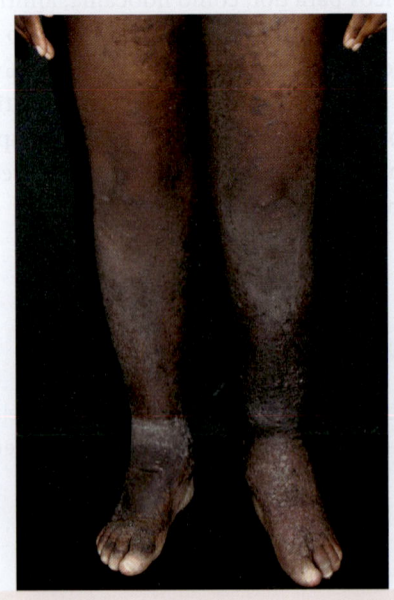

⋀ Linfedema: edema não compressível com verrucosidade.

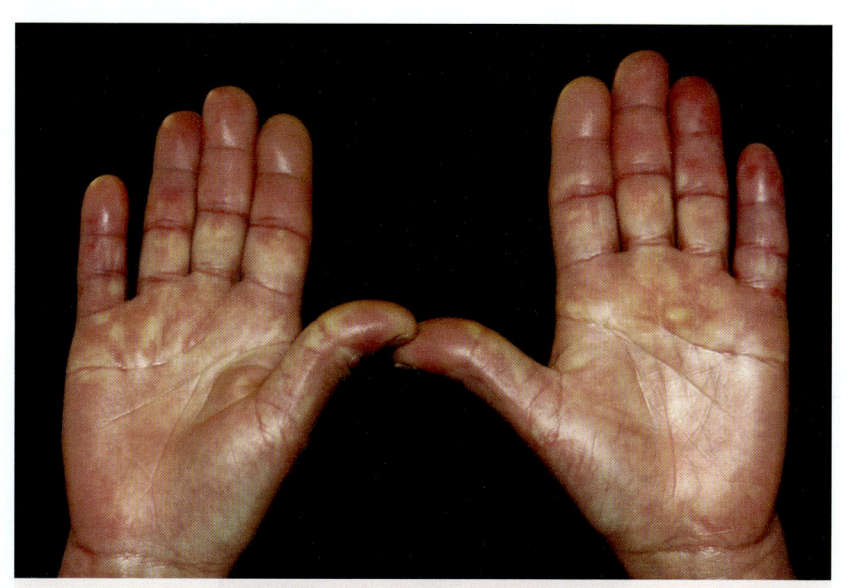

⌃ Acrocianose: descoloração azulada dos quirodáctilos.

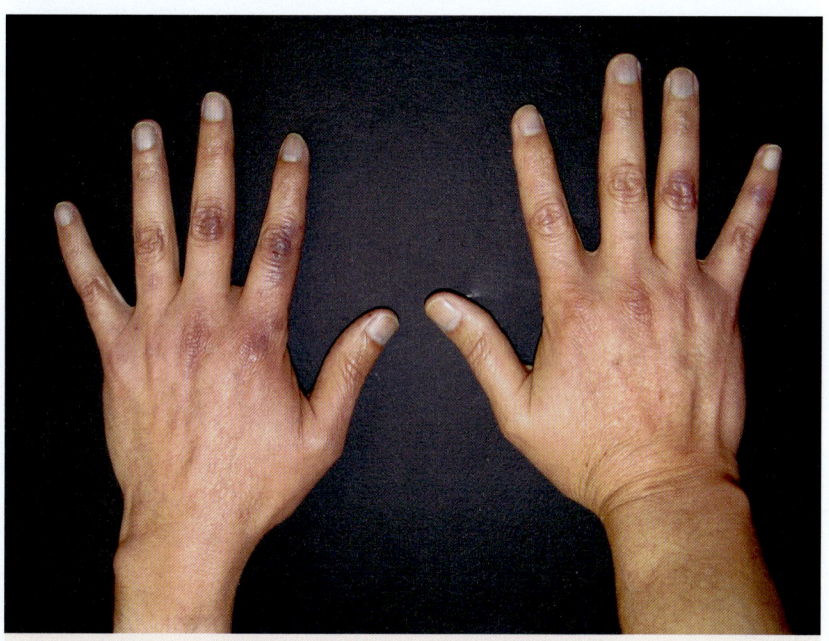

⌃ Eritema pérnio: nódulos edematosos arroxeados no dorso dos quirodáctilos.

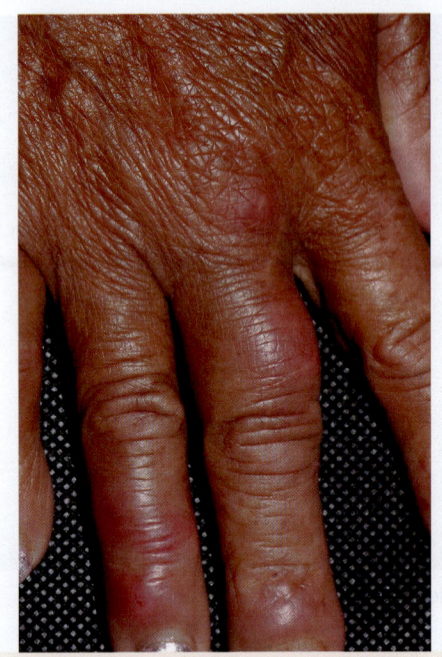

∧ Eritema pérnio: lesões acrais agudas, violáceas e dolorosas.

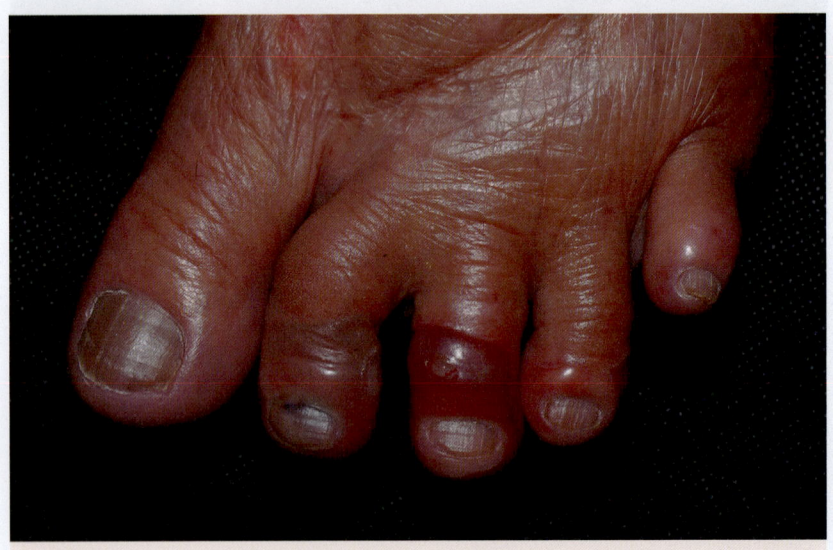

∧ Eritema pérnio: apresentação edematobolhosa.

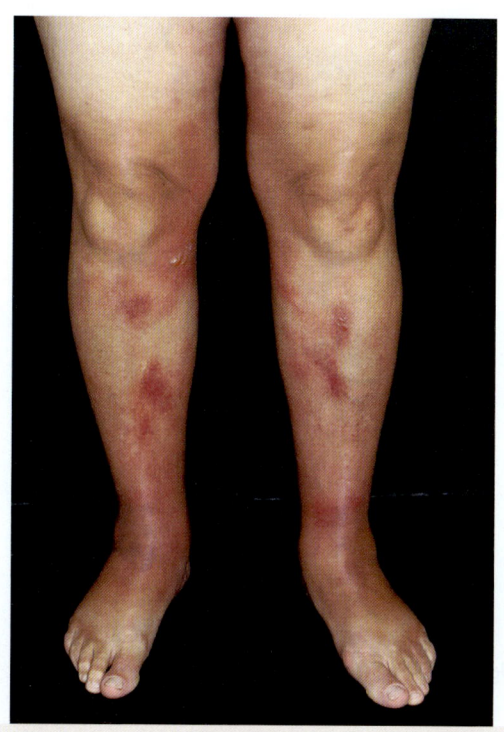

∧ Eritromelalgia.

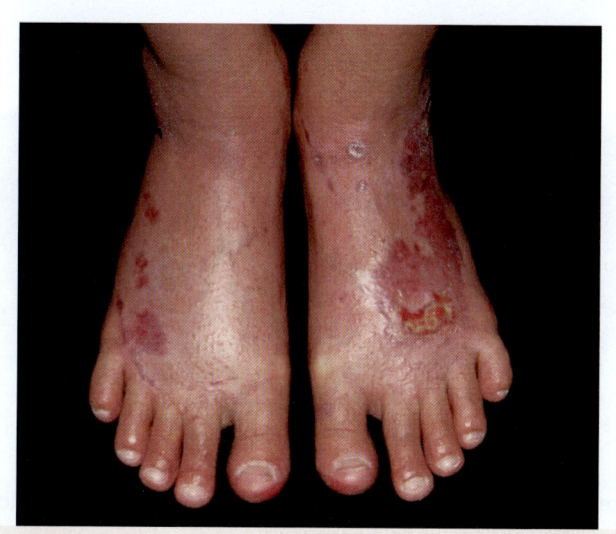

∧ Eritromelalgia.

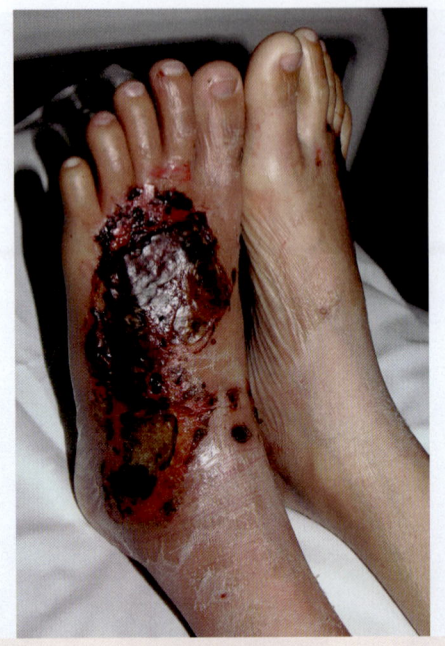

∧ Eritromelalgia.

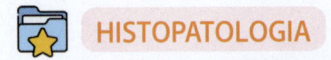

HISTOPATOLOGIA

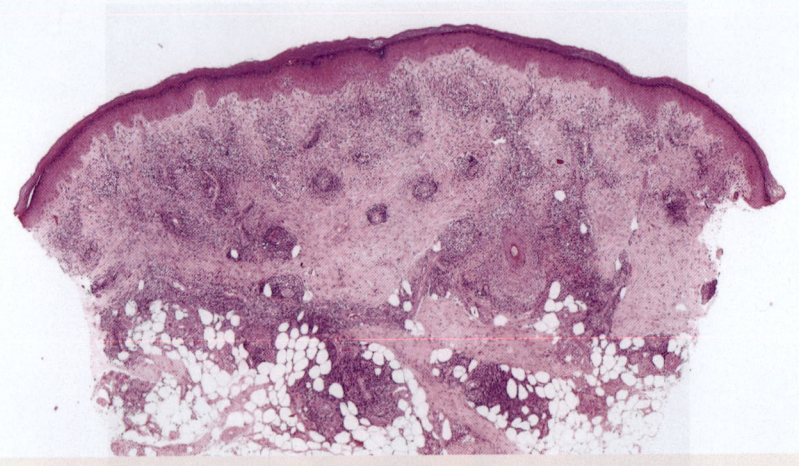

∧ Eritema pérnio: pele com infiltrado predominantemente linfocitário perivascular superficial e profundo e perianexial.

BIBLIOGRAFIA SUGERIDA

1. Dean SM. Cutaneous manifestations of chronic vascular disease. Prog Cardiovasc Dis. 2018;60(6):567-570.
2. Ma JE, Lee JUJ, Sartori-Valinotti JC, Rooke TW, Sandroni P, Davis MDP, et al. Erythrolelalgia: a review of medical management options and our approach to management. Mayo Clinic Proc. 2023;98(1):136-149.
3. Vashi N, Karch J, Shih AF, De La Garza H, De Zepeda Diaz AJ, Maymone MBC, et al. Parte II: Cutaneous manifestation of peripheral vascular disease. J Am Acad Dermatol. 2023;89(2):211-226.

PARTE 12

Doenças neurocutâneas

1

Notalgia parestésica

PARTE 12

Doenças neurocutâneas

Definição

Corresponde a uma neuropatia cutânea crônica caracterizada por prurido localizado e disestesias associadas, como dor, dormência, queimação e formigamento. Esses sintomas tendem a ser unilaterais, na região dorsal medial ou inferior à escápula. A área sintomática é visualizada como mancha hiperpigmentada, eventualmente placa liquenificada ou com amiloidose, secundária à coçadura.

EPIDEMIOLOGIA E ETIOPATOGÊNESE

Os pacientes afetados mais frequentemente são mulheres entre 54 e 62 anos de idade, sendo a verdadeira incidência e prevalência da condição não totalmente conhecidas, mas provavelmente subestimadas.

Embora a causa da notalgia parestésica ainda não seja totalmente compreendida, acredita-se que os sintomas da neuropatia sensorial decorram de danos aos ramos cutâneos posteriores dos nervos espinhais torácicos e cervicais, secundários a alterações degenerativas na coluna e compressão musculoesquelética. Nos pacientes mais jovens com notalgia parestésica, foi observada associação com neoplasia endócrina múltipla tipo 2A (NEM-2A). Além disso, o índice de massa corporal elevado parece predispor a um curso mais longo da doença, enquanto mudanças expressivas de temperatura foram identificadas como um potencial fator agravante dos sintomas. Por fim, alterações na inervação cutânea também têm sido implicadas na patogênese da notalgia parestésica.

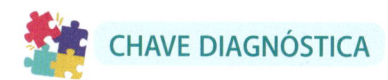

CHAVE DIAGNÓSTICA

Manifestações clínicas

Os pacientes geralmente apresentam prurido ou parestesia localizados medialmente ou na região inferior à escápula, tipicamente nos dermátomos T2-T6. Os sintomas costumam ser unilaterais, mais frequentemente no dimídio esquerdo, mas manifestações bilaterais têm sido relatadas. Os achados dermatológicos na região afetada são atribuídos às sequelas do coçar crônico: hiperpigmentação, liquenificação e escoriações. A região hiperpigmentada pode evoluir com amiloidose macular, apresentando suas características clínicas: máculas acastanhadas rendilhadas, ou eventualmente placas com discreto relevo e aspecto de "colar de contas".

Exames diagnósticos

O diagnóstico deve ser baseado na história clínica e no exame físico. Embora não seja necessária, a biópsia de pele para análise histológica pode ser útil para descartar outros diagnósticos. Podem ser observados hiperqueratose, queratinócitos epidérmicos necróticos, melanófagos e sinais de amiloidose macular (substância amiloide na derme papilar), além de infiltrado linfocitário dérmico.

Deve-se suspeitar de notalgia parestésica em pacientes que apresentem prurido crônico ou parestesias na região inter ou infraescapular sem doença dermatológica subjacente, especialmente se houver evidência de patologia da coluna cervical ou torácica. Caso sintomas específicos sugiram maior envolvimento neurológico – como fraqueza muscular, espasticidade, alterações nos reflexos, alterações sensoriais ou outra perda de função –, exames de imagem da coluna vertebral e encaminhamento para avaliação neurológica são recomendados.

Nos pacientes pediátricos, deve-se considerar verificar os níveis de calcitonina para rastrear carcinoma medular de tireoide, uma vez que os sintomas de notalgia parestésica podem ser uma manifestação precoce de NEM-2A. No entanto, em série de casos, o momento do desenvolvimento de sintomas de notalgia parestésica não se correlacionou diretamente com o desenvolvimento de outras doenças observadas em NEM-2A, como feocromocitoma ou hiperparatireoidismo primário.

Diagnóstico diferencial

Os diagnósticos diferenciais incluem dermatite de contato pigmentada, parapsoríase, líquen simples crônico e pitiríase versicolor.

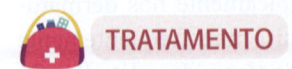 **TRATAMENTO**

Apesar de poucos estudos terem sido realizados para avaliar a eficácia das opções terapêuticas para notalgia parestésica, existem terapias farmacológicas e não farmacológicas com níveis variados de sucesso.

Um dos primeiros tratamentos estudados foi a capsaicina tópica em concentrações variáveis entre 0,025% e 8%. De modo geral, os estudos mostram alívio do prurido e outros sintomas de parestesia com o uso da medicação, porém a maioria dos pacientes retorna à linha de base após a interrupção da terapia. Opções farmacológicas tópicas incluem corticosteroides, tacrolimo, anestésicos tópicos e formulações envolvendo amitriptilina e lidocaína.

Com relação aos injetáveis, um protocolo de três sessões de infiltração intradérmica de lidocaína a cada duas semanas no local afetado demonstrou redução significativa na dor e prurido por até três meses.

As opções farmacológicas orais incluem a gabapentina, amitriptilina e carbamazepina. Estudos mostraram redução significativa do prurido na notalgia parestésica com uso diário de gabapentina na dose de 300 mg.

Os tratamentos não farmacológicos para notalgia parestésica foram avaliados com níveis variados de eficácia. Fototerapia com ultravioleta B de banda estreita (UVB-nb) demonstrou bons resultados em série se casos com cinco pacientes. Fisioterapia para fortalecer os músculos paraespinhais e os músculos peitorais também mostrou eficácia em subconjunto de pacientes. A estimulação elétrica nervosa transcutânea (TENS) foi avaliada como tratamento em um grupo de 15 pacientes: protocolo de dez sessões de tratamento nas áreas afetadas; e cada sessão de 20 minutos na frequência de 50 a 100 Hz demonstrou alívio transitório significativo do prurido.

PÉROLAS CLÍNICAS

Secundariamente à coçadura crônica, na área de notalgia parestésica pode se desenvolver amiloidose macular. A teoria mais aceita é de que o atrito e a fricção frequente na área acometida levam à apoptose dos queratinócitos e, então, à deposição de material amiloide.

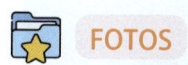 FOTOS

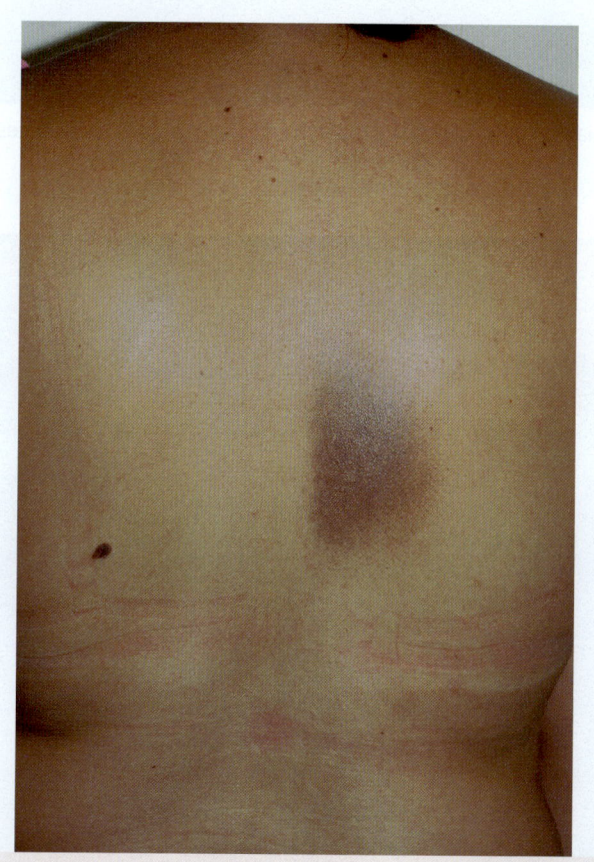

⌃ Notalgia parestésica: placa de pigmentação e liquenificação em localização típica.

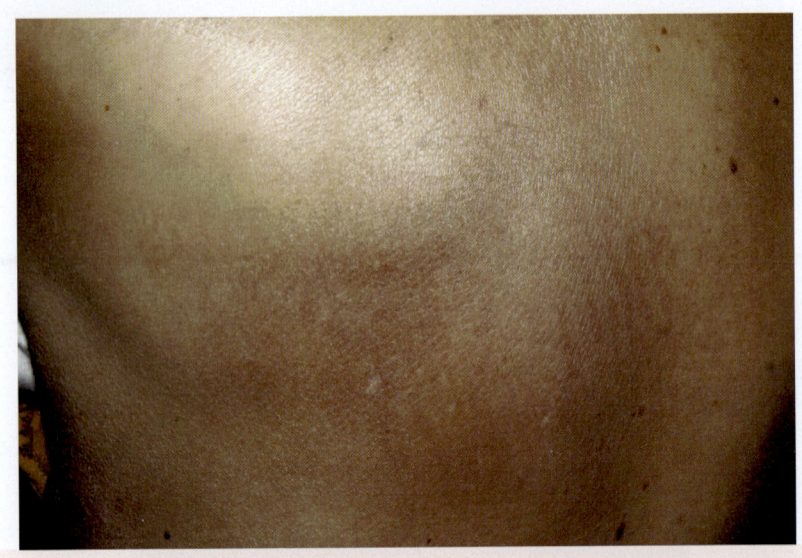

∧ Notalgia parestésica: mácula hipercrômica com alguns sinais de escoriação.

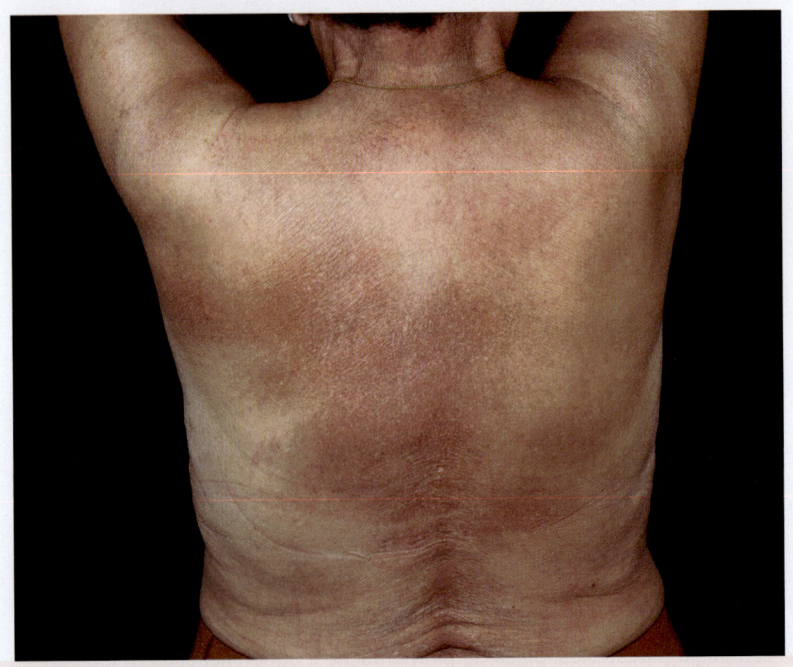

∧ Notalgia parestésica de comprometimento bilateral.

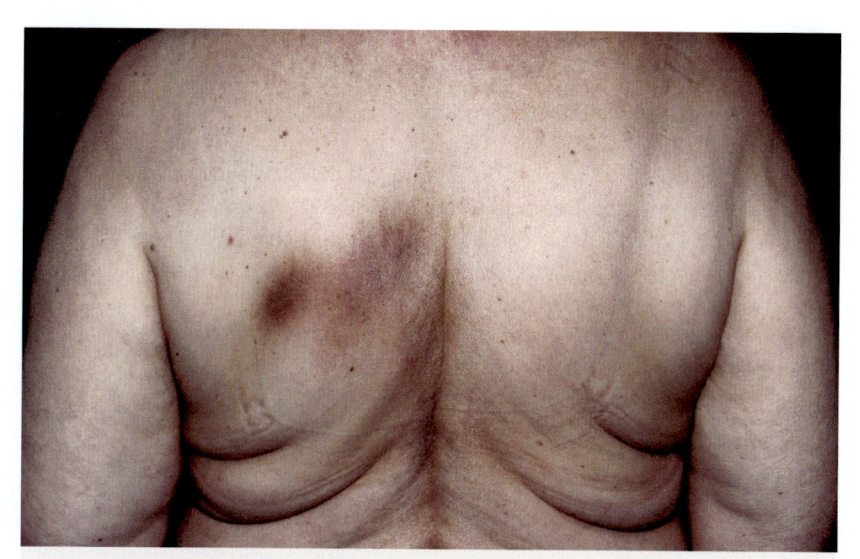

∧ Notalgia parestésica: localização preferencial.

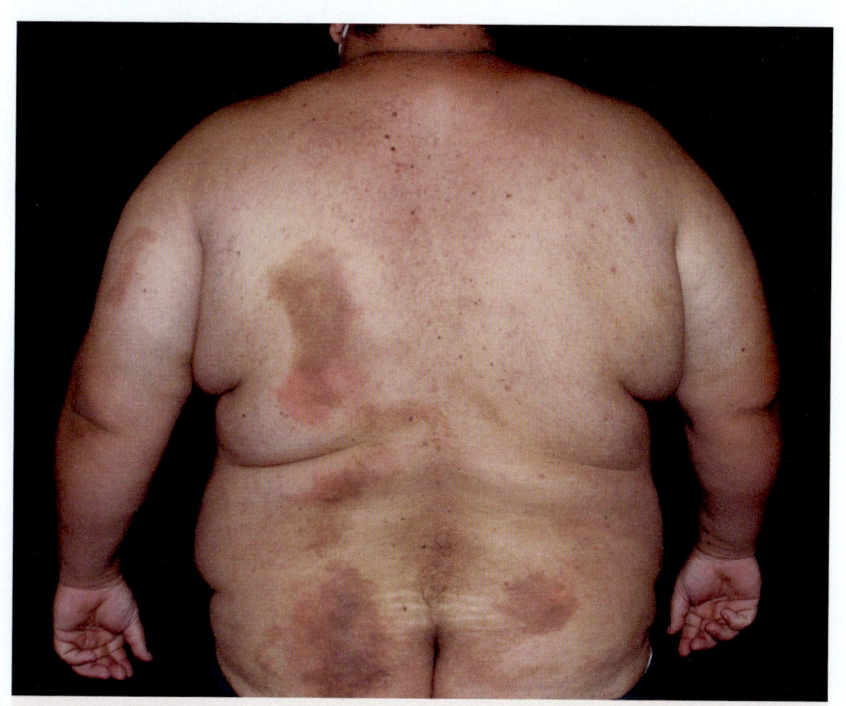

∧ Notalgia parestésica de comprometimento bilateral.

BIBLIOGRAFIA SUGERIDA

1. Akram A. Notalgia paresthetica: cervical spine disease and neuropathic pruritus. Cureus. 2021;13(1):e12975.
2. Howard M, Sahhar L, Andrews F, Bergman R, Gin D. Notalgia paresthetica: a review for dermatologists. Int J Dermatol. 2018;57(4):388-392.
3. Robinson C, Downs E, De la Caridad Gomez Y, Nduaguba C, Woolley P, Varrassi G, et al. Notalgia paresthetica review: update on presentation, pathophysiology, and treatment. Clin Pract. 2023;13(1):315-325.
4. Shumway NK, Cole E, Fernandez KH. Neurocutaneous disease: Neurocutaneous dysesthesias. J Am Acad Dermatol. 2016;74(2):215-230.

Meralgia parestésica

Definição

A meralgia parestésica é uma neuropatia do nervo cutâneo femoral lateral, que se manifesta com prurido, dor e disestesia na face anterolateral da coxa.

EPIDEMIOLOGIA E ETIOPATOGÊNESE

Sua incidência varia entre 32,6 e 43,0 por 100.000 pacientes-ano, sendo maior entre os 40 e 60 anos de idade. Está independentemente associada à obesidade, ao envelhecimento e ao diabetes. No entanto, também pode se desenvolver após redução pronunciada de peso com perda da camada protetora de gordura. Além disso, tem sido associada a cirurgias da coluna posterior e cirurgia bariátrica.

O nervo cutâneo femoral lateral se origina das raízes nervosas lombares L2 e L3. Ele desce oblíqua e lateralmente na pelve ao longo da borda lateral do músculo psoas, atravessa o ilíaco e então percorre um túnel fibroso na extremidade lateral do ligamento inguinal. Abaixo desse ligamento, bifurca-se em ramos anterior e posterior. Devido a sua posição anatômica, é particularmente sujeito a traumas e lesões. É um nervo principalmente sensorial, mas também contém fibras simpáticas que controlam a piloereção e efeitos vasomotores, que inerva a superfície anterolateral da coxa.

A causa mais comum da meralgia parestésica é o aprisionamento e a compressão do nervo femoral ao nível do ligamento inguinal. Essa é mais comumente observada em associação com a obesidade, mas também com outras condições que aumentam o volume intra-abdominal, como gravidez e ascite. Outras causas são compressão por roupas muito justas, tumores e hematomas, fraturas ósseas, inflamação, trauma, iatrogenia decorrente de procedimentos cirúrgicos e acometimento por doenças como *diabetes mellitus* e hanseníase.

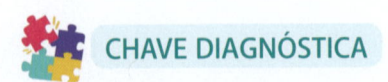 **CHAVE DIAGNÓSTICA**

Manifestações clínicas

Pode cursar com variados graus de dor, prurido, queimação, dormência, formigamento, anestesia, parestesias e disestesias na porção superior lateral ou anterolateral da coxa, em especial ao toque ou fricção da região. As manifestações costumam ser unilaterais (78%) e nunca se estendem abaixo do joelho. A área afetada frequentemente pode ser delimitada com precisão pelo paciente.

A persistência dos sintomas pode levar à hipossensibilidade permanente e à redução da pilificação na área acometida. Como o nervo cutâneo femoral lateral é puramente sensitivo, não há distúrbios motores, mas o paciente pode restringir os movimentos dos membros devido à dor. Os sintomas podem ser agravados com a extensão do membro e também ao dormir em decúbito dorsal com a perna estendida (descrito como meralgia parestésica noturna). Relaxamento do nervo ao se sentar ou à flexão do quadril pode aliviar os sintomas.

Exames diagnósticos

O diagnóstico é realizado por meio das manifestações clínicas. Ao exame físico, duas manobras podem auxiliar na confirmação diagnóstica: o teste de compressão pélvica e o sinal de Tinel. O teste de compressão pélvica é realizado com o paciente em decúbito lateral do seu lado assintomático. O examinador então aplica pressão para baixo na região da pelve por 45 segundos e observa se há melhora dos sintomas. Acredita-se que a melhora dos sintomas presente na meralgia parestésica seja causada pelo relaxamento do ligamento inguinal, reduzindo a tensão no nervo cutâneo femoral lateral. O sinal de Tinel, por sua vez, é empregado para avaliar irritação nervosa, provocando sintomas ao percutir o nervo cutâneo femoral lateral à medida que sai do ligamento inguinal.

Podem ser empregados, para fins de confirmação diagnóstica, estudos de condução nervosa, que podem mostrar uma redução na velocidade de condução sensorial e/ou redução na amplitude ou ausência de resposta. Exames de imagem, como radiografia simples da coluna lombar, ressonância magnética da coluna lombar, ultrassonografia pélvica ou tomografia computadorizada podem ser realizados em caso de suspeita de lesão estrutural ou tumoral originando o sintoma ou, ainda, para afastar outros diagnósticos.

Diagnóstico diferencial

O diagnóstico diferencial mais importante no nosso meio é com a hanseníase e o quadro clínico tão peculiar auxilia no diagnóstico. Pode-se incluir ainda bursite trocantérica e plexopatia e radiculopatia lombar na região de L1-L3. Sinais clínicos presentes na meralgia parestésica que auxiliam no diagnóstico diferencial incluem sensibilidade medial à espinha ilíaca anterossuperior, disestesia à fricção da coxa anterolateral e agravamento dos sintomas sensoriais pela extensão das pernas. Além disso, na meralgia parestésica não há fraqueza e dor lombar. Pacientes com outras doenças ou sintomas neurológicos, urogenitais ou gastrointestinais devem receber investigação adicional.

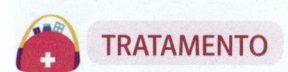 **TRATAMENTO**

Com base no conhecimento atual, acredita-se que a condição possa se resolver espontaneamente em grande parte dos casos, especialmente naqueles com causa transitória, como aumento de volume abdominal na gestação.

Inicialmente, deve-se orientar mudanças no estilo de vida para minimizar as causas modificáveis. Com relação ao tratamento medicamentoso, podem ser empregados analgésicos, anti-inflamatórios não esteroidais, relaxantes musculares, gabapentinoides e antidepressivos tricíclicos. Duas alternativas tópicas que demonstraram benefícios são a capsaicina e a lidocaína. A infiltração de anestésicos, associados ou não a corticosteroide, no local presumido de aprisionamento nervoso no ligamento inguinal, é uma alternativa de diagnóstico e tratamento. A infiltração pode ainda ser guiada por ultrassonografia. Outra opção de tratamento pouco invasiva é a estimulação por radiofrequência pulsada. Uma minoria dos casos pode exigir tratamento cirúrgico – descompressão ou secção nervosa –, que na literatura está associado a altas taxas de sucesso.

PÉROLAS CLÍNICAS

A região da meralgia parestésica pode ser visivelmente delimitada por redução da pilosidade, o que parece decorrer da fricção frequente da área estimulada pela disestesia local.

 FOTOS

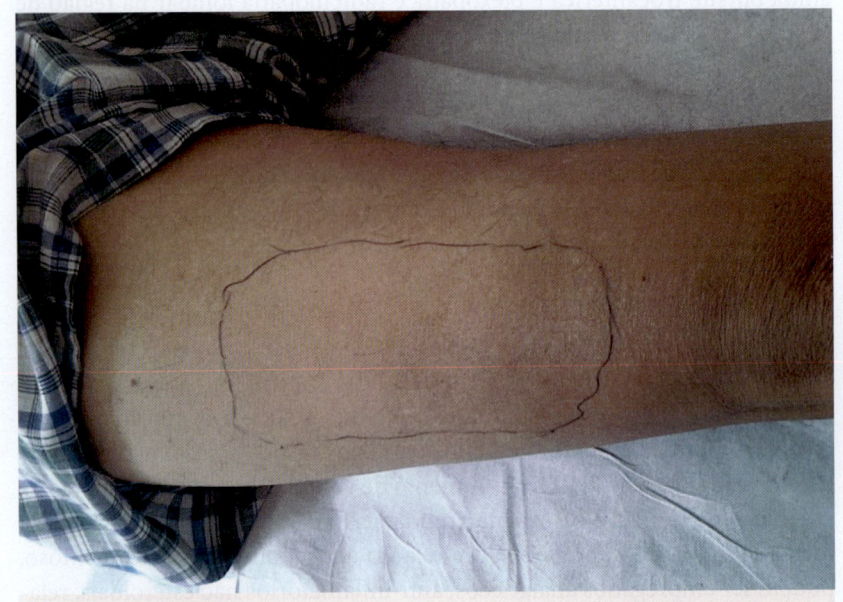

∧ Meralgia parestésica: área demarcada de hipoestesia na face lateral da coxa.

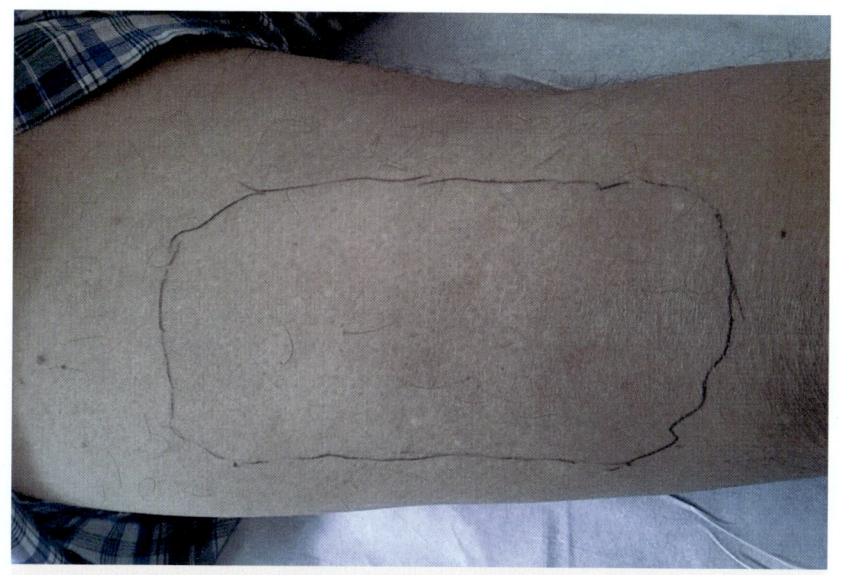

▲ Meralgia parestésica: detalhe da mesma região.

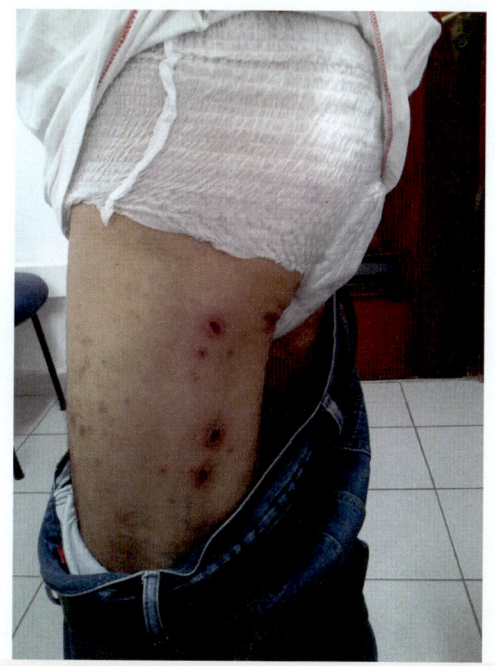

▲ Meralgia parestésica: sinais de escoriações em área parestésica.

BIBLIOGRAFIA SUGERIDA

1. Grönhagen CM, Tey HL. Meralgia paresthetica successfully treated with topical 0.1% tacrolimus: a case report. Int J Dermatol. 2016;55(1):e32-e33.
2. Kesserwani H. Meralgia paresthetica: a case report with an update on anatomy, pathology, and therapy. Cureus. 2021;13(3):e13937.
3. Khalil N, Nicotra A, Rakowicz W. Treatment for meralgia paraesthetica. Cochrane Database Syst Rev. 2012;12(12):CD004159.
4. Monteagudo B, et al. Alopecia en meralgia parestésica. Actas Dermosifiliogr. 2018.
5. Scholz C, Hohenhaus M, Pedro MT, Uerschels AK, Dengler NF. Meralgia paresthetica: relevance, diagnosis, and treatment. Dtsch Arztebl Int. 2023;120:655-61.
6. Shumway NK, Cole E, Fernandez KH. Neurocutaneous disease: Neurocutaneous dysesthesias. J Am Acad Dermatol. 2016;74(2):215-230.
7. Vasconcelos Fonseca C, Dias J, Pimenta T, Varandas Borges A, Cotter MJ. Meralgia paresthetica: a report of a rare case. Cureus. 2024;16(5):e60440.

Síndrome trófica trigeminal

Definição

A síndrome trófica trigeminal é uma condição na qual sensações anormais, como resultado de lesão do nervo trigêmeo, levam à ulceração autoinfligida da face.

EPIDEMIOLOGIA E ETIOPATOGÊNESE

A causa da doença na maioria dos pacientes é iatrogênica e em grande parte das vezes ocorre após ablação do gânglio de Gasser e cerca de 5% dos casos são idiopáticos. Sempre existe um histórico de automanipulação facial na pele suprida pelo ramo maxilar do nervo trigêmeo. Acomete várias faixas etárias, mas a idade média é de 57 anos, com ligeira predileção ao sexo feminino.

Embora o nervo trigêmeo cubra uma grande área de superfície, as ulcerações geralmente surgem em grupos, não envolvendo todo o dermátomo. Isso sugere a possibilidade de que apenas uma parte limitada dos gânglios seja alterada ou danificada.

Apenas uma minoria de pacientes que sofrem de parestesia desenvolve ulceração, sugerindo que outro fator pode estar envolvido. Por exemplo, a doença pode ser mais provável de ocorrer em pacientes propensos à automutilação.

A patogênese da síndrome trófica trigeminal permanece desconhecida. Surge após danos ao nervo trigêmeo e seus ramos, central ou perifericamente. As causas subjacentes são variadas e as duas mais comumente relatadas são após procedimentos de ablação do nervo para tratamento de neuralgia do trigêmeo e danos isquêmicos envolvendo o território vascular encefálico posterior, incluindo o gânglio trigêmeo, como secundário à síndrome de Wallenberg.

A formação de úlceras é possivelmente desencadeada por automutilação em resposta a uma sensação insuportável de prurido ou queimação.

Outras causas menos comuns incluem cirurgia craniofacial, trauma, herpes-zóster, herpes simples, meningioma intracraniano, outras neoplasias intracranianas e hanseníase. O tempo entre o dano ao nervo trigêmeo e a ulceração pode variar de semanas a décadas.

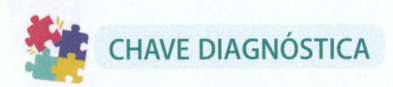

CHAVE DIAGNÓSTICA

Manifestações clínicas

A síndrome trófica trigeminal é clinicamente caracterizada por parestesia e ulceração nasal, causadas pela irritação repetitiva da pele na distribuição do nervo trigêmeo danificado. Essa irritação envolve mais comumente a asa nasal, bochecha e o lábio superior com preservação da ponta nasal; entretanto, o acometimento de outras áreas já foi relatado.

A sensação associada a essas úlceras foi descrita como prurido, sensação de cócegas, queimação com ou sem anestesia associada. Os pacientes também relataram uma sensação de drenagem na nasofaringe. Alguns pacientes referem dor local. Independentemente do tipo de sensação, os pacientes atritam ou traumatizam a área na tentativa de aliviar o intenso incômodo, resultando em liquenificação, escoriações e ulceração. Uma distinção importante a ser feita é que esses pacientes podem não ter nenhuma condição psicológica ou cognitiva subjacente que cause a manipulação como na dermatite factícia, mas sim uma manifestação de uma sensação cutânea anormal.

Essas úlceras são caracteristicamente persistentes devido à provocação repetitiva da área, podendo levar à desfiguração grave.

A localização e a aparência geral das úlceras tendem a ser caracteristicamente uniformes e persistentes.

Normalmente é unilateral; e outras localizações mais raras incluem lábio, bochecha, fronte, couro cabeludo, orelha, mandíbula e palato. Casos raros e extremos que acometem os olhos, ossos, seios nasais e cérebro também foram relatados.

O tempo de início após insulto neurológico é variável, de meses a décadas.

Transtornos psiquiátricos como Alzheimer podem provocar a síndrome trófica trigeminal após um longo período latente, ao desinibir o comportamento compulsivo habitual de manipular.

Lesões da córnea e falta de reflexo da córnea foram relatadas, assim como o envolvimento da pálpebra e lesões cantais.

Exames diagnósticos

O diagnóstico clínico deve ser lembrado toda vez que nos depararmos com a tríade de sintomas clínicos: comprometimento sensorial do trigêmeo (anestesia), sensações alteradas do território sensorial do trigêmeo (parestesia) e ulceração classicamente em forma de crescente da asa nasal causada por automanipulação.

O exame anatomopatológico não é patognomônico, porém auxilia no diagnóstico diferencial das outras patologias cutâneas que cursam com ulcerações como malignidades e infecções.

Marcadores imuno-histoquímicos no exame anatomopatológico permitem visualizar pequenas terminações nervosas da pele que podem auxiliar no diagnóstico.

Síndrome trófica trigeminal é uma doença que deve envolver uma abordagem multidisciplinar (dermatologia, neurologia, psiquiatria, cirurgia) para gerenciar com sucesso essa condição, tanto no diagnóstico com a busca da etiologia como na terapia.

Diagnóstico diferencial

A lista de diagnósticos diferenciais é ampla e inclui neoplasias (carcinoma basocelular, carcinoma espinocelular, linfoma e sarcoma), infecção (herpes, sífilis, micobactérias, fungos dimórficos e leishmaniose), vasculite sistêmica (granulomatose de Wegener), pioderma gangrenoso e dermatite artefata.

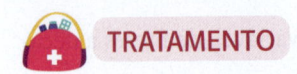

TRATAMENTO

Modificação comportamental

A educação do paciente sobre a natureza autoinfligida dessa condição é necessária para reverter hábitos destrutivos de coçar.

Medidas preventivas como o paciente manter uma boa percepção sobre a natureza autoinfligida, manter as unhas curtas, usar luvas à noite e limitar os movimentos das mãos à área de envolvimento com talas noturnas no braço também podem ser importantes.

Intervenção medicamentosa

As intervenções farmacológicas relatadas incluem carbamazepina, gabapentinoides (gabapentina e pregabalina), amitriptilina, pimozida e diazepam de maneira isolada ou em associações.

Intervenção cirúrgica

A reconstrução facial da área afetada pode ser benéfica para pacientes que conseguem se conter quanto à automanipulação.

Outros tratamentos tentados foram estimulação elétrica nervosa transcutânea, reconstrução cirúrgica com retalhos inervados, simpatectomia e oclusão simples com curativos ou máscaras de oclusão.

A terapia com antibióticos, o tratamento com vitamina B, curativos hidrocoloides, simpatectomia cervical e estimulação elétrica nervosa transcutânea para melhorar o suprimento sanguíneo foram relatados como resultando na cicatrização da ferida com bons resultados em relatos de casos únicos.

A terapia de pressão negativa para feridas foi considerada eficaz, assim como as máscaras faciais termoplásticas.

Emolientes e corticosteroides tópicos raramente são úteis e podem atrasar a cicatrização.

PÉROLAS CLÍNICAS

A síndrome trófica trigeminal afeta geralmente o ramo V2 do nervo trigêmeo, resultando na ulceração da asa nasal.

A causa mais comum da síndrome trófica do trigêmeo é a ablação do nervo trigêmeo para tratamento da neuralgia do trigêmeo e acidentes vasculares cerebrais.

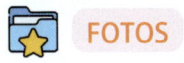 FOTOS

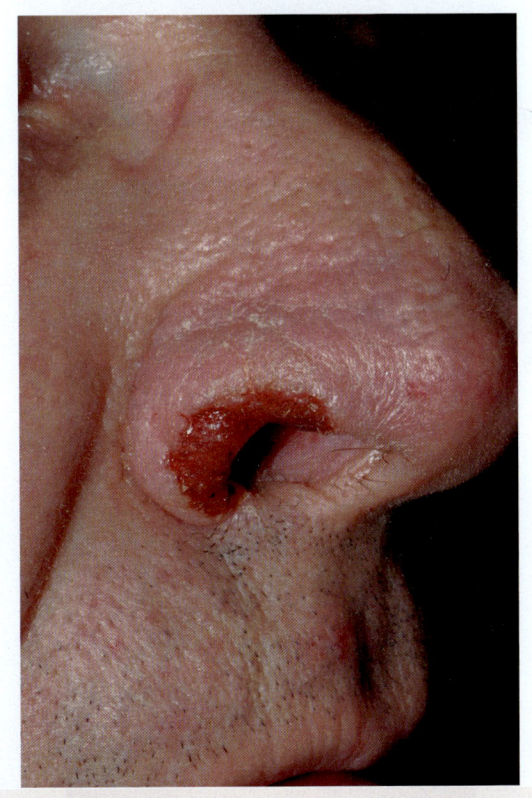

▲ Úlcera trófica trigeminal: úlcera rodeada por área liquenificada na asa nasal.

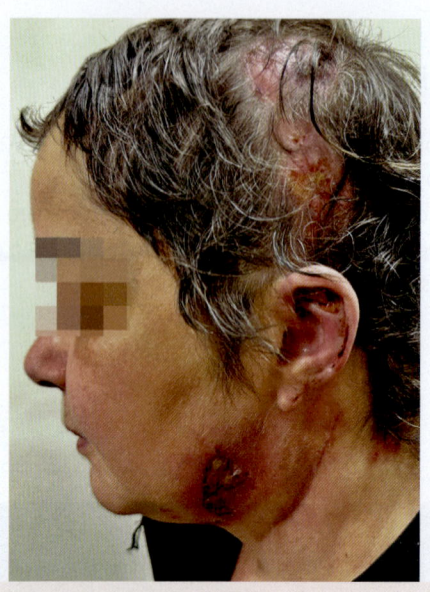

⌃ Úlcera trófica trigeminal: úlcera de configuração linear.

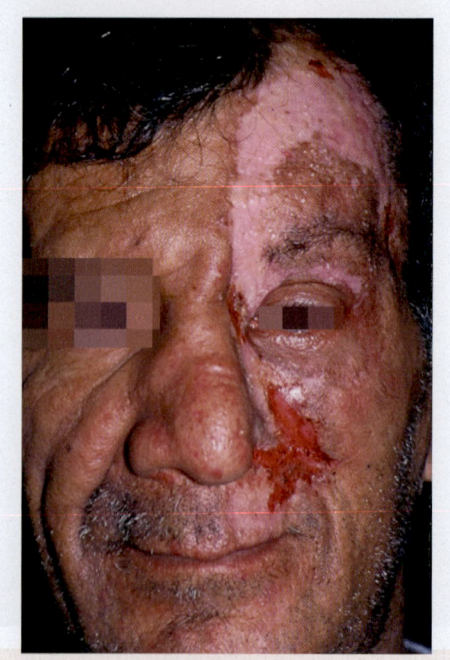

⌃ Úlcera trófica trigeminal: lesão ulcerada com destruição completa e cicatriz na área de inervação da face.

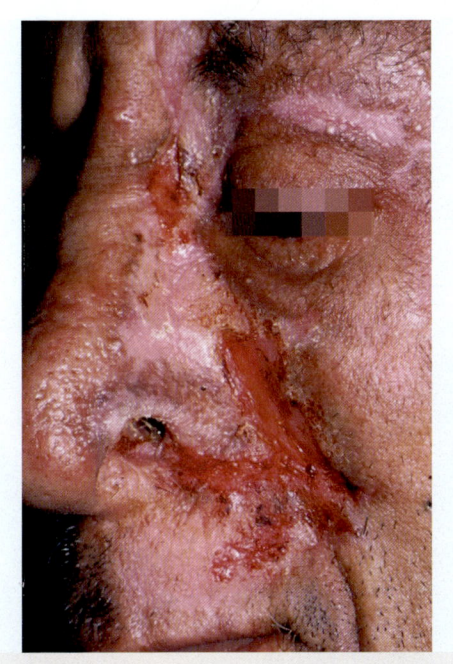

⌃ Detalhe do paciente anterior.

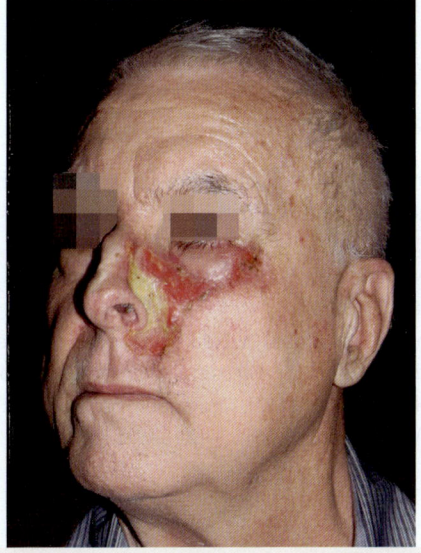

⌃ Úlcera trófica trigeminal: extensa úlcera em topografia trigeminal. Prurido e parestesia incapacitantes.

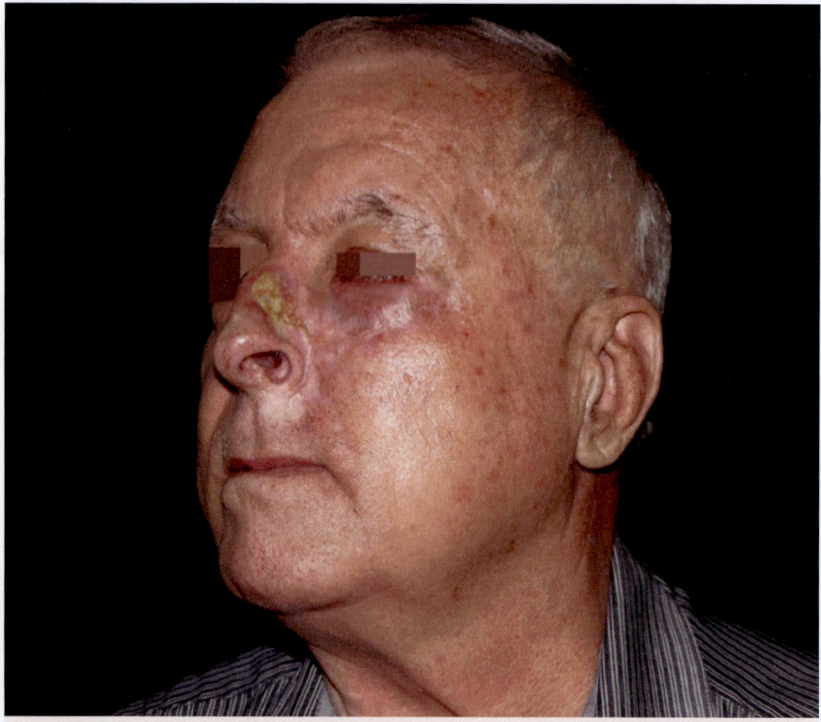

▲ Úlcera trófica trigeminal: tratamento com gabapentina.

 ## BIBLIOGRAFIA SUGERIDA

1. Labib A, Burke O, Nichols A, Maderal AD. Approach to diagnosis, evaluation, and treatment of generalized and nonlocal dysesthesia: a review. J Am Acad Dermatol. 2023;89(6):1192-1200.
2. Khan AU, Khachemoune A. Trigeminal trophic syndrome: an updated review. Int J Dermatol. 2019;58(5):530-537.
3. Shumway NK, Cole E, Fernandez KH. Neurocutaneous disease: Cutaneous neuroanatomy and mechanisms of itch and pain. J Am Acad Dermatol. 2016;74(2):197-212.
4. Shumway NK, Cole E, Fernandez KH. Neurocutaneous disease: Neurocutaneous dysesthesias. J Am Acad Dermatol. 2016;74(2): 215-228.

Prurido braquiorradial

Definição

Inicialmente denominado prurido solar dos cotovelos, foi descrito em 1968 por Waisman. Trata-se de rara forma de neuropatia, que se manifesta com prurido, dor, formigamento, ardência e queimação localizados na região dorsolateral dos braços e antebraços.

 ## EPIDEMIOLOGIA E ETIOPATOGÊNESE

O prurido braquiorradial tende a ter uma predileção por mulheres adultas (proporção 3:1) com fototipo baixo. A idade média ao diagnóstico é de 59 anos, mas há relatos de pacientes com idade entre 12 e 84 anos.

Doenças da coluna cervical levando a radiculopatias são os fatores etiológicos mais implicados, incluindo doença articular degenerativa, estenose nervosa foraminal ou do canal espinhal, compressão tumoral e discopatias intervertebrais nos níveis de C3 a C7, com destaque para C5 e C6.

A exposição solar é considerada outro fator desencadeante. A radiação ultravioleta intensificada durante a primavera e o verão induz a neuropatia dos nervos cutâneos, levando à alocinese, possivelmente em região de pele já atrófica pela exposição solar acumulada ao longo da vida. Essa teoria poderia justificar o aumento da incidência dos sintomas nos períodos e localidades com maior incidência solar.

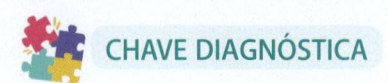

CHAVE DIAGNÓSTICA

Manifestações clínicas

Os pacientes apresentam quadro crônico de prurido, dor, formigamento, ardência e queimação localizados na região dorsolateral dos braços e antebraços. As manifestações podem ser unilaterais, mas tendem a ser bilaterais, com predileção pelos dermátomos C5 a C6. As lesões cutâneas nas regiões acometidas são secundárias à coçadura motivada pela disestesia, compreendendo escoriações, liquenificação e lesões prurigoides.

Exames diagnósticos

O diagnóstico é clínico, baseado nos sintomas nos membros superiores, na topografia dos dermátomos C5-C6, com eventual irradiação para os ombros, região cervical e porção superior do tronco. O sinal da bolsa de gelo é patognomônico: os pacientes relatam melhora do prurido com aplicação de compressa de gelo nas regiões acometidas e retorno dos sintomas após a remoção dela.

De modo geral, não são recomendados exames de imagem de rotina, os quais poderiam levar a gastos e intervenções desnecessárias, uma vez que os achados podem ser clinicamente irrelevantes. No entanto, os estudos de imagem, em especial a ressonância magnética, podem ser empregados nos casos com alta suspeita de anormalidade cervical, quando a resposta ao tratamento for insatisfatória ou se houver piora dos sintomas com o passar do tempo.

Diagnóstico diferencial

O diagnóstico diferencial inclui neuralgia pós-herpética, prurido asteatósico, prurido de causa psicogênica e plexopatia e radiculopatia cervical.

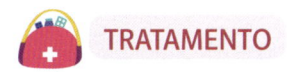 **TRATAMENTO**

Tratamentos conservadores incluem fisioterapia e alongamento voltados para coluna cervical, além de acupuntura e fotoproteção. Medicações tópicas como corticoides, capsaicina e antidepressivos (amitriptilina e cetamina) parecem oferecer alívio transitório.

O tratamento com a gabapentinoides parece ser efetivo, porém observa-se um padrão de melhor resposta com doses habitualmente maiores do que as prescritas para outras formas de prurido. Outras opções terapêuticas são os antidepressivos (fluoxetina, amitriptilina e doxepina), além dos anticonvulsivantes (carbamazepina, lamotrigina e valproato). Injeção transforaminal de corticosteroide é uma opção nos casos refratários às terapêuticas orais. Por fim, vários estudos de caso na literatura discutem o tratamento cirúrgico como último recurso em pacientes com prurido braquiorradial refratário e debilitante secundário a discopatias.

PÉROLAS CLÍNICAS

O prurido braquiorradial é reconhecido como desencadeador de prurido generalizado. Uma das causas atribuídas para o fenômeno é a sensibilização ao nível do sistema nervoso central decorrente da neuropatia localizada.

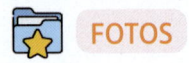 **FOTOS**

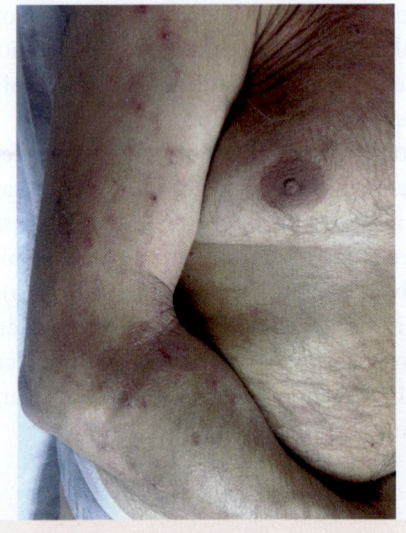

⌃ Prurido braquiorradial: prurido, dor, formigamento, ardência e queimação localizados na região dorsolateral do braço e antebraço.

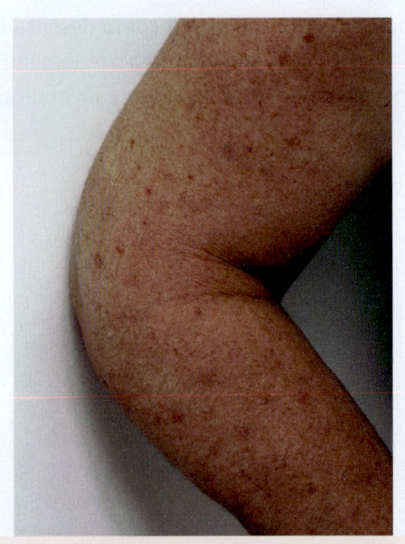

⌃ Prurido braquiorradial: lesões papuloescoriadas decorrentes do prurido e queimação na face externa do braço e antebraço.

BIBLIOGRAFIA SUGERIDA

1. Gutierrez RA, Berger TG, Shah V, Agnihothri R, Demir-Deviren S, Fassett MS. Evaluation of gabapentin and transforaminal corticosteroid injections for brachioradial pruritus. JAMA Dermatol. 2022;158(9):1070-1071.
2. Kavanagh KJ, Mattei PL, Lawrence R, Burnette C. Brachioradial pruritus: an etiologic review and treatment summary. Cutis. 2023;112(2):84-87.
3. Mirzoyev SA, Davis MD. Brachioradial pruritus: Mayo Clinic experience over the past decade. Br J Dermatol. 2013;169(5):1007-15.
4. Veien NK, Hattel T, Laurberg G, Spaun E. Brachioradial pruritus. J Am Acad Dermatol. 2001;44(4):704-5.

Disestesia do couro cabeludo

Definição

A disestesia do couro cabeludo é caracterizada por sensações desagradáveis do couro cabeludo, como prurido, queimação, formigamento, dormência e outras percepções anormais. É causada por múltiplas etiologias que podem ser divididas em duas categorias, psicogênicas e neuropáticas.

EPIDEMIOLOGIA E ETIOPATOGÊNESE

A incidência não está clara e existe uma nítida predileção ao sexo feminino. De modo geral, a etiologia é dividida em causas psicogênicas e neuropáticas.

Causas psicogênicas

As condições psiquiátricas descritas em associação com disestesias no couro cabeludo foram transtorno distímico, ansiedade generalizada e somatização. No entanto, não está claro se essa associação impulsiona a doença primária ou aumenta a propensão da paciente a ser incomodada por essas sensações.

Causas neuropáticas

As causas neuropáticas do prurido no couro cabeludo são comumente ligadas a doenças da coluna vertebral, síndrome trófica trigêmea e neuralgia pós-herpética, mas também podem estar associadas a malignidade cerebral, esclerose múltipla, acidente vascular cerebral, arterite temporal, complicações pós-cirúrgicas de procedimentos cosméticos, cicatrizes e pós-infecciosos (covid-19).

Disestesia de couro cabeludo e *diabetes mellitus*

Estudos em idosos mostraram alta prevalência de prurido no couro cabeludo em diabéticos. Foi levantada a hipótese de que esse fato está relacionado a neuropatia de pequenas fibras nervosas, assemelhando-se ao prurido do corpo encontrado nos diabéticos.

Disestesia do idoso

Vários estudos relataram uma alta prevalência de prurido em populações geriátricas, que vai aumentando com a idade.

Pacientes geriátricos são mais propensos a ter doenças e condições que os predispõem ao prurido, incluindo as mencionadas anteriormente. Alterações neuropáticas relacionadas à idade e deterioração das fibras inibitórias da coceira também podem aumentar a predisposição nessa população.

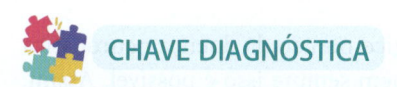 CHAVE DIAGNÓSTICA

Manifestações clínicas

O paciente queixa-se de sensação de prurido, queimação, formigamento, dormência e outras percepções anormais que podem se apresentar de maneira única ou concomitante sem presença de lesão cutânea primária que justifique essas sensações.

Exames diagnósticos

Antes de fazer um diagnóstico de disestesia no couro cabeludo, o médico deve afastar distúrbios cutâneos primários que possam estar causando esses sintomas (dermatite de contato irritante, dermatite seborreica, dermatite atópica, psoríase e pediculose).

Se os pacientes relatarem histórico de dores de cabeça ou dor temporal causada pela palpação, dores de cabeça de tensão ou arterite temporal precisam ser consideradas. Uma vez que os diagnósticos foram eliminados com base na história ou no exame físico, o diagnóstico de disestesia do couro cabeludo pode ser postulado.

A investigação de cirurgias prévias e doenças da coluna deve ser realizada, assim como de doenças prévias que levem às causas de disestesias do couro cabeludo como: diabetes, herpes-zóster, síndrome trófica do trigêmeo etc.

Uma vez afastadas as causas físicas, verifica-se se pode haver uma conexão com as condições psiquiátricas subjacentes e se há dados suficientes para apoiar a triagem psiquiátrica nesses pacientes.

Diagnóstico diferencial

O diagnóstico diferencial se faz com as causas primárias de prurido no couro cabeludo, como dermatite seborreica, psoríase, dermatite de contato, pediculose e líquen plano pilar.

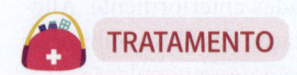 **TRATAMENTO**

Causas neuropáticas

O ideal é o tratamento de base cirúrgico ou não da doença neuropática ou ressecção de um tumor. Na prática, nem sempre isso é possível. Assim, o tratamento geralmente visa ao manejo sintomático para melhorar a qualidade de vida.

Nos casos de prurido agudo leve, particularmente em áreas localizadas, podem obter alívio terapêutico mais rápido com anestésicos tópicos e antipruriginosos.

Os anestésicos tópicos são custo-efetivos e apresentam efeitos adversos mínimos.

Podem ser utilizados combinação de cetamina tópica a 5%-10%, amitriptilina a 5% e lidocaína a 5%, capsaicina tópica, combinação tópica de inibidor de calcineurina, tacrolimus e gabapentina.

Nos casos de discinesias moderadas utiliza-se terapia oral com medicamentos anticonvulsivantes (gabapentina, pregabalina, fenitoína e carbamazepina), antidepressivos (antidepressivo tricíclico como amitriptilina, ou um inibidor seletivo da serotonina e da norepinefrina como mirtazapina).

Os opioides kappa são particularmente úteis para o prurido crônico resistente e podem ser eficazes contra o prurido neuropático (butorfanol).

Nos casos de discinesias intensa, os pacientes podem se beneficiar com terapias mais invasivas (toxina botulínica A, bloqueios nervosos, cetamina intravenosa e fenitoína intravenosa).

Para aqueles com disestesia psicogênica do couro cabeludo, o tratamento com antidepressivos e ansiolíticos pode ajudar a reduzir os sintomas (paroxetina, fluoxetina e principalmente sertralina). Uma combinação de antidepressivos com pimozida, um agente neuroléptico, também melhora a disestesia em pacientes com comorbidades psiquiátricas.

Como muitos desses pacientes são diagnosticados com transtornos psiquiátricos, esses medicamentos podem efetivamente atingir e resolver múltiplas condições ao mesmo tempo.

PÉROLAS CLÍNICAS

Um estudo em pacientes geriátricos hispânicos demonstrou que o couro cabeludo era uma área comum de prurido em doentes geriátricos.

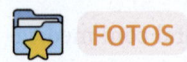 **FOTOS**

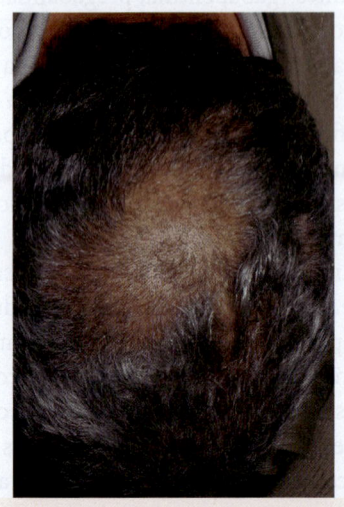

∧ Prurido como psicodermatose: o paciente relatou prurido incapacitante no couro cabeludo, que inclusive o fez perder o emprego. Chorou desproporcionalmente durante a consulta.

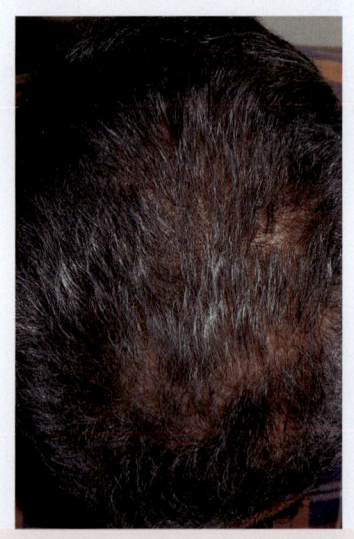

∧ Prurido como psicodermatose: o mesmo paciente, tratado apenas com medicação antidepressiva. Repilação total, com cessação do prurido e recolocação profissional.

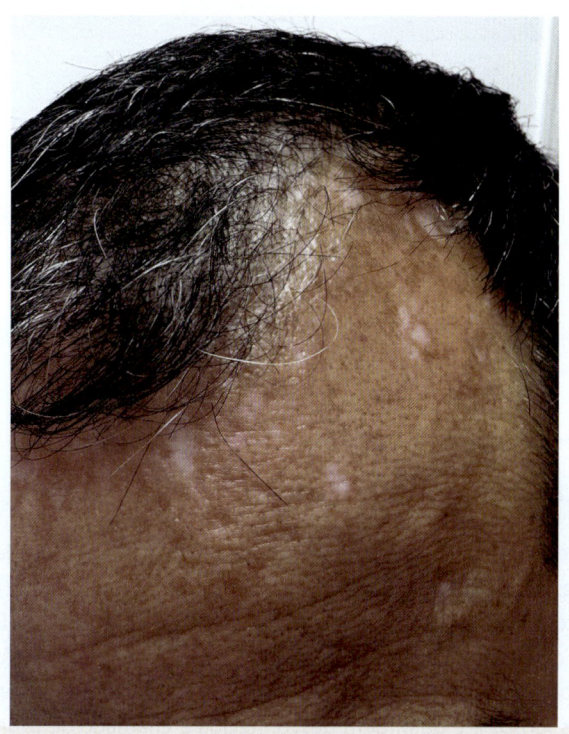

⌃ Disestesia do couro cabeludo (prurido). Notar área cicatricial de herpes-zóster.

 BIBLIOGRAFIA SUGERIDA

1. Hoss D, Segal S. Scalp Dysesthesia. Arch Dermatol.1998;134:327-330.
2. Ju T, Does AV, Yosipovitch G. Scalp dysesthesia: a neuropathic phenomenon. JEADV. 2022;36:790-796.
3. Rattanakaemakorn P, Suchonwanit P. Scalp pruritus: review of pathogenesis, diagnosis, and management. BioMed Res Int. 2019;11 pages.

6

Prurido

Definição

O prurido é definido como uma sensação desagradável que leva o indivíduo a se coçar. É o sintoma mais comum em dermatologia, podendo ocorrer com ou sem alterações cutâneas visíveis concomitantes. O prurido pode ser considerado agudo (duração inferior a 6 semanas) ou crônico (duração superior a 6 semanas) e ser localizado ou generalizado. Quando afeta pacientes idosos e é de origem desconhecida é chamado de prurido senil, prurido de Willan ou prurido crônico de causa desconhecida.

 EPIDEMIOLOGIA E ETIOPATOGÊNESE

O prurido é um fenômeno frequente em idosos com idade superior a 65 anos. Ainda não se sabe exatamente se o prurido senil pode ser tratado como uma entidade separada ou se é um termo que se refere ao prurido crônico que foi diagnosticado inadequadamente; no entanto, o prurido crônico entre os idosos representa um desafio crescente devido à mudança na distribuição demográfica.

A prevalência de prurido crônico em idosos não foi bem definida. Estão disponíveis apenas alguns estudos em populações bastante pequenas ou com viés de seleção significativo. Em alguns trabalhos o prurido foi responsável por 11,5% das internações, e a frequência de prurido crônico como principal doença dermatológica foi ainda maior, representando 19,5% a 29% dos indivíduos analisados.

Etiopatogênese do prurido do idoso

Vários mecanismos foram propostos como fisiopatologia do prurido em idosos:

Fatores primários da pele
Fatores cutâneos intrínsecos e extrínsecos próprios da idade que levam ao prurido

- Disfunção da barreira cutânea: xerose cutânea (pele seca) é considerada uma causa comum de prurido em idosos, com prevalência variável chegando a 85%. Múltiplas alterações cutâneas, alterações na função de barreira do estrato córneo e proteases, variações de pH, diminuição da atividade das glândulas sebáceas, sudoríparas e diminuição dos níveis de hormônios, principalmente estrogênios com alterações na composição de lipídios em mulheres, estão relacionadas à xerose e ao prurido crônico. Além disso, o comprometimento da barreira cutânea pode tornar o ambiente vulnerável à exposição de alérgenos e irritantes externos, facilitando o desenvolvimento de dermatite de contato alérgica ou por irritante primário em pacientes idosos com xerose. Com a diminuição da função de barreira, o uso de medicamentos tópicos pode causar dermatite de contato e deve ser prescrito com cautela em idosos.
- Reações imunológicas cutâneas: a imunossenescência (transformação do sistema imunológico decorrente do processo de envelhecimento) está relacionada ao prurido crônico. Compromete a imunidade inata e adaptativa e induz níveis aumentados de autorreatividade (a diminuição da atividade das células TH1 aumenta a atividade Th2). Esse desequilíbrio imunológico aumentaria a suscetibilidade da doença no indivíduo idoso. Idosos que sofrem de prurido idiopático crônico podem apresentar evidências de desregulação imunológica, como linfopenia, eosinofilia e hipogamaglobulinemia.
- Neuropatia central e periférica: o prurido crônico em idosos também pode ser causado por origem neuropática. O prurido neuropático pode resultar de danos nos nervos centrais ou periféricos adquiridos durante o processo de envelhecimento (a densidade das fibras nervosas epidérmicas diminui com a idade e a perda de células de Merkel).

Doenças cutâneas mais frequentes nos idosos que cursam com prurido

O prurido é o sintoma mais comum nas doenças dermatológicas. Vamos tentar listar aqui as dermatoses mais frequentes que comprometem os idosos e que são acompanhadas de prurido.

Eczemas de modo geral (asteatósico, de contato, líquen simples crônico), doenças inflamatórias (urticária, rosácea), dermatoses eritematoescamosas (psoríase, dermatite seborreica, líquen plano), doenças autoimunes (penfigoide bolhoso, dermatite herpetiforme), doenças infecciosas (tinhas, candidíases, escabiose, pediculose, herpes simples e zóster) e doenças tumorais (micose fungoide).

Doenças sistêmicas que levam ao prurido

Prurido com frequência pode ser uma manifestação de doença sistêmica nos idosos, o que faz a investigação clínico-laboratorial ser essencial.

A seguir está uma lista de doenças que podem levar ao prurido:

Doenças hepáticas (normalmente colangíticas ou colestáticas e as hepatites), doenças renais (insuficiência renal crônica), doenças hematológicas (policitemia, doença de Hodgkin, leucemias, mieloma múltiplo, síndrome hipereosinofílica e síndromes mielodisplásicas), doenças endócrinas (diabetes, hiper e hipotiroidismo), doenças neurológicas (as discinesias, prurido neuropático, tumores de cérebro, traumatismos cranianos, esclerose múltipla, neuropatia de pequenas fibras, radiculopatias e doença neurovegetativa), paraneoplasias (linfomas, tumores sólidos, síndrome carcinoide) e doenças infecciosas (HIV, infestações, herpes-zóster).

Prurido induzido por drogas

O idoso apresenta com frequência doenças crônicas e consequente uso de polifarmácia, o que faz aumentar muito a possibilidade de esses pacientes apresentarem prurido induzido por drogas. A patogênese desses pruridos difere dependendo do agente causador e nem sempre é compreendida.

O prurido induzido por medicamentos pode ser localizado ou generalizado e pode começar com a primeira dose ou pode ser adiado por várias semanas ou até meses, podendo ou não desaparecer logo após a suspensão do medicamento.

A terapia é muito difícil nesse grupo, inclusive a decisão de interromper ou trocar o medicamento. Deve ser realizada uma interrupção durante pelo menos 6 semanas para provar que o prurido crônico é devido ao medicamento acusado.

Uma série muito grande de medicamentos é listada como indutores de prurido, dentre eles: anti-hipertensivos (conversores da angiotensina, betabloqueadores, bloqueadores do canal de cálcio), antiarrítmicos (amiodarona), anticoagulantes (ticlopidina), antidiabéticos (biguanidas, sulfonilureia), hipolipêmicos (estatinas), antibióticos e quimioterápicos (penicilinas, cefalosporinas, quinolonas, tetraciclinas, sulfas, estreptomicinas, antimaláricos), psicotrópicos (antidepressivos tricíclicos, inibidores da serotonina, neurolépticos), antiepilépticos (carbamazepina, fenantoínas, topiramato), citostáticos (clorambucil, paclitaxel, tamoxifeno), citocinas, fatores de crescimento e anticorpos monoclonais e outros (anti-inflamatórios não hormonais antitireoidianos e opioides).

Prurido psicogênico

O prurido psicogênico pode acompanhar diversas condições psiquiátricas e há suspeita quando o prurido é localizado ou generalizado, estar durando mais de 6 semanas e sem causa dermatológica evidente. Acompanhado de pelo menos três das características seguintes: relação com eventos com repercussões psicogênicas, variações diretas com quadro de estresse, variação noturna, predomínio durante o repouso, associados a distúrbios psicológicos, melhorados por drogas psicotrópicas e melhorados pela psicoterapia.

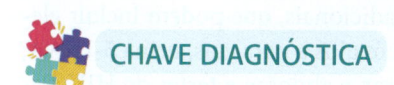 **CHAVE DIAGNÓSTICA**

Manifestações clínicas

Todo paciente com prurido deve ser submetido a uma anamnese cuidadosa e a um exame físico e dermatológico completo.

Uma história detalhada de episódios de prurido deve começar com investigações sobre início, localização, ritmo diurno e fatores de alívio ou agravamento que cercam um período de prurido. O histórico do paciente também deve incluir dados detalhados sobre doenças concomitantes, todos os medicamentos tomados, sintomas de prurido em parentes próximos, histórico de viagens, presença de lesões cutâneas e potenciais alérgenos em casa ou em locais onde o paciente reside.

O exame físico deve concentrar-se principalmente na pele; entretanto, é importante palpar o abdome em busca de organomegalia, dos principais grupos linfáticos e da tireoide.

A presença de lesões primárias pode, obviamente, estabelecer o diagnóstico. Muitas vezes não há erupção cutânea ou há apenas lesões secundárias à coçadura. Quando presentes, as escoriações podem sugerir a causa do prurido. A liquenificação é uma alteração secundária. A área em forma de borboleta nas costas é um local útil para exame. É de difícil acesso, proporcionando uma boa localização para uma lesão primária intacta, tanto para inspeção quanto para biópsia. A inspeção cuidadosa dos cabelos e unhas pode fornecer pistas sobre doenças sistêmicas subjacentes.

Exames diagnósticos

Exames laboratoriais dermatológicos (micológico direto, pesquisa de Sarcoptes, biópsias com exame histopatológico e imunofluorescência direta), por sua facilidade, devem ser sempre realizados.

Outros exames laboratoriais podem não ser obrigatórios na primeira consulta, mas devem ser realizados se forem detectados sinais ou sintomas de doença interna.

Um regime de triagem sugerido: hemograma completo, proteína C-reativa, VHS, dosagem de ferro sérico, função renal (ureia e creatinina), função hepática (TGO, TGP, gama GT, fosfatase alcalina, bilirrubinas), glicemia e hemoglobina glicada, função tireoidiana (T4, TSH), detecção de parasitose e radiografia de tórax.

A suspeita clínica deve levar a testes adicionais, que podem incluir eletroforese de proteínas séricas), fezes para óvulos e parasitas, urina 5-HIAA, tomografia computadorizada (TC) de tórax e abdome e testes de HIV. Pacientes idosos com avaliação negativa para prurido generalizado enquadram-se na categoria de prurido "idiopático".

Diagnóstico diferencial

Basicamente o diferencial dos pruridos são entre os de causa primária (já listados acima) e secundária.

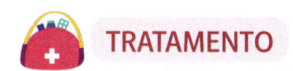 **TRATAMENTO**

Cuidados locais e medicação tópica

Em qualquer tipo de prurido no idoso, mesmo não acompanhado de lesões dermatológicas, os cuidados de higiene e a manutenção da pele são importantes.

Cuidados como banho morno, rápido e utilizando sabões e emolientes suaves são indicados. A barreira cutânea deve ser preservada por meio do uso de hidratantes de lipídios fisiológicos que se assemelham aos lipídios fisiológicos da pele (contendo ceramidas, colesterol, ácidos graxos etc.).

Os emolientes podem conter ingredientes suplementares, como ureia, polidocanol, mentol ou palmitoiletanolamida, com propriedades anti-pruriginosas.

Fragrâncias e conservantes dos hidratantes devem ser evitados, pois podem causar dermatite alérgica de contato em alguns pacientes.

As formulações à base de benzocaína ou lidocaína são as mais utilizadas entre os anestésicos tópicos. Podem ser úteis no prurido localizado, especialmente no prurido neuropático. Outros compostos, como polidocanol a 3% e amitriptilina, capsaisina, doxepina, corticosteroides, inibidores da calcineurina (pimecrolimus e tacrolimus) e endocanabinoides, podem ser empregados.

Medicação sistêmica

Anti-histamínicos H1

Os anti-histamínicos H1 orais bloqueiam o receptor H1 nas fibras nervosas C aferentes. Eles também podem inibir a liberação de mediadores dos mastócitos quando administrados em altas doses. Podem ser utilizados em pacientes com prurido devido à relativa segurança, ampla disponibilidade e economia desses medicamentos. No entanto, os dados sobre a eficácia dos anti-histamínicos sistêmicos contra a coceira são limitados.

Os anti-histamínicos incluem os clássicos de primeira geração (difenidramina, clorfeniramina e hidroxizina) e atravessam facilmente a barreira hematoencefálica, o que leva à sedação e a efeitos colaterais anticolinérgicos que podem causar desconforto grave em idosos (boca seca, diplopia, distúrbios do campo visual e desconforto urinário).

E os novos anti-histamínicos ou de segunda geração (fexofenadina, cetirizina, levocetirizina, loratadina, rupatadina e ebastina) são recomendados como terapia de primeira linha na maioria das doenças dermatológicas. Esses medicamentos produzem menos sedação, pouca atividade anticolinérgica, menos interações medicamentosas e requerem doses mais baixas em comparação com as opções de primeira geração. No entanto, não têm muito valor no prurido do idoso.

Antagonistas/agonistas dos receptores opioides

Agonistas dos receptores μ participam da mediação central do prurido. Portanto, drogas antagonistas dos receptores μ (naltrexona e naloxona) auxiliam no seu tratamento. São utilizados com sucesso no prurido urêmico, prurido colestático, prurigo nodular e no prurido induzido por opioides.

A ativação de outros receptores opioides, nomeadamente receptores κ, também pode produzir alívio da coceira. A nalfurafina, um agonista seletivo do receptor opioide κ, foi aprovada no Japão para o tratamento do prurido urêmico.

Ondansetrona

É um antagonista do receptor 3 da serotonina (5-HT3) que pode ser eficaz no prurido induzido por opioides. Parece ter vantagem potencial no prurido colestático, embora o indicado nesses casos seja a colestiramina.

Gabapentina e pregabalina

São drogas antiepilépticas que diminuem a transmissão neuronal. Ambas as drogas foram usadas com sucesso no prurido neuropático (coceira pós-herpética, prurido braquiorradial) e no prurido grave da insuficiência renal crônica, colestase e após queimaduras. A dose inicial de gabapentina é de 300 mg/d e pode ser aumentada gradualmente (cerca de 300 mg a cada três dias) até a dose mais eficaz (o máximo é 2.400 mg/d). A pregabalina é administrada na dose inicial de 50 a 75 mg e pode ser aumentada para 300 mg/d.

Antidepressivos

Foi relatado que inibidores seletivos da recaptação de serotonina (paroxetina, sertralina, fluvoxamina e fluoxetina) reduzem vários tipos de prurido geral, além da coceira psicogênica. Os efeitos colaterais incluem efeitos anticolinérgicos e disfunção sexual. Antidepressivos tricíclicos, como amitriptilina e doxepina, são algumas vezes usados para tratar prurido crônico. Pacientes idosos são particularmente suscetíveis aos efeitos colaterais anticolinérgicos desses agentes, como retenção urinária, constipação, tontura, boca seca, anormalidades na condução cardíaca e visão turva.

Aprepitante

É um antagonista oral do receptor da neuroquinina-1, bloqueando a ação da substância P e está aprovado para o tratamento de náuseas e vômitos durante o tratamento do câncer. Um relatório recente indica que o aprepitante pode ser útil para o tratamento do prurido crônico. Como a substância é muito cara e faltam estudos controlados, o aprepitante não pode ser recomendado para utilização no prurido crônico até a data.

Imunobiológicos e pequenas moléculas

Dupilumabe é um anticorpo monoclonal totalmente humano que bloqueia a interleucina-4 e a interleucina-13 em pacientes com dermatite atópica. Demonstrou-se ser eficaz em pacientes com prurido, porém são necessários mais estudos sobre seu uso.

A sinalização da Janus quinase (JAK) está envolvida na sinalização de citocinas relacionadas à dermatite atópica, como IL-4, IL-13, IL-31 e IL-17. Os inibidores de JAK, tendo como alvo diferentes quinases, possuem mecanismos de ação distintos. A ativação neuronal de JAK1 desempenha um papel importante, dados estudos pré-clínicos e clínicos publicados recentemente. Vários inibidores da Janus quinase (baricitinibe, upadacitinibe, abrocitinibe, tofacitinibe) estão atualmente sendo avaliados quanto à eficácia e à segurança no tratamento da dermatite atópica e outras causas de prurido.

Outras terapias

Fototerapia ultravioleta

O tratamento com ultravioleta (UV)-B, isoladamente ou em combinação com UV-A, reduz o prurido causado pela doença renal crônica, em doenças de pele como psoríase, dermatite atópica e outros tipos de eczema. Pode ser utilizado com segurança por pacientes com doenças subjacentes e evita interações medicamentosas ou problemas de adesão. O único problema é que pacientes acamados e debilitados não conseguem utilizar as cabines.

Psicoterapia

A psicoterapia é útil no tratamento do prurido de origem psicogênica.

PÉROLAS CLÍNICAS

Cada vez mais tratamentos físicos baseados em dispositivos que complementam as estratégias farmacológicas são utilizados em pacientes com prurido.

Além da fototerapia, estão surgindo novas opções de tratamento físico, como terapia a *laser*, tecnologias de neuroestimulação elétrica, acupuntura, eletroacupuntura, crioterapia e CAP (*cold atmospheric plasma*); contudo, para determinar e utilizar plenamente o seu potencial, são necessárias mais pesquisas básicas e ensaios controlados.

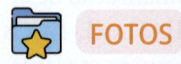 FOTOS

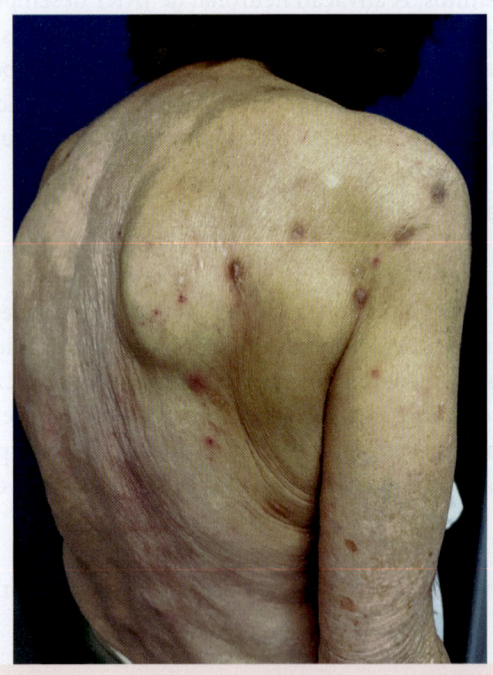

⌃ Prurido crônico de causa desconhecida: notam-se as escoriações e cicatrizes que poupam a "área em asa de borboleta" no dorso por não alcançar com as mãos.

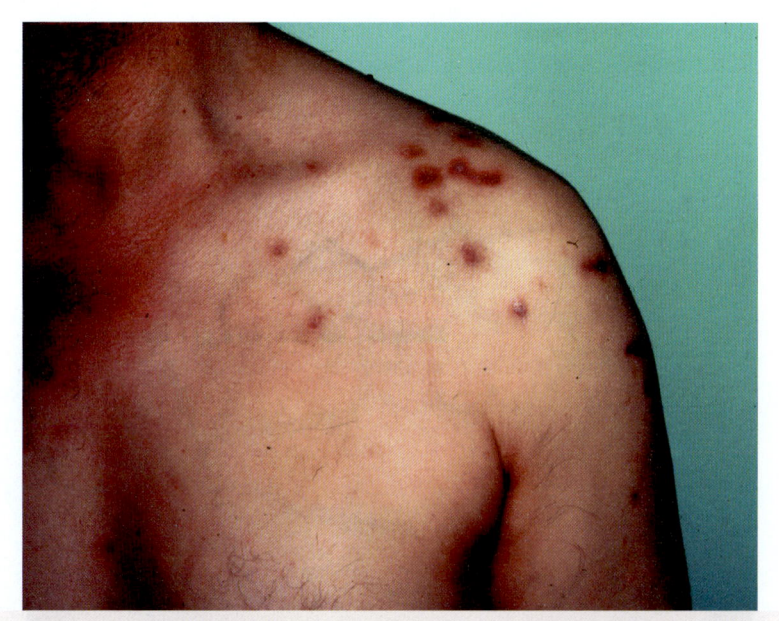

⌃ Prurido crônico de causa desconhecida: escoriações e cicatrizes.

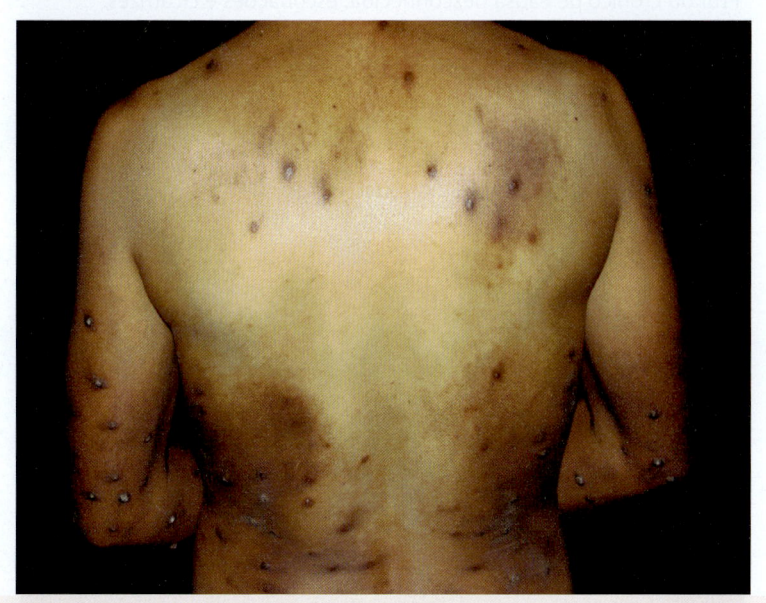

⌃ Prurido crônico de causa desconhecida: notam-se as escoriações e cicatrizes que poupam a "área em asa de borboleta" no dorso por não alcançar com as mãos.

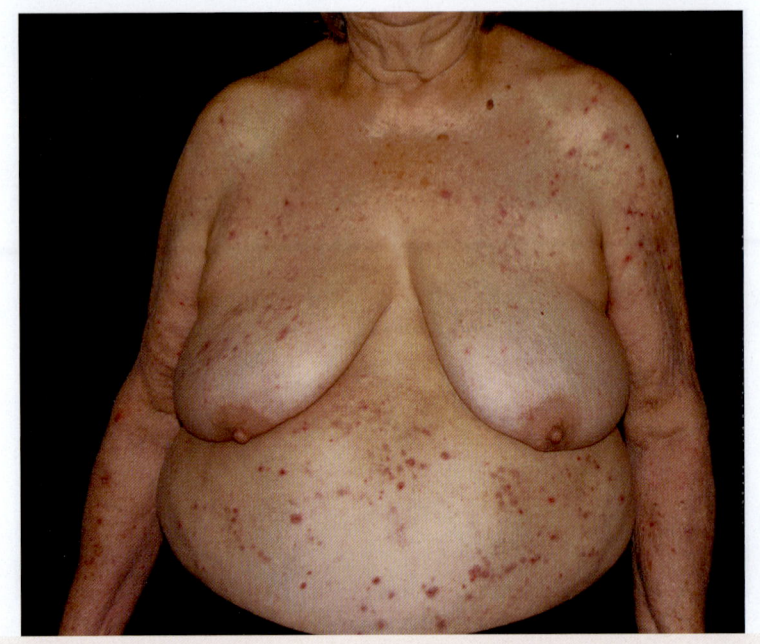

⌃ Prurido crônico de causa desconhecida: escoriações e cicatrizes.

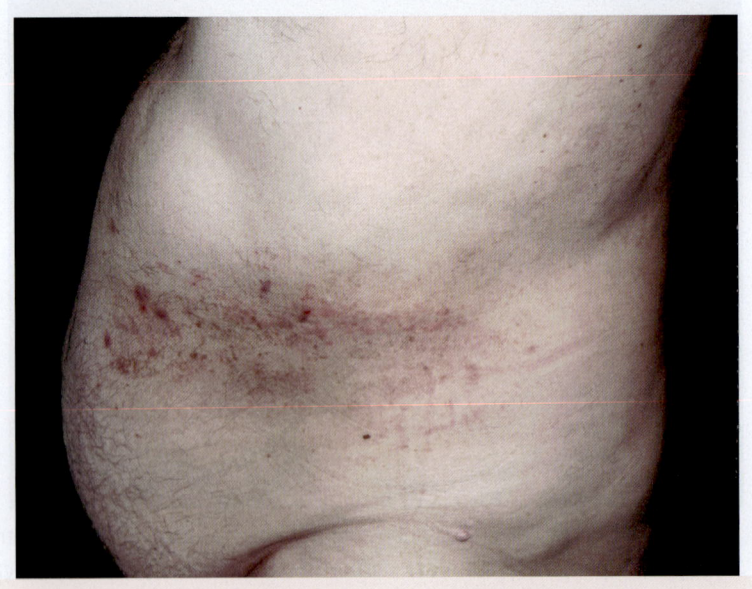

⌃ Escoriações por prurido em área de neuropatia pós-herpética.

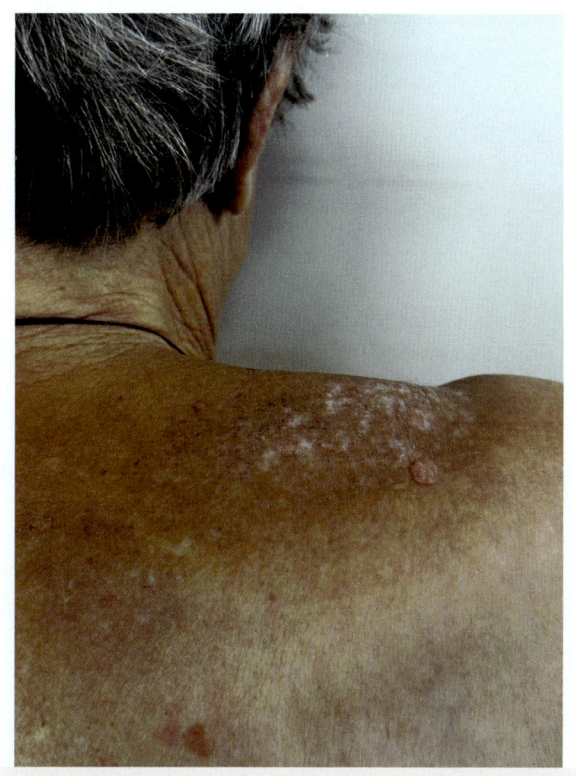

∧   Prurido pós-herpético. Notar a cicatriz de herpes-zóster com melanodermia secundária ao prurido.

 ## BIBLIOGRAFIA SUGERIDA

1. Chung BY, Um JY, Kim JC, Kang SY, Park CW, Kim HO. Pathophiology and treatment of pruritus in elderly. Int J Mol Sci. 2021;22(174):2-12.
2. Reich A, Ständer S, Szepietowski JC. Pruritus in the elderly. Clin Dermatol. 2011;29:15-23.
3. Ward JR, Berhard JD. Willan's itch and other causes of pruritus in the elderly. Int J Dermatol. 2005;44:267-273.

PARTE 13

Psicodermatoses

Psicodermatoses

Definição

A psicodermatologia é um ramo da dermatologia e da psiquiatria em que os conceitos vêm progredindo notavelmente nas últimas décadas. Relaciona diretamente a pele com a psique, de modo que dermatoses incapacitantes podem causar problemas psíquicos e doenças psiquiátricas podem desencadear lesões na pele, em geral sob a forma de manipulação cutânea.

EPIDEMIOLOGIA E ETIOPATOGÊNESE

Em mais de um terço dos doentes dermatológicos, o manejo eficaz da condição da pele envolve a consideração de fatores psicológicos associados.

Os doentes com transtornos psicodermatológicos procuram os dermatologistas com mais frequência do que os psiquiatras, muitas vezes oferecendo resistência às consultas com esses últimos (sobretudo em situações com perda de crítica). Por consequência, a cooperação entre psiquiatras e dermatologistas é crucial e serve não apenas ao propósito de uma terapia oportuna, mas também melhora a qualidade de vida desses pacientes.

As psicodermatoses podem afetar todas as faixas etárias, mas são particularmente frequentes entre os idosos. Neste capítulo, apresentaremos os quadros dermatológicos clássicos das psicodermatoses. Discutiremos uma seleção das doenças psicodermatológicas mais frequentes na prática dermatológica, sua classificação e tratamento, conforme os atuais conceitos da psicodermatologia.

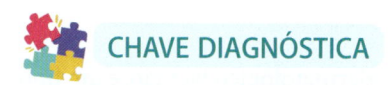

CHAVE DIAGNÓSTICA

Manifestações clínicas

Delírio de infestação

O delírio de infestação (DI) é o tipo mais frequente de psicose hipocondríaca monossintomática (PHM) com relevância dermatológica. Anteriormente conhecida como delírio de parasitose ou síndrome de Ekbom, é um transtorno delirante somático no qual os doentes têm uma crença firme e falsa de que estão infestados com algum tipo de organismo vivo, sejam parasitas, insetos, vermes, ácaros, bactérias ou fungos, apesar da falta de provas médicas objetivas de que tal infestação existe. Uma variante consiste no delírio de que surgem espontaneamente fibras na pele (doença de Morgellons).

O DI é classificado em primário e secundário. O DI primário ocorre sem outra comorbidade clínica ou psiquiátrica que leve aos sintomas. O DI secundário ocorre quando uma outra doença psiquiátrica, médica, tumores cerebrais ou abuso de substâncias causam os sintomas delirantes. Vários medicamentos podem induzir DI, principalmente drogas dopaminérgicas.

O DI é mais frequente em mulheres idosas; em doentes jovens deve-se suspeitar de substâncias.

Os doentes descrevem a sensação de insetos andando pela pele, cavando na pele, até referem ser mordidos por eles. Muitas vezes tentam removê-los com as unhas ou com diversos instrumentos (pinças), provocando lesões autoinduzidas, resultantes dos esforços de "remover" os parasitas da pele. Portanto, ao exame dermatológico frequentemente se observam lesões escoriações, ulcerações, cicatrizes e liquenificação; no entanto, é comum não haver lesões. O chamado "sinal do espécime" consiste na apresentação pelo doente, em caixinhas ou invólucros, de coleções de restos de pele, fios, pó e até insetos coletados do solo, como "prova" da sua infestação (foto a seguir).

A chamada *"folie à deux"*, ou loucura por dois, é a ocorrência de um delírio compartilhado, pelo qual os contatos próximos do doente também acreditam na ilusão.

A doença de Morgellons é uma condição controversa que teve uma ampla cobertura pela mídia e internet, a qual levou um número crescente de doentes a se apresentar a dermatologistas. Os sintomas são muito semelhantes aos de DI, em que os pacientes afirmam observar "fibras" sendo produzidas na pele. Recentemente o Centro de Controle e Prevenção de Doenças (CDC) apoiou a categorização da doença de Morgellons como uma forma de DI.

Dermatite artefata ou factícia

A dermatite artefata (DA), ou distúrbio dermatológico factício, é um tipo de distúrbio psiquiátrico primário caracterizado pela produção consciente e deliberada de lesões cutâneas com o objetivo de satisfazer uma necessidade emocional ou psíquica inconsciente. Os doentes produzem lesões cutâneas em busca de chamar a atenção de familiares, ou como liberador de emoções (angústia, ansiedade) ou simplesmente como uma forma de compensação ou vantagem (ganho secundário, *malingering*).

A DA é mais comum em mulheres e adolescentes, sendo mais frequente em profissionais da área da saúde, mas pode ocorrer em geriatria. A causa é pobremente compreendida, sendo considerada condição multifatorial, incluindo fatores psicossociais, comorbidades psiquiátricas como ansiedade, depressão, personalidade limítrofe (*borderline*) como possíveis causas. Os doentes negam a produção das lesões e não mostram aflição por elas. É frequente que eles relatem uma história falsa que carece de substancialidade lógica na progressão das lesões ("*hollow history*").

Clinicamente as lesões apresentam formato bizarro (não natural), por vezes com uma configuração linear ou geométrica, em áreas do corpo de fácil acesso ao paciente, como face, couro cabeludo, mãos, braços, pernas, parte superior das costas, entre outras. As lesões podem ser produzidas por diversos mecanismos (químicos, mecânicos), podendo haver ulcerações, escoriações, bolhas, queimaduras ou paniculite, de acordo com o mecanismo de produção das lesões.

Escoriações neuróticas

Quadro muito comum entre os idosos, as escoriações neuróticas são classificadas dentro dos distúrbios psiquiátricos primários em que os pacientes referem uma sensação incontrolável de prurido, queimação ou necessidade de remoção de alguma coisa na pele, levando a formação de lesões muito desfigurantes.

Doentes com escoriações neuróticas costumam apresentar quadros diagnosticados como depressão, transtornos compulsivos ou obsessivo-compulsivos (TOC), além de transtorno de personalidade limítrofe.

As lesões normalmente se localizam em áreas facilmente atingidas pelas unhas, como antebraços, braços, face e região dorsal superior. Clinicamente as lesões são muito variáveis, desde escoriações, lesões ulcerocostrosas, com crostas hemáticas ou purulentas, até cicatrizes com variável desfiguração.

Prurido *sine materia*

O prurido pode ser psicogênico por meio da estimulação direta da área sensorial do prurido no córtex cerebral, constituindo sintoma de doença mental. O diagnóstico de prurido psicogênico é feito depois de afastar causas exógenas (escabiose, asteatose) e endógenas (metabólicas e endócrinas). O prurido de causa psicogênica é secundário a transtornos psiquiátricos primários, sendo comumente manifestação cutânea de quadros depressivos e transtornos obsessivos-compulsivos. Apresentações clínicas incluem o prurido *sine matéria* generalizado, prurido genital, anal e prurido do couro cabeludo.

Glossodínia

Quadro comum em mulheres idosas. As doentes apresentam quadro arrastado de dor e queimação intensa e incapacitante na língua, sem que se observem lesões objetivas que expliquem os sintomas. O quadro é frequentemente ligado à depressão no idoso, podendo ser considerado análogo mucoso de quadros de dor crônica como a fibromialgia. Não há alterações clínicas ou laboratoriais.

Exames diagnósticos

O diagnóstico é clínico e exige muita experiência do profissional, já que não existem sinais, sintomas ou exames que colaboram com o diagnóstico. O exame histopatológico da lesão pode ser útil para se afastar outras doenças na demonstração de elementos microscópicos reveladores de traumatismos exógenos.

No caso das escoriações neuróticas o diagnóstico será feito pelo quadro clínico, excluindo-se uma afecção cutânea primitiva.

Diagnóstico diferencial

O diagnóstico diferencial é amplo e varia conforme a apresentação clínica. Na síndrome de Munchausen, o doente procura com frequência serviços de atendimento mostrando lesões autoinduzidas, solicitando múltiplas biópsias de pele e outros tratamentos, muitas vezes cirúrgicos, sendo comum "envolvimento" de outros órgãos e histórico de hospitalizações recorrentes.

Em idosos incapacitados, devemos lembrar da "síndrome de Munchausen por proximidade, ou procuração" (*Munchausen by proxy*), um distúrbio factício em que os cuidadores simulam sinais e sintomas no doente, com a intenção de chamar a atenção dos médicos.

O diagnóstico da DA é um desafio clínico, devendo sempre ser considerado em dermatoses em que não se observa lesão primária, de apresentação muito peculiar, de evolução muito arrastada ou que não apresenta melhora com as terapêuticas anteriormente prescritas. O exame histopatológico da lesão pode ser útil para se afastar outras doenças na demonstração de elementos microscópicos reveladores de traumatismos exógenos.

No caso de escoriações neuróticas na diagnose diferencial entram distúrbios pruriginosos comuns em idosos, como a escabiose e o penfigoide bolhoso na fase pré-bolhosa.

Escoriações neuróticas unilaterais na face podem ser devidas à síndrome trófica trigeminal, que ocorre secundariamente à lesão do nervo trigêmeo em situações como ablação ou transecção do nervo trigêmeo do gânglio de Gasser. Outras causas incluem derrame, neuroma acústico, encefalite pós-infecciosa, craniotomia, astrocitoma, meningioma, trauma cirúrgico ou local e depósitos amiloides no nervo trigêmeo. A lesão leva o doente a sensações intensamente disestésicas no território sensitivo trigeminal, levando a manipulação repetida da área afetada, com liquenificação, ulcerações e até mutilações.

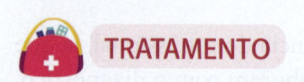 **TRATAMENTO**

Delírio de infestação

O delírio de infestação (DI) é difícil de tratar, uma vez que os pacientes, por definição, não têm crítica acerca da natureza psiquiátrica de sua doença e frequentemente recusam o tratamento com medicamentos psicotrópicos, assim como o encaminhamento ao psiquiatra, exigindo atenção dermatológica.

As estratégias recomendadas para a abordagem do DI incluem uma estreita relação médico-paciente (*rapport*) com uma forte aliança terapêutica e o uso de antipsicóticos. Tentativas de convencimento são totalmente contraindicadas.

Embora os antipsicóticos sejam considerados a primeira linha de tratamento para a DI primária, nenhum deles foi especificamente aprovado para controlá-la.

Antigamente a pimozida era o tratamento de escolha para o DI, porém os sintomas extrapiramidais, prolongamento do intervalo Q-T e diversas interações medicamentosas fizeram que essa droga seja menos utilizada atualmente. Existe evidência de êxito terapêutico com outras terapias antipsicóticas como risperidona e olanzapina. A risperidona é um tratamento eficaz, bem tolerado e seguro para DI; é um antipsicótico atípico, derivado do benzisoxazol com alta afinidade pelos receptores dopaminérgicos D2 e serotoninérgicos 5-HT2 e se diferencia dos demais agentes (clozapina, olanzapina) pela maior seletividade para esse receptor. Além disso, acredita-se que a maior seletividade da risperidona para esse receptor aumentaria a sua eficácia no tratamento de psicoses.

Dermatite artefata ou factícia

A confrontação da doente é absolutamente contraindicada por romper a relação médico-paciente. A abordagem deve ser empática e imperativa, com suporte psicossocial e uma equipe multidisciplinar com o objetivo de uma boa relação médico-paciente e a aderência ao tratamento.

Escoriações neuróticas

Não existem ensaios controlados de avaliação comportamental ou psicoterapêutica para o tratamento da escoriação neurótica. Antidepressivos e tratamento para TOC são indicados.

Esses doentes são os que mais podem se beneficiar da associação dermatologista-psiquiatra, pois não há perda da crítica. É comum que esses doentes já estejam sob tratamento psiquiátrico e a abordagem das lesões dermatológicas, após discussão em conjunto, pode então consistir em aumento de doses de medicamentos ou acréscimo de droga com melhor efeito na manipulação da pele.

Prurido psicogênico

Para se abordar adequadamente, o diagnóstico deve ser bem fundamentado, afastando-se outras possíveis causas de prurido para não incorrer em erro. Os anti-histamínicos são completamente ineficazes.

A psicopatologia mais comumente envolvida é a depressiva. Se houver evidente quadro de depressão ao exame, o dermatologista pode iniciar o tratamento com antidepressivos e, na sequência, encaminhar ao psiquiatra. Se o doente já faz tratamento psiquiátrico, é apropriado discutir com o colega a adequação das doses dos medicamentos. Mesmo em doentes sem nenhum indício de estarem deprimidos, a utilização de antidepressivos tricíclicos tem se mostrado de grande utilidade.

Glossodínia

O tratamento é muito difícil, devendo-se tentar antidepressivos orais, ou ajuste nas doses deles em doentes que já fazem uso. Medidas locais, como lubrificação e uso de *laser*, frequentemente indicado por dentistas, não têm base científica.

PÉROLAS CLÍNICAS

As psicodermatoses são muito frequentes na população geriátrica. No entanto, é comum se considerar como de causa psíquica casos incipientes de escabiose e de penfigoide bolhoso na fase pré-bolhosa, que se apresentam com prurido exuberante.

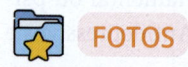 FOTOS

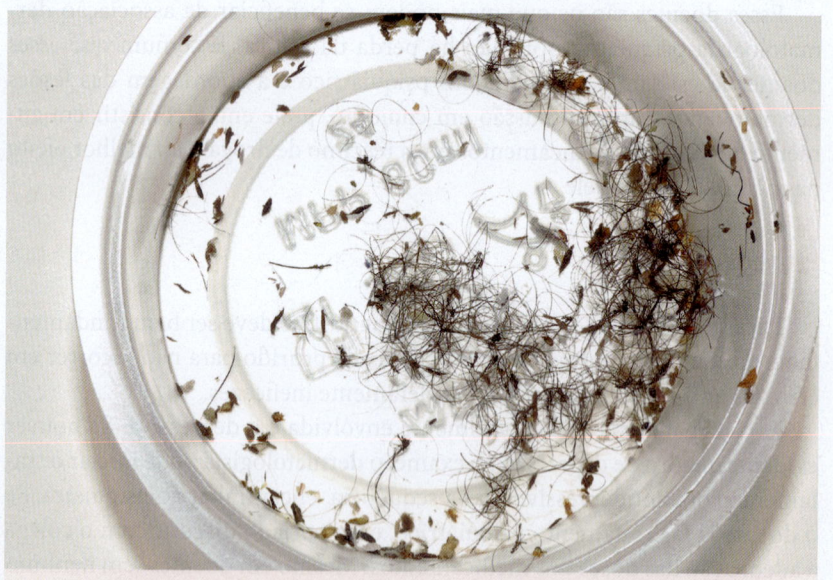

▲ "Sinal do espécime" em caso de delírio de infestação: observam-se fragmentos de cabelos, sementes, retalhos de pele e até pequenos insetos.

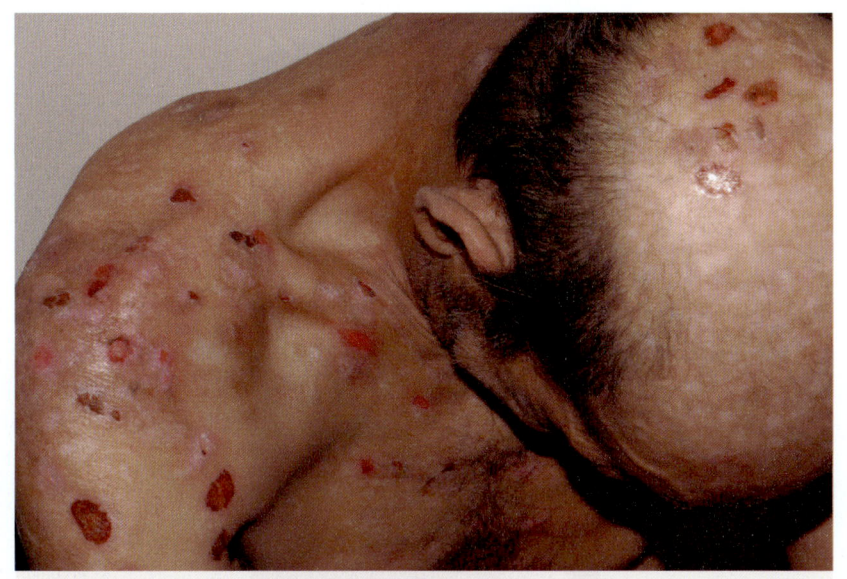

⌃ Delírio de infestação em idoso: inúmeras exulcerações e escoriações.

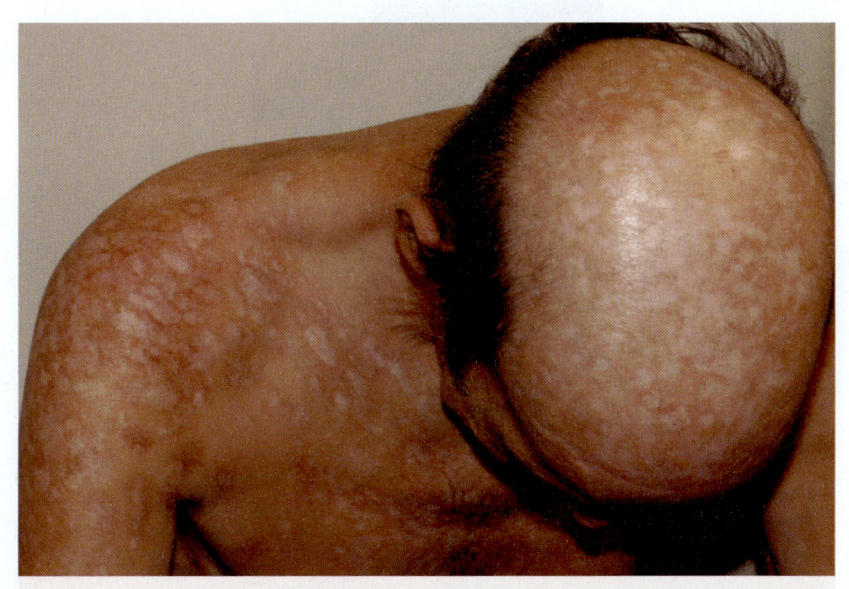

⌃ Mesmo paciente após 2 meses em uso de medicação antipsicótica.

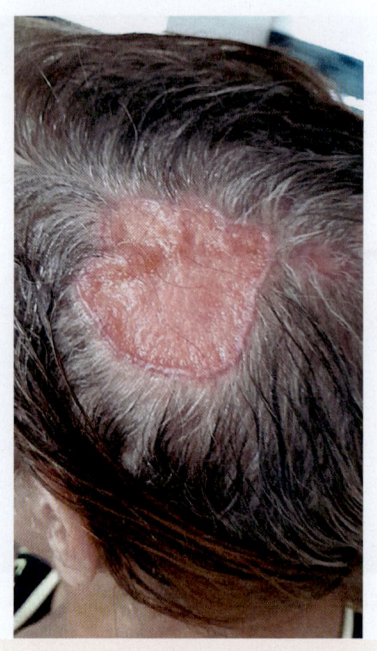

⌃ Delírio de infestação em idosa: úlcera profunda no couro cabeludo.

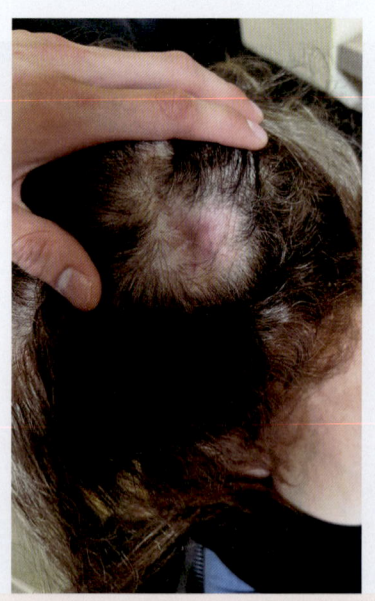

⌃ Mesma paciente após 3 meses em uso de medicação antipsicótica.

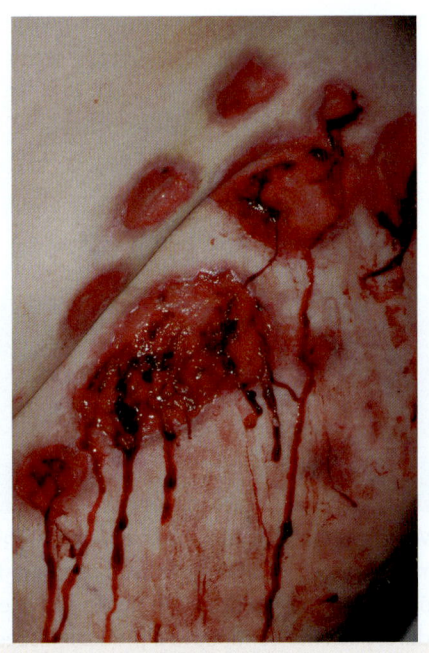

▲ Dermatite artefata: úlceras arranjadas "em linha". O sangramento ocorreu subitamente quando a doente pediu para se ausentar por alguns minutos da sala de exame.

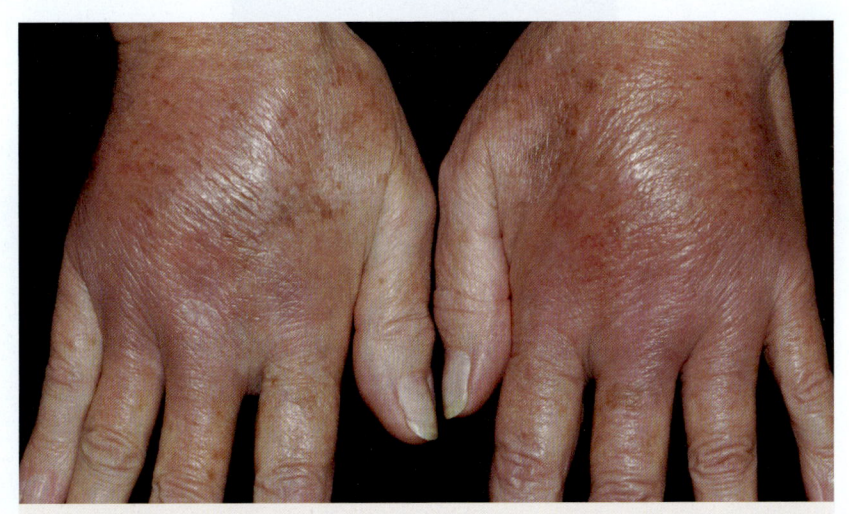

▲ Dermatite artefata: caso por injeção de substâncias na profundidade. "Lipo-granuloma esclerosante".

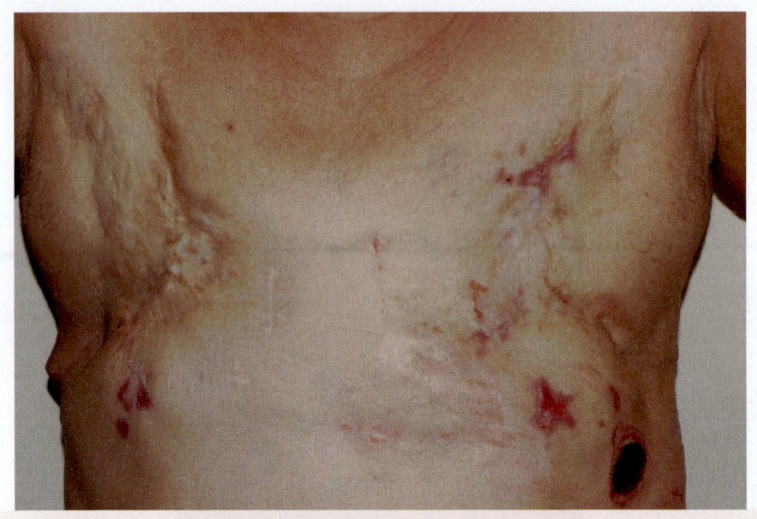

⌃ Síndrome de Munchausen: esta paciente frequentou unidades de pronto-socorro por muitos anos, solicitando, a cada vez, que fossem removidas "pequenas lesões" na área das mamas. Ao final, todo o tecido mamário havia sido excisado. A paciente continuava a produzir lesões.

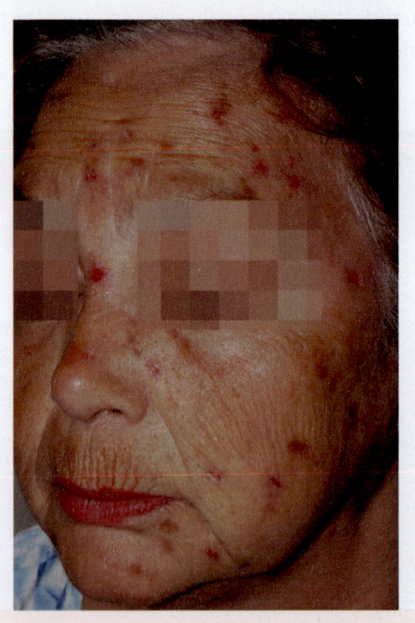

⌃ Escoriações neuróticas: lesões autoinfligidas secundárias à sensação incontrolável de prurido.

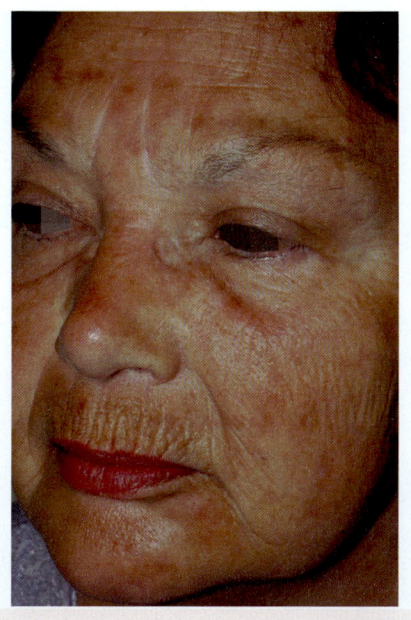

⌃ Controle das lesões com uso de medicação antidepressiva.

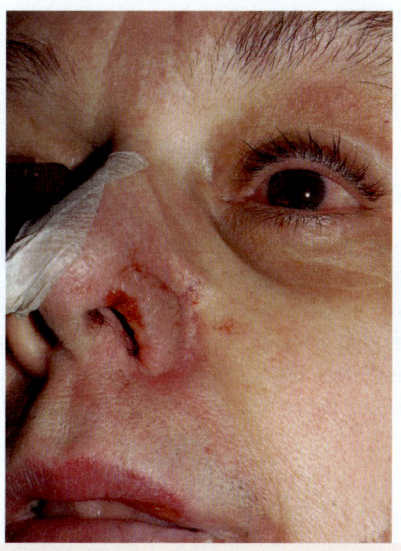

⌃ Síndrome trófica-trigeminal: liquenificação da pele da asa nasal com muti-
lação e intensa irritação conjuntival por fricção vigorosa em decorrência de
dano na inervação trigeminal.

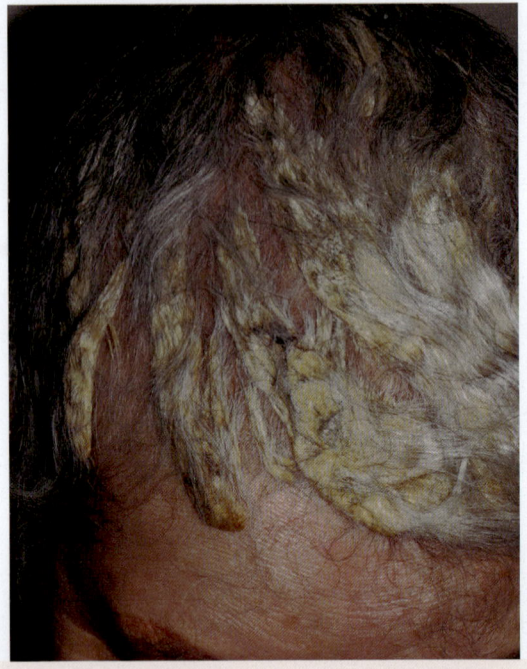

⌃ Plicas polônicas: concreções formadas por escamas, secreção dessecada, medicações aplicadas no local. Não há como remover essa matéria, a não ser cortando o cabelo. Comum em idosos que perdem o asseio corporal.

 BIBLIOGRAFIA SUGERIDA

1. Brown GE, Malakouti M, Sorenson E, Gupta R, Koo JY. Psychodermatology. Adv Psychosom Med. 2015;34:123-34.
2. Guedes NLKO, Dwan AJ, Gerlero P, Nico MMS. Delusional infestation treated with risperidone: a series of 27 patients. Clin Exp Dermatol. 2024;49(4):364-367.
3. Martins AC, Mendes CP, Nico MM. Delusional infestation: a case series from a university dermatology center in São Paulo, Brazil. Int J Dermatol. 2016;55(8):864-8.

PARTE 14

Afecções das mucosas

1

Doenças dos lábios e mucosa oral

Definição

Alterações na mucosa oral são muito comuns em doentes idosos. Algumas, inclusive, são características dessa faixa etária. Podem constituir lesões por causa local, manifestações orais de dermatoses, e manifestações de enfermidades sistêmicas.

EPIDEMIOLOGIA E ETIOPATOGÊNESE

De epidemiologia e patogênese diversa, as patologias labiais e da mucosa oral podem ser inflamatórias (desencadeadas por fatores físicos).

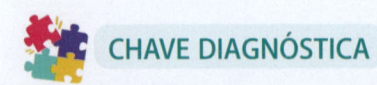

CHAVE DIAGNÓSTICA

Manifestações clínicas

Afecções dos lábios
Grânulos de Fordyce

São glândulas sebáceas ectópicas que desembocam diretamente na superfície do epitélio apresentando-se como pequenos pontos amarelados. Tornam-se mais visíveis em idosos devido ao afinamento da epiderme.

Queilites

Termo genérico, significando inflamação do lábio, que engloba diversas afecções.

Queilite actínica

Termo mal definido, podendo englobar distintas doenças. Alterações clínicas no lábio inferior são observadas frequentemente em indivíduos de pele clara com fotodano crônico. Na maioria das vezes, representam apenas alterações de elastose e atrofia solar, similares às da pele exposta. São frequentes também, nessa região, leucoqueratoses friccionais (líquen simples crônico) devido a dentes desgastados ou próteses mal ajustadas. Pode haver, no entanto, lesão análoga às queratoses solares (actínicas) da pele, representando, portanto, forma incipiente do carcinoma espinocelular.

Observa-se atenuação do limite entre a pele do lábio inferior e o vermilião, atrofia, leucoqueratose e, por vezes, infiltração e erosões, de aspecto localizado ou difuso. Lesões suspeitas devem ser biopsiadas.

O tratamento deve ser orientado pela correta diagnose. A fotoproteção é suficiente nos casos em que há apenas elastose solar.

Nas lesões traumáticas, identificação e correção dos dentes ou da prótese.

Nos casos em que há verdadeira queratose solar-carcinoma incipiente, o melhor tratamento consiste da vermilionectomia. Tratamentos tópicos como o 5-fluoracil, imiquimode e terapia fotodinâmica são muito dolorosos e não apresentam vantagem terapêutica.

Queilite angular

Apresenta-se como maceração nos cantos dos lábios. Decorre acúmulo de saliva, idosos que usam próteses antigas ou mal adaptadas. A reabsorção óssea dos rebordos alveolares leva a diminuição da distância entre o maxilar superior e a mandíbula (diminuição da dimensão vertical) e provoca a redundância da pele das comissuras, favorecimento acúmulo de saliva e microrganismos. Raramente, a queilite angular pode estar relacionada à carência de vitaminas do complexo B, diabetes, HIV e deficiência de ferro. O tratamento é feito com pomadas ou cremes de corticoides, antibióticos e imidazólicos, sendo fundamental corrigir o fator predisponente, principalmente a readaptação da prótese dentária.

Queilite glandular (Volkman)

Quadro raro, em que ocorre macroqueilia associada à presença de ostíolos salivares localizados no vermilião, por onde drena saliva espessa que adere à semimucosa, causando desconforto. É de causa desconhecida, sendo importante o fotodano crônico, pois a afecção ocorre quase somente em adultos de pele clara.

Queilite medicamentosa

Em idosos, é comum a irritação dos lábios em indivíduos usando medicação tópica na pele da face para tratar fotodano ou queratoses solares, como 5-fluoracil e imiquimode.

Queilites em dermatoses

Diversas dermatoses acometem o lábio, como parte de um quadro disseminado ou como manifestação isolada. Exemplos são os lúpus eritematoso, pênfigo vulgar, líquen plano, psoríase, prurigo actínico e eritema polimorfo.

Tumores benignos dos lábios
Lago venoso

Lesão papulosa, violácea, assintomática, decorrente de uma vênula dilatada. Ocorre, em geral, no lábio inferior de idosos com fotoexposição crônica. Pode ser tratada pela eletrocoagulação.

Granuloma piogênico

Tumoração angiomatosa vegetante e friável que, em geral, surge após traumatismos, sendo comuns no lábio e na mucosa oral.

Tumores malignos dos lábios
Carcinoma espinocelular

É bastante frequente no lábio inferior, iniciando-se com a chamada queilite actínica, que pode progredir a um aspecto papulonodular, nódulo-ulceroso ou vegetante. Há uma drenagem linfática abundante e favorecendo metástases nos linfonodos submandibulares.

Dermatoses com localização oral
Afta

A afta é mais comum em jovens, pode raramente acometer idosos. É classificada clinicamente em *afta minor* com lesões pequenas, superficiais e em pequeno número, *afta major* – doença de Sutton – periadenite necrótica recorrente, com lesões nódulo-ulcerativas profundas de difícil cicatrização espontânea e afta herpetiforme, com múltiplas lesões puntiformes, agrupadas e de caráter subentrante. A queratinização da mucosa, devida a fatores exógenos irritativos, como a nicotina, é protetora, sendo a afta rara em fumantes. A afta consiste em reação localizada, sendo sempre causada por um fator predisponente sistêmico de desregulação na resposta inflamatória ou imune. As lesões podem ser desencadeadas, nos indivíduos predispostos, no curso de infecções virais agudas ("úlcera de Lipschultz"), imunodeficiências como Aids ou transplantados, doença inflamatória intestinal, doença de Behçet e neutropenia cíclica. Pode ocorrer simultaneamente a quadros cutâneos resultantes de alterações inflamatórias de origem sistêmica, como o eritema nodoso e o pioderma gangrenoso.

O tratamento sistêmico é o único eficaz no abortamento e prevenção de novos surtos. É fundamental o eventual controle da enfermidade associada (doença intestinal, Aids etc.). Em surtos agudos a corticoterapia oral é indicada. Colchicina (0,5 a 2 mg/dia) e a dapsona (100 mg/dia) podem ser utilizadas isoladamente ou associadas a talidomida (100 a 300 mg/dia); é a terapia mais eficaz para as formas resistentes de afta.

Líquen plano

Na mucosa oral as lesões podem assumir diversas apresentações, sendo em geral bilaterais e simétricas. São características as opalinas esbranquiçadas isoladas ou confluentes com aspecto reticulado arboriforme ou anular. Casos muito prolongados evoluem para atrofia mucosa e despapilação lingual; pode haver ardor bucal principalmente ao contato com alimentos. O líquen plano erosivo é a forma mais sintomática, com dor intensa. Gengivite descamativa é comum. É frequente a associação com lesões cutâneas. Casos de longa evolução apresentando aspecto atrófico-cicatricial da mucosa são de risco para o aparecimento de carcinoma epidermoide.

Pênfigo vulgar

O quadro inicia-se na cavidade oral com bolhas flácidas que logo se rompem, deixando erosões de formato irregular que se disseminam pela mucosa, causando grande desconforto. O sinal de Nikolsky é constante. Comprometimento gengival é frequente. São comuns lesões resistentes e nas papilas interdentárias e região retromolar.

Penfigoide das membranas mucosas

Trata-se de um grupo de afecções predominantemente mucosas em que há autoimunidade contra diversos antígenos da membrana basal. Inicialmente observam-se bolhas mucosas tensas que se rompem em erosões, localizadas preferencialmente nas gengivas, mucosa jugal e palato. Gengivite descamativa é comum. Outras mucosas podem estar comprometidas, como a esofágica, genital e ocular. A doença pode evoluir com sinéquias cicatriciais incapacitantes.

Pênfigo, penfigoide e líquen plano

Podem se localizar exclusivamente nas gengivas, apresentando-se com eritema, erosão e descamação; é a chamada gengivite descamativa crônica. Tais lesões têm aspecto semelhante nas três doenças; o esclarecimento da diagnose necessita da histopatologia e imunofluorescência. Recentemente, demonstrou-se que o exame pela microscopia confocal *in vivo* permite diferenciar entre três doenças na gengiva, mostrando aspectos distintos em cada uma delas, com boa correlação com os aspectos histopatológicos.

Reações a quimioterápicos

As medicações antineoplásicas atuam no ciclo de divisão celular; assim, tecidos com grande atividade mitótica terão sua função alterada. Em dermatologia, destaca-se a mucosite decorrente de intoxicação pelo metotrexato.

Candidose oral

Comum em idosos usuários de prótese dentária ou imunossuprimidos. O quadro clínico mais comum é a estomatite cremosa oral, em que se observam concreções esbranquiçadas destacáveis com a espátula. Outras manifestações incluem a candidose eritematosa atrófica e a candidose hiperplásica.

Lesões traumáticas

São particularmente comuns em idosos, devendo ser bem diagnosticadas e conduzidas para não haver confusão com lesões malignas. São todas lesões benignas, tendendo a regredir se o fator causal for identificado e afastado.

Smoker's melanosis e smoker's keratosis

São áreas de pigmentação melânica ou de espessamento esbranquiçado da mucosa observados em fumantes por décadas.

Palatite nicotínica

Quadro papuloso localizado no palato duro. Cada pápula representa um ostíolo de glândula salivar menor inflamado devido à irritação pela fumaça de cigarro ou cachimbo.

Hiperplasia papilar do palato

Restrita à área de contato da prótese com o palato duro. Observam-se pápulas vermelho-brilhantes confluentes, correspondentes às glândulas salivares palatinas menores.

Líquen simples crônico/queratose friccional

Lesões brancas queratósicas ocasionadas pelo atrito prolongado com dentes quebrados, próteses mal ajustadas ou pinos metálicos expostos. Frequentemente confundidas com "leucoplasia" e carcinoma, daí o conceito errôneo de que fricção e traumatismo prolongado na mucosa podem causar câncer.

Acantoma/granuloma fissurado

Comum na gengiva em casos de prótese mal adaptada. Observa-se massa fibrosa ou úlcera apresentando chanfradura central, em que a prótese se encaixa.

Úlceras traumáticas

Muito comuns em idosos, causadas por dentes em mau estado e pinos de implantes.

Lesões brancas queratóticas

Mais de 90% das lesões orais queratósicas (não destacáveis) constituem casos de queratoses friccionais (líquen simples crônico), líquen plano, carcinoma epidermoide superficial e carcinoma verrucoso. O termo "leucoplasia" tem sido indistintamente utilizado tanto para designar lesões não diagnosticáveis clínica e histopatologicamente (ou seja, lesões sem diagnose – definição da Organização Mundial da Saúde), quanto para carcinomas superficiais (análogo à queratose solar na pele). Assim como na pele, todas as lesões mucosas são passíveis de diagnose específica. Desse modo, o termo "leucoplasia", por sua imprecisão, deveria ser abandonado.

Tumores benignos da mucosa oral

Grânulos de Fordyce

Pequenas pápulas-manchas na mucosa jugal, similares às encontradas nos lábios. São glândulas sebáceas ectópicas e não há necessidade de tratamento.

Fibromas

A chamada hiperplasia fibrosa inflamatória trata-se de pápula de tamanho variável, de consistência firme, localizada mais frequentemente na mucosa labial ou língua, comumente na proximidade de irregularidades dentárias ou diastemas, que favorecem sucção repetitiva da mucosa com pressão negativa. O termo *epulis* designa tumor fibroso, localizado na gengiva, produzido geralmente por irritação ou trauma.

Lesões vasculares

Na faixa geriátrica, são comuns o granuloma piogênico e a língua caviar. Essa última consiste em dilatações varicosas roxas no ventre lingual, muito comuns e desprovidas de significado patológico.

Tumores malignos da mucosa oral
Carcinoma espinocelular

Formas clínicas das lesões iniciais: 1) queratósica, lesão circunscrita de aspecto queratósico (branca – "leucoplasia") e de espessura clínica variável. São clinicamente muito similares a queratoses traumáticas (líquen simples crônico); 2) eritematosa (bowenoide, "eritroplasia"), de aspecto avermelhado. Os dois aspectos podem coexistir numa mesma lesão.

As localizações mais comuns incluem as bordas lateroposteriores da língua, ventre lingual, soalho bucal e orofaringe.

Assim como na pele, os carcinomas incipientes podem progredir para lesões espessas que passam a acometer estruturas mais profundas. Clinicamente correm infiltração, nódulos e ulcerações, podendo evoluir com o comprometimento de estruturas musculares ("língua congelada"). As metástases são mais comuns e frequentes que na pele (gânglios submandibulares e cervicais).

Carcinoma verrucoso ou papilomatose florida

Variedade de carcinoma espinocelular de crescimento lento e com tendência a crescimento e invasão locais, sem provocar metástases. É caracterizado por lesões queratósicas e verrucosas exo e endofíticas, podendo atingir extensas áreas na mucosa.

Na abordagem do carcinoma verrucoso o dermatologista tem ação primordial, pois, pelo conhecimento da evolução tórpida, multifocal e recidivante da doença, a correta abordagem combinada pode evitar cirurgias mutilantes e não curativas.

Carcinomas de glândulas salivares

Raros e agressivos, quando diagnosticados pelo dermatologista, devem ser adequadamente encaminhados.

Melanoma

É raríssimo na mucosa oral, devendo ser diferenciado das outras causas de pigmentação mucosa.

Glossites e afecções da língua

O termo "glossite" designa, indistintamente, qualquer processo inflamatório da língua, devendo sempre se diagnosticar a causa.

Despapilação

Comum em idosos, a língua apresenta-se vermelha e lisa, com perda parcial ou total das papilas filiformes ("língua careca"), com intensa sintomatologia local. Pode ser a manifestação de diversas doenças internas, como anemias, desnutrição, pelagra, reações medicamentosas, infecções e irritações químicas ou físicas. A glossite de Moeller-Hunter é quadro de atrofia mucosa com despapilação lingual decorrente da deficiência de vitamina B12 e folato, muitas vezes secundária a autoimunidade. A adequada reposição, preferencialmente por via parenteral, reverte o quadro mucoso.

Localmente, deve-se investigar candidose e o líquen plano. Pode ser somente manifestação do processo de envelhecimento, quando nenhuma outra causa é encontrada. Devem ser solicitados exame micológico direto, hemograma, dosagens de vitamina B, ácido fólico e ferro.

Glossite losângica mediana (glossite romboidal mediana)

Lesão elevada ou deprimida, despapilada, de formato caracteristicamente losângico, na região central posterodorsal da língua. Raramente é motivo de consulta, exceto em doentes com cancerofobia. A causa é desconhecida, podendo tratar-se de defeito na embriogênese. A lesão é frequentemente colonizada por leveduras. Não necessita de tratamento; nistatina tópica pode ser utilizada, às vezes com diminuição da lesão.

Língua negra pilosa ou vilosa

É devida ao crescimento das papilas linguais e acúmulo de matéria exógena. Ocorre mais em doentes edêntulos quando não há ingestão suficiente de alimentos mais duros, não havendo desgaste das papilas.

Síndrome da boca dolorosa, estomatodinia, glossodínia
São discutidas nas psicodermatoses.

Xerostomia
É a sensação de secura da boca. Ocorre comumente em pessoas idosas, por atrofia das glândulas salivares menores. Deve-se pesquisar efeito colateral de medicamentos tais como atropínicos, anti-histamínicos, antidepressivos, antidiabéticos e anti-hipertensivos. A xerostomia pode ser um componente da síndrome de Sjögren ou mesmo do lúpus eritematoso, podendo o exame histopatológico de uma glândula salivar menor labial ser muito útil na diagnose.

Exames diagnósticos

Na maioria dos casos o diagnóstico é clínico, com confirmação anatomopatológica.

Diagnóstico diferencial

As manifestações mucosas de doenças dermatológicas são muito semelhantes entre si, o que torna difícil o diagnóstico e o diferencial.

PÉROLAS CLÍNICAS

Queixas orais são muito comuns em idosos. É muito importante conhecer a anatomia da cavidade oral e suas variações para não as confundir com verdadeiras doenças.

FOTOS

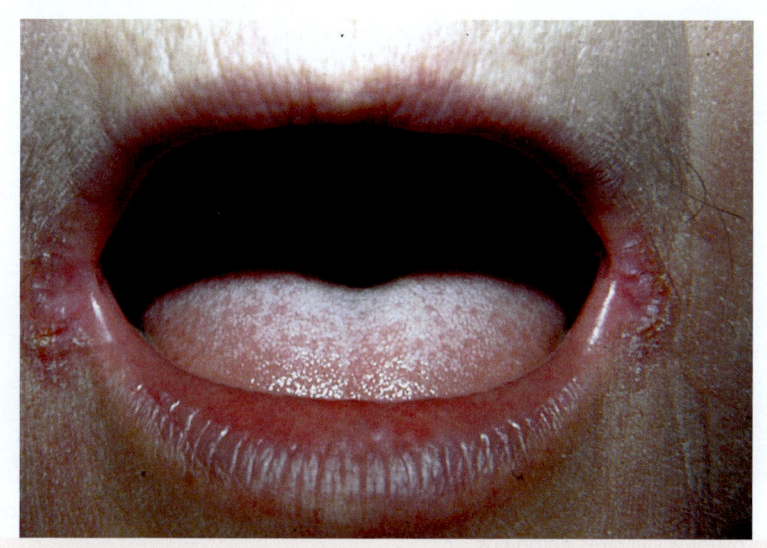

⋏ Queilite angular: eritema e maceração nas comissuras, muito comum em usuários de próteses dentárias. Leveduras frequentemente são evidenciadas no exame direto.

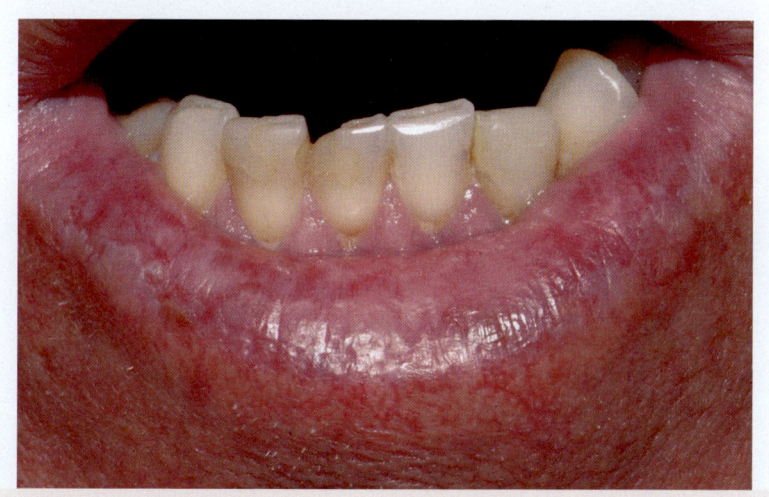

⋏ Queilite actínica: várias doenças podem apresentar o aspecto de atrofia, erosão e queratose do lábio, entre elas o carcinoma espinocelular, que, nessa localização, frequentemente é multifocal.

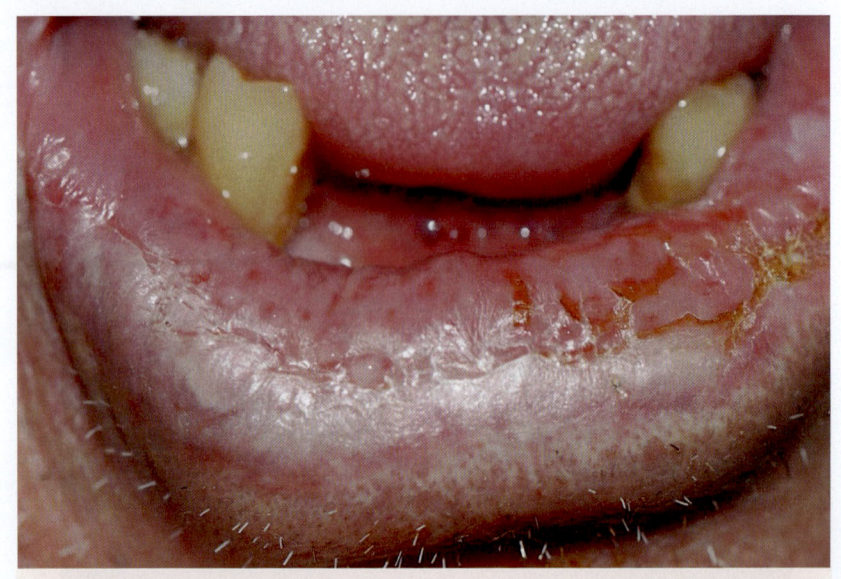

∧ Queilite glandular: dano solar, macroqueilia e saliva espessa proveniente dos ostíolos salivares ectópicos.

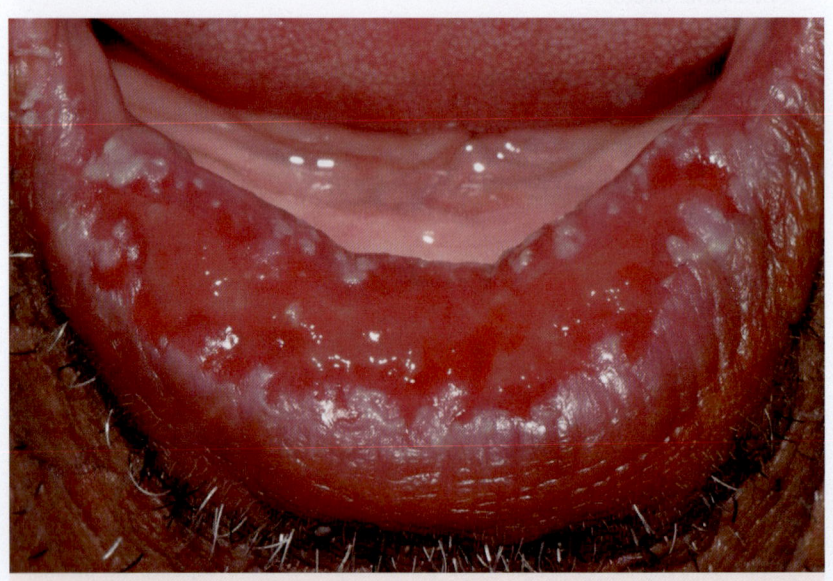

∧ Queilite por líquen plano erosivo: grande erosão rodeada por áreas de leu-coqueratose.

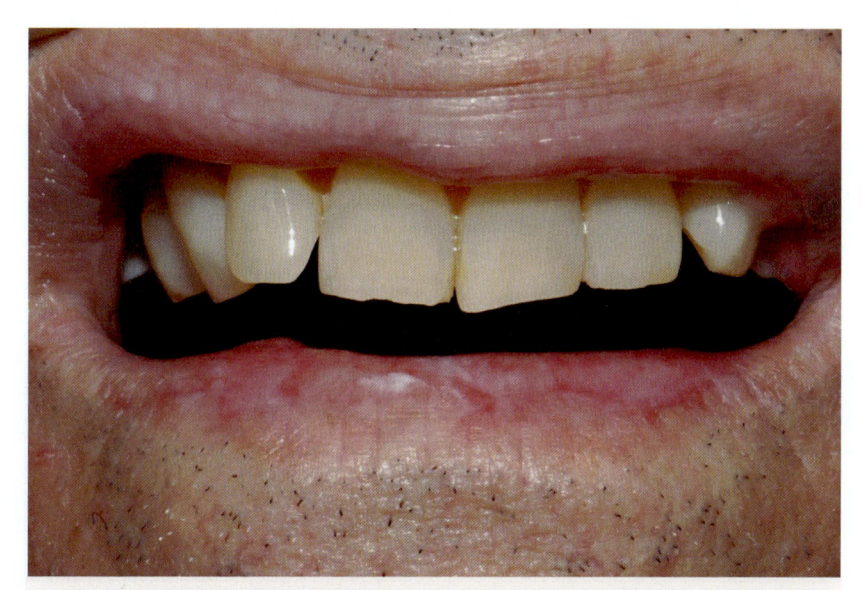

▲ Líquen simples crônico dos lábios: áreas de leucoqueratose provocadas pelos dentes incisivos de borda irregular. Quadro frequentemente confundido por queilite actínica.

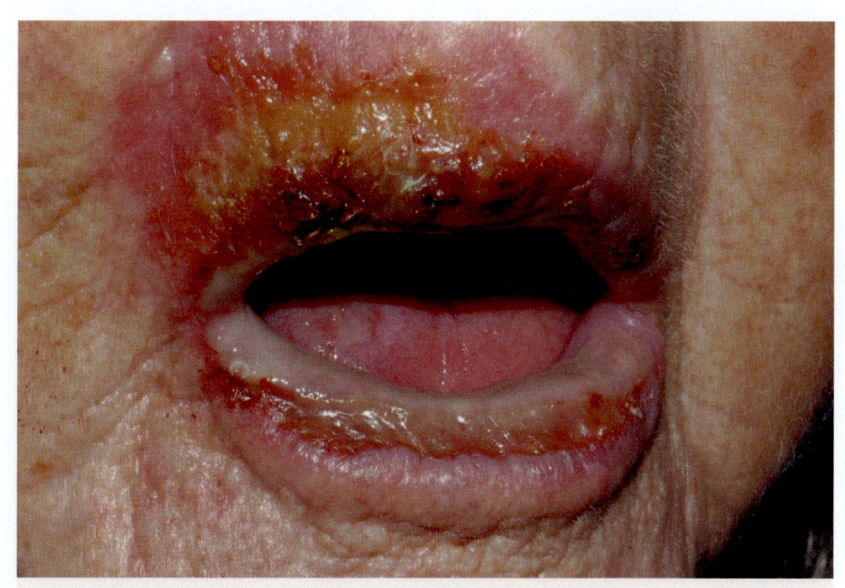

▲ Queilite por queimadura pelo 5-FU: erosões e crostas.

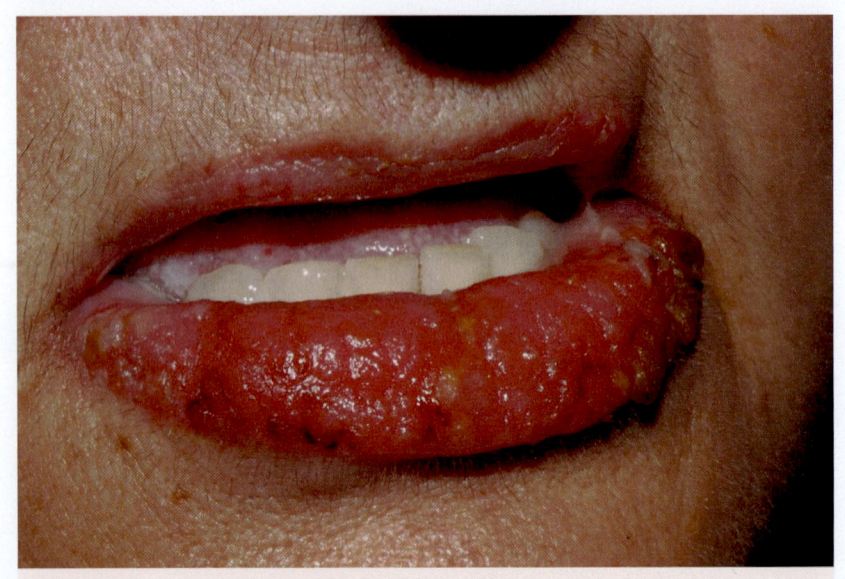

▲ Pênfigo vulgar: aspecto erosivo e vegetante.

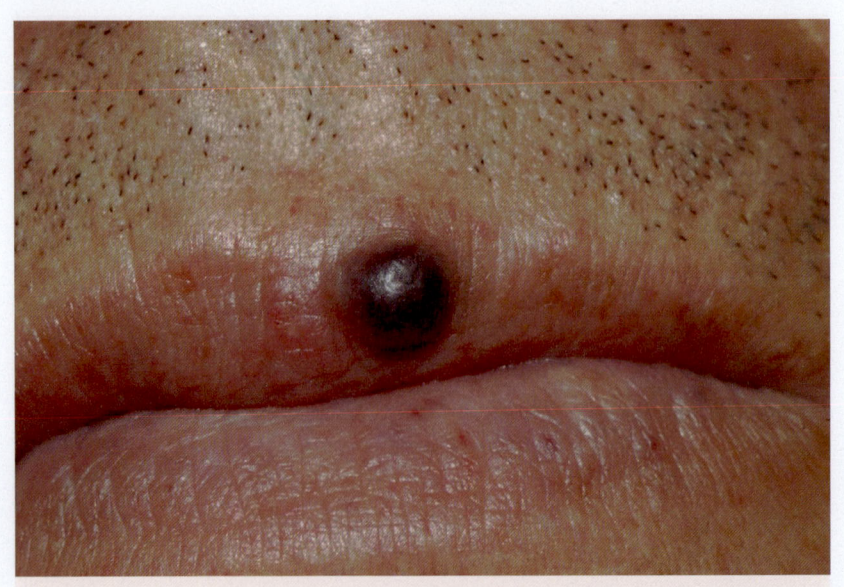

▲ Lago venoso: tumoração azulada e redutível em localização característica.

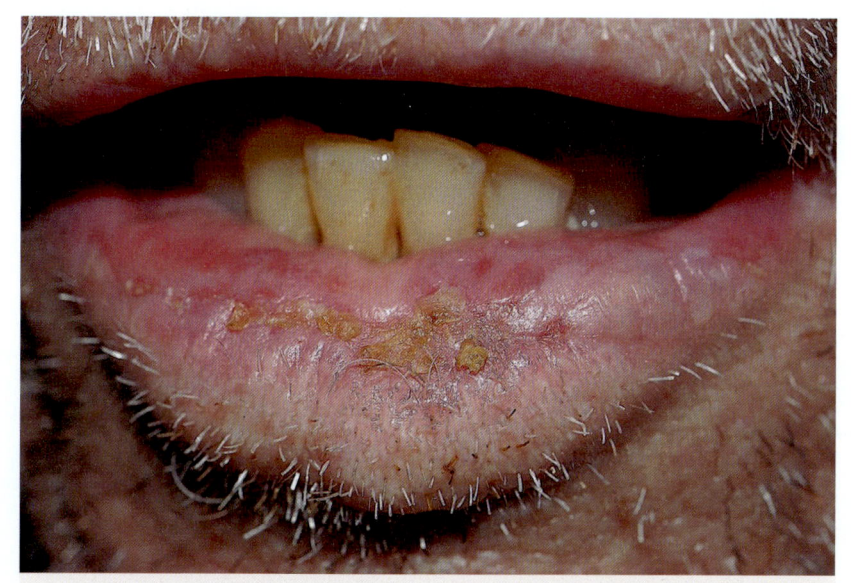

∧ Carcinoma espinocelular: placa queratósica e erosiva com aspecto de queilite actínica.

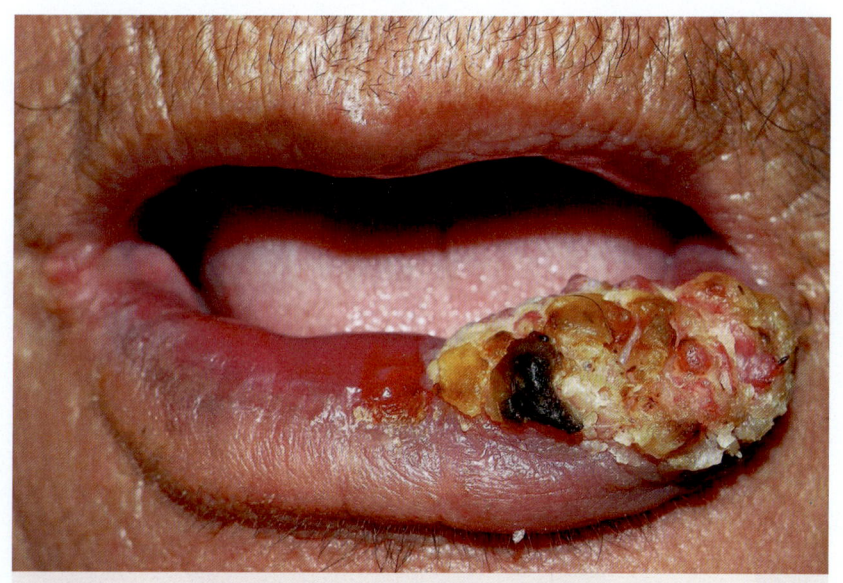

∧ Carcinoma espinocelular: caso avançado com intensa infiltração e queratose.

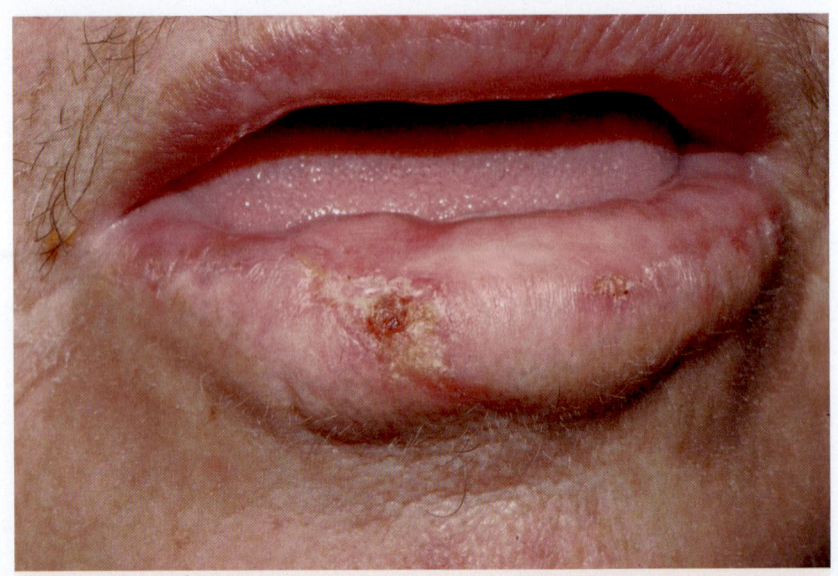

∧ Carcinoma espinocelular: área localizada de infiltração e queratose na se-mimucosa labial que apresenta dano actínico difuso (elastose solar).

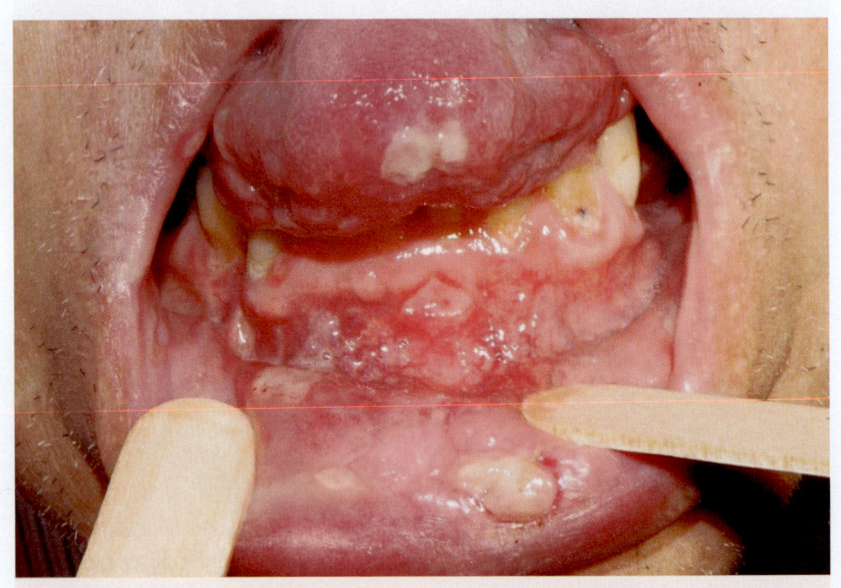

∧ Aftas: múltiplas ulcerações em mucosa não queratinizada.

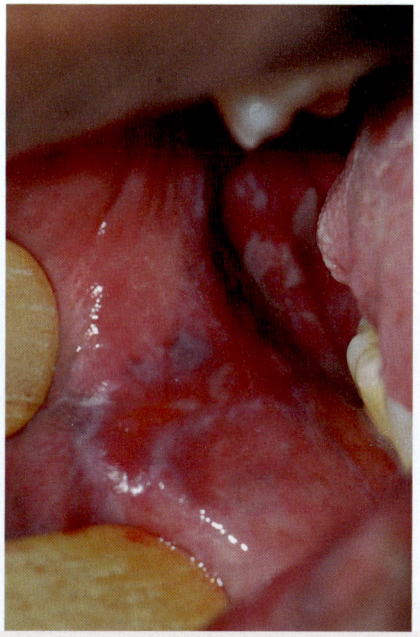

⋀ Líquen plano oral erosivo: erosão rodeada por áreas queratósicas violáceas.

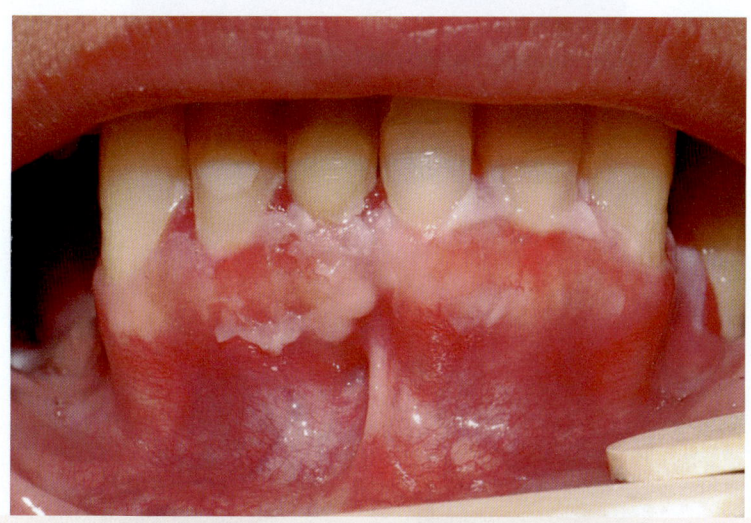

⋀ Pênfigo vulgar, gengivite descamativa: erosões e esfoliação da gengiva. O diagnóstico diferencial deve ser feito com líquen plano erosivo e penfigoide das membranas mucosas.

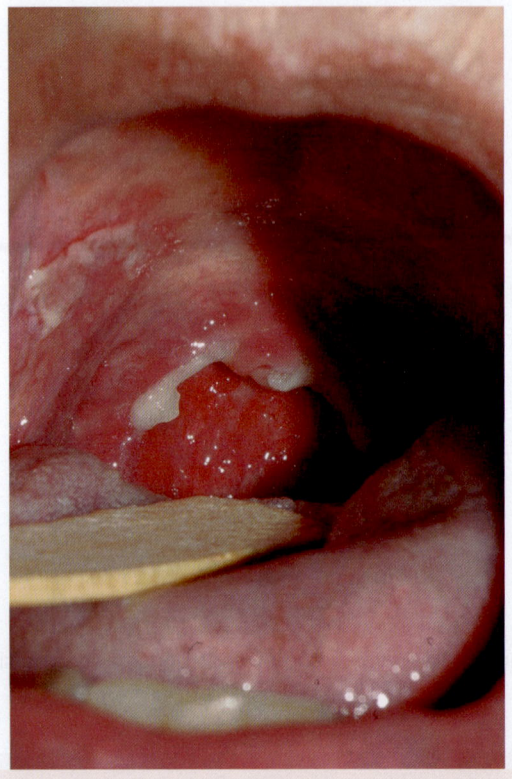

⋀ Pênfigo vulgar: erosões e retalhos de bolhas.

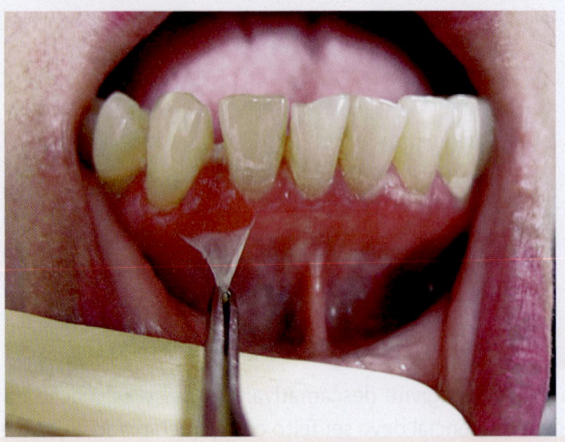

⋀ Penfigoide das membranas mucosas: sinal da pinça.

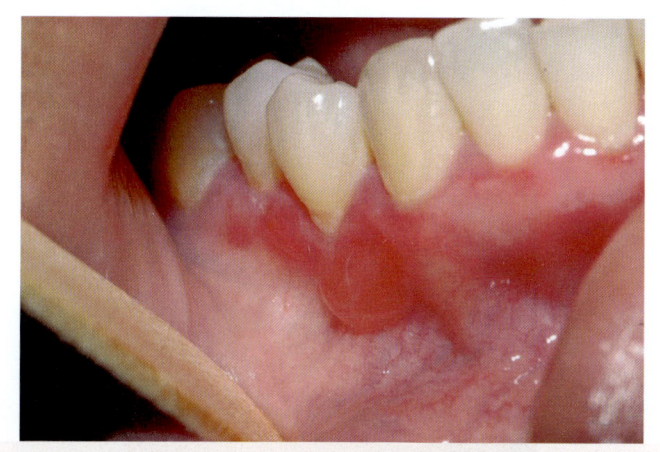

∧ Penfigoide das membranas mucosas, bolha íntegra.

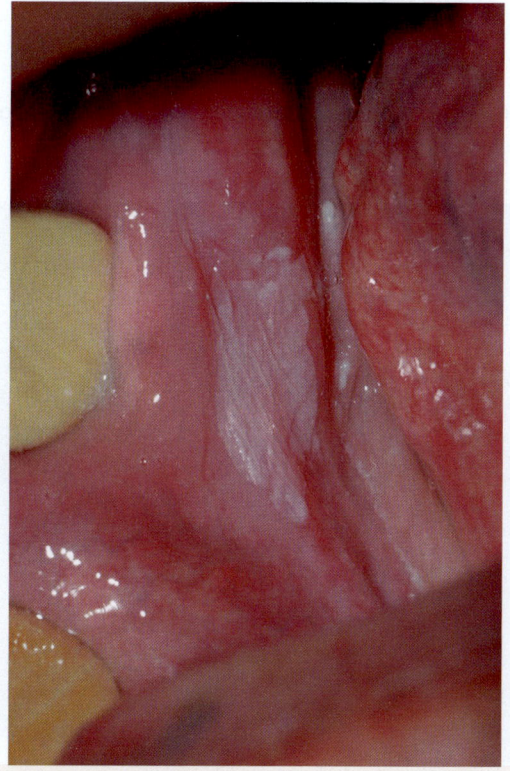

∧ Penfigoide, cicatriz leucoqueratósica.

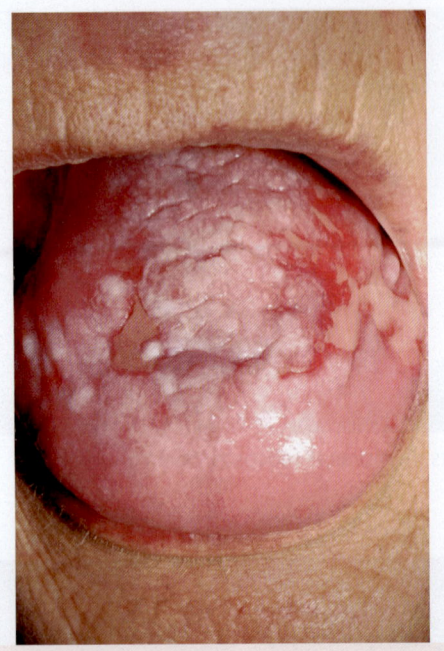

⌃ Líquen plano erosivo: erosões, leucoqueratose e despapilação.

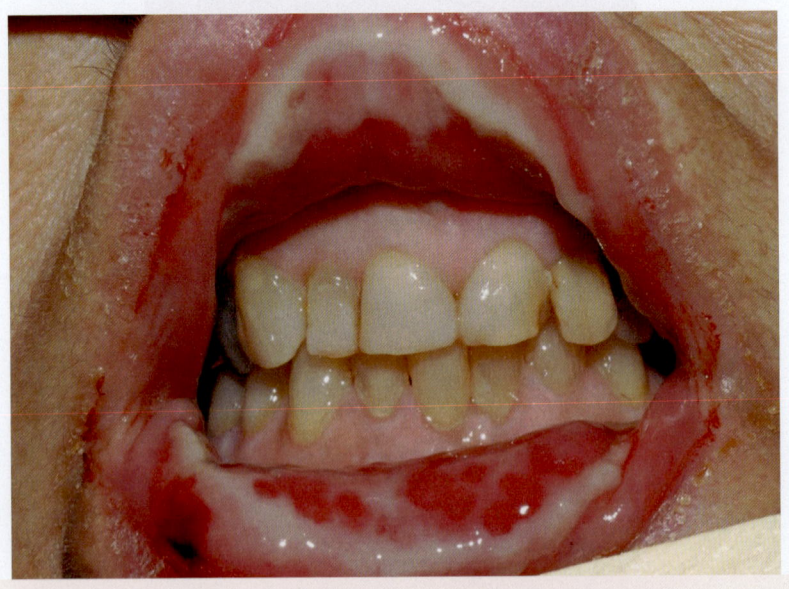

⌃ Mucosite por metotrexato: extensas erosões de aspecto necrótico.

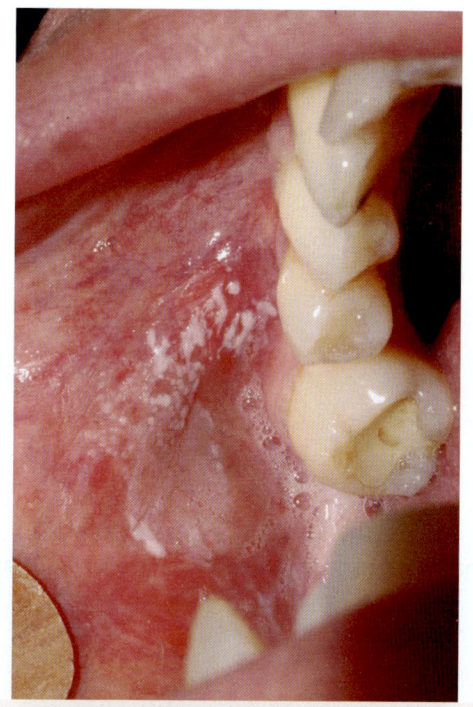

▲ Candidíase: placas brancas removíveis pela espátula.

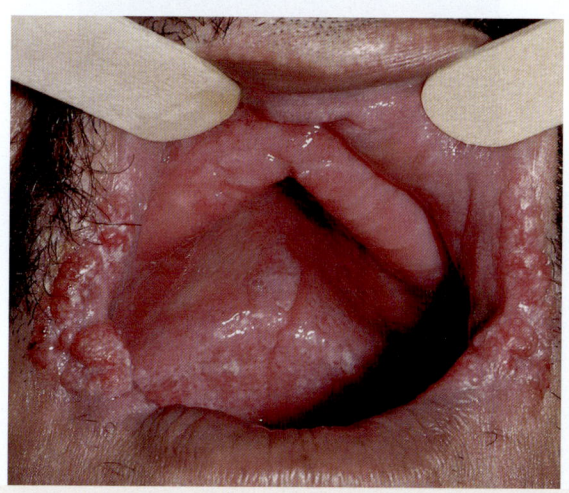

▲ Candidíase hipertrófica: aspecto papilomatoso e cremoso das comissuras e palato.

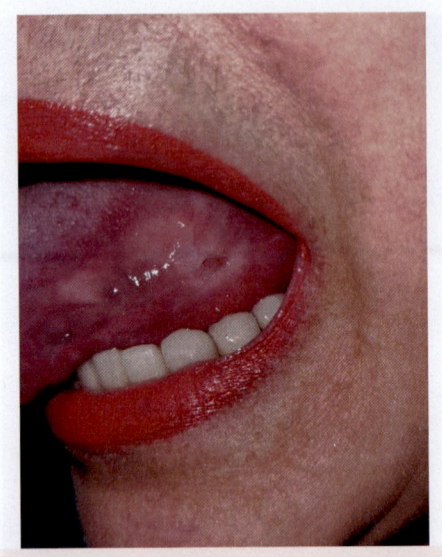

∧ Úlcera traumática: lesão com característico halo hiperqueratósico.

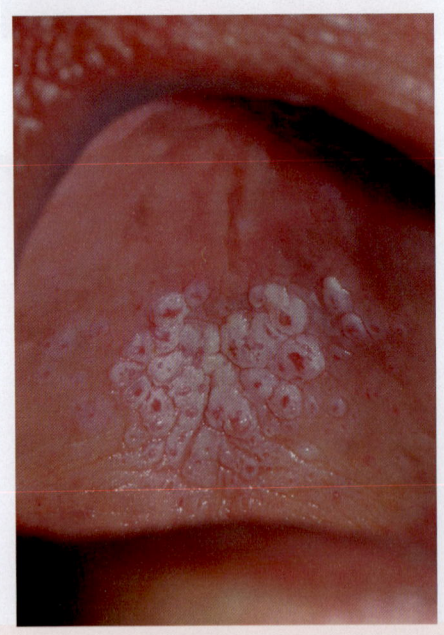

∧ Palatite nicotínica: pápulas queratósicas ao redor dos ostíolos das glândulas salivares menores do palato. Quadro frequente em fumantes de longa data.

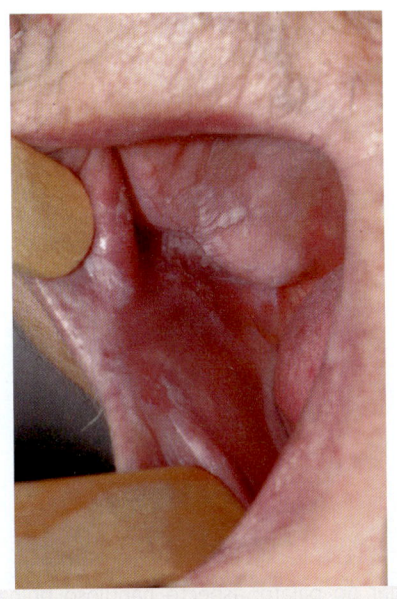

⋀ Queratose dos fumantes: leucoqueratose difusa reacional à fumaça retida na boca.

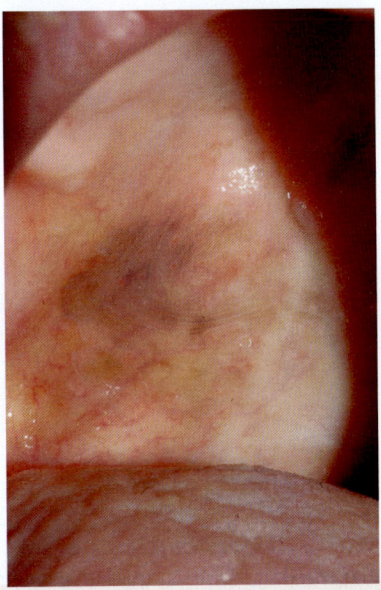

⋀ Melanose dos fumantes: áreas de pigmentação provocadas pela irritação da nicotina.

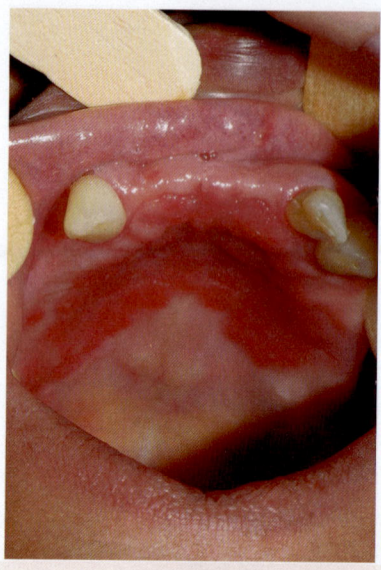

⋏ Hiperplasia papilar do palato: aspecto papuloso brilhante decorrente do contato prolongado com a prótese dentária.

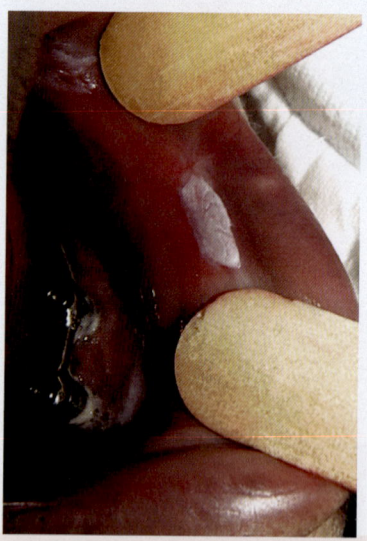

⋏ Lesão traumática, líquen simples: lesão queratósica bem delimitada decorrente da fricção da mucosa e material metálico. Erroneamente denominada leucoplasia e confundida com câncer.

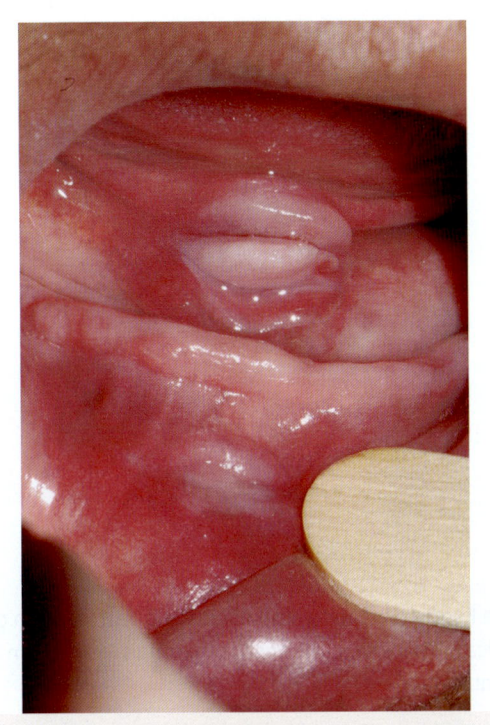

⌃ Acantoma ou granuloma fissurado: lesão dura, fibrosa, dividida por um sulco onde se encaixa a prótese dentária mal ajustada, que é o agente causador da lesão.

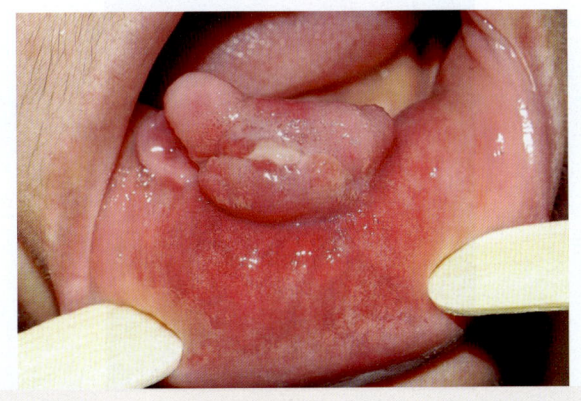

⌃ Granuloma fissurado: lesão exuberante. Notar o sulco transversal dividindo a lesão.

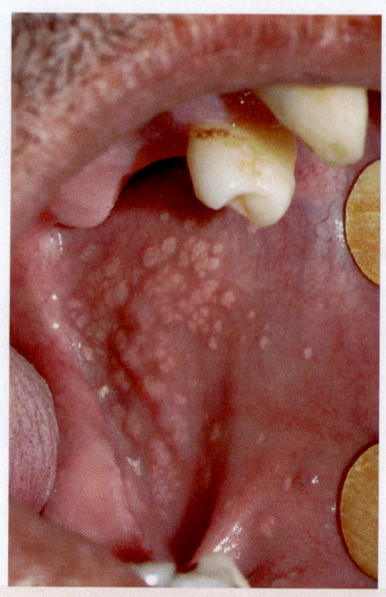

∧ Grânulos de Fordyce: pápulas amareladas que representam glândulas sebáceas ectópicas. No idoso, podem se tornar mais visíveis em decorrência da atrofia da mucosa.

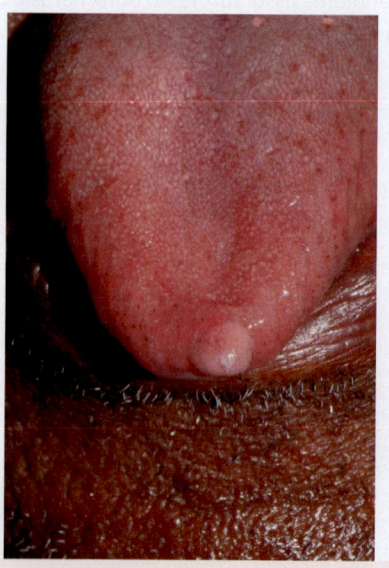

∧ Fibroma oral ou hiperplasia fibrosa inflamatória: muito comum em decorrência de sucção local.

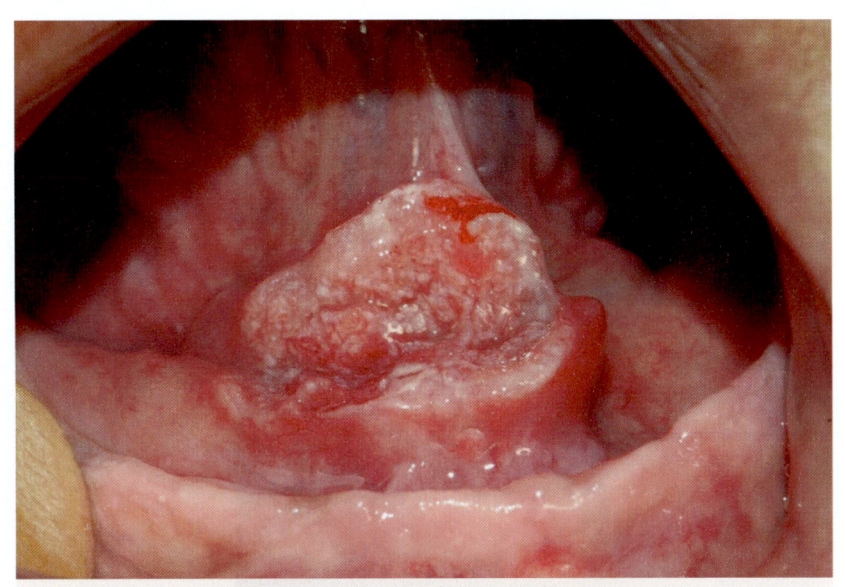

▲ Carcinoma espinocelular: lesão vegetante e friável na base da língua. Localização característica.

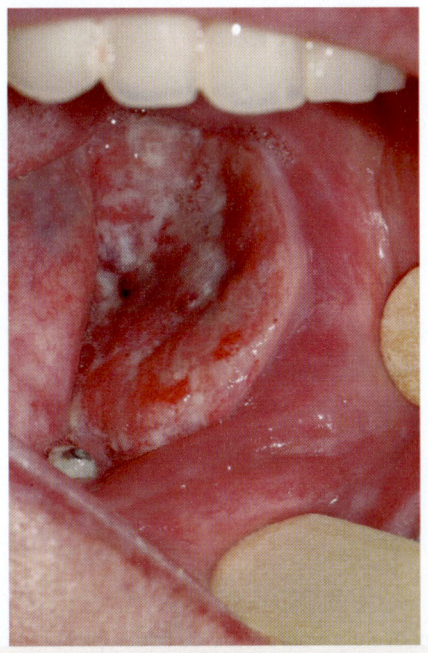

▲ Carcinoma espinocelular: lesão vegetante extensa.

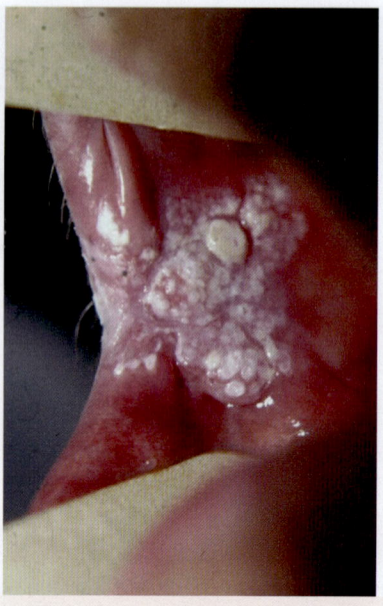

▲ Carcinoma verrucoso: lesão leucoqueratósica com a superfície mamilonada.

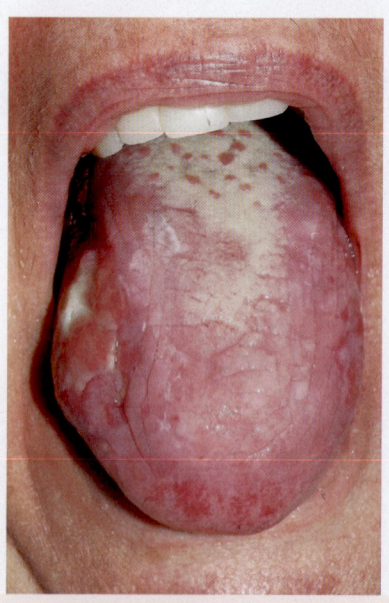

▲ Carcinoma espinocelular sobre lesão de líquen plano: tumoração sobre área cicatricial.

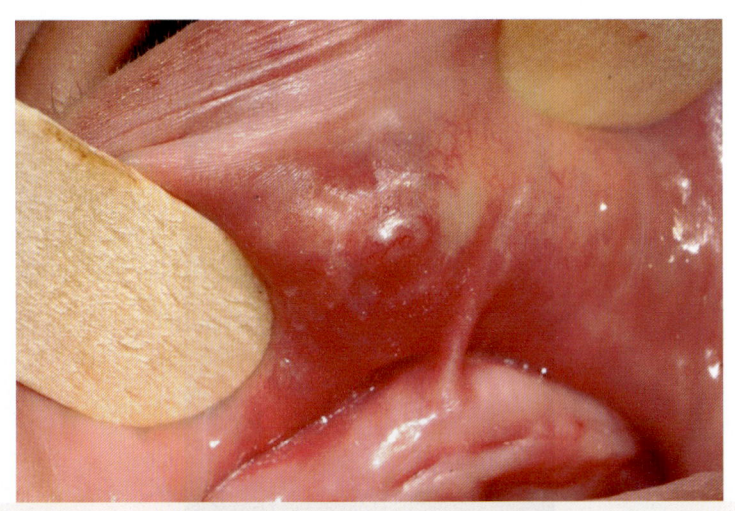

⋀ Tumor de glândula salivar: tumoração incaracterística na mucosa labial superior.

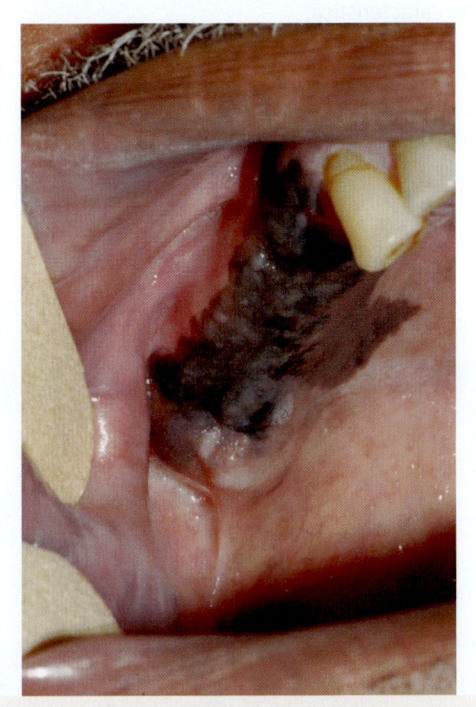

⋀ Melanoma de mucosa: placa pigmentada irregular.

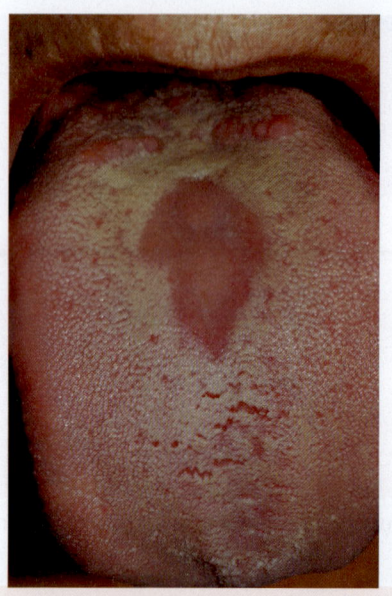

⌃ Glossite romboidal mediana: área despapilada de conformação losângica em localização característica.

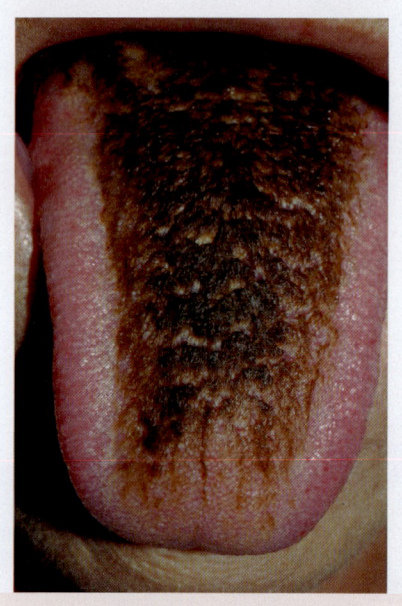

⌃ Língua nigra vilosa: escurecimento do dorso da língua por acúmulo de matéria exógena por entre papilas linguais hipertrofiadas.

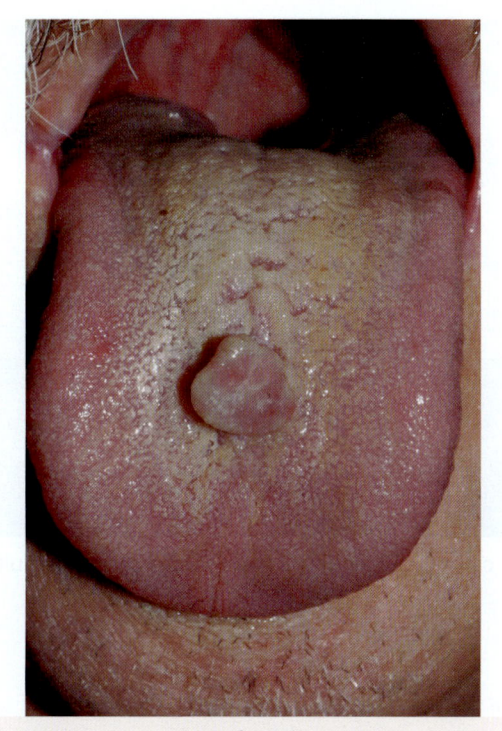

▲ Granuloma piogênico: tumoração friável vegetante.

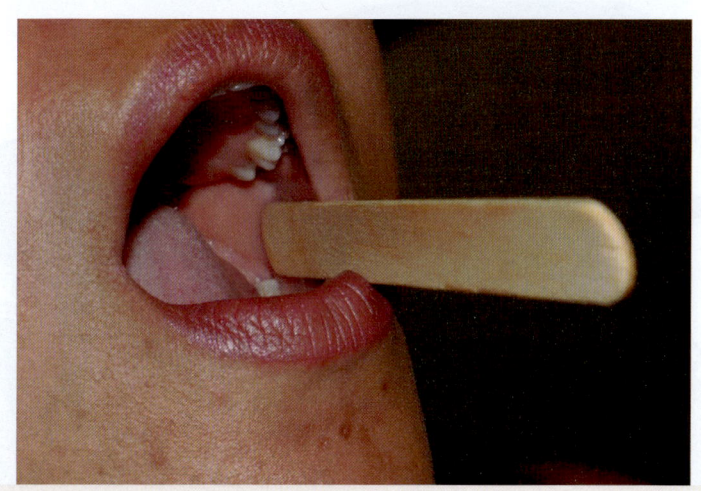

▲ Xerostomia: a espátula fica aderida à mucosa jugal pelo ressecamento por causa da diminuição da saliva.

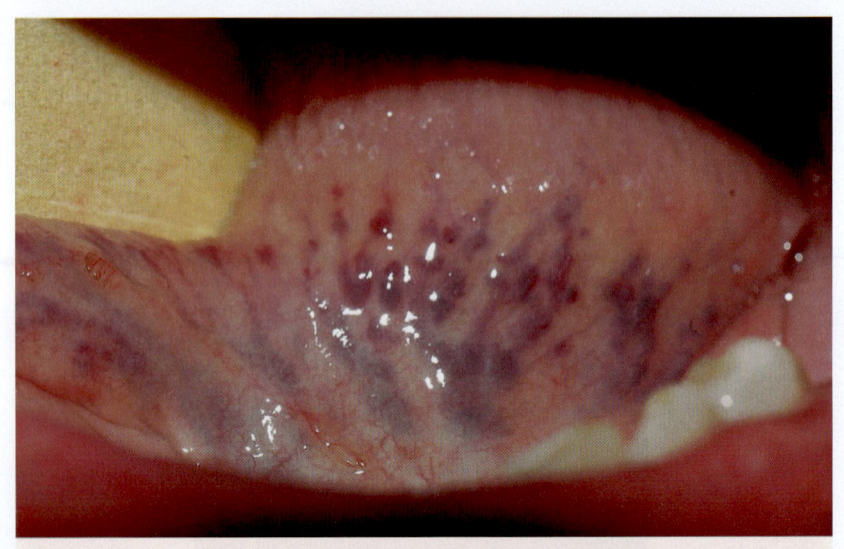

∧ Língua em caviar: ectasias venosas no ventre da língua muito comum nos idosos.

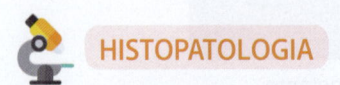

HISTOPATOLOGIA

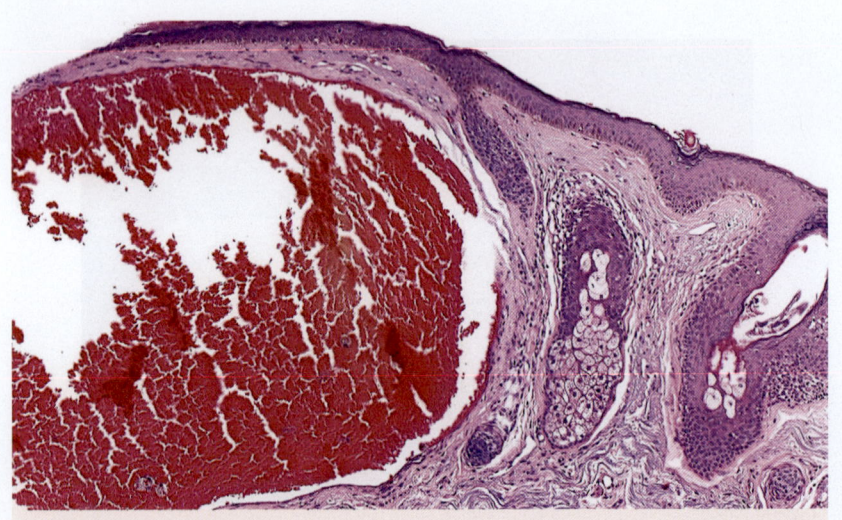

∧ Lago venoso: presença de vênula dilatada na derme superior e elastose solar associada.

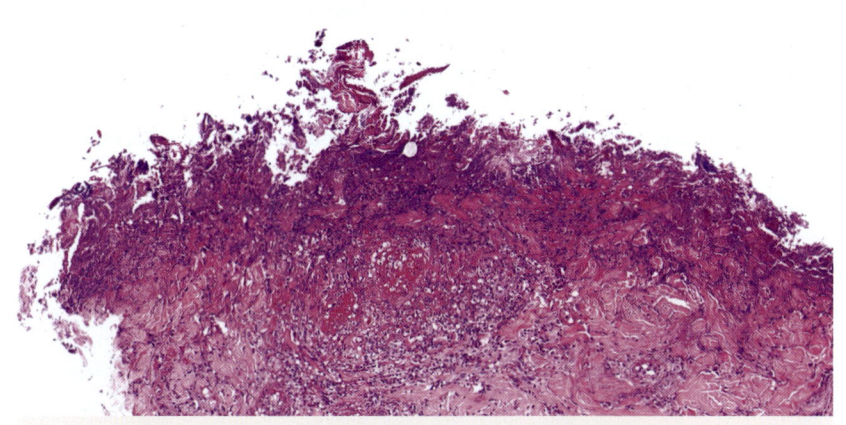

ᴧ Afta: epitélio mucoso ulcerado, recoberto por crosta fibrinoleucocitária sobre infiltrado inflamatório misto perivascular e intersticial superficial.

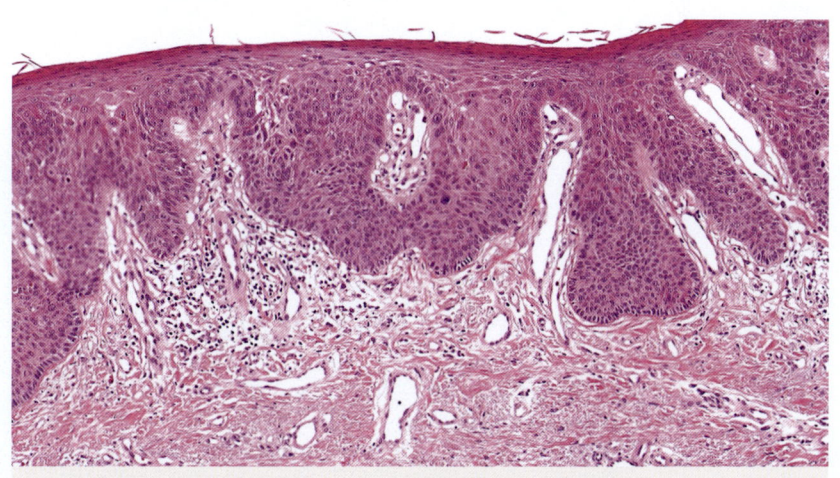

ᴧ Queilite actínica: acantose com paraqueratose e atipia dos queratinócitos da porção inferior do epitélio associados à elastose solar.

BIBLIOGRAFIA SUGERIDA

1. Guedes NL, Lourenço SV, Nico MMS. Mucosal cancers arising in potentially malignant lesions of the oral mucosa are marjolin ulcers: new insights into old concepts. Dermatol Pract Concept. 2024;14(3):e2024210.
2. Nico MM, Fernandes JD, Lourenço SV. Oral lichen planus. An Bras Dermatol. 2011;86(4):633-41.
3. Pinto NT, Lourenço SV, Nico MMS. Recurrent aphthous stomatitis: clinical experience from a University Hospital in Brazil. Cutis. 2024;113(4):171-173.

Doenças dos genitais

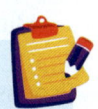

Definição

Praticamente todas as dermatoses podem apresentar manifestações nos genitais; em alguns casos, muitas delas podem ser exclusivas dessa região. Na população geriátrica são comuns nessa localização doenças cutâneas inflamatórias como a psoríase, o líquen plano, líquen simples crônico e as farmacodermias (erupção fixa, eritema polimorfo), líquen escleroso e atrófico, balanite plasmocitária e principalmente nas doenças tumorais.

 EPIDEMIOLOGIA E ETIOPATOGÊNESE

A etiologia é variada dependendo da doença de base. Nas doenças tumorais chamam a atenção os carcinomas espinocelulares que podem ser de etiologia viral (HPV).

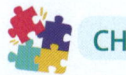 **CHAVE DIAGNÓSTICA**

Manifestações clínicas

Líquen escleroso e atrófico

Acomete frequentemente o tronco e os membros; as manifestações podem ser apenas nos genitais e são potencialmente graves. Na mulher, inicia-se como mancha nacarada acometendo a vulva e/ou o ânus, progredindo para placas brilhantes escleróticas, levando a atrofia desses órgãos, com alteração de sua arquitetura. Pode haver prurido. Evolui com diminuição do orifício vaginal (craurose vulvar) com diapareunia e sangramentos. Em casos de longa evolução, pode ocorrer o aparecimento de carcinoma epidermoide sobre tecido cicatricial.

No homem, acomete a glande, levando a estenose uretral, ou o prepúcio, levando a fimose (balanite xerótica obliterante).

O líquen escleroso e atrófico deve ser diferenciado, em suas apresentações iniciais, do vitiligo.

Líquen simples crônico
Muito comum na genitália externa. Já comentado em outros capítulos.

Psoríase genital
Acomete mais o homem e tem característica de placas eritematosas e descamativas bem delimitadas na glande.

Líquen plano genital
As lesões se assemelham às lesões orais; são papuloqueratósicas, formando estrias em rede.

Erupção fixa medicamentosa
Farmacodermia que tem predileção pela genitália. Podem apresentar bolhas inflamatórias que levam a pigmentação secundária.

Balanite plasmocitária (Zoon)
Quadro infrequente, decorrente de balanopostites de repetição após muitos anos. Ocorre apenas em homens não postectomizados. Caracteriza-se por eritema brilhante e persistente acometendo a glande e o folheto interno do prepúcio. À histopatologia observa-se infiltrado liquenoide rico em plasmócitos. Deve ser diferenciada de outras balanopostites.

Atrofia por corticoide fluorado
Muito comum em indivíduos com prurido genitoanal persistente. O uso prolongado dessas medicações provoca afinamento da pele associado a eritema telangiectásico, podendo haver ulcerações em áreas com perda da epiderme em casos exuberantes. O quadro é comum no escroto, região inguinal, folheto interno do prepúcio e vulva.

Tumores benignos

São comuns as queratoses seborreicas, os fibromas moles, os cistos epidérmicos (chamados "lúpia", quando múltiplos). De particular interesse por sua frequência destacamos os angioqueratomas de Fordyce, muito comuns em doentes idosos. Caracterizam-se por pequenas pápulas vinhosas isoladas e em grande número no escroto e na vulva. Representam pequenas ectasias vasculares superficiais, sem maior significado.

Tumores malignos

O carcinoma espinocelular genital é comum em idosos e várias apresentações clínicas podem ocorrer, podendo ser individualizadas quando incipientes. Todas as variantes a seguir, se não adequadamente tratadas, podem evoluir para carcinomas agressivos, clinicamente caracterizados por nódulos, vegetações, úlceras ou lesões do tipo corno cutâneo.

- Eritroplasia de Queyrat: corresponde à disqueratose de Bowen na pele. Caracteriza-se por placa eritematosa de superfície aveludada brilhante (em não postectomizados) ou discretamente queratósica (em postectomizados), persistente. Pode haver pigmentação. Deve ser diferenciada de outras balanopostites (balanopostite simples, psoríase e balanite plasmocitária). Pode evoluir para lesão espessa e invasiva.
- Papulose bowenoide: é um tipo de carcinoma epidermoide induzido por vírus (principalmente o HPV-16) e que se apresenta como placas pigmentadas circunscritas ou lesões papulosas semelhantes ao condiloma acuminado, tendendo a serem mais pigmentadas. À histopatologia observa-se um carcinoma epidermoide de padrão bowenoide e com a arquitetura de uma verruga viral. Tem comportamento biológico benigno, exceto em indivíduos imunocomprometidos, em que a neoplasia pode se comportar agressivamente.
- Carcinoma verrucoso: é variante bem diferenciada do carcinoma espinocelular. Apresenta-se como massa exofítica papilomatosa de crescimento lento, podendo atingir grandes dimensões (condiloma gigante de Buschke-Lowenstein). À histopatologia observa-se neoplasia com crescimento exo e endofítico, com pouca ou nenhuma atipia celular, o que pode atrasar o diagnóstico.
- Carcinoma aparecendo em dermatoses prévias: na genitália, o carcinoma epidermoide pode aparecer em cicatrizes de líquen escleroso e atrófico, hidradenite supurativa e outras. Pode ter comportamento clínico agressivo.

- Balanite pseudoepiteliomatosa, micácea e hiperqueratósica (Lortat-Jacob e Civatte): quadro raro. Apresenta-se como lesão intensamente queratósica circunscrita rodeada por áreas com escamação micácea aderente na glande, podendo albergar, em sua base, um carcinoma epidermoide incipiente ou alterações de líquen escleroso e atrófico.

A doença de Paget extramamária é um carcinoma de diferenciação apócrina iniciando-se na epiderme. As regiões genital, perigenital e perianal são frequentemente acometidas, em decorrência da presença de glândulas apócrinas nos folículos pilosos dessas regiões. Caracteriza-se inicialmente como placa eritêmato-escamosa ou eritêmato-escamocrostosa de crescimento lento, sendo frequentemente confundida com psoríase ou eczema. Ao se tornar invasiva, as lesões se tornam infiltradas ou nodulares. A diagnose é histopatológica, com complementação imuno-histoquímica para se diferenciar a verdadeira doença de Paget extramamária do comprometimento cutâneo de padrão pagetoide, por contiguidade, de neoplasias internas (ânus, trato gênito urinário).

Exames diagnósticos

Além das características clínicas peculiares, o exame anatomopatológico auxilia muito o diagnóstico de todas essas patologias quer sejam inflamatórias quer tumorais.

Diagnóstico diferencial

As doenças mucosas inflamatórias confundem-se entre si; psoríase e líquen plano são muito semelhantes e até com lesões tumorais como a eritroplasia de Queyrat.

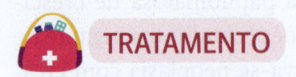 **TRATAMENTO**

Líquen escleroso e atrófico

O tratamento é feito com aplicação local de corticosteroides potentes (clobetasol), lembrando-se de que o objetivo é reverter a esclerose e impedir a progressão, sem reversão das sequelas. O acompanhamento clínico deve ser frequente para se monitorar a resposta clínica e possíveis efeitos colaterais da medicação. As estenoses vulvares e uretrais devem ser abordadas cirurgicamente pelo ginecologista ou pelo urologista.

Balanite plasmocitária (Zoon)

Utilizam-se normalmente cremes corticoides tópicos de baixa potência. Podem ser utilizados também cremes inibidores da calcineurina (tacrolimo e pimecrolimo) com resultados moderados. A melhor escolha terapêutica é a circuncisão.

Tumores benignos

O tratamento das lesões benignas é cirúrgico, quando necessário; e no caso de tumor vascular, o resultado com eletrocoagulação ou *laser* é muito bom.

Tumores malignos

A escolha é sempre cirúrgica, quando possível, e nos casos de tumores incipientes podem ser utilizados imunomodulador tópico como imiquimode creme a 5%, destruição física com nitrogênio líquido ou química com 5-fluorouracil tópico ou metotrexato injetável. Outra modalidade seriam *laser* de CO_2 e terapia fotodinâmica.

O uso de corticoides fluorados na genitália deve ser rigorosamente monitorado, pois complicações são muito frequentes no idoso. Os carcinomas genitais devem ser diagnosticados precocemente; o prognóstico nessa fase é bastante favorável.

PÉROLAS CLÍNICAS

Queixas orais são muito comuns em idosos. É muito importante conhecer a anatomia da cavidade oral e suas variações para não as confundir com verdadeiras doenças.

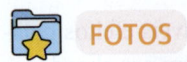 **FOTOS**

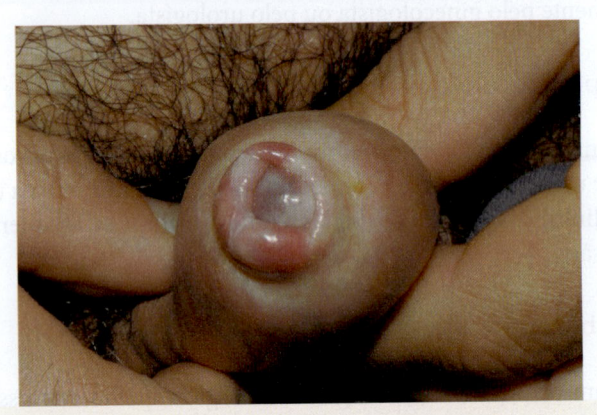

∧ Líquen escleroso e atrófico: atrofia e esclerose do prepúcio levando ao quadro de fimose.

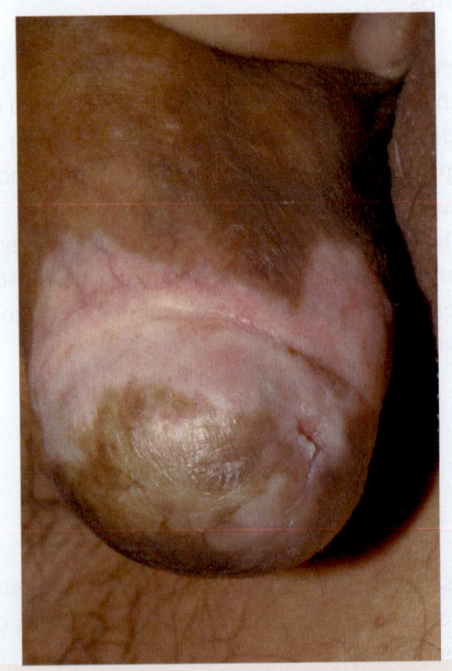

∧ Líquen escleroso e atrófico: localização característica. Lesão atrófica e acrômica levando a sinéquia do sulco balanoprepucial e do meato uretral.

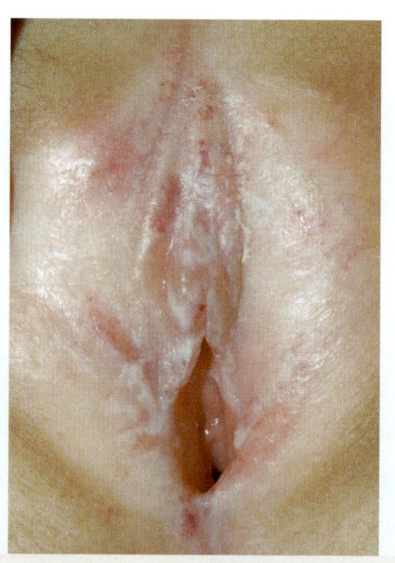

⋀ Líquen escleroso e atrófico: localização característica. Lesão atrófica e acrômica levando à destruição da anatomia da vulva.

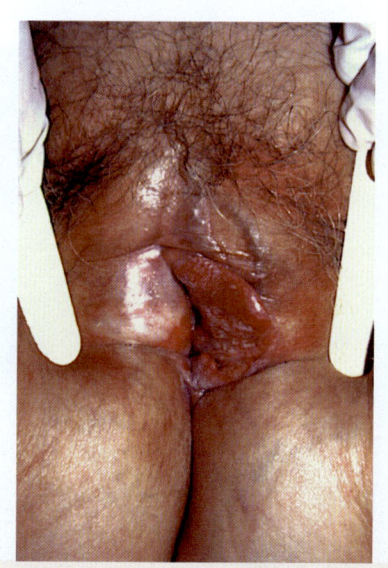

⋀ Carcinoma espinocelular sobre líquen escleroso e atrófico: lesão ulcerovegetante em área cicatricial. Os doentes de líquen escleroso e atrófico devem ser seguidos a longo prazo não só pela possibilidade de sinéquias como pelo possível aparecimento de carcinoma nas áreas cicatriciais.

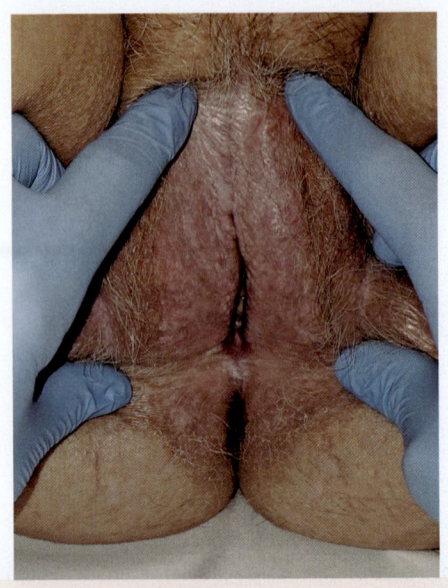

▲ Líquen simples crônico: espessamento difuso da pele da vulva em decorrência da coçadura vigorosa e prolongada.

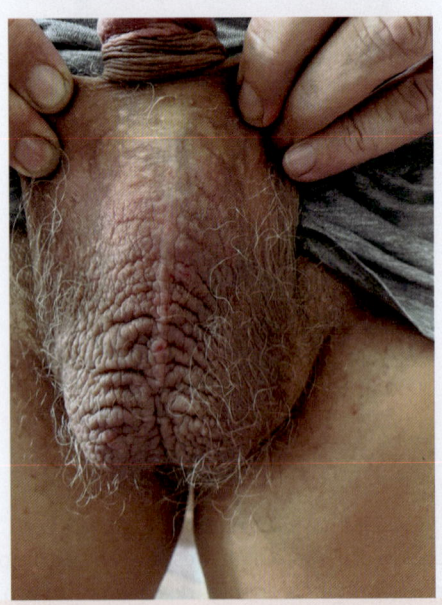

▲ Líquen simples crônico: espessamento difuso da pele do escroto em decorrência da coçadura vigorosa e prolongada.

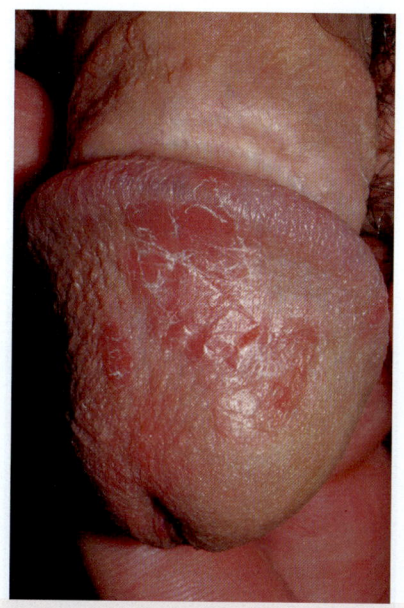

∧ Psoríase genital: lesão bem delimitada eritematosa e descamativa.

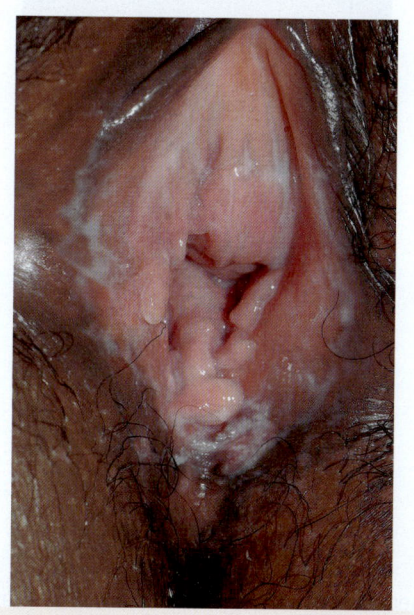

∧ Líquen plano genital: lesões papuloqueratósicas formando estrias em rede.

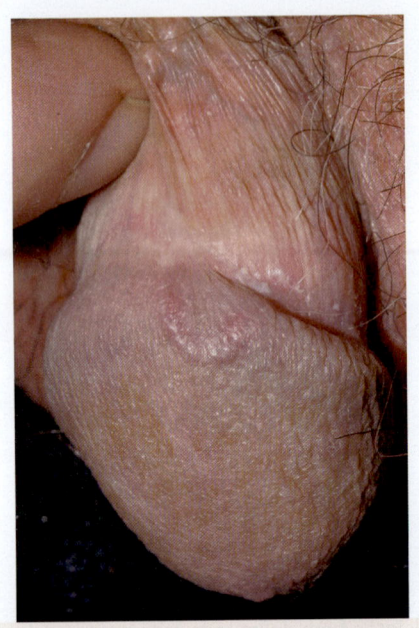

⋏ Líquen plano genital: lesões papulovioláceas confluindo em anéis.

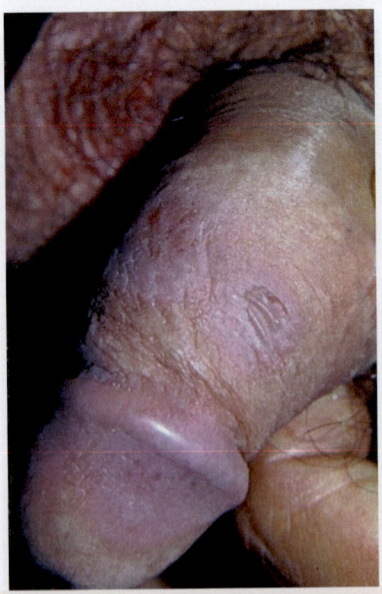

⋏ Erupção fixa medicamentosa: várias lesões arredondadas centradas por bolha ou crosta necrótica no pênis e no escroto.

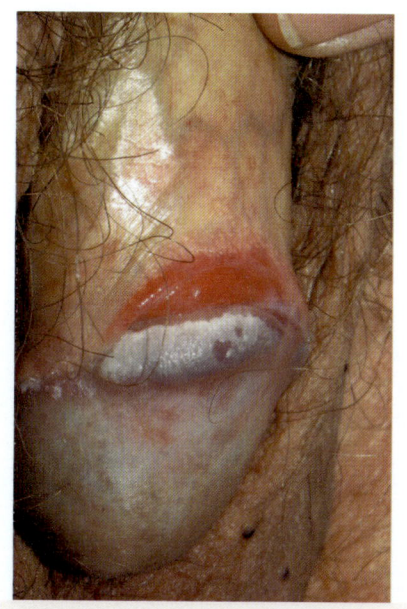

⋀ Balanite plasmocitária: área erosiva e brilhante no sulco balanoprepucial.

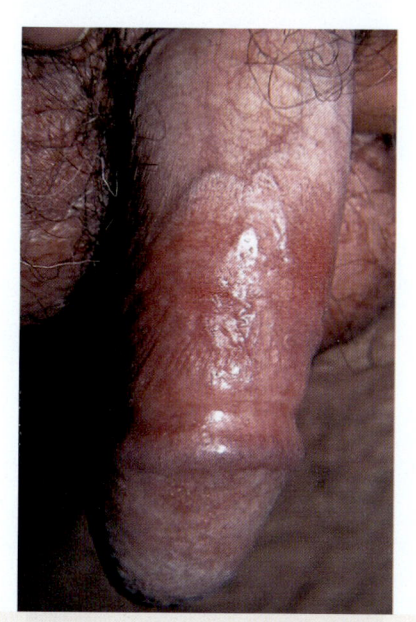

⋀ Atrofia por corticoide fluorado: eritema telangiectásico e afinamento da pele.

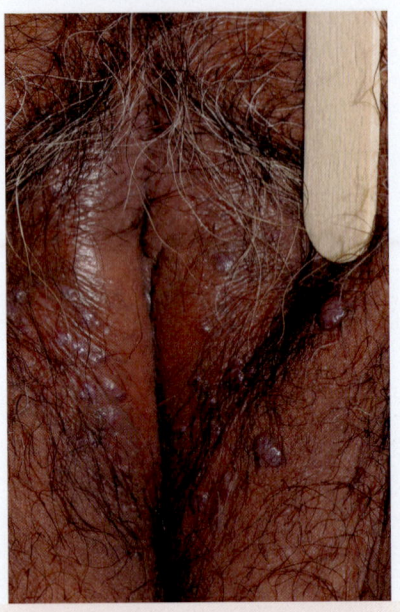

∧ Angioqueratoma: pápulas violáceas de aspecto vascular.

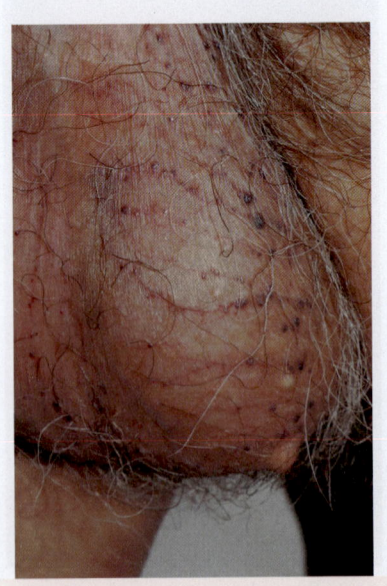

∧ Angioqueratoma: pápulas violáceas de aspecto vascular. Mais comum no sexo masculino.

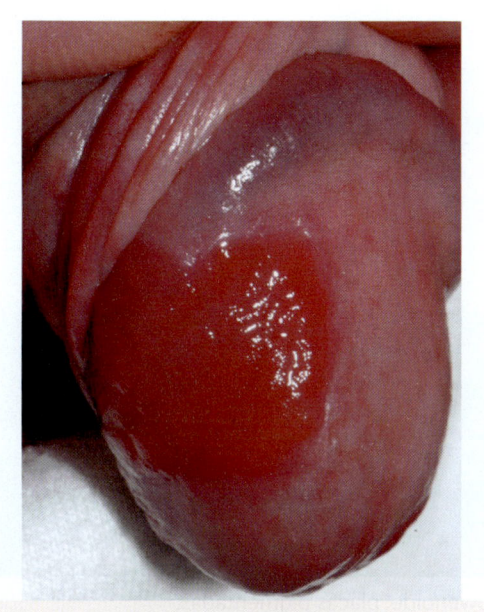

▲   Eritroplasia de Queyrat: placa erosiva brilhante.

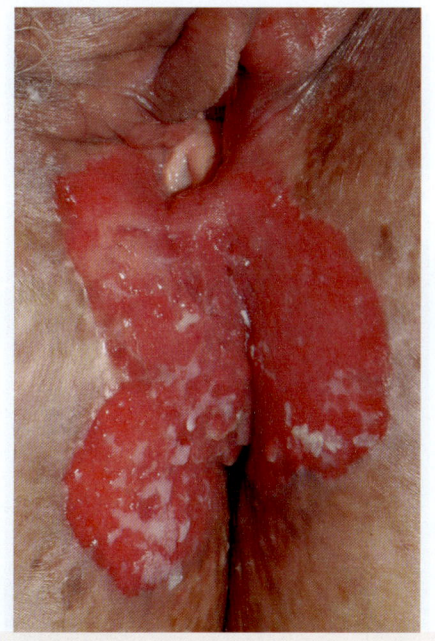

▲   Eritroplasia de Queyrat: placa erosiva brilhante.

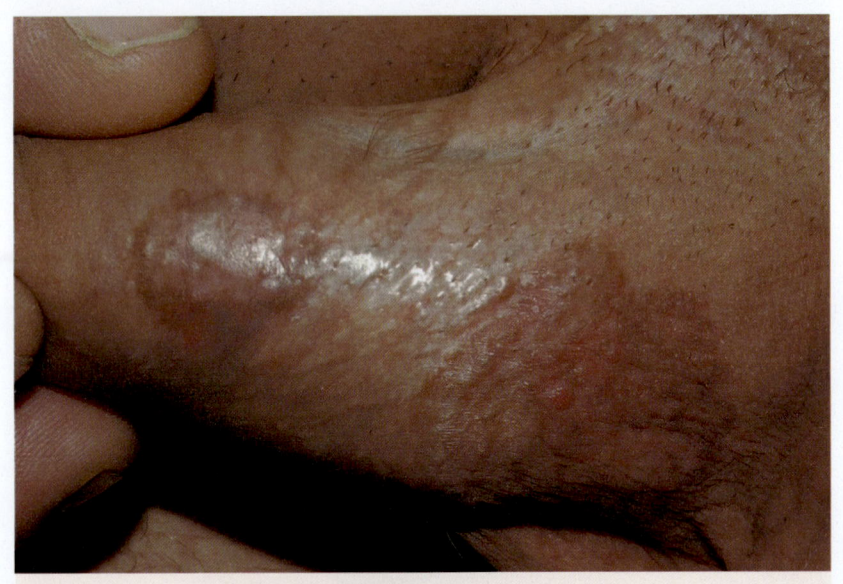

▲ Papulose bowenoide: placas pigmentadas.

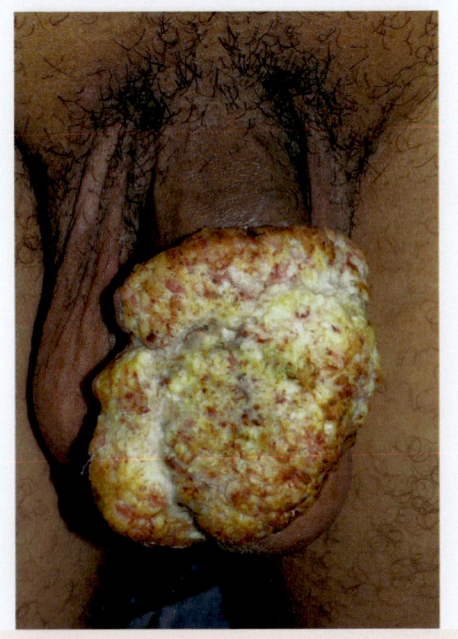

▲ Carcinoma verrucoso.

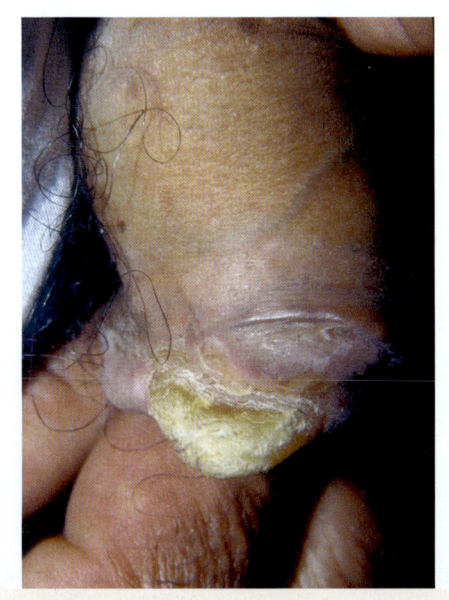

▲ Carcinoma espinocelular tipo corno cutâneo.

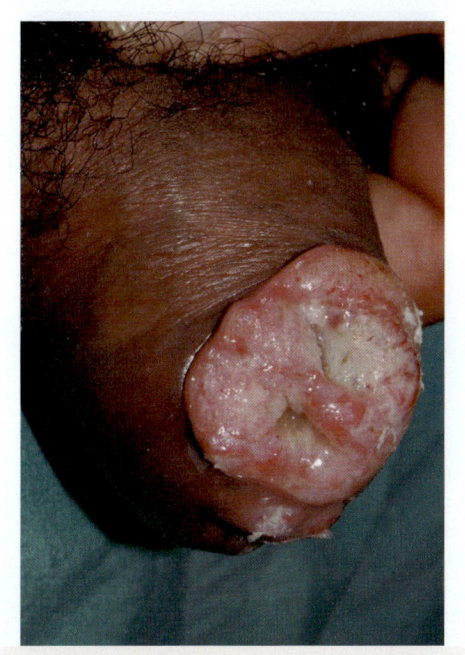

▲ Carcinoma espinocelular invasivo.

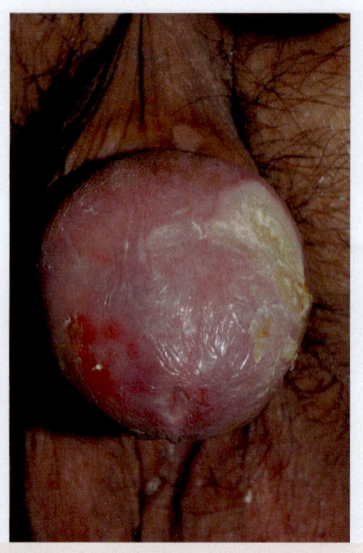

∧ Balanite pseudoepiteliomatosa, micácea e hiperqueratósica: áreas brilhantes com descamação micácea e intensa hiperqueratose.

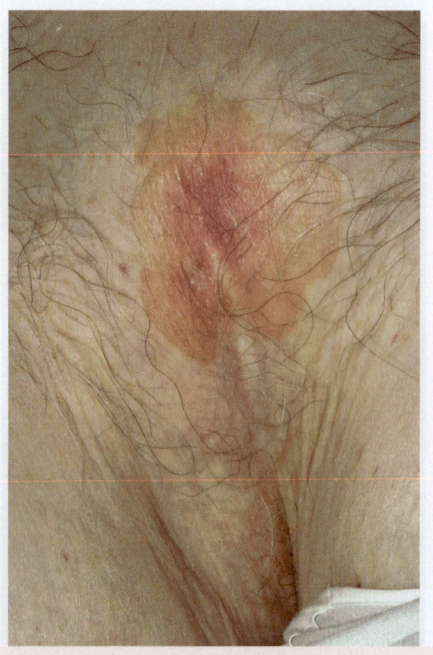

∧ Doença de Paget extramamária: recidiva de caso pré-operado.

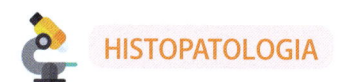

HISTOPATOLOGIA

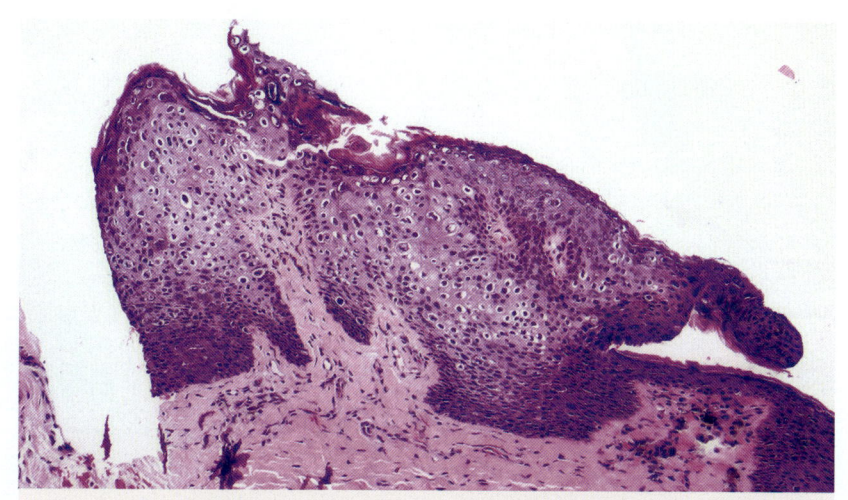

 Papulose bowenoide: atipia dos queratinócitos da epiderme em toda a sua espessura associada à coilocitose.

BIBLIOGRAFIA SUGERIDA

1. De Luca DA, Papara C, Vorobyev A, Staiger H, Bieber K, Thaçi D, Ludwig RJ. Lichen sclerosus: the 2023 update. Front Med (Lausanne). 2023;10:1106318.
2. Martinez MJ, Oh CS, Young T, Meehan S, Hall A, Zampella JG. Cutaneous disease of penoscrotal skin part I: benign and neoplastic lesions. J Am Acad Dermatol. 2024:S0190-9622(24)02568-4
3. Scurtu LG, Scurtu F, Dumitrescu SC, Simionescu O. Squamous cell carcinoma in situ-the importance of early diagnosis in Bowen disease, vulvar intraepithelial neoplasia, penile intraepithelial neoplasia, and erythroplasia of Queyrat. Diagnostics (Basel). 2024;14(16):1799.

PARTE 15

Doenças ulcerosas

Doenças ulcerosas

Definição

As úlceras e as ulcerações constituem lesões básicas em diversas doenças dermatológicas. Podem ser classificadas em agudas, subagudas ou crônicas, segundo seu tempo de evolução. Devem ser consideradas em relação à localização, ao número, ao formato, à profundidade, às bordas, à configuração, à cor, à secreção e à sensibilidade.

Como os aspectos clínicos das úlceras cutâneas são muito similares, além da anamnese e do exame físico, faz-se necessária a investigação laboratorial: pesquisa direta e cultura de agentes infecciosos, intradermorreação, exames sorológico, histopatológico, hematológico e da vasculatura, para elucidação diagnóstica e tratamento.

 ## EPIDEMIOLOGIA E ETIOPATOGÊNESE

As úlceras crônicas dos membros inferiores são mais prevalentes em idosos, consequência do envelhecimento da população e do aumento da prevalência de comorbidades, alcançando uma taxa superior a 4% em pessoas com idade acima de 65 anos.

Estão associadas a diversos fatores, como: doença arterial periférica; doença venosa crônica; hipertensão arterial; neuropatias; trauma físico; infecções cutâneas, doenças inflamatórias, neoplasias e alterações nutricionais, entre outros.

As causas mais comuns nesse grupo etário são as úlceras venosas, arteriais e neuropáticas, que correspondem a 90% das causas; entretanto, a úlcera hipertensiva também ocorre com relativa frequência.

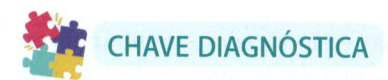

CHAVE DIAGNÓSTICA

Manifestações clínicas

Úlceras venosas

A prevalência das úlceras venosas está em aumento na população idosa, devido à maior taxa de vida e ao crescente sedentarismo. As úlceras ocorrem em 1 a 1,5% dos pacientes com insuficiência venosa crônica, afetando principalmente ao sexo feminino.

A insuficiência venosa crônica (IVC) é uma doença multifatorial e progressiva com influência de fatores genéticos e ambientais. É causada pela incompetência das válvulas venosas, do tipo funcional (determinado por distrofia elástico-conjuntival hereditária) ou anatômico (dano consecutivo a um processo de flebotrombose). Ocorre refluxo sanguíneo que causa hipertensão venosa, e ela permite o extravasamento de plasma e proteínas ao espaço intersticial, dando origem ao aparecimento de edema venolinfático, dermatoesclerose, perda de anexos da pele, púrpura, eczematização, pigmentação, necrose cutânea, ulceração e cicatrização do tipo atrofia branca.

A localização habitual é na porção distal dos membros, no terço inferior e na face interna da perna (região supramaleolar). Geralmente constitui uma lesão única, de progressão lenta, de formas e tamanhos variáveis. Formato arredondado, irregular, com o leito granulado, fibrinoso, necrótico ou fibrinonecrótico, geralmente indolor. A pele ao redor da úlcera pode apresentar púrpura e hiperpigmentação (dermatite ocre) ou eczematizada, com eritema, vesículas e descamação. Pode ter presença de exsudato seroso, sero-hemático, linfático ou purulento. Na palpação dos pulsos periféricos, tibial posterior e pedioso esperam-se presentes.

Para o diagnóstico é importante realizar o índice tornozelo-braço (ITB) para descartar doença arterial associada e o mapeamento duplex venoso (MD) para uma avaliação funcional, identificando se a doença venosa é por refluxo, obstrução ou ambos. Nos casos em que o MD não for conclusivo são indicados a flebografia, angiotomografia venosa e/ou angiorressonância venosa.

No diagnóstico diferencial, devem ser excluídos os outros tipos de úlcera (anêmica, hipertensiva, isquêmica e decubital), as causas infecciosas como leishmaniose, esporotricose, sífilis, tuberculose, neoplasias e eritema indurado. As lesões com cicatrização tipo atrofia branca devem ser diferenciadas da vasculite livedoide.

Os tratamentos para as úlceras venosas estão focados em diminuir ou eliminar as causas de hipertensão venosa: terapia de compressão, cirurgia para varizes, tratamento local das úlceras e medicamentos sistêmicos que auxiliam na cicatrização.

Úlceras arteriais

As úlceras arteriais representam entre 10 e 25% de todas as úlceras vasculares. Afetam homens com mais de 45 anos e mulheres com mais de 55 anos. Os fatores de risco para doença vascular periférica incluem idade avançada, hipertensão arterial, hiperlipidemia, *diabetes mellitus*, síndrome metabólica, obesidade, tabagismo e estilo de vida sedentário.

As úlceras arteriais acontecem quando há isquemia cutânea. Além das doenças arteriais como a arteriosclerose, um grande grupo de doenças pode ser responsável por úlceras cutâneas, destacando-se a microangiopatia hipertensiva, a microangiopatia diabética e as diferentes vasculites dependentes de processos infecciosos imunoalérgicos ou autoagressivos.

As úlceras arteriais costumam ser dolorosas, com piora da dor ao elevar o membro e algum alívio ao colocá-lo em posição pendente. Como consequência da hipoperfusão arterial, podem ser observadas alterações tróficas como pele pálida, fina, descamativa, com pelos rarefeitos e unhas espessas.

Para o diagnóstico das úlceras arteriais, um método confiável e acessível é realizar a palpação manual dos pulsos arteriais. As medidas do índice tornozelo-braço (ITB) também são consideradas válidas como critérios de gravidade da doença arterial periférica. ITB < 0,9 indica doença arterial periférica e valores < 0,5 estão associados a comprometimento arterial mais avançado e com baixa probabilidade de cicatrização. O Eco-Doppler arterial é um método pouco invasivo, usado na confirmação do diagnóstico de doença arterial. Na doença arterial periférica avançada são usadas a angiografia computadorizada e a angiografia por ressonância magnética para o diagnóstico.

O tratamento específico das úlceras arteriais é corrigir o fluxo de suprimento sanguíneo arterial, seja por meio de abordagem cirúrgica ou farmacêutica. Os tipos mais frequentes de úlceras arteriais que acometem pacientes idosos são apresentados a seguir.

Úlcera hipertensiva de Martorell

A úlcera hipertensiva de Martorell (UHM) ocorre em indivíduos com hipertensão arterial diastólica grave. O *diabetes mellitus* tipo 2 é a comorbidade associada mais prevalente e ocorre em até 60% dos casos. História de traumatismo prévio no local do surgimento da úlcera é relatada por metade dos pacientes.

São úlceras em geral bilaterais e podem apresentar lesões satélites. Acometem predominantemente a face externa ou posterior das pernas, acima dos tornozelos. Caracterizam-se clinicamente por uma úlcera fagedênica, necrótica, com halo eritematoso, extremamente dolorosas e com sintomatologia desproporcional ao tamanho da úlcera. A dor intensa não melhora com elevação do membro ou repouso.

O diagnóstico da UHM é feito com base nas características clínicas, histologia e exclusão dos diagnósticos diferenciais.

O principal tratamento é a prevenção, com cessação do tabagismo, cuidados com a pele, como hidratação e prevenção de traumatismos locais e terapia anti-hipertensiva. Para o controle da dor, são descritos o uso de anti-inflamatórios não hormonais e vasodilatadores.

Úlceras arterioscleróticas

Úlcera frequentemente encontrada em indivíduos idosos associada a diabetes e/ou hipertensão arterial, desencadeada fundamentalmente por isquemia cutânea dependente das artérias tronculares. Geralmente aparece nos membros inferiores, após traumas. Clinicamente são úlceras irregulares, de bordas cortadas a pique, dolorosas, localizadas nos tornozelos, nos maléolos ou nas extremidades digitais. Há palidez cutânea, ausência de estase, retardo no retorno da cor após elevação do membro, diminuição ou ausência das pulsações das artérias do pé e dor de intensidade variável.

O tratamento é feito com medidas locais para o tratamento da úlcera e, se for necessário, sedativos e analgésicos.

Úlceras infecciosas

Acometem principalmente idosos com comorbidades, e a falta de higiene e a desnutrição são fatores predisponentes. A clínica vai depender do agente infeccioso.

São mais frequentemente devidas a germes comuns, o ectima, desencadeado por estreptococos grupo A ou estafilococos. Clinicamente começam com uma bolha ou pústula de base eritematosa que rapidamente evolui com formação de crosta. Quando essa é removida, evidencia-se uma ulceração recoberta por exsudato purulento. Outras formas clínicas de piodermites são comuns: erisipela bolhosa, fascite necrosante, botriomicose, gangrena gasosa, ectima gangrenoso etc.

As úlceras infectoparasitárias são mais frequentes em homens, no meio rural, produzidas por traumatismos ou infecções crônicas como leishmaniose tegumentar e esporotricose, além de, bem mais raramente, cromomicose, coccidioidomicose, histoplasmose e paracoccidioidomicose etc.

As úlceras por micobacterioses (hanseníase, úlcera de Buruli, tuberculose) ou por vírus (herpes simples, varicela-zóster, citomegalovírus) podem eventualmente ocorrer.

Para o diagnóstico é sumamente importante a investigação laboratorial com pesquisa direta e cultura de agentes infecciosos, intradermorreações, exames sorológicos e o estudo histopatológico para elucidação diagnóstica e correto tratamento precoce.

Úlceras neurotróficas (mal perfurante)

O aspecto clínico mais comum das úlceras de origem neurológica é o mal perfurante plantar. O mecanismo fisiopatológico comum é uma alteração neurogênica ao nível do esfíncter pré-capilar com abertura de *shunts* arteriovenosos que causam estase com isquemia relativa no nível capilar. Situa-se no pé nas áreas de apoio (calcanhar, primeira e quinta articulação metatarsofalângica).

O mal perfurante é ulceração crônica em área anestésica, por trauma ou pressão. Ocorre na diabetes, hanseníase, tabes, siringomielia, injúrias ou afecções de nervos periféricos, como no etilismo crônico, e em outros quadros neurológicos.

Clinicamente aparece como um calo que surge após uma fase flictenular, que dá origem progressivamente a uma úlcera não dolorosa e de bordas hiperqueratósicas. Outros distúrbios tróficos associados são distúrbios vasomotores (edema, calor local, vasodilatação e hiperidrose), osteoartropatias nervosas, anomalias cutâneas (hiperqueratose, hiperpigmentação ou máculas acrômicas) e alteração das unhas (alterações ungueais e perda de pelos).

É fundamental verificar a perfusão dos membros, pois as úlceras neurotróficas podem estar associadas às úlceras isquêmicas, em especial nos pacientes diabéticos. Nas úlceras neuropáticas exclusivas, os pulsos são geralmente preservados e amplos.

Para o diagnóstico é fundamental o exame dermatoneurológico. As principais sensibilidades que podem ser testadas são: tátil, dolorosa, térmica e vibratória.

A eletroneuromiografia se torna importante para o diagnóstico diferencial: o padrão de polineuropatia simétrica e difusa no *diabetes mellitus*; padrão de mononeuropatia múltipla assimétrica e focal na hanseníase.

O tratamento deve se iniciar com a prevenção que consiste na inspeção diária dos pés, limpeza, hidratação, restrição a andar descalço, monitoramento da sensibilidade com monofilamentos, exame dos pulsos e uso de calçados especiais com palmilhas individualizadas confeccionadas por profissional especializado.

Úlceras de decúbito ou por pressão

A prevalência global, segundo dados fornecidos pela OMS, varia entre 5 e 12%. Os idosos têm mais predisposição a ter úlceras por pressão. Com a idade a pele sofre adelgaçamento e achatamento da epiderme, com diminuição das fibras colágenas e elásticas da derme. Da mesma forma, observa-se uma diminuição da lubrificação e da umidade, devido à diminuição do número de glândulas sebáceas e sudoríparas. O sedentarismo e diversas comorbidades que deixam doentes acamados por longos períodos predispõem a esse tipo de úlceras.

A úlcera por pressão (UPP) é produzida por pressão prolongada ou por pressão associada ao cisalhamento ou fricção entre dois planos duros, um que pertence ao paciente (saliência óssea) e outro externo a ele ou oposto ao mesmo paciente.

Dependendo das posições que o paciente adulto mantém, as áreas mais suscetíveis a desenvolver UPP são: na região sacral, região glútea, região calcânea, região trocantérica e supramaleolar. As UPP se classificam de I a IV, de acordo com sua profundidade (I: eritema, II: úlcera superficial, III: úlcera profunda e IV: perda total da pele com necrose e dano articular, muscular e osso).

A mobilização dos pacientes acamados é a chave para a prevenção, junto com o uso de colchões e almofadas apropriados, além da avaliação da pele sistemática de todo o corpo, com especial atenção às áreas mais suscetíveis ou expostas à umidade. Quando instaladas as UPP, são lesões de difícil cicatrização, pelo trofismo alterado da região. Podem ser úteis curativos biológicos e hidrocoloides e, inclusive, medidas cirúrgicas de debridamento.

Úlcera de Marjolin

A úlcera de Marjolin é o desenvolvimento de carcinoma espinocelular em cicatrizes de úlceras vasculares crônicas, de queimadura, radiodermatite, ou em dermatoses prévias que evoluem com cicatrização viciosa (hidradenite, osteomielite, úlcera de estase, líquen escleroso e atrófico, lúpus vulgar etc.). Clinicamente, caracteriza-se pela progressão da úlcera, que assume aspecto vegetante e/ou verrucoso, particularmente na borda. Metástases nos linfonodos ocorrem em 30 a 40% dos casos, quando não é feito tratamento precoce. Portanto, é essencial o estudo histopatológico em úlceras crônicas que não respondem aos tratamentos habituais. Devem ser feitas várias tomas de biópsia e em locais diferentes. O tratamento do carcinoma espinocelular é a exérese.

Exames diagnósticos

Para o diagnóstico das doenças ulcerosas é fundamental uma correta anamnese e exame físico. Em caso de necessidade; investigação laboratorial é frequentemente necessária, com pesquisa direta e cultura de agentes infecciosos, intradermorreações, exames sorológicos, histopatológicos, hematológicos e da vasculatura.

Diagnóstico diferencial

No diagnóstico diferencial das úlceras na população idosa, devem ser considerados os tipos de úlceras mais frequentes (venosa, arterial) e ser excluídos os outros tipos de úlceras, como as infecciosas, neoplásicas, as associadas a doenças sistêmicas, entre outras.

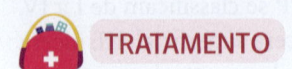 **TRATAMENTO**

Independentemente da causa da úlcera crônica, o manejo local deve ser pautado no conceito TIME (T: *tissue-tecido*/I: *infection*-infecção, inflamação/ M: *moisture*-alteração do exsudato, E: *edge*-borda da ferida), na limpeza, desbridamento, curativos e controle de biofilmes. Em caso de dor o uso de analgésicos é recomendado.

Há, atualmente, uma ampla gama de curativos destinados especificamente a diferentes situações e aspectos da lesão a ser tratada (presença ou ausência de exsudação, necrose, infecção, tecido de granulação etc.).

PÉROLAS CLÍNICAS

As úlceras venosas, arteriais, neuropáticas e hipertensivas são frequentes, com prevalência especialmente maior na população idosa. As úlceras afetam de maneira significativa a qualidade de vida dos seus portadores, influenciando nas relações sociais, no exercício do trabalho e nas atividades de lazer.

O diagnóstico correto dessas condições e a abordagem terapêutica específica, baseada nas melhores evidências científicas, são fundamentais para diminuir os impactos negativos sociais, econômicos e na qualidade de vida dos idosos acometidos.

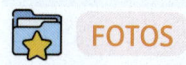

FOTOS

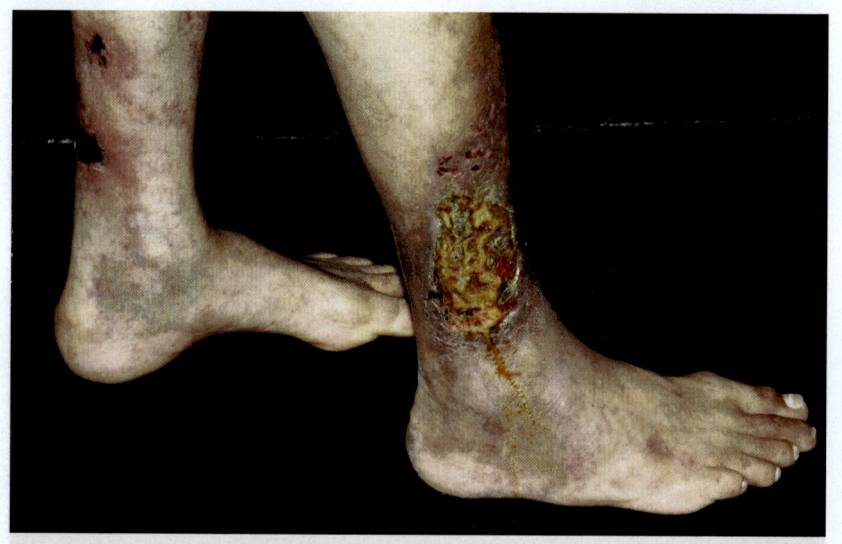

Úlceras venosas: úlcera de localização maleolar rodeada por pele com sinais de doença venosa periférica.

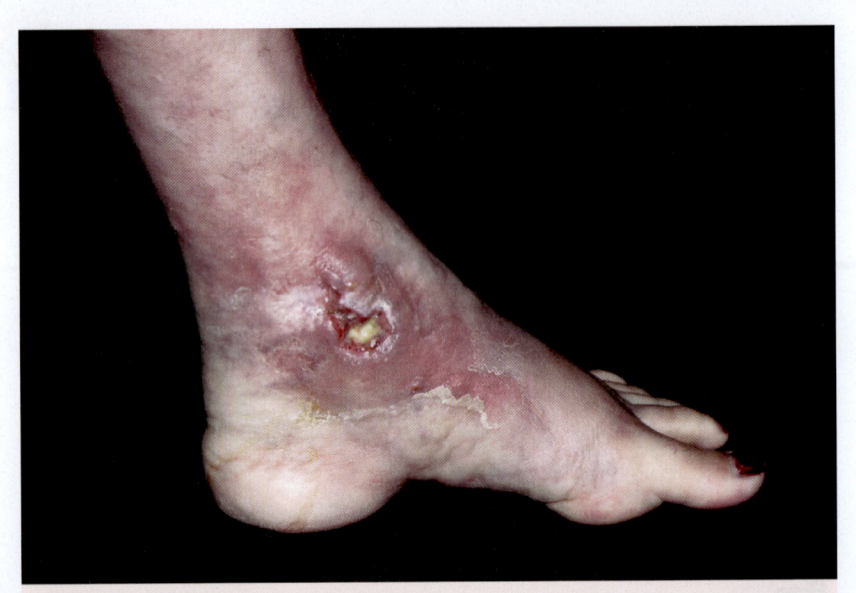

∧ Úlcera arterial: úlcera maleolar intensamente dolorosa.

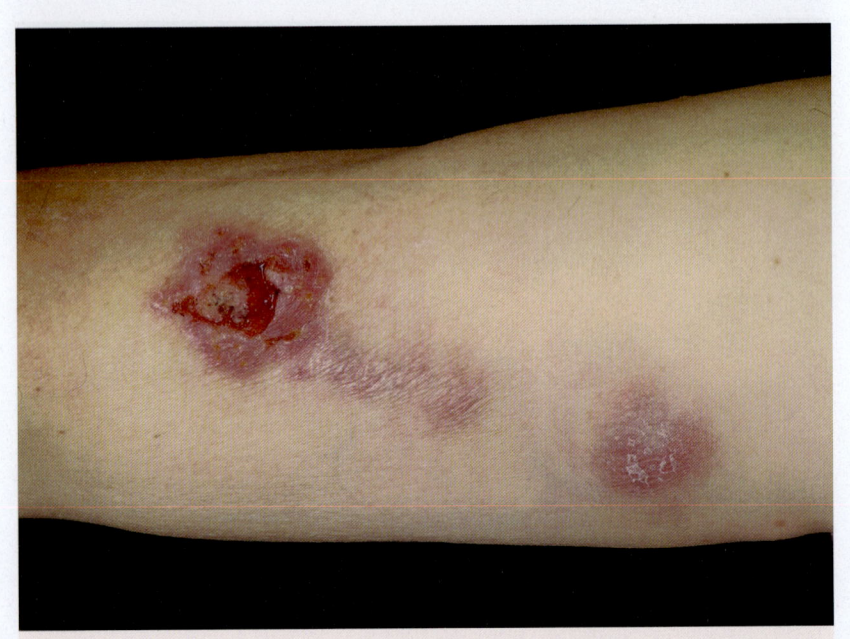

∧ Úlcera infecciosa: cancro esporotricósico acompanhado de linfangite nodular.

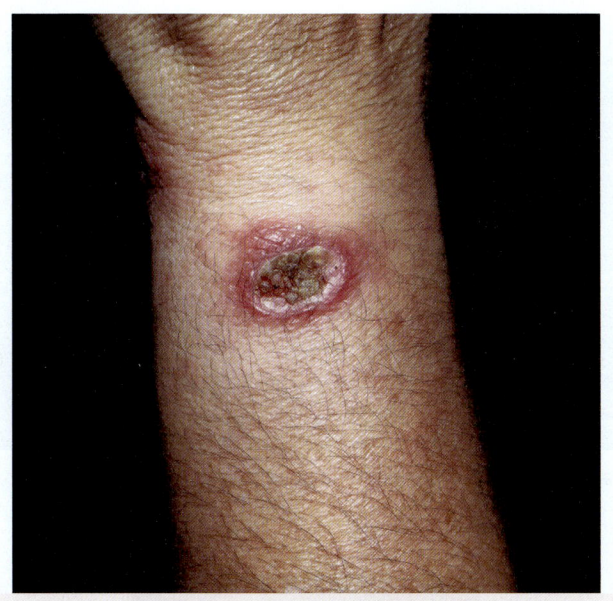

▲ Úlcera infecciosa: úlcera de bordas infiltradas e emoldurada típica da leishmaniose tegumentar.

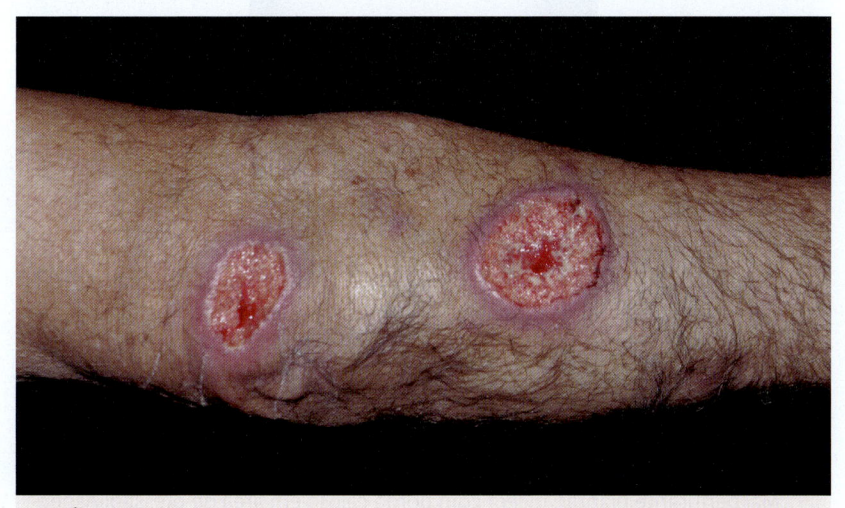

▲ Úlcera infecciosa: leishmaniose tegumentar, múltiplas lesões.

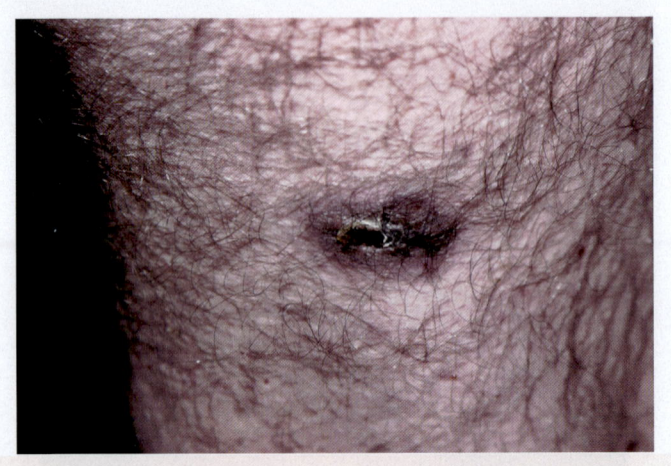

▲ Úlcera infecciosa por micobactéria atípica.

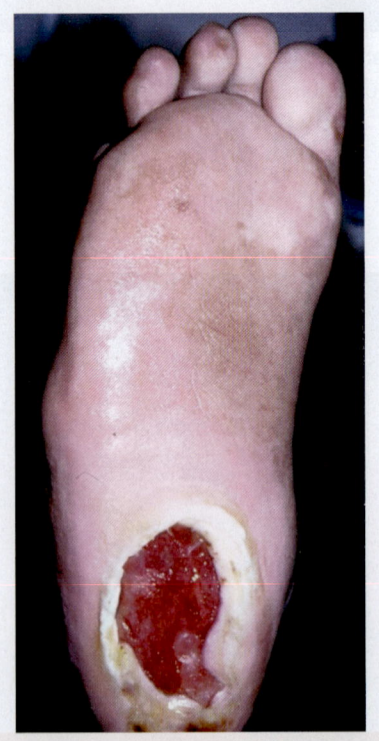

▲ Mal perfurante plantar: úlcera com borda calosa em área de pressão. Aspecto patognomônico de lesão por dano neural com anestesia.

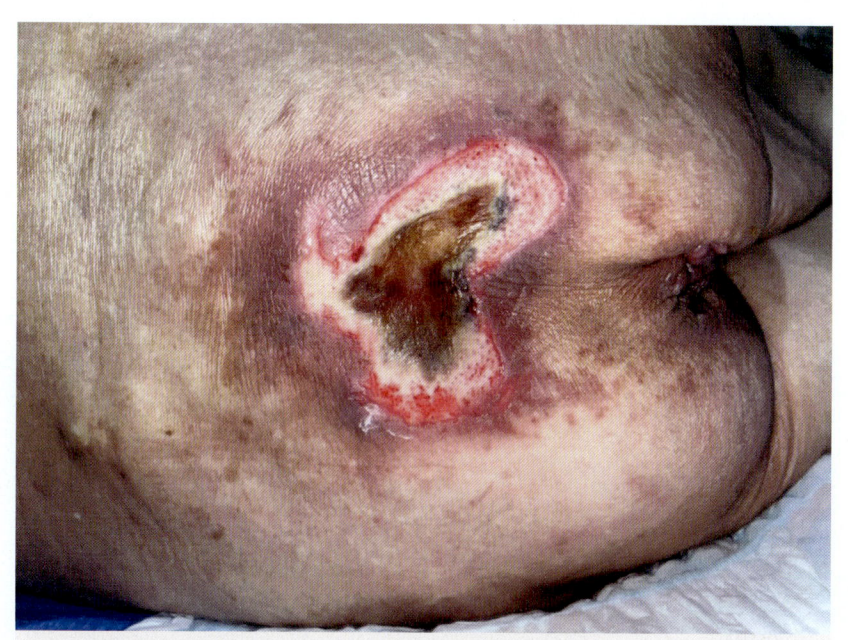

∧ Escara e úlcera de decúbito: o esfacelo vai sendo eliminado, restando a úlcera.

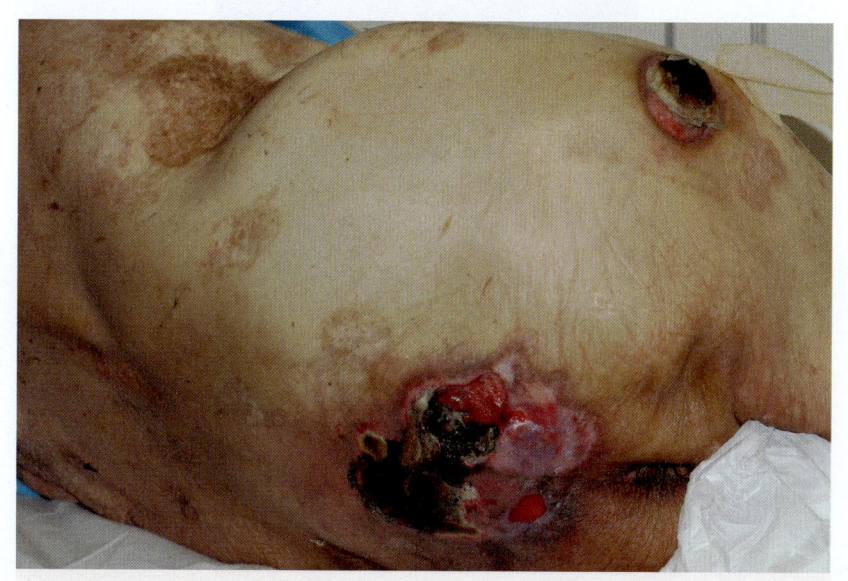

∧ Escaras e úlceras de decúbito: localização característica, sobre saliências ósseas, em doente cronicamente restrito ao leito.

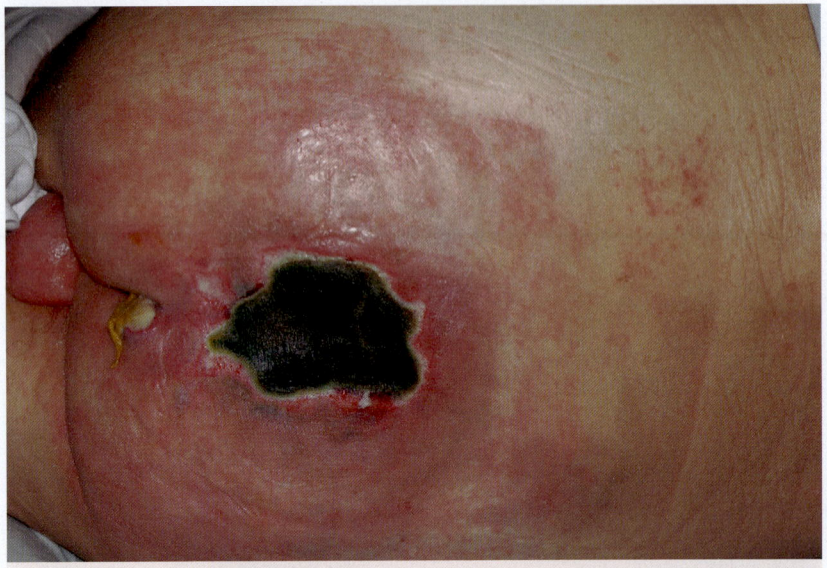

⌃ Escara de decúbito: localização característica, esfacelo em área de saliência óssea.

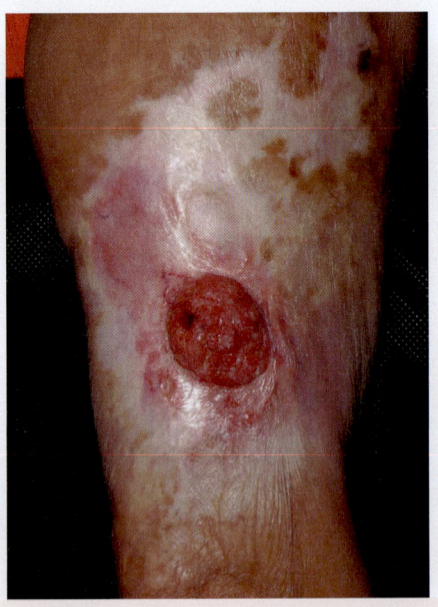

⌃ Úlcera de Marjolin: lesão ulcerovegetante sobre extensa cicatriz antiga. Representava um carcinoma espinocelular pouco diferenciado.

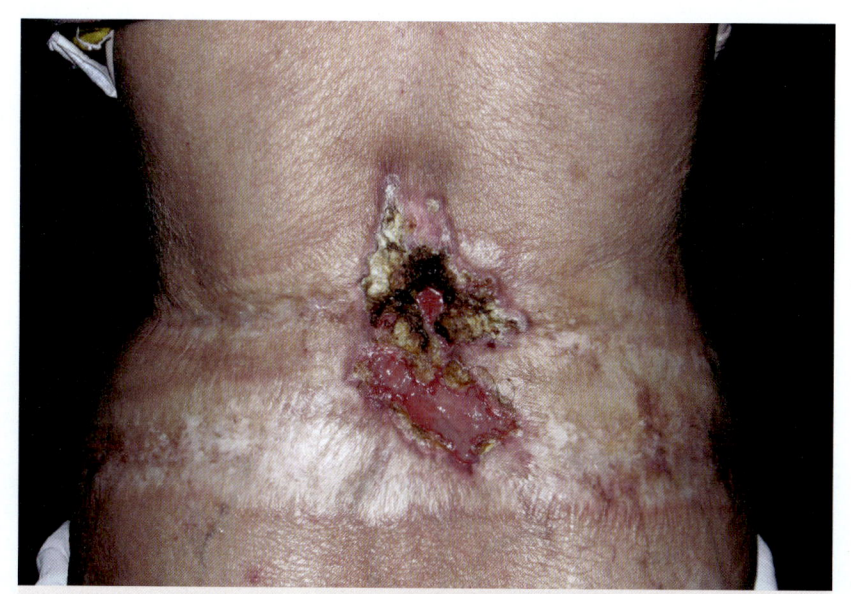

∧ Úlcera de Marjolin: tumoração ulcerosa sobre área de extensa cicatriz de queimadura ocorrida há muitos anos antes.

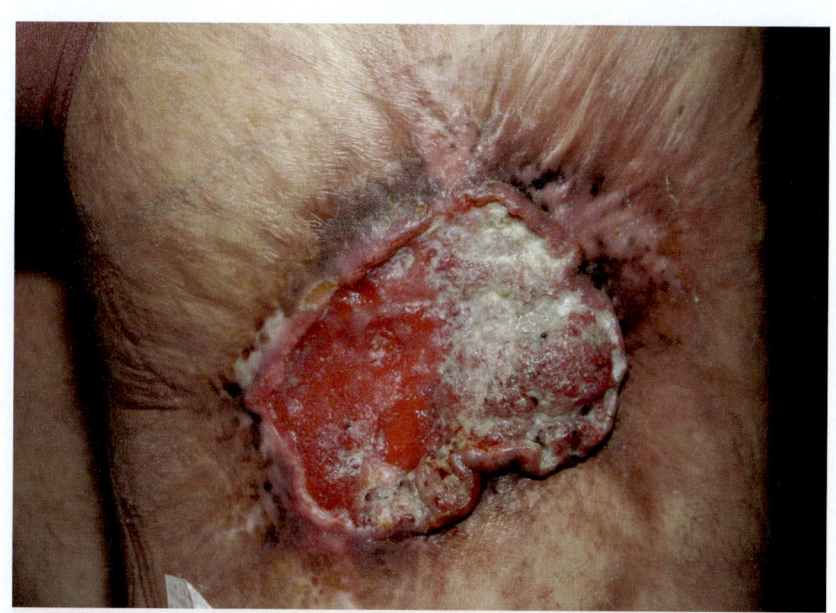

∧ Úlcera de Marjolin.

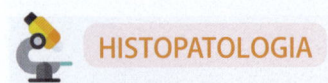

HISTOPATOLOGIA

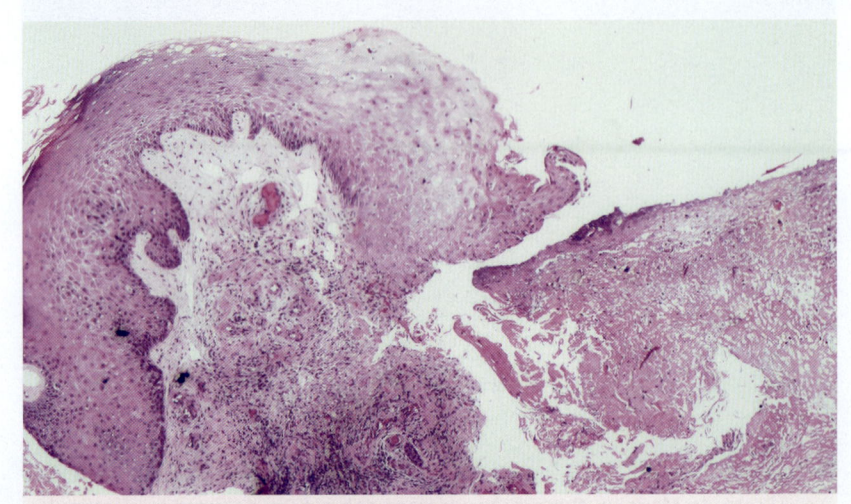

∧ Úlcera crônica: a área ulcerada (à direita) apresenta-se recoberta por crosta fibrinoleucocitária. A epiderme adjacente (à esquerda, borda da úlcera) apresenta hiperplasia do epitélio, sem atipias.

BIBLIOGRAFIA SUGERIDA

1. Abbade LPF, Frade MAC, Pegas JRP, Dadalti-Granja P, Garcia LC, Bueno Filho R, et al. Consensus on the diagnosis and management of chronic leg ulcers – Brazilian Society of Dermatology. An Bras Dermatol. 2020;95(S1):1-18.
2. Moore ZE, Webster J, Samuriwo R. Wound-care teams for preventing and treating pressure ulcers. Cochrane Database Syst Rev. 2015;(9):CD011011.
3. Powers JG, Higham C, Broussard K, Phillips TJ. Wound healing and treating wounds: chronic wound care and management. J Am Acad Dermatol. 2016;74(4):607-626.

PARTE 16

Abuso ou maus-tratos do idoso

Abuso ou maus-tratos do idoso

Definição

Abuso e maus-tratos a idosos são ações intencionais que causam danos ou criam sérios riscos de danos (intencionais ou não) a um idoso vulnerável por parte de um cuidador ou outra pessoa que esteja em qualquer tipo de cuidado com o doente; ou falha desse agente em satisfazer as necessidades básicas do idoso ou em protegê-lo de danos. Os dermatologistas estão numa posição única para identificar e tratar casos suspeitos de abuso de idosos dada a sua experiência em distinguir lesões cutâneas de abuso de doenças dermatológicas orgânicas e por atenderem grande número de idosos.

EPIDEMIOLOGIA E ETIOPATOGÊNESE

A prevalência relatada de abuso de idosos varia entre os estudos, provavelmente devido a inconsistências em definições, protocolos, geografia ou uma combinação entre estes. No entanto, as estimativas de estudos de países ocidentais variaram de 2,2% a 18,4%. Isso pode aumentar nas próximas décadas à medida que a população geriátrica cresce. Talvez o mais preocupante seja que o grupo de indivíduos com mais de 85 anos de idade que cresce mais rapidamente deverá duplicar nos próximos 30 anos, e este grupo é o mais vulnerável ao abuso de idosos.

Qualquer ato físico ou não que leve a quadro cutâneo de hematomas, queimaduras, lacerações, alopecia traumática, trauma genital externo ou desnutrição deve ser considerado como possível abuso.

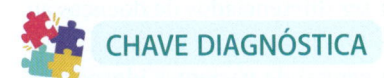

CHAVE DIAGNÓSTICA

Manifestações clínicas

A maior dificuldade na investigação é determinar se os sinais cutâneos são causados por abuso físico intencional ou lesão externa acidental. Pacientes com mobilidade limitada podem apresentar hematomas em proeminências ósseas, genitais, nádegas, parte interna das coxas, superfícies dorsais dos pés ou petéquias periorbitais, que podem levantar a suspeita de abuso. Lesão purpúrica no formato de marcas de dedos ao redor das extremidades pode indicar fragilidade capilar normal ou esforços do cuidador para ajudar o paciente na mobilidade. Outra dificuldade é distinguir púrpura ou petéquias de vasculite, vasculopatia ou deficiência de vitamina C.

Queimaduras nas palmas, plantas e glúteos podem ocorrer por submersão intencional ou acidental em água excessivamente quente.

Nas idosas, a procura de manifestações cutâneas extragenitais e genitais de abuso sexual é de grande importância.

Os achados cutâneos podem incluir erosões urogenitais e úlceras sifilíticas ou cancroides; bolhas de herpes simples de início recente; condiloma acuminado; manifestações diversas da doença pelo HIV, ou infecção por gonorreia.

Deficiências nutricionais decorrentes da negligência dos idosos (incluindo autonegligência) pode levar a uma variedade de manifestações cutâneas e deve ser diferenciada de condições como dermatite fotossensível de causas não nutricionais, síndromes paraneoplásicas e efeitos colaterais de medicamentos.

Exames diagnósticos

As estratégias para diferenciar o abuso de idosos do trauma não intencional incluem avaliar se a história fornecida é consistente com o estado físico. Pistas adicionais baseadas no padrão das lesões, nos vários estágios de cicatrização ou na distribuição podem ser úteis.

Diagnóstico diferencial

O diagnóstico diferencial de lesões purpúricas tem de ser diferenciado dos casos de vasculites e vasculopatias. As queimaduras e o eritema, ou bolhas que as acompanham, podem precisar ser diferenciados de doenças autoimunes ou úlceras por pressão precoces.

Lesões erosivas ou ulcerativas na área genital de pacientes idosos também incluem líquen plano erosivo da mucosa, doença de Behçet ou carcinomas de células escamosas. Lesões genitais cicatrizadas, possivelmente indicativas de trauma prévio, devem ser diferenciadas do líquen escleroso.

TRATAMENTO

Tão importante quanto tratar as consequências do abuso é a prevenção. Dermatologistas têm a responsabilidade de detectar doentes de risco e identificar achados cutâneos suspeitos de maus-tratos aos idosos. O aumento do conhecimento desses fatores em dermatologistas em formação é um bom começo para melhorar o atendimento ao paciente idoso. Ferramentas de triagem para maus-tratos a idosos que são altamente preditivas e fáceis de usar no ambiente clínico movimentado continuam a ser desenvolvidas e refinadas.

Atualmente, não existe um currículo formal no treinamento de residência em dermatologia sobre maus-tratos a idosos, embora isso exista em outras áreas da medicina, como medicina de emergência, anestesia e ginecologia.

PÉROLAS CLÍNICAS

No caso de suspeitas de abuso o encaminhamento oportuno é fundamental para a recolha de provas forenses. O ideal é que essas provas sejam recolhidas no prazo de 72 horas após a agressão, por pessoal treinado disponível na maioria dos departamentos de serviços de emergência. A evidência forense é essencial para o sucesso do processo em casos de agressão.

BIBLIOGRAFIA SUGERIDA

1. Brow A, Kim SJ. Detecting Elder abuse in dermatology: a clinical and practical review. J Am Acad Dermatol. 2023;88(6):1345-1353.
2. Chang ALS, Wong JW, Endo JO, Norman RA. Part II. Risk factors and cutaneous signs of elder mistreatment for the dermatologist. J Am Acad. 2013;68(4):533.e1-533.e10.
3. Danesh MJ, Chang ALS. The role of the dermatologist in detecting elder abuse and neglect. J Am Acad Dermatol. 2015;73(2):285-293.

Índice remissivo